国家出版基金项目
NATIONAL PUBLICATION FOUNDATION

Singer & Monaghan's Cervical and Lower Genital Tract Precancer

Diagnosis and Treatment

Third Edition

宫颈与下生殖道癌前病变

诊断与治疗

第3版

主　编〔英〕艾伯特·辛格
　　　　　　阿什法克·M.卡恩

主　译　狄　文

天津出版传媒集团

天津科技翻译出版有限公司

著作权合同登记号：图字：02—2016－15

图书在版编目 (CIP) 数据

宫颈与下生殖道癌前病变：诊断与治疗 /（英）艾伯特·辛格（Albert Singer），（英）阿什法克·M. 卡恩（Ashfaq M. Khan）主编；狄文主译 .—天津：天津科技翻译出版有限公司，2018.10（2021.5重印）

书名原文：Singer & Monaghan' s Cervical and Lower Genital Tract Precancer: Diagnosis and Treatment

ISBN 978-7-5433-3887-6

Ⅰ.①宫… Ⅱ.①艾… ②阿… ③狄… Ⅲ.①子宫颈疾病－癌前状态 ②生殖器疾病－癌前状态 Ⅳ.① R711.740.2 ② R697.02

中国版本图书馆 CIP 数据核字 (2018) 第 224465 号

Title: Singer & Monaghan' s Cervical and Lower Genital Tract Precancer: Diagnosis and Treatment by Albert Singer and Ashfaq M.Khan

ISBN: 9780470674413

授权单位： John Wiley & Sons Limited.
出　　版： 天津科技翻译出版有限公司
出 版 人： 刘子媛
地　　址： 天津市南开区白堤路 244 号
邮政编码： 300192
电　　话： 022-87894896
传　　真： 022-87895650
网　　址： www.tsttpc.com
印　　刷： 山东临沂新华印刷物流集团有限责任公司
发　　行： 全国新华书店
版本记录： 889×1194　16 开本　18.5 印张　550 千字
2018 年 10 月第 1 版　2021 年 5 月第 2 次印刷
定价：158.00 元

（如发现印装问题，可与出版社调换）

主译简介

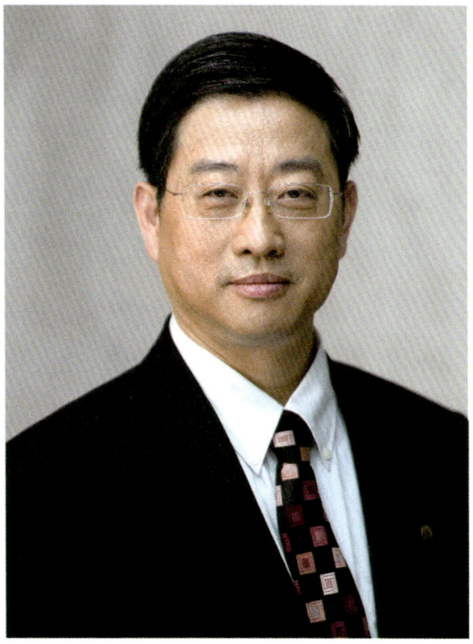

狄文 医学博士，主任医师，教授，博士研究生导师。1984 年毕业于上海医科大学（现为复旦大学医学院），获医学学士学位。1992 年毕业于上海第二医科大学（现为上海交通大学医学院），获医学博士学位。1995 年至 1998 年在美国密歇根大学 (University of Michigan) 医学中心从事博士后研究。

现任上海交通大学医学院附属仁济医院副院长、妇产科主任，上海市妇科肿瘤重点实验室主任，中华医学会妇产科学分会副主任委员，中国医师协会妇产科医师分会副会长，上海医学会妇产科学分会顾问，上海医学会妇科肿瘤学分会主任委员，上海市医师协会妇产科医师分会副会长，上海市母婴安全专家委员会主任委员，《中华妇产科杂志》副总编辑，《中国实用妇科与产科杂志》《上海医学》副主编以及多个杂志的编委。国家卫生健康委员会“十三五”住院医师规范化培训规划教材《妇产科学》主编，规划教材《妇产科学》（五年制第 9 版、八年制第 3 版）副主编。

临床专长为妇科恶性肿瘤的诊治及妊娠合并 SLE 的综合治疗。发表 SCI 论文 70 余篇。主编、参编专著 40 余部。以第一完成人获教育部科技进步二等奖、上海医学奖一等奖及上海科技进步三等奖。2011 年入选上海市领军人物。

副主译简介

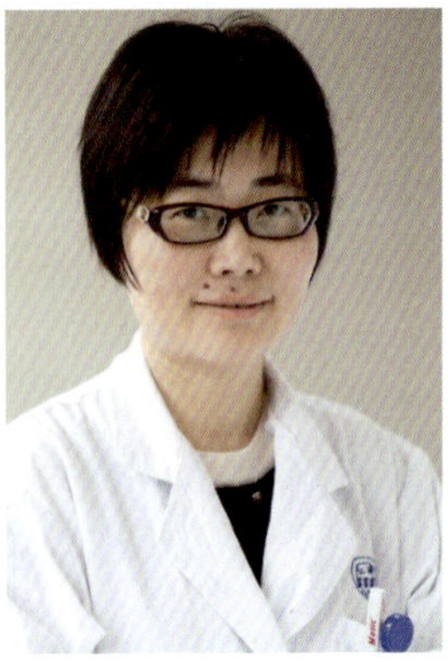

邱丽华　医学博士，主任医师，博士研究生导师。现任中国医师协会妇产科医师分会青年委员会副主任委员，中国医师协会妇产科医师分会阴道镜与宫颈病变专业委员会委员，中国优生科学协会阴道镜和宫颈病理学分会委员，中华医学会妇科肿瘤学分会青年委员，上海医学会妇科肿瘤学分会委员兼秘书，上海市医师协会妇科肿瘤分会委员兼秘书，上海医学会妇科肿瘤学分会宫颈癌学组组长，浦东新区宫颈联盟主席，《国际生殖健康/计划生育杂志》编委和《中国实用妇科与产科杂志》特邀编委。擅长宫颈癌及癌前病变、阴道上皮内病变、外阴病变及下生殖道感染性疾病的诊治。发表论文70余篇，其中SCI第一或通讯作者全文收录13篇；授权国家发明专利1项；承担国家自然科学基金项目3项和省部级等科研项目6项。入选上海市启明星计划、上海交通大学医学院高峰高原计划——“研究型医师”等多项人才计划。获2017年上海医学奖一等奖（第二完成人）、2010年高等学校科学科技进步奖二等奖（第二完成人）等多项奖项。

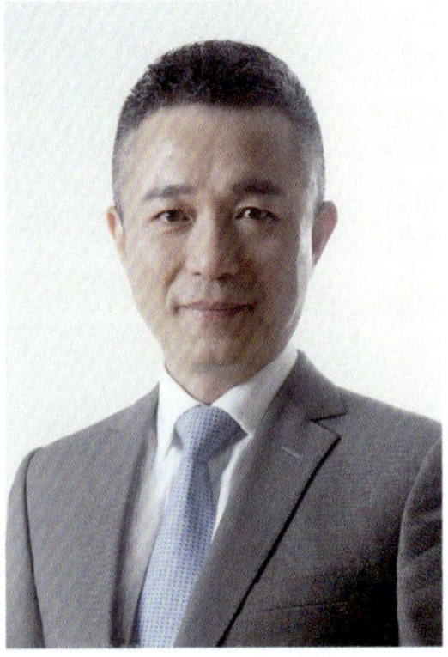

隋龙　医学博士，主任医师，博士研究生导师。现任复旦大学附属妇产科医院宫颈疾病诊治中心主任，国际宫颈病理和阴道镜联盟（IFCPC）理事，中国优生科学协会阴道镜和宫颈病理学分会副主任委员，中国医师协会妇产科医师分会宫颈疾病－细胞病理学院副主任委员，中国医师协会妇产科医师分会阴道镜和宫颈病变专业委员会副主任委员，上海市生物医学工程学会理事、妇产科医学工程专业委员会主任委员，上海市激光学会理事、激光医学妇产科专业委员会主任委员。承担多项国家级及上海市科委重点项目，在国内外权威和核心期刊发表论文80余篇。

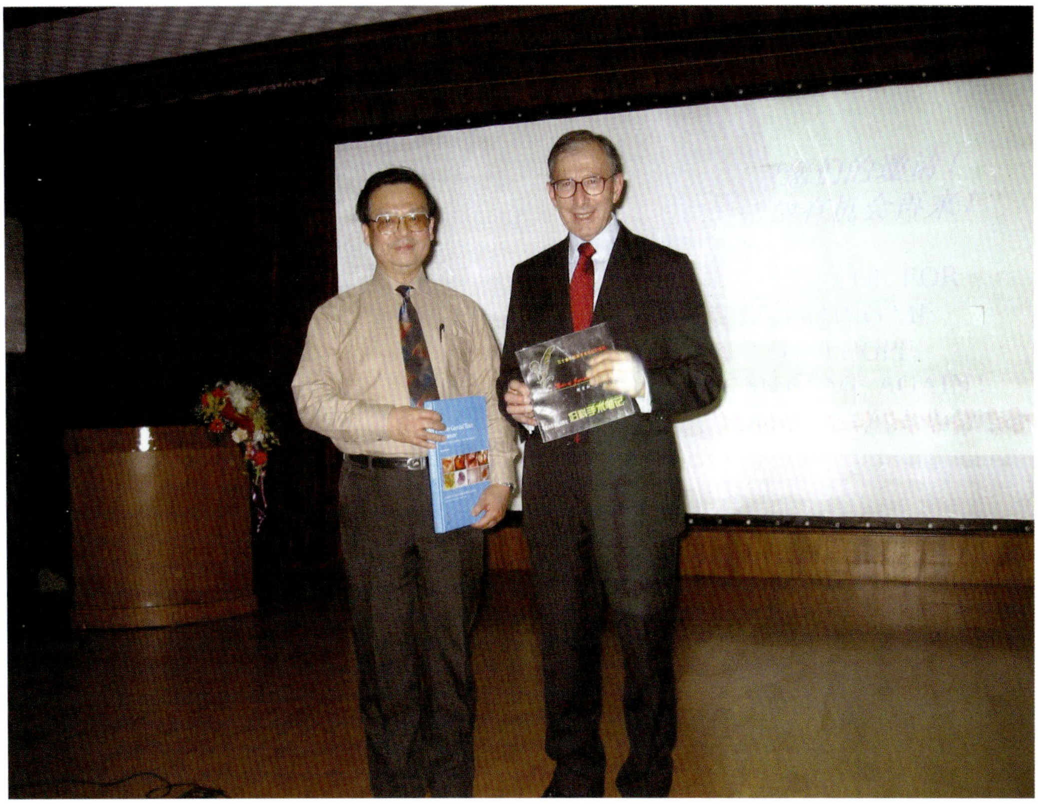

郎景和教授和 Albert Singer 教授合影

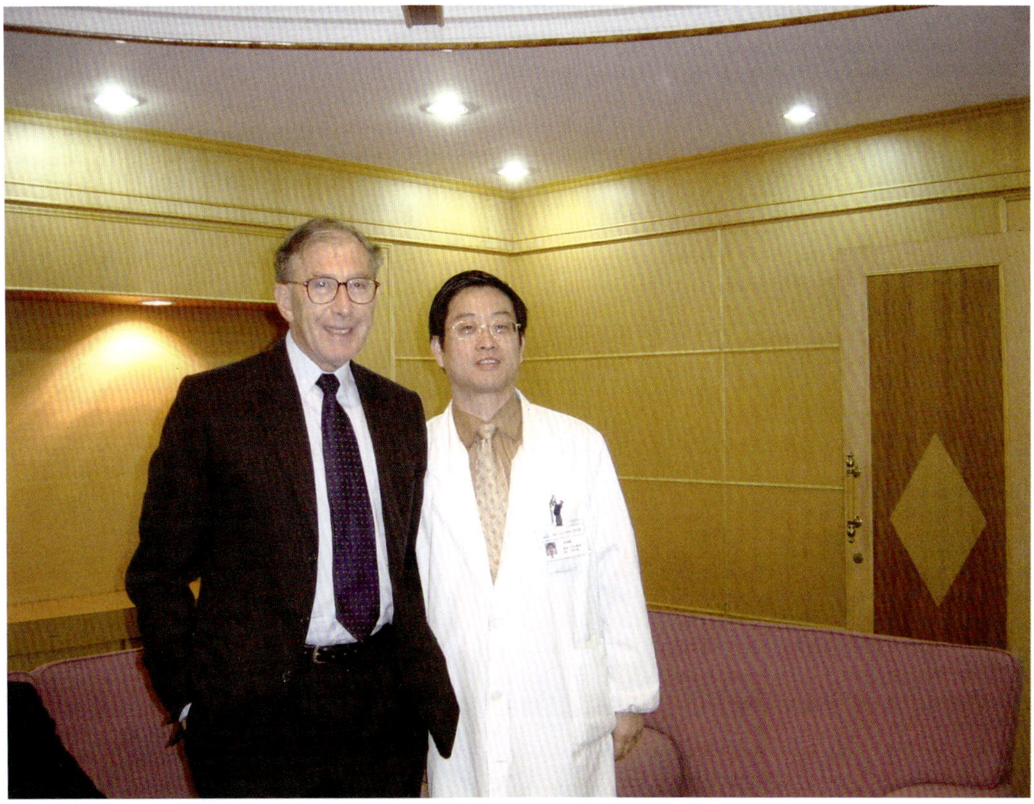

Albert Singer 教授和狄文教授合影

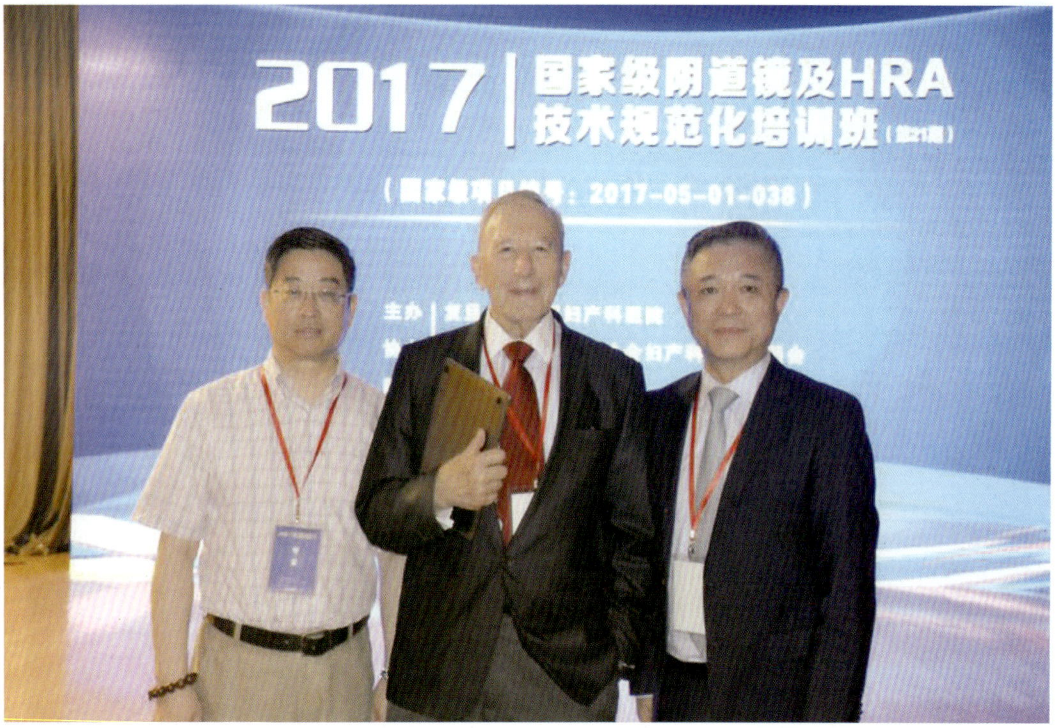

从左至右：狄文教授、Albert Singer 教授、隋龙教授

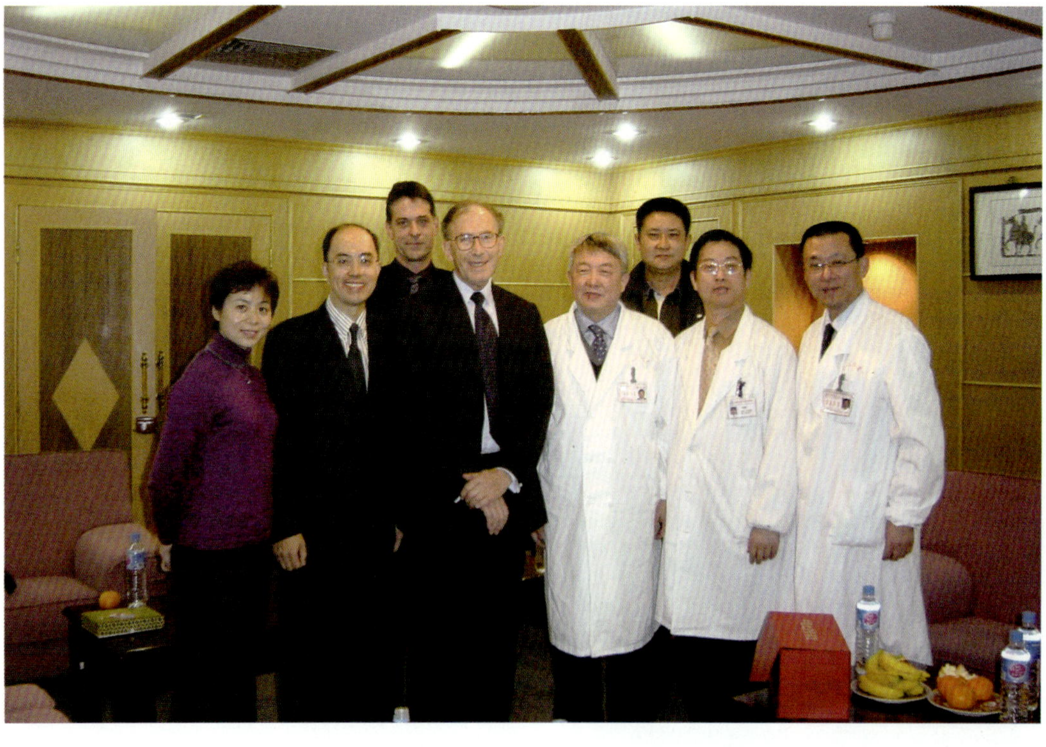

范关荣院长（前排右3）、李卫平院长（前排右1）、狄文教授（前排右2）
会见 Albert Singer 教授（前排左3）

译者名单

主　　译

狄　文 上海交通大学医学院附属仁济医院

副 主 译

邱丽华 上海交通大学医学院附属仁济医院

隋　龙 复旦大学附属妇产科医院

秘　　书

洪祖蓓 上海交通大学医学院附属仁济医院

审校专家（按姓氏汉语拼音排序）

陈　飞 中国医学科学院北京协和医学院北京协和医院

程文俊 江苏省人民医院

廖秦平 北京清华长庚医院

林仲秋 中山大学孙逸仙纪念医院

刘继红 中山大学附属肿瘤医院

刘朝晖 首都医科大学附属北京妇产医院

马　丁 华中科技大学同济医学院附属同济医院

钱德英 广东省人民医院

王建六 北京大学人民医院

魏丽惠 北京大学人民医院

吴小华 复旦大学附属肿瘤医院

向　阳 中国医学科学院北京协和医学院北京协和医院

谢　幸 浙江大学医学院附属妇产科医院

薛凤霞 天津医科大学总医院

张国楠 四川省肿瘤医院

张师前 山东大学齐鲁医院

张淑兰 中国医科大学附属盛京医院

张震宇 首都医科大学附属北京朝阳医院

周先荣 复旦大学附属妇产科医院

译　　者（按姓氏汉语拼音排序）
曹远奎　复旦大学附属妇产科医院
陈　乐　广东省人民医院
陈丽梅　复旦大学附属妇产科医院
陈婷婷　山东大学齐鲁医院
陈雨莲　上海交通大学医学院附属仁济医院
丛　青　复旦大学附属妇产科医院
崔　玲　四川省肿瘤医院
戴　岚　上海交通大学医学院附属仁济医院
邓　婷　中山大学附属肿瘤医院
顾李颖　上海交通大学医学院附属仁济医院
黄文倩　山东大学齐鲁医院
黄振宇　北京清华长庚医院
霍丽丽　北京市大兴区医院
姜　旖　江苏省人民医院
李　雷　中国医学科学院北京协和医学院北京协和医院
李科珍　华中科技大学同济医学院附属同济医院
李明珠　北京大学人民医院
李燕云　复旦大学附属妇产科医院
刘　军　首都医科大学附属北京朝阳医院
刘凯琳　北京大学人民医院
陆春雪　中国医科大学附属盛京医院
吕　嬿　中国医学科学院北京协和医学院北京协和医院
孙艺华　复旦大学附属妇产科医院
王　辰　天津医科大学总医院
王　亩　上海交通大学医学院附属仁济医院
王东雁　中山大学孙逸仙纪念医院
王芬芬　浙江大学医学院附属妇产科医院
王子龙　复旦大学附属肿瘤医院
杨　旎　中国医学科学院北京协和医学院北京协和医院
袁　航　山东大学齐鲁医院
张　晶　中国医科大学附属盛京医院
张建欣　首都医科大学附属北京朝阳医院
张梅莹　上海交通大学医学院附属仁济医院
张天宇　北京大学人民医院
张玉敏　山东大学齐鲁医院

编者名单

主　编

Albert Singer PhD (Sydney), DPhil (Oxon), FRCOG

Professor (Emeritus) of Gynaecological Research, University of London, UK

Consultant Gynaecologist (Hon.),Whittington Hospital Trust, London, UK

Visiting Clinical Fellow, National Institute for Medical Research (MRC Unit), Mill Hill, London, UK

Ashfaq M. Khan MRCOG (UK)

Consultant Gynaecologist and Lead Clinician, Colposcopy and Vulva Disease Service,Whittington Hospital NHS Trust, London, UK

Senior Clinical Lecturer (Hon.), University College London Medical School, London, UK

副主编

Rupali S. Arora MBBS, MD, FRCPath

Consultant Histopathologist and Lead Gynaecological Pathologist, University College Hospital, London, UK

Jacob Bornstein MD, MPA

Chairman, Department of Obstetrics & Gynecology,Western Galilee Hospital, Nahariya, Israel

Associate Dean, Bar-Ilan University Faculty of Medicine, Nahariya, Israel

编　者

Swee Chong Quek MBBCh, BAO, MRCOG, FAMS

Consultant Gynaecologist, Parkway Gynaecology Screening & Treatment Centre, Gleneagles Hospital, Singapore

致我们的妻子和孩子，他们一直毫无保留地支持我们。他们是我们的过去、现在和未来。

Albert Singer, Ashfaq M. Khan

中文版序言一

我们很高兴地看到狄文教授及其同事们把 Singer 与 Khan 两位英国学者主编的著作翻译给中国读者。

Singer 教授是我们中国妇产科医生的老朋友、老先生，他是国际著名的妇产科专家，特别是对子宫颈癌以及下生殖道 HPV 感染、癌前病变的防治有很深的造诣和卓越贡献。他热心科学传播和交流，多次来华讲学，足迹遍布大江南北。他还接受中国青年医生赴英培训，主持 EUROGIN、AOGIN 及 ASCCP 等重要宫颈癌防治会议。

我有幸与 Singer 教授相识，他 2005 年赠送我的 *Lower Genital Tract Precancer*，应该是现今译著的前一版。2009 年我们翻译出版了他与 Jordan 主编的《子宫颈学》。

我们看到的这部《宫颈与下生殖道癌前病变：诊断与治疗》第 3 版新著，内容全面系统，新颖前卫，对当前我们如火如荼开展的子宫颈癌防治，可谓加油助燃！从 20 世纪 40 年代巴巴尼古拉的细胞学涂片法的发明，到楚尔·豪森的 HPV 致癌的发现，到 2006 年 HPV 疫苗的推行，时代发展，科技飞跃，令人欣喜，催人奋进。我们还应感念于像 Singer 这样的临床学家对科技转化和推广的不懈努力。同时亦愈加感到作为中国妇产科医生和妇科肿瘤医生的沉重责任。

我期望这本书可以作为一个桥梁，让中外学者得以沟通；可以作为一个平台，让所有妇产科医生得以交流；可以作为一个起动机，让我们一起得到提升。

再次感谢 Singer 教授和 Khan 教授！

感谢译著者们！

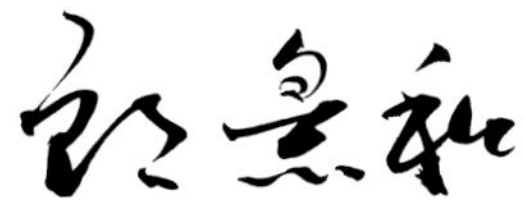

中国工程院院士
中国医学科学院北京协和医学院
北京协和医院妇产科教授

中文版序言二

由衷欣喜于这本浸透着浓郁墨香、焕发着深厚内蕴的学术著作即将出版。《宫颈与下生殖道癌前病变：诊断与治疗》一书由国际著名的阴道镜专家、BSCCP 创始人 Singer 教授与 Khan 教授领衔主编，内容涉及宫颈、阴道、外阴及肛门诸多部位病变，包括细胞学、组织病理学、HPV 病毒学、生殖道感染等广泛知识，内容全面，图文并茂。作者将数十年来从事宫颈和下生殖道癌前病变研究的经验进行高度总结，着意引入新概念、新理论和新进展，具有很高的学术价值和使用指导价值。

中文版由狄文教授领衔国内十几家医院的业界权威专家翻译，这些知名专家的参与确保了中文版的权威性、翻译准确性，原汁原味地展现了原著的风貌。审校工作一而再、再而三，参与翻译的工作人员字字斟酌、反复探讨，感谢所有翻译人员为此付出的大量心血。

目前国内专业的阴道镜医生队伍匮乏，普遍缺少系统培训，缺少相关的技术平台，与欧美国家相比还存在很大的提升空间，也尚缺乏关于宫颈和下生殖道癌前病变的权威性著作进行临床规范和指导。这本书可望填补国内市场空白，成为女性宫颈和下生殖道癌前病变诊治的权威经典著作，从而有效推进和普及我国各地区宫颈和下生殖道癌前病变的诊治，提高精准治疗的可行性，促进我国广大女性的身心健康。

再次感谢 Singer 教授和 Khan 教授！感谢狄文教授及各位译者、校者！期望所有的读者在这本书中获益良多！

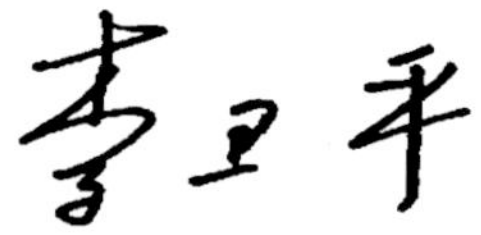

上海交通大学医学院附属
仁济医院院长

中文版序言三

我很高兴为该书的第 3 版中文版作序，该书第 1 版出版距今已有 20 余年，第 2 版距今也已有 18 年了。在过去的 18 年里，我曾有幸 14 次访问中国，开展阴道镜培训教学课程。在这段时间里，我看到了中国在本书中所讨论的女性宫颈和下生殖道疾病管理方面发生的巨大变化。我感到很荣幸，该书能够这么快翻译成中文。

我的同事 John Monaghan 是本书前两版的共同作者之一，目前已从临床医学行业退休，并正在追求非医疗行业的、新的职业生涯，但我们在第 3 版的标题中仍然保留了他的名字，以纪念他在妇科肿瘤学和阴道镜学方面的巨大贡献。Ashfaq Khan 博士接替了 John Monaghan 的位置。Ashfaq Khan 博士精通宫颈和下生殖道癌前病变的管理，专注于分子病理学和生物标志物的研究。

在第 3 版的修订过程中，我们得到了多位专家的帮助。来自以色列的 Jacob Bornstein 教授修订了外阴上皮内瘤变这一章，伦敦大学附属医院的 Rupali Arora 医生重写了组织病理学和癌前病变筛查这两章。Swee Chong Quek 医生是第 2 版的助理作者，现在新加坡工作，在治疗相关章节中贡献了宝贵的意见。

在过去的十几年里，自从人乳头瘤病毒（HPV）被确认为宫颈和下生殖道癌前病变以及口咽部上皮内瘤变的主要原因，HPV 也被许多国家纳入宫颈癌癌前病变的筛查策略中。这反过来导致细胞学检查数量的减少，因此，原先非常详细的细胞学检查的章节已被宫颈癌筛查总论所取代。在这一章节中，细胞学筛查的篇幅减少，更多的重点偏向临床实践中 HPV 检测的运用，同时也强调了生物标志物的作用。

从上一版至今，宫颈癌前病变的治疗已经发生了变化，特别是趋向更保守的治疗管理。10 年前发表的文献首次显示，在切除性手术后早产和胎膜早破的风险增加，故目前新的管理理念逐渐趋于保守，并引入了新的保守性手术方法如电灼针。

阴道镜检查和使用已经受到挑战，目前面临的挑战主要与临床从事阴道镜检查的医生缺乏培训、经验有限相关。英国和德国的多项研究表明，由受过专业训练的医生进行阴道镜检查仍然是宫颈涂片异常和 HPV 阳性管理时最重要的选择。尽管存在对阴道镜检查的质疑，但我们越来越需要高质量的阴道镜教学和随之而来的与宫颈和下生殖道癌前病变管理相关的课程。将来新技术，尤其是那些涉及在线教学的技术会越来越普遍，从而使很多没有机会在专业中心接受一对一培训或向认证专家学习的临床医生获益。事实上，我们创立了一个阴道镜检查的在线教学课程（www.colposcopycourses.com），涵盖本书中所讨论的大部分内容。

我们希望该中文版在我尊敬的同行们的悉心指导下，能够有助于宫颈和下生殖道瘤变这一困扰全球女性的重要疾病的解决。我们向广大现代临床医生推荐本书，本书不仅适合那些正在进行培训的医生，也适合那些已经开始实践的医生。显然，定期更新知识是非常重要的。

中文版序言三（原文）

It gives me much pleasure to write a preface to the third edition of this text which has been translated into Chinese. It is now more than 20 years since the first edition was produced and 18 years since the second. I have been fortunate in having had 14 visits to China in the last 18 years , teaching and running colposcopy training courses. During this time I have seen dramatic changes in the management of the conditions that this book examines and discusses. It is an honour and it is timely to have this text translated into Chinese.

My colleague John Monaghan who co-authored the first two editions retired from clinical medicine during this time and is now pursuing a new career well away from medicine. However we have his name in the title in recognition of his major contribution to the field of gynaecologic oncology and colposcopy. His place has been taken by Dr. Ashfaq Khan who is highly experienced in the management of cervical and lower genital tract precancer with a major interest in molecular pathology and biomarkers.

We have been assisted by several experts in their respective fields namely Professor Jacob Bornstein from Israel who has revised that chapter on vulvar intraepithelial neoplasia and Dr. Rupali Arora from University College Hospital London who has rewritten the chapter on histopathology and screening. Dr. Swee Chong Quek was an assistant author for the second edition and now works in Singapore and contributed valuable comments to the management chapters.

In the last over 10 years since the last addition Human Papilloma Virus (HPV) has been confirmed as not only the major cause for cervical and lower genital tract precancers and oropharyngeal neoplasia but also has been incorporated into many national screening programs for detecting cervical precancer. This in turn has led to a decrease in the use of cytology and in respect of this text we have replaced the very detailed chapter on cytology by a general chapter on cervical cancer screening with less emphasis on cytology and more on the increasing role of HPV in clinical practice. The role of biomarkers is also being emphasized.

Since the last edition the treatment of cervical precancer has undergone changes particularly the trend towards more conservative management. Ten years ago, the first publication appeared showing the increase in premature births and premature membrane rupture in respect of excisional procedures which led to a new conservative concept in management. New conservative operative techniques such as the electrocautery needle have been introduced.

Colposcopy and its usage have been challenged and it would seem as though this challenge is more related to the underperformance of many clinicians undertaking colposcopy who unfortunately suffer from a lack of training and limited clinical experience. A number of studies both in the UK and Germany have shown the efficacy of colposcopy when undertaken by trained individuals. Colposcopy is still the most important aspect in the management of the abnormal cervical smear and the positive HPV result. Notwithstanding the criticism of colposcopy there is an increased need for high-quality teaching of colposcopy and attendant subjects concerned with the management of cervical and lower genital tract precancer. New techniques especially those involving online teaching will become more common in the future reaching many more clinicians who do not have the opportunity to undergo one-to-one training in specialised centres or by acknowledged teachers. Indeed one of us has just produced an online teaching colposcopy course covering much of what is discussed in this text (www.colposcopycourses.com).

We hope that this Chinese edition under the capable direction of my esteemed colleagues will contribute to the understanding of the very important cervical and lower genital tract neoplastic diseases afflicting women worldwide. We commend this Chinese addition to the modern clinician not only those undertaking training but also those who are already in established practice where a regular updating is essential.

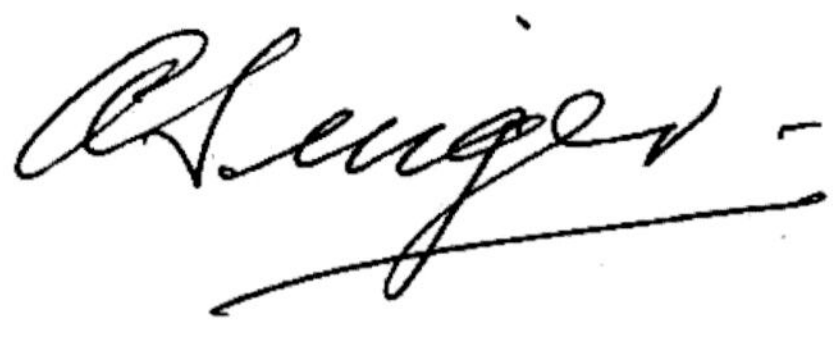

中文版前言

这是一本期盼已久的译著，字字斟酌，几易其稿。原著由国际知名的阴道镜专家、英国阴道镜和宫颈病理学会（BSCCP）创始人 Albert Singer 教授与 Ashfaq Khan 教授领衔主编，总结了全球数位从事该研究领域专家的宝贵经验，并引入新概念、新理论和新进展，具有很高的学术价值和临床指导价值，也是被全球妇产科医生公认的参考书，一直深受读者欢迎。无论是章节编排，还是字里行间，抑或是图片及注释，甚至是扩展阅读部分，处处渗透着严谨治学、一丝不苟的“英国精神”。对待科学，特别是医学，尤其需要这种精神。

这将是一本令人爱不释手的临床医生案头书。涉及宫颈、阴道、外阴及肛门等诸多部位病变，知识广泛，内容全面，尤其是针对易漏诊、易误诊、令人迷惑的阴道和外阴病变做了详尽、系统的梳理，图文并茂，令人耳目一新。在译校过程中，不止一次听到译者发出这样的呼声：“这本书太棒了，期待它尽快出版！”迫不及待的理由是，翻译过程中学到的新知识，已经帮助我们诊断了数名高级别外阴上皮内病变患者，而这些病变是之前大家容易忽视或未能识别的。知物由学，学之乃知，学以致用，我相信这本译著一定更能激发读者学习的热情。

由衷感谢 Wiley Blackwell 出版社授权，使得我们可以翻译这部出色的专著，并对 Albert Singer 教授、郎景和院士及李卫平教授为本书所做的精彩序言表示谢意。当然，翻译过程中还得到了国内外多位同道的鼎力支持，在此一并感谢。

中国的女性下生殖道病变防治事业刚刚起步，路漫漫其修远兮。借助前人的经验，站在巨人的肩膀上，一定能使我们看得更远，走得更稳，做得更好。希望这本书能使我国广大妇产科医生有所受益。译著中难免存在不足之处，望读者指正。

狄文

上海交通大学医学院附属
仁济医院副院长、妇产科主任

第 3 版前言

距离本书第 1 版出版，已经过去了 20 个年头。第 2 版的出版，也是 14 年前的事了。时光荏苒，再版很是必要了。与我一同编写前两版的同事 John Monaghan，已从医学工作中退休了。现在的他，从事着一个非医疗的行业。不过，我们决定把他的名字留在书名中，以感谢他在妇科肿瘤学以及阴道镜方面做出的杰出贡献。Ashfaq Khan 加入了我们，他擅长宫颈及下生殖道癌前病变的诊治，并且对分子病理学以及生物标志物颇有研究。

在本书的编写过程中，有两位业内专家为我们提供了非常宝贵的帮助。来自以色列纳哈里亚的 Jacob Bornstein 教授，他修订了外阴上皮内瘤变一章（第 9 章）。作为国际外阴阴道疾病学会主席，他在这一方面有着丰富的学识，由他负责这一章的编写再合适不过了。经验丰富的妇科病理学家、来自伦敦大学附属医院的 Rupali Arora 医生，重写了组织病理学（第 1 章）以及癌前病变筛查（第 5 章）。本书第 2 版的助理作者，现在新加坡工作的 Swee Chong Quek 医生，为本书治疗相关章节提供了宝贵的意见。

从本书上一版出版至今，业内有了很多新进展。14 年前，我们就已确认人乳头瘤病毒（HPV）是宫颈及下生殖道癌前病变的罪魁祸首，现在 HPV 的检测已经普及。很多研究表明了 HPV 筛查的重要性，使得很多国家将其列入宫颈癌前病变普查的一部分。这也使得细胞学检查的使用有所减少，但在全球范围内，其应用范围仍非常广泛。因此本书在此次再版时，将第 2 版中详述细胞学检查的章节更改为对筛查的综合性介绍，其中不仅仅讨论了细胞学检查，还详细阐述了在临床中已越发重要的病毒学检查。另外，本次再版也强调了生物标志物的重要性。

在过去的几年中，宫颈癌前病变的治疗有了不少变化，主要体现为倾向保守的治疗原则。这是由于大约 6 年前，有报道因宫颈癌前病变而行切除性手术会导致早产及胎膜早破发病率的上升。我们辩证地探讨了这些新的保守治疗原则的应用。本书也探讨了诸如伤口电灼止血等新兴手术技术。

从上一版出版至今，阴道镜的效果受到了一些质疑。可这些质疑的出现，更多的是因为进行阴道镜检查的医生并没有受到规范的培训，并且缺乏相应的临床经验，而未能进行正确的阴道镜操作。英国的 Tombola 试验，以及德国沃斯堡的 Petry 教授团队的研究等，已证实由有资质的医生进行阴道镜检查对结果的准确性至关重要。对于宫颈细胞学涂片异常或 HPV 结果阳性的患者来说，阴道镜检查依然是其管理中最重要的一环。尽管有人在质疑阴道镜的必要性，但随着高质量阴道镜技术培训的需求日渐增大，规范化地管理宫颈癌前病变更为重要。新技术，尤其是可以进行在线授课的技术，会在未来越发普及。我们也希望这些电子化的技术能够提高阴道镜检查的质量。我们中的一员（Albert Singer）已经创立了一个阴道镜在线课程（www.colposcopycourses.com），其中涵盖了本书大部分内容。

对于妇科医生而言，下生殖道癌前病变是一类特定的疾病。HPV 感染以及吸烟是主要的致病因素。本书详述了如何辨识阴道、外阴以及肛周病变，并提供了最新的诊治流程。

在写本书第 1 版的前言时，我和 John Monaghan 写道："对于追求更广袤天空的医生而言，本书并不仅仅是一本阴道镜图谱，而是对下生殖道区域各类癌前病变诊治方法的全面呈现。"这正是贯穿本书前两版的观点，我们希望在这一版中，将它延续下去。我们将其献予现代的医生们，不仅为了帮助年轻医生的学习与成长，亦面向需要不断提高自己的执业医师们。

2014 年于伦敦

第 1 版前言

“癌前病变”一词在这本书中被不断提及。我们有意选用这样一个词，正是因为它从字面意义上就告诉了我们：有些组织的病变，如果未将其切除，很有可能会进展为浸润性癌。毋庸置疑，男性和女性下生殖道区域的高级别上皮内瘤变应被视作癌前病变，既往对此类病变进行的前瞻性随访研究证实了这一归类是正确的。然而，将“癌前病变”一词用于低级别病变，却有一些问题。众所周知，一些上皮组织病变，甚至细胞形态学上的瘤变，可能是人乳头瘤病毒（HPV）急性感染所导致，尤其是宫颈病变。此类病变绝大多数不会发展为高级别上皮内瘤变，更不会成为浸润性癌。现在已经明确，由低危型 HPV 感染所导致的病变没有恶变潜能，不会进展为真正的上皮内瘤变。而由中高危型 HPV 感染导致的低级别病变，也有可能自体清除，或者长时间维持原状而不进展为真正的上皮内瘤变。在没有 HPV 检测与分型的情况下，预测低级别病变上皮细胞的生物学表现是个棘手的问题。但还是需要为其戴上“癌前病变”的帽子，因为低级别病变仍有可能演变为高级别病变，并进一步发展为浸润性癌。

长期以来，学者们已经认识到宫颈、阴道、外阴、肛周癌前病变有着紧密联系。外阴、阴道下段与肛周上皮胚胎学起源相同，并且与宫颈、阴道上段不同。当临床医生研究下生殖道区域各部位癌前病变相似之处的奥秘时，这一不同之处就格外有意义。通过描写上皮化生的过程、举例说明打断正常上皮化生的结局（例如当女婴暴露于己烯雌酚时），在转化区发生的相关章节中，作者阐明了掌握下生殖道上皮起源与发展相关知识的重要性。

对于擅长诊断宫颈涂片异常结果的医生来说，本书能够帮助你们精益求精。而对于追求更广袤天空的医生而言，本书并不仅仅是一本阴道镜图谱，而是对下生殖道区域各类癌前病变诊治方法的全面呈现。

该书是为现代临床医生编写的，因为他们不再满足于仅仅是一个局限于宫颈的阴道镜医生。本书将分子生物学、病毒学、细胞学、组织学以及阴道镜技术融为一体，这些学科的融会贯通、相辅相成对合理且安全的临床管理至关重要。随着我们对下生殖道癌前病变的自然病程越发了解，包括低级别病变的自体清除能力，学界开始应用各种保守治疗方法。因此，过去传统的过度治疗模式，大多为保守处理所取代。毫无疑问的是，这绝不是最终答案。这个命题在过去的 20 年中已经被彻底地推翻了。我们相信，未来还会有更多变化。

该书全面反映了当今学界对生殖道癌前病变及其他类似病变的诊断、评估与治疗方案。我们将其献给现代的医生们，不仅为了帮助年轻医生的学习与成长，亦面向需要不断提高自己的执业医师们。

Albert Singer

John Monaghan

致　谢

没有众位同仁的鼎力支持和慷慨贡献的照片、图表及建议，作者们不可能顺利完成第 3 次修订的大量工作。

得克萨斯休斯顿贝勒医学院已故的 Ray Kaufman 教授捐献材料如下所列，同时他从多角度也对文章提出了宝贵的意见和建议。他不仅是阴道镜领域的领军人物，更是对下生殖道良恶性疾病的病理研究和临床处理有独到见解。他的作品被认为是该领域的经典著作。

法国巴黎已故的 Rene Cartier 博士慷慨地提供了他的经典著作《实用阴道镜》（第 3 版）中的许多照片和临床资料。

英国伯明翰妇产科城市医院的 Joseph Jordan 先生以及他的外科同事 Mahmood Shafi 先生和 David Luesley 教授授权作者使用他们的外科手术的照片，如第 9 章和第 10 章。

来自加拿大安大略省西安大略大学妇产科的 Cecil Wright 教授捐赠了图 6.122（e~i）（来自于 Wright VC, Lickrish GM, Shier RM 1995 年出版的《基础与高级阴道镜——诊断实践手册》)。

下面列出的名字都是一些向作者提供图表资料的专家。我们使用他们的资料，并向他们表达诚挚的感谢。

Simon Barton 博士，英国伦敦切尔西和威斯敏斯特医院生殖泌尿医学部：图 9.49，图 9.50，图 12.3, 图 12.6(b)，图 12.8，图 12.9(b)，图 12.11。

法国巴黎已故的 Rene Cartier 博士：图 6.7(c)，图 6.20, 图 6.43, 图 6.44, 图 6.112(c)，图 6.118，图 6.132, 图 6.133, 图 6.135 至图 6.141，图 7.57，图 12.20，图 12.21。

Malcolm Coppleson 教授，澳大利亚悉尼圣乔治纪念医院：图 6.127。

Ian Duncan 先生，英国邓迪内维尔医院：图 7.17 至图 7.19，图 7.94，图 7.95。

Alex Ferenczy 教授，加拿大蒙特利尔莫蒂默·B. 戴维斯爵士－犹太总医院：图 9.5（a，b），图 9.22(b)，图 9.25，图 9.29，图 9.37。

Ron Jones 博士，新西兰奥克兰国立女子医院：图 9.3(a~d)，图 9.41(a)。

Joseph Jordan 先生，英国伯明翰妇产科城市医院：图 9.62（a，b），图 9.63（a~d），图 10.25 至图 10.27。

Jacques Hamou 教授，法国巴黎皮埃尔和玛丽·居里大学：图 7.37。

已故的 Ray Kaufman 教授，休斯顿贝勒医学院：图 9.5（c，d），图 9.24（b，d），图 9.26(a, b)，图 9.27(a, b)，图 9.39（a~c），图 9.44 至图 9.47，图 12.9，图 12.10。

已故的 Per Kolstad 教授，挪威奥斯陆肿瘤医院：图 3.8，图 3.9，图 4.89，图 6.8 至图 6.14（c）。

Bert Krumholtz 教授，纽约长岛犹太医院：图 11.6。

Allan Maclean 教授，伦敦皇家福利医院：图 3.7（c，d）。

已故的 Elizabeth Mansell 博士，伦敦威廷顿医院：图 9.54（b~d）。

John Northover 教授，伦敦圣马克中心诺威克公园医院：图 10.15，图 10.17。

Ed Sawada 博士，陶森：图 12.16。

Duane Townsend 教授，犹他州盐湖城：图 4.10（b），图 6.112（b），图 8.5 至图 8.7，图 8.24，图 8.28，图 9.6 至图 9.8，图 9.48（b）。

Minoru Ueki 教授，日本大阪医科大学：图 6.15，图 6.35（b~d），图 6.45（a，b），图 6.122 至图 6.127，图 6.129 至图 6.131，图 6.134。

第 5 章里的一些细胞组织切片是威廷顿医院教学设备的一部分，原来是由英国伦敦圣乔治医院的 Alastair R.S. Deery 博士捐赠的：图 5.2（a，b），图 5.3（a），图 5.4（a），图 5.7（a，c），图 5.8（b），图 5.9（a），图 5.10，图 5.12，图 5.13，图 5.15（b）。

第 1 版的素描在第 3 版中得以复制和保留，是由英国谢菲尔德皇家 Hallamshire 医院的 Patrick Elliott 先生制作的。他的作品中能够反映出他在解剖学和生理学方面的专业知识。部分作品基于其他来源的图表而进行了修改，并得到了原作者的同意。图 7.23、图 7.28、图 7.65 是基于原先由加拿大安大略省西安大略大学的 V.C. Wright 教授出版的图。图 4.2（a,b）是在西澳大利亚大学的 Ellis Pixley 博士创作的图上进行了修改。图 6.1、图 6.3（a,b）和图 7.1（a）是在《实用阴道镜》一书中的插图基础上进行了修改。图 4.9 和图 6.4 是在原先由英国剑桥大学出版社（1982 年）出版的《阴道镜图谱（第 3 版）》一书中图的基础上进行了修改。图 6.80 和 图 6.81 是基于 Jarmulowicz 等发表在《英国妇产科学杂志》上的论文中的图。图 9.59 源于 Baggish 等发表于《妇产科学》的一篇文章。图 2.15 至图 2.19 来自于 Pirog E 和 Richart RM 发表在《现代妇产科学》上的一篇文章。图 7.107a 来自于 Shepherd 等发表在《英国妇产科学杂志》上的一篇文章。所有的图片都得到了原作者、杂志和出版商的授权。

最后，我们必须感谢英国珀斯的 Lindsey Williams，她承担了第 3 版新增和修订文本前期编辑的艰巨任务。Wiley Blackwell 出版社的 Rebecca Huxley 非常专业地完成了最后的编辑修订工作。全体作者感谢他们的帮助和鼓励。

目 录

第1章

下生殖道瘤变的组织病理学

1.1 引言

在世界范围内，诊断为癌症的女性患者中约1/10为宫颈癌。除了实施有效筛查项目的国家，其他国家的发病率变化不大。细胞学和组织学检测均证实宫颈癌存在癌前病变的阶段，这一发现使得宫颈鳞状上皮肿瘤的最初表现从临床期成功地转至临床前期；同时，在进行了有效的筛查后，宫颈癌的发病率也急剧下降。

1.2 命名

细胞学和组织学诊断中命名的相互一致是非常重要的，这样才能与阴道镜下发现的情况相对比。近15年来，我们对下生殖道肿瘤的分子事件的认识发展非常迅速。在这一情况下，每一个新的分类系统都会导致命名的改变，从而带来深层次的混乱。随着命名逐渐地更为统一，病理学家的理解和临床医生的推论也随之变得更为可靠。尽管美国和其他国家目前的命名方法仍有不同，但在世界范围内统一命名以便于资料统计是非常有必要的。

宫颈癌前病变的概念

对于宫颈癌前病变的认识要追溯至1886年，当时Williams已经注意到了紧邻浸润性癌的非浸润性上皮成分。“原位癌”（CIS）的定义是在1932年由Broders首次提出的，这一定义自提出后一直沿用至今。1934年，Smith和Pemberton报道了CIS和浸润性癌之间的关系，他们在随后发展为浸润性癌的患者中，回顾性复查其前期的活检组织，发现其存在Broders所描述的CIS。这一组织学观察和回顾性的临床分析综合说明了一个概念，即浸润性鳞状细胞癌来源于癌前病变，并且这些癌前病变是能够被病理学家所识别的（图1.1）。

原位癌

随着脱落细胞学方法的出现，我们逐渐认识到，并不是所有的宫颈上皮细胞的异常都类似于CIS所呈现的那样全层上皮细胞均出现不典型改变，那些相对于CIS形态上不那么复杂的病变仍然具有许多细胞学和组织学特征。由此，这些病变形成了一个宽泛的组织学谱系：即从非常类似于正常上皮的微小异常改变，到上皮细胞不典型程度以及结构紊乱程度逐渐加重，最终到典型的CIS。1956年，Reagan及其同事提出用“不典型增生”的术语来描述那些处于正常上皮和CIS之间过渡状态的组织学和细胞学异常。同一年，Walters和Reagan依据正常的全层上皮细胞被不典型细胞所取代的程度，将不典型增生再分为三种级别：轻度、中度及重度。其组织学级别越高，越可能进展为浸润性癌，其发生癌的风险越大。

宫颈癌前病变

- 宫颈癌存在癌前病变，并且能被细胞学检测所发现。
- 这些癌前病变可分为轻度（宫颈上皮内瘤变1级/低级别鳞状上皮内病变）、中度（宫颈上皮内瘤变2级/高级别鳞状上皮内病变）和重度（宫颈上皮内瘤变3级/高级别鳞状上皮内病变）。

命名和处理（图1.2a）

随着各种命名的首次提出及被广泛接受，对不典型增生和CIS患者的主要临床处理方法如下：CIS患者需要子宫切除以阻止癌的发生；组织学诊断为不典型增生的患者，临床病程可表现为消退、持续存在或进展为CIS等不同情况，虽然我们对其临床病程还不完全了解，但临床医生基于对该类疾病的自然病史数据的理解和接受程度，可给出不予处理、随访或应用不同的治疗方法等意见。然而，不典型增生

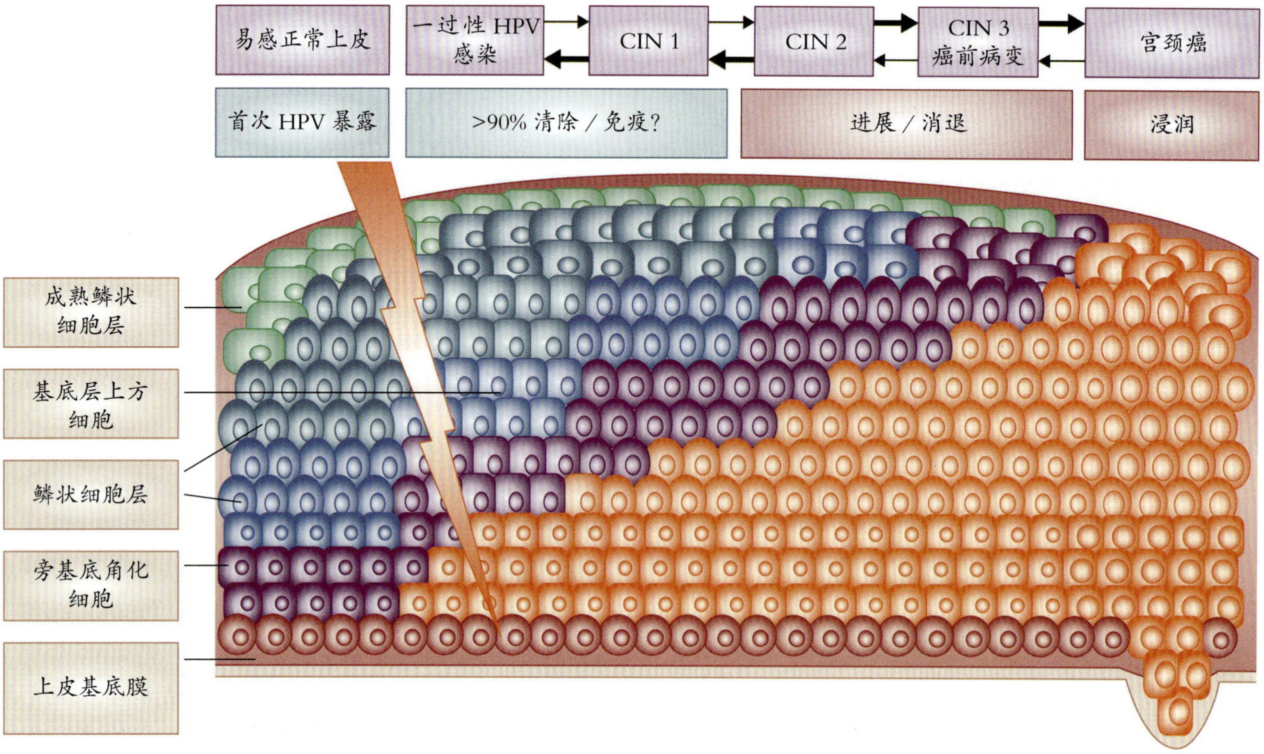

图1.1 人乳头瘤病毒感染和宫颈癌癌前病变进展的概念。CIN，宫颈上皮内瘤变；HPV，人乳头瘤病毒。

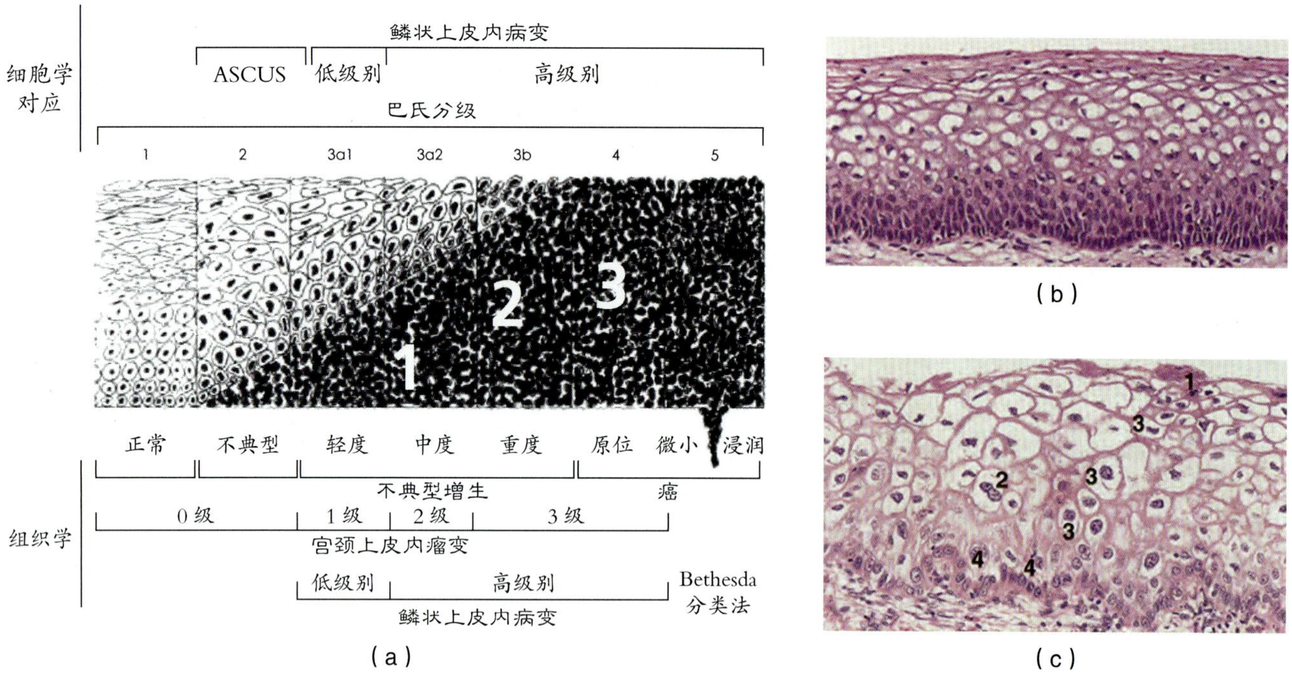

图1.2 （a）细胞学与宫颈上皮内疾病对应关系的图解说明。（b）正常宫颈上皮。上皮的结构和细胞形态均匀一致。细胞从底层至表层逐渐分化成熟，核逐渐固缩和糖原逐渐产生。（c）"单独的"人乳头瘤病毒感染（低级别鳞状上皮内病变）。表现为轻度的、全层的细胞核增大和深染，伴核固缩（1）、双核（2）和葡萄干样核并伴核周空晕（3）。在基底部的三层细胞，其核的形态和大小不一致，可见粗染色质的不规则聚集、退化核质的清除、核仁的增加，以及一些可辨别的早期的挖空细胞（4）。这些特征（4）是上皮层内再生或增生的上皮细胞层混杂了一些退化或残存的细胞学特征（如细胞核清除），但这并不是瘤变的特征。ASCUS：未明确意义的不典型鳞状细胞。

和 CIS 的区分常常是基于比较模糊的定义，并且其诊断具有一定的主观性差异。所以，我们越来越认识到，不同观察者之间较大的差异造成的不可靠诊断导致了临床上处理方法的明显不同。

生物学和自然史

对那些有宫颈鳞状上皮不典型增生患者的随访发现，一部分患者的病变消退了，一部分仍持续存在，还有一部分进展为 CIS。并且我们清楚的是，病变是否消退与病变的组织学级别呈负相关，而病变是否进展与组织学级别呈正相关。根据这些研究，一个新的名称“宫颈上皮内瘤变”（CIN）或鳞状上皮内病变（SIL）被推荐使用，并被分为 1、2、3 三个级别：CIN1/LSIL，相当于轻度不典型增生；CIN2/HSIL，相当于中度不典型增生；CIN3/HSIL，相当于重度不典型增生和 CIS。随之一个新的概念被提出：即宫颈癌是从正常的鳞状上皮通过癌前病变进展为浸润性癌，这是一个连续进展的过程。不过很多人认为 CIN1/LSIL 仅仅表示病毒［人乳头瘤病毒（HPV）］的存在且具有较小的瘤变潜能，使这一概念受到挑战。

人乳头瘤病毒的作用

近 20 年来积累的实验数据、分子学及临床证据使大家接受了 HPV 是大多数宫颈和下生殖道病变的致病因素这一观点。我们也逐渐认识到，尽管性行为活跃的年轻人感染 HPV 比较普遍，但是其多为一过性感染，可以出现或不出现细胞学异常。高危 HPV 亚型的持续性感染与进展为高级别病变和浸润性癌是密切相关的。

人乳头瘤病毒相关病变的命名

随着对 HPV 及其与宫颈细胞不典型增生之间关系的认识，许多名称诸如扁平湿疣、平坦型湿疣、不典型湿疣、不典型挖空细胞、疣状增生等曾被使用。许多人认为，对细胞学或组织学 HPV 感染证据的新的检测结果，不能也不应该改变显微镜下对 CIN 级别的判定。所有的低危型和高危型 HPV 感染可以表现为同样的低级别形态，但是，病理医生仅仅通过组织学和细胞学观察是不可能分辨出 HPV 亚型的。表现为扁平湿疣时的 HPV 感染被过度诊断为 CIN1/LSIL 的问题已经引起人们的重视。目前对活检组织报告的规定是，可报告为 HPV 不典型不伴有 CIN/SIL 改变，或报告为 HPV 不典型同时伴有 CIN/SIL 改变。实际工作中，对于大多数伴有 CIN1 的 HPV 感染或单独的 HPV 感染所形成的轻度不典型增生的诊断是没有争议的；而对于多数中度不典型增生，即伴有 CIN2 的 HPV 感染的病变，其经过长期随访以后是自行消退还是持续存在，通过组织病理学检查是不能区分的。

人乳头瘤病毒和宫颈癌

- 人乳头瘤病毒（HPV）是宫颈癌的一个主要的致病因素。
- 所有低危型 HPV 和高危型 HPV 都能引起低级别鳞状上皮内病变 / 宫颈上皮内瘤变 1 级。
- 只有高危型 HPV 可导致疾病的进展。

组织学命名的合理化

低/高级别鳞状上皮内病变

在实际工作中，人们认识到原有的细胞学和组织学命名的可重复性有限，由此提出了一个新的命名法：Bethesda 系统命名法（TBS）（国立癌症研究所研讨会，1992）。这一最初应用于细胞学诊断的命名法与组织学中的两级命名法是相一致的，后者由 Richart 在 1990 年所描述。TBS 把扁平湿疣改变和 CIN1 统称为低级别鳞状上皮内病变（LSIL）；把 CIN2 和 CIN3 统称为高级别鳞状上皮内病变（HSIL）。用“病变”一词取代了“瘤变”，是因为病变的形态学分级并不必然等同于肿瘤性过程。通常将 CIN2 和 CIN3 归为一类，是因为两者都具有进展为浸润性病变的潜能。

目前的命名法

在美国，TBS 已经应用于组织学和细胞学；而在大多数其他国家，CIN（1、2、3）目前仍然是组织学诊断报告中常用的命名法。尽管许多诊疗中心的细胞学诊断使用 TBS 命名法，但在其他一些地方仍使用轻度、中度、重度核异质这一较旧的名称。这将在第 5 章中详细描述。

1.3 宫颈上皮内瘤变或鳞状上皮内病变的组织病理学特征

低级别病变（轻度不典型增生、CIN1、人乳头瘤病毒 / CIN1 / 低级别鳞状上皮内病变）（图 1.2至图1.4）

CIN 最主要的特征包括上皮内的组织结构和细胞

形态的改变。这些改变的出现是HPV感染所诱发的，体现了病毒在细胞复制周期中的致病作用。形态上的改变是因为病毒具有打断细胞复制周期的能力，可使细胞形成多倍体进而抑制了有功能的细胞质分化，由此形成了特征性的“挖空细胞”。其表现为增大的双核或多核细胞伴有边界清晰的核周空晕，这些细胞类似“霰弹枪”打出去那样，不均匀地散布于鳞状上皮层。这些细胞是超二倍体细胞，使细胞核的可染色物质增多，导致细胞核看起来染色过深。一些细胞死亡后，邻近的细胞进入复制周期的数量增多以替代它们，表现为细胞核增大、核膜比以前更为不规则。最重要的改变是，细胞从基底层至表层逐渐分化成熟的水平相对于正常上皮（图1.2b）是延迟的，同时增生的旁基底细胞层增厚或基底层上方区域出现挖空细胞（HPV感染细胞的特征性病变）。在低级别病变中，尽管HPV感染导致的细胞病理改变是全层的，但出现不典型增生的基底层上方细胞仅占据整个鳞状上皮的下1/3层。是否存在CIN病变，取决于基底层上方细胞是否存在形态上可识别的肿瘤性细胞特征（图1.2c）。双核、三核或多核细胞进一步证明在这类病变中含有多倍体细胞，这是病毒感染上皮的另一重要特征。

观察者需要在活检组织中寻找HPV感染的典型特征，查看是否存在“紊乱”的基底层上方细胞，从而才可能将这些病变归为单独的HPV感染或者HPV感染合并CIN1（图1.3和图1.4）。在TBS中，所有这些病变被归为LSIL而没有进一步的区分。

CIN1/低级别鳞状上皮内病变的主要组织学特征

- 湿疣病毒感染可表现为挖空细胞，表现为葡萄干样核伴有核周空晕。
- 在CIN1中，宫颈鳞状上皮的下1/3层细胞排列紊乱、有丝分裂象增多和成熟度降低。

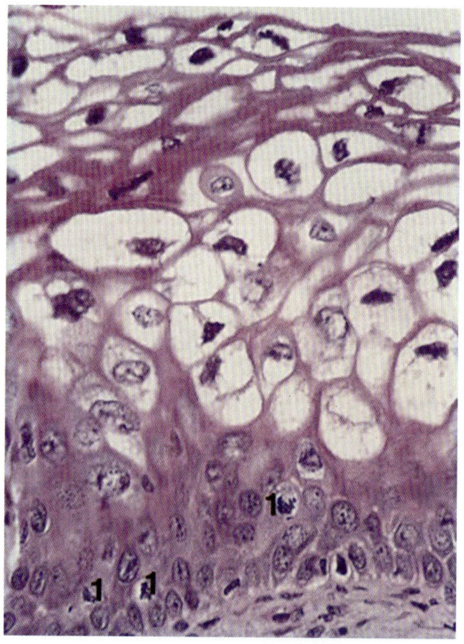

图1.3 人乳头瘤病毒的感染和宫颈上皮内瘤变1级（低级别鳞状上皮内病变）。上皮的上3/4层细胞的特征与图1.2c中描述的是一样的。然而，其基底层4层细胞极度拥挤并伴有活性状态的核染色质，另一个特征是可见到有丝分裂象（1）。

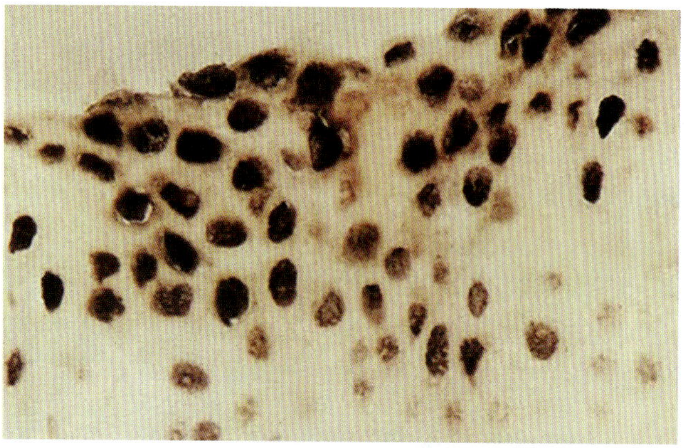

图1.4 宫颈上皮内瘤变的高危人乳头瘤病毒（HPV）DNA原位杂交。需要注意的是，细胞核被反应性的产物所覆盖，并开始于上皮的中间层。每个“阳性”的细胞核至少含有50个拷贝的HPV（这一检测法的最小敏感水平）。

高级别病变（中或重度不典型增生、原位癌、CIN2或CIN3、高级别鳞状上皮内病变）

（图1.5至图1.9）

在全世界范围内，对活检组织中的癌前病变是“低级别”还是“高级别”，临床的实际处理方法是不同的。在一些使用CIN命名的国家，CIN2被归为哪一级别存在较大的变化和不同。如果认为CIN2属于高级别病变，则进一步的治疗是非常必要的。而在一些CIN2和CIN3皆被归类为HSIL的国家（如美国），这种争议可能具有较小的实际意义，因为其对所有的HPV/CIN1（LSIL）和CIN2或CIN3（HSIL）的主要处理方法皆要考虑阴道镜下的病变程度或检查所见。

在组织学评估中，依据上皮内病变是累及2/3层还是几乎累及全层而分别归类为CIN2或CIN3。在表层鳞状上皮中可见的HPV相关的细胞学改变也相应减少。在高级别CIN（HSIL/CIN2或CIN3）中，细胞核染色较深；有丝分裂象可出现于整个上皮层内，

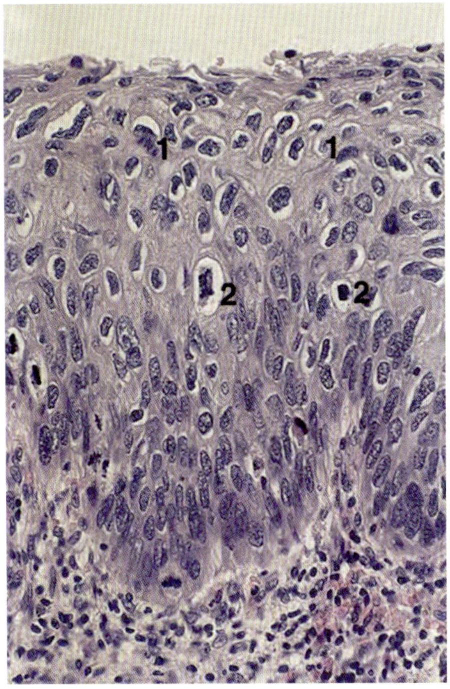

图1.5 中级别宫颈上皮内瘤变（CIN2；高级别CIN；高级别鳞状上皮内病变）和人乳头瘤病毒感染。在形态改变上，比图1.3中仅基底样细胞的增生表现得更为旺炽性增生。挖空细胞仅出现于上皮的上半层（1），但是“真正的”肿瘤性细胞增多，表现为粗颗粒状核染色质，且没有明显的核仁，有丝分裂象可出现至上皮的中层（2）。

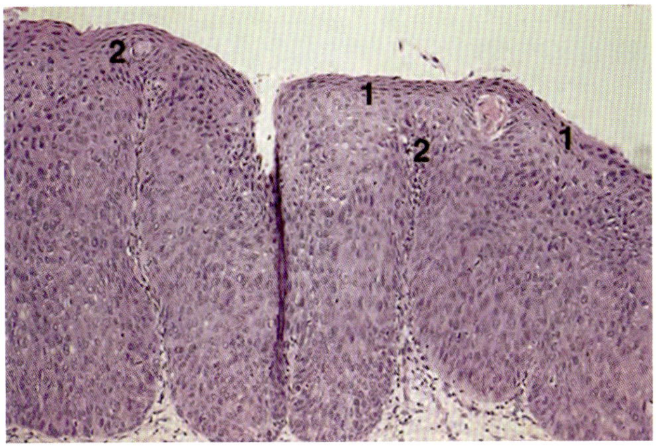

图1.6 高级别宫颈上皮内瘤变(CIN3;高级别鳞状上皮内病变)。上皮全层细胞均出现不典型增生，基底层上方细胞增生约占上皮的下3/4层，表层细胞可出现相对成熟的、扁平的、轻度的挖空细胞(1)。上皮内可见高位血管，从而形成乳头状形态(2)。

旁基底细胞层的极性发生实质上的改变，细胞分化成熟的紊乱程度和细胞的不典型程度是非常明显的。我们认为这些改变符合病毒在细胞核内发生整合和（或）扩增，从而产生非整倍体，即异常的染色体数量和DNA含量。随着细胞核染色体改变的程度加重，可出现异常的和奇怪的多极有丝分裂象。这些

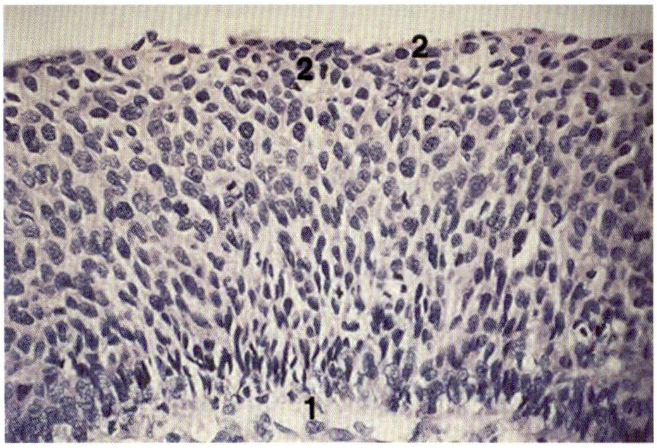

图1.7 宫颈上皮内瘤变3级［CIN3；高级别鳞状上皮内病变（HSIL）］。上皮全层被“小细胞”占据，基底层上方细胞表现为典型的肿瘤性特征，为粗颗粒状染色质，没有明显的大细胞核，这是CIN3（HSIL）的基底样变异亚型。表层细胞分化难以见到，因此也看不到挖空细胞的形态。有丝分裂象的出现可接近于表层（2）。

改变是否属于克隆性增生（即来源于同一子细胞系）还没有确定。然而克隆性增生对于一种病变是否被称为“肿瘤”可能是至关重要的，因为克隆性的存在说明了克隆性增生的细胞具有生存优势，而那些遗传优势较少的细胞种系则消失了。在组织学上与高级别病变非常类似的病变中，仅有一定比例（比例不知）的细胞可能是克隆性的或是肿瘤性的。

宫颈转化区内的任何癌前病变的下方，都有可能发现病变已经累及腺体（图1.8和图1.9）。识别出这些病变累及腺体的深度，对于其完整的切除是非常重要的。

CIN2 和 CIN3 / 高级别鳞状上皮内病变的主要组织学特征

- 细胞成熟度低和细胞核染色过深。
- 有丝分裂象增多和较高的核质比。
- 不典型增生的细胞占据表层上皮的2/3以上。

1.4 宫颈腺上皮内瘤变和原位腺癌

宫颈腺上皮内瘤变

1953年，Friedell和McKay首次使用原位腺癌（AIS）来描述宫颈腺癌的非浸润性癌前病变。与宫颈鳞状细胞癌发病过程的研究数据相一致，腺癌的癌前病变在组织形态上也是经过了一系列的逐渐加重的腺上皮不典型增生的谱系，这些腺体的不典型

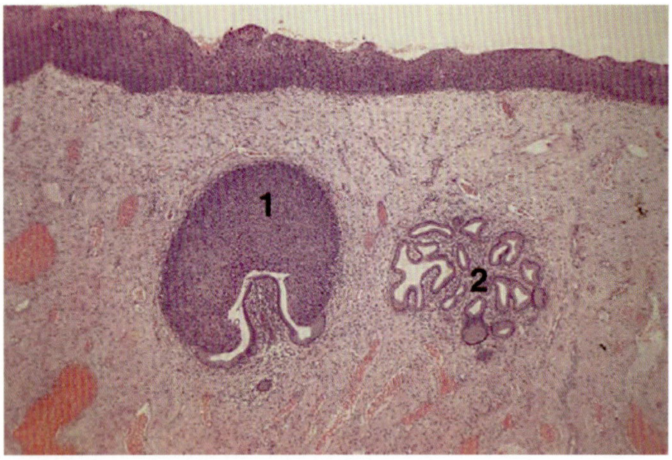

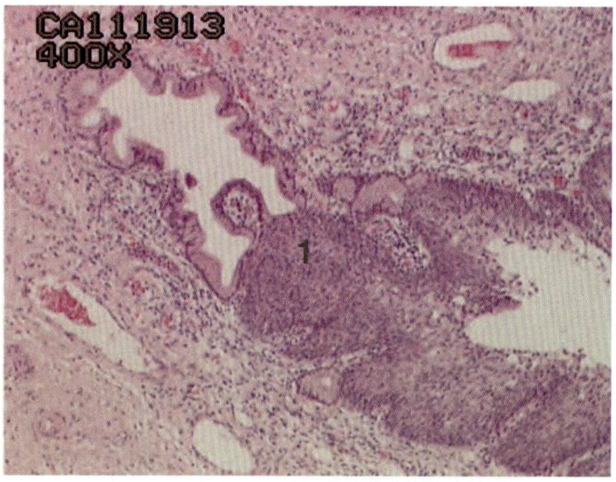

图1.8 （a）CIN3（高级别鳞状上皮内病变）累及腺体。可看到良性的未被累及的腺体形态（2）。（b）CIN3（HSIL）病变（1）蔓延至一个宫颈腺体。腺体的顶部可看到腺上皮。

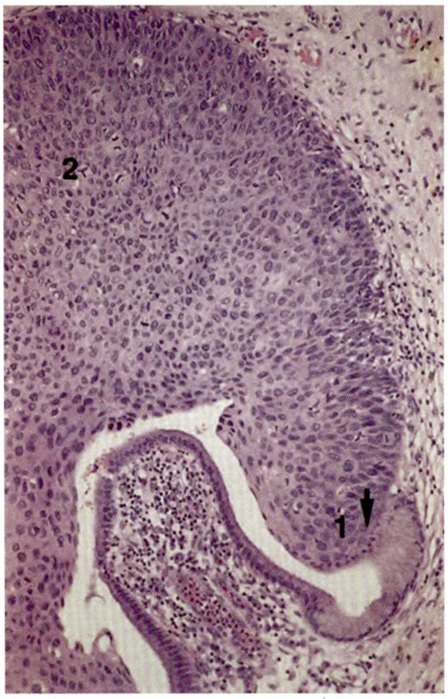

图1.9 高倍镜下所见累及的腺体。注意CIN3（高级别鳞状上皮内病变）的推挤性边界，在其边缘处（1）被抬升（箭头所示）而远离基底膜的颈管细胞发生退变和消失。可见大量的有丝分裂象，包括三极化的有丝分裂象（2）。

增生程度相对于以前描述的 AIS 较轻。为了体现这一概念，出现了许多名称来命名这些癌前病变，包括宫颈腺上皮内瘤变（CGIN）、宫颈上皮内腺瘤变（CIGN），或者仅仅是腺上皮内瘤变（GIN）。1995年，Anderson 以及 Griffin 和 Wells 均建议将 CGIN 分为两个级别。高级别 CGIN 类似于先前描述的 AIS，细胞核不典型程度相对较低的其他病变归类为低级别 CGIN。在美国，不足以诊断为 AIS 的不典型腺体通常命名为腺体不典型增生。然而，所有这些名称，包括低级别 CGIN 和腺体不典型增生，医生自身和医生之间的可重复性都比较低。将 AIS 看作是癌前病变这一理论目前仍然存在争议。为了命名的统一，一些学者，特别是在美国的一些学者，提倡使用 AIS 来命名所有的腺体癌前病变，而其他国家的学者更喜欢使用 CGIN 来代表全部的低级别和高级别 CGIN。

宫颈腺上皮内瘤变 / 原位腺癌的组织学标准

（图1.10和图1.11）

CGIN/AIS 起源于 HPV 感染的柱状上皮细胞，并几乎总是累及宫颈转化区或鳞柱交界处。大多数病例的 CGIN/AIS 是多灶性的，表现为正常腺体突然转变为不典型腺体。CGIN/AIS 的特征性改变包括：上皮细胞拥挤、细胞核增大、有丝分裂象增多和出现凋亡小体，以及组织结构的改变（如形成乳头状或筛状结构）。

CGIN/AIS 的亚型包括宫颈管型、子宫内膜样型、肠型和输卵管内膜型。还有一系列的组织学形态相类似的病变需要与 CGIN 鉴别，包括输卵管内膜化生、子宫内膜异位，以及反应性腺上皮改变。

宫颈腺上皮内瘤变 / 原位腺癌的主要组织学特征

- 宫颈的正常腺上皮突然转变为复层、有丝分裂象增加以及核染色过深的上皮。
- 宫颈腺上皮内瘤变 / 原位腺癌常常是多灶性的。

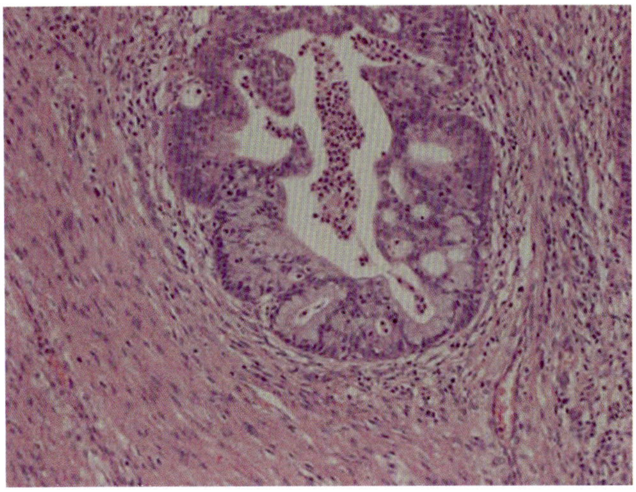

图1.10 低级别宫颈腺上皮内瘤变（CGIN）。腺体底部的上皮细胞是正常的；相反，腺体上部的上皮细胞呈簇状、小筛状、假复层和细胞核染色过深。这是从正常宫颈腺上皮到CGIN特征性的突然转变。

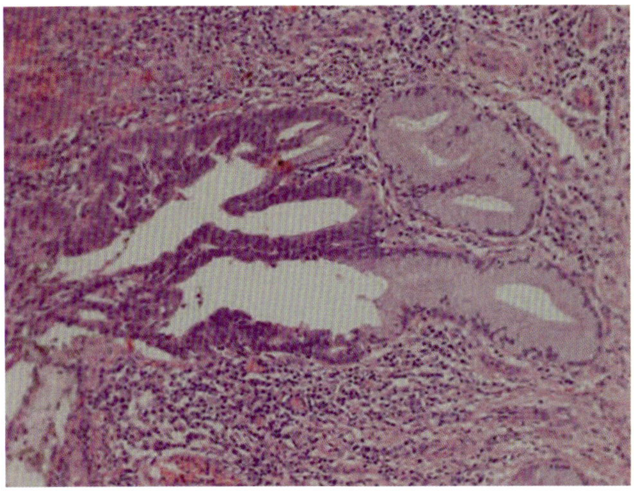

图1.11 高级别宫颈腺上皮内瘤变（CGIN）。腺体右侧的上皮细胞是正常的；相反，腺体的左侧的上皮细胞呈簇状、小筛状、假复层和细胞核染色过深。这是从正常宫颈腺上皮到CGIN特征性的突然转变。细胞核的不典型比低级别CGIN中看到的更为明显。

1.5 早期浸润性癌（图1.12至图1.18）

随着有效的宫颈筛查措施在大多数发达国家的实施，晚期宫颈癌的发生率明显降低。诊断为宫颈癌的病例中至少有 50% 的肿瘤为Ⅰ期，并且其中 10% ~ 15% 的肿瘤因浸润深度不足 5mm 而被归为Ⅰa 期。Ⅰa1 期（浸润深度不足 3mm）患者的生存率接近 100%，而Ⅰa2 期（浸润深度 3 ~ 5mm）患者的生存率降至 96% ~ 98%（图 1.12）。宫颈癌患者的复发和死亡，以及淋巴结转移的可能性与肿瘤的浸润深度直接相关。

Ⅰa 期的宫颈癌（早期浸润性癌）是一个临床潜伏期癌，这一组织学概念预示了这类浸润性肿瘤具有较小的转移风险。这一分类的好处在于，一部分患者虽然被诊断为浸润性病变但避免了根治性治疗。

特殊的是那些肿瘤为Ⅰa1 期伴有淋巴管血管侵犯的患者，很少有妇科专家希望继续保守治疗，因为其具有随后的淋巴结转移复发的风险。因此，统计资料时需要单独考虑到这些病例。在一项对早期浸润性鳞状细胞癌的研究中发现，间质浸润深度小于 1.0mm 的患者的盆腔淋巴结转移率为 0.2%，浸润深度为 1.0 ~ 3.0mm 的患者盆腔淋巴结转移率为 1.9%，浸润深度为 3.1 ~ 5.0mm 的患者盆腔淋巴结转移率为 7.6%。浸润深度的测量需要从浸润灶最深处测量至最可能的浸润灶起源处，即测量至距离最近的表面上皮或上皮内瘤变累及的腺体的基底层。浸润宽度的测量需要在同一张切片上测量浸润灶最宽的部分。另一方面，浸润灶水平方向上的最大宽度需要估测所有能见到浸润灶的组织块的厚度。这需要对锥切标本和子宫切除标本的宫颈组织进行标准化取材。为使组织块的厚度保持一致，大多数病理学家赞成对全部宫颈组织进行矢状方向取材，而非放射状取材。

有时非常早期、非常小的浸润性鳞状细胞癌或腺癌的浸润程度不能评估或不能准确评估，这种情况下建议使用浸润程度不能评估（GX）。

国际妇产科联盟（FIGO）对宫颈癌的分期系统中没有出现“微小浸润性癌”这一定义，并且使用这一定义的欧洲和北美国家也各有其不同内涵。在欧洲，大多数机构认为微小浸润性癌等同于 FIGO 分期中的Ⅰa1 期和Ⅰa2 期，而另一部分机构认为微小浸润性癌仅相当于 FIGO 分期的Ⅰa1 期（图 1.14a）。在美国，这一定义等同于Ⅰa1 期肿瘤。美国妇科肿瘤协会（SGO）对于Ⅰ期浸润性肿瘤有自己的定义。依据 SGO 标准，当肿瘤浸润超过 3mm 或者虽不足 3mm 但合并有淋巴管血管侵犯时均属于 FIGO 分期的Ⅰb 期（图 1.14c）。2012 年，Darragh 作为美国病理学家学会以及美国阴道镜和宫颈病理协会的参会代表对此做过详细的介绍。为了避免混淆，来自英国妇科病理学家协会的一个工作组提议尽量避免使用“微小浸润性癌”，而使用特定的 FIGO 分期来进行描述。

肿瘤浸润水平方向上的测量需要针对独立的病灶，是否累加还存在争议。在 1995 年的 FIGO 分期中，水平的浸润范围不超过 7mm 是Ⅰa 期肿瘤的一个特征（表 1.1）。然而并没有文献数据支持这一结论，

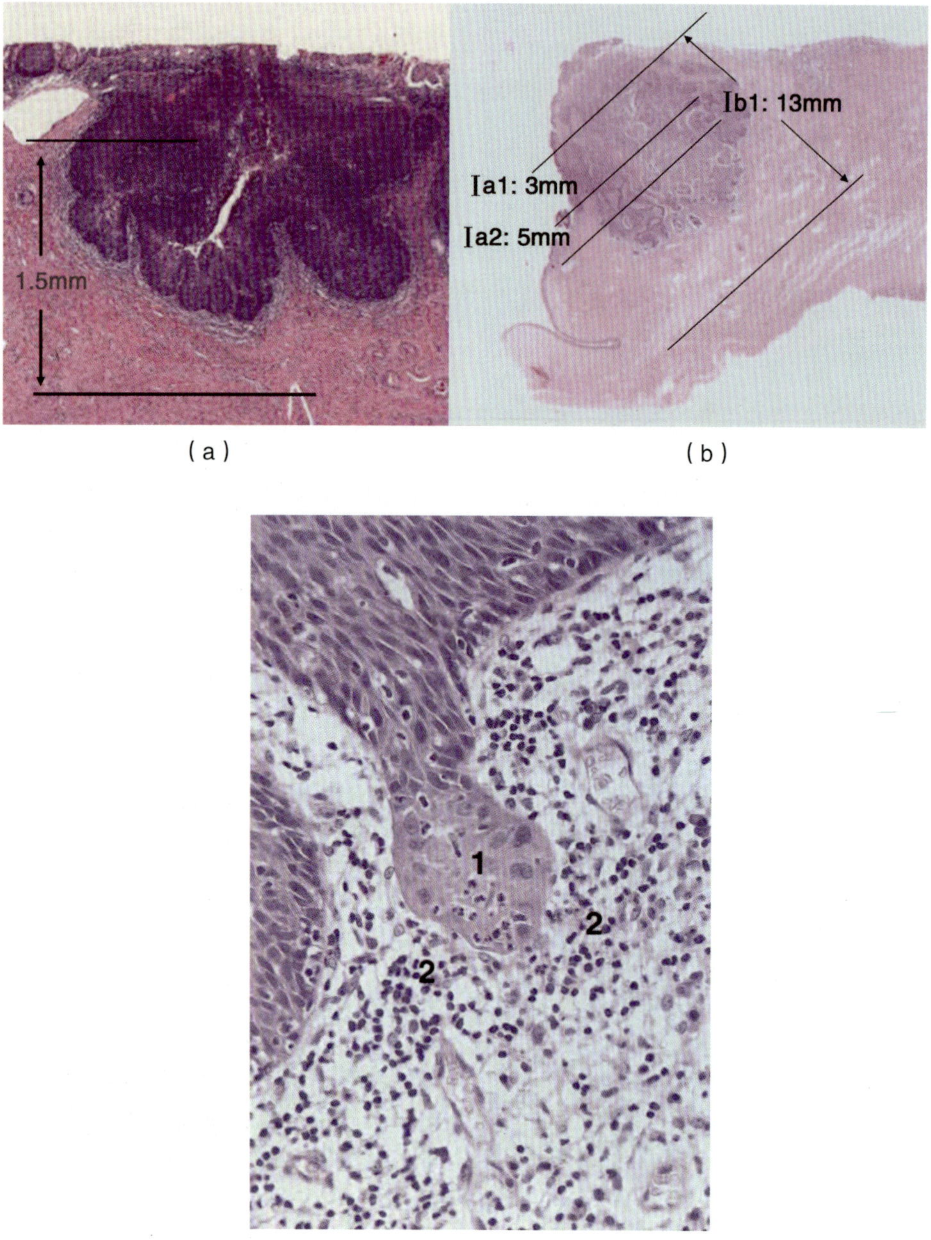

图1.12 早期间质浸润（临床前期或微小浸润）的最早期临床分期（Ⅰa1）。切片上显示伴有分化性的恶性鳞状细胞呈舌状（1），从上皮边缘侵入纤维间质（2），并伴随慢性炎症细胞的浸润。

并且大多数的病理学家是测量和记录各自独立的病灶，它们在切片上是相近的（或分离的）浸润灶（图1.14b）。在这种情况下，鉴别临床 FIGO Ⅰb 期肿瘤与多灶的Ⅰa1 期或Ⅰa2 期肿瘤仍然是非常重要的，尽管文献上未证实的和不断积累的数据均显示较小的、浸润表浅的 FIGO Ⅰb 期患者与Ⅰa2 期患者的预后并没有明显不同。因为目前还没有明确的数据来指导如何测量这种浸润性病变，因此在进一步的数据出现之前，建议单独测量每个独立的病灶，并且这些多灶性肿瘤的分期基于识别出的最大病灶的宽度。在实际操作中，如果肿瘤是多灶性的，需要进行多个平面的切片以寻找多个病灶之间的连续性，大多时候它们是同一病灶。如果不同病灶之间存在高级别 CIN，则整个病灶需要一起测量。

早期浸润性腺癌（图 1.17 至图 1.19）在组织学上是否能与 CGIN 明确地区分开从而进行测量，这还是一个问题。作者认为，要想从大量会诊病例中提出新的观点以帮助鉴别分化完好的 CGIN 和早期的腺癌，这是不太可能的。

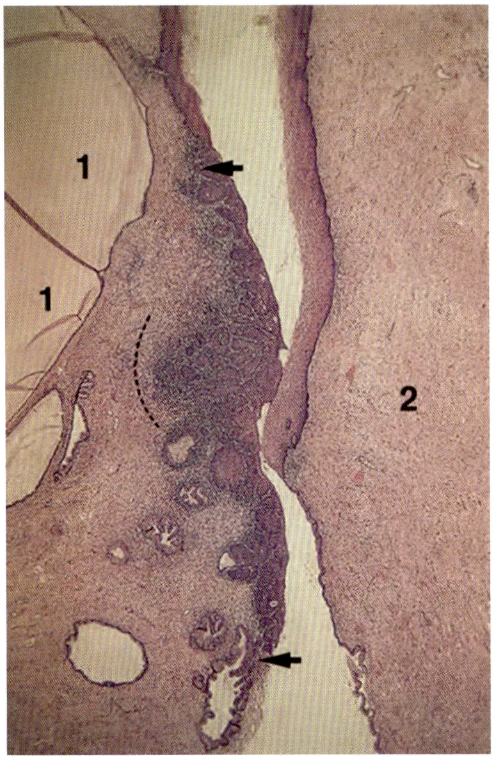

图1.13 国际妇产科联盟分期Ⅰa1。鳞状细胞癌水平宽度为6mm（箭头之间），浸润深度为3mm（虚线）。锥切组织的左手边可看到上皮内和深部浸润性病变，与纳氏囊肿（1）的形成有关，而右手边是正常的（2）。

早期浸润性癌

- “微小浸润性癌”应该避免使用，因为其在不同的机构有不同的内涵。
- 为了标准的统一，应该将国际妇产科联盟分期作为一个指导标准。
- 鉴别旺炽性宫颈腺上皮内瘤变与早期浸润性腺癌总是很困难的。
- 对于多灶性的早期浸润性癌的测量方法还没有统一的指导标准。

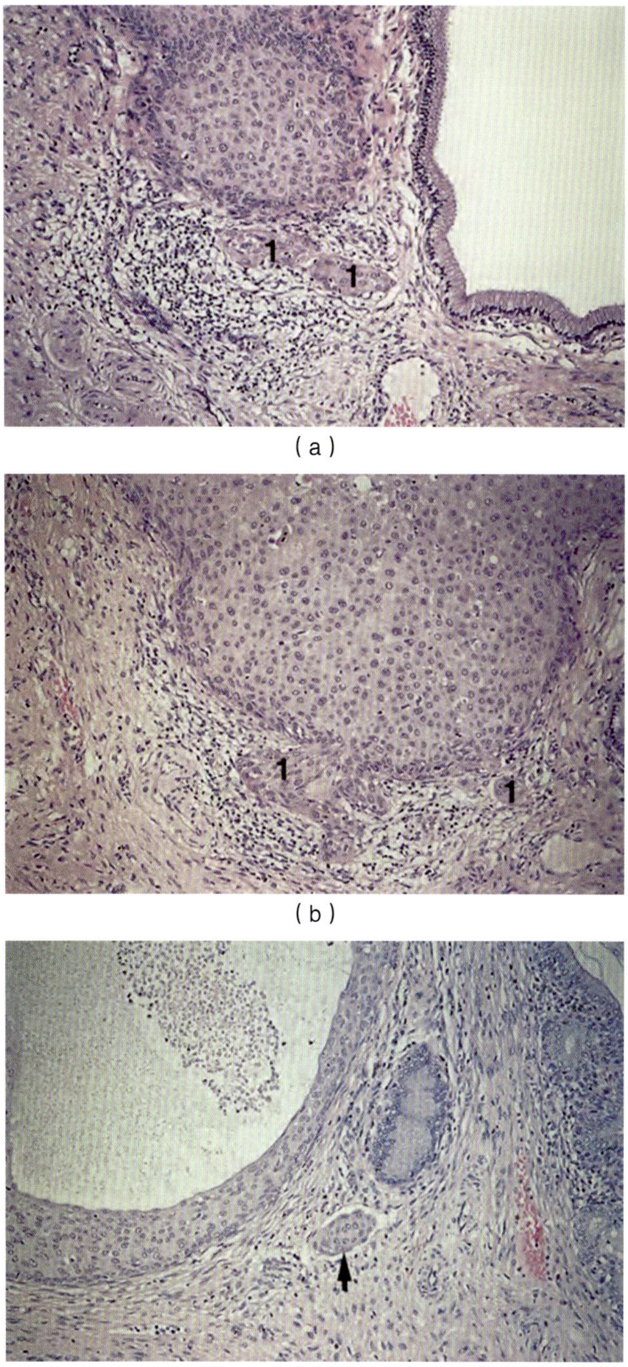

图1.14 （a，b）多灶性早期间质浸润。两灶早期间质浸润(1)相距9mm远，这一多灶性微小浸润性病变，超过了国际妇产科联盟Ⅰa期中7mm的范围，所以应为Ⅰb期。(c)肿瘤浸润小于1mm时，淋巴管血管（LVS）侵犯不到10%。此处（箭头所示）可以看到淋巴管血管侵犯，则需要进行根治性治疗。淋巴管血管侵犯在Ⅰa1期和Ⅰa2期肿瘤中需要仔细寻找。

1.6 阴道上皮内瘤变（图1.20和图1.21）

阴道上皮内病变是HPV相关的鳞状上皮的增生，阴道上皮内病变（VAIL）和阴道上皮内瘤变（VAIN）是同义词。VAIN的致病风险因素与宫颈病变类似。

阴道上皮内瘤变的组织病理学

阴道病变大多发生在上1/3段，经常同时伴有或继发于相同的宫颈病变。VAIN的病变与相应的宫颈病变是完全一样的。VAIN病变程度的分级标准与CIN应用的标准相同，均依据病变累及鳞状上皮层的程度（VAIN1、2和3），而理论上主要的不同点是，阴道是固有鳞状上皮而不是化生的鳞状上皮（图1.20）。

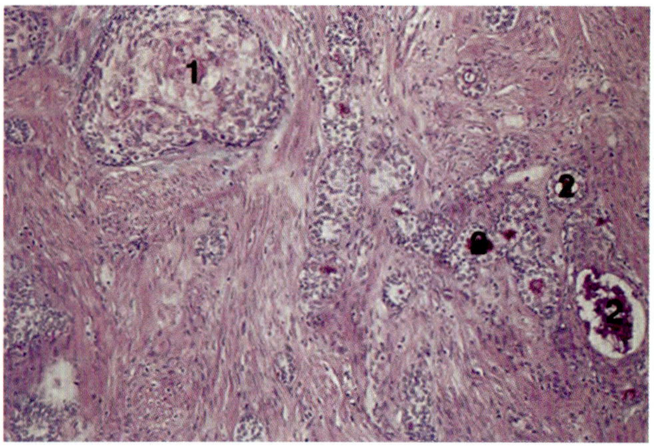

图1.15 宫颈浸润性腺鳞癌（Ⅰb期）。可以看到在(1)中肿瘤最大的一部分表现出鳞状分化。在(2)处浸润的基底样小细胞区域出现了腺管的形成，用阿利辛蓝-淀粉酶-过碘酸-希夫染色法发现这些腺管呈中性黏液染色阳性。

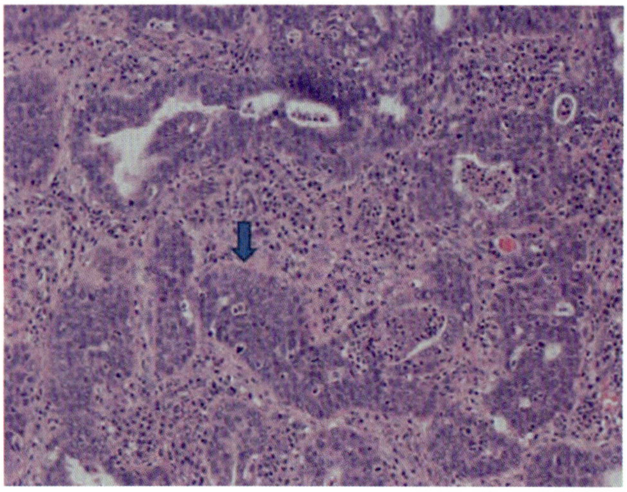

图1.16 浸润性腺鳞癌。该肿瘤主要含有腺癌成分，但是混合有鳞状细胞成分（箭头所示）。

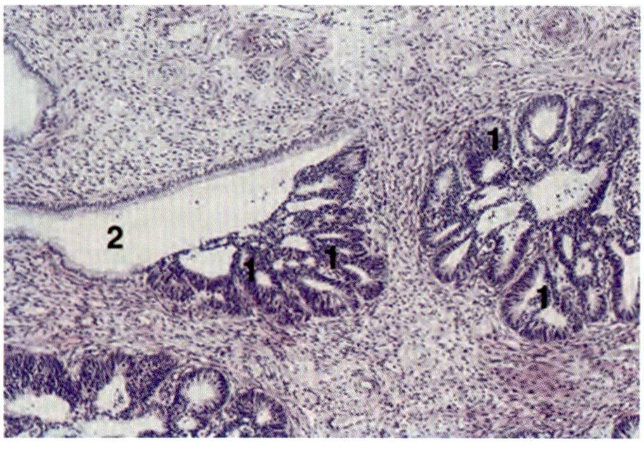

图1.17 可能为宫颈的微小浸润性腺癌（Ⅰa1期）。可看到具有肿瘤性上皮的微腺管形成“出芽”“背靠背”等组织形态(1)，其来源于其他正常的宫颈腺体（2）。

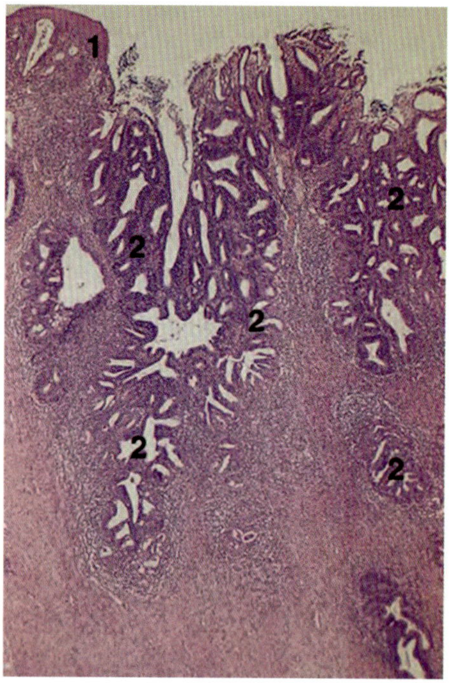

图1.18 早期浸润性腺癌。来源于宫颈转化区［鳞柱交界处（1）］的切片，展示了一个较为隐蔽的早期浸润性腺癌［国际妇产科联盟Ⅰb期（2）］。

对高级别病变的治疗通常是局部切除病灶。阴道可以有原发的鳞状细胞癌，其与先前发生的宫颈肿瘤或宫颈癌前病变不相关，但其非常少见并且多见于老年患者（图 1.21）。

1.7 外阴癌前病变（图1.22和图1.23）

外阴上皮内瘤变

当临床上见到外阴皮肤有白色（黏膜白斑病）或者红色增厚或剥脱区域等情况时可行组织活检，从而可以发现一系列的病变，诸如炎症性皮肤病、硬化性苔藓、角化症和(或)外阴上皮内瘤变(VIN)。外阴鳞状细胞癌有两种致病机制：一种发生于年轻患者，是 HPV 诱发的；另一种发生于老年患者，与炎症性皮肤病相关，如硬化性苔藓。为了反映这一情况，VIN 被分为与 HPV 相关的普通型 VIN 和与 HPV 不相关而与炎症性皮肤病相关的分化型（单纯型）VIN。普通型 VIN 在形态和分级标准上与 CIN 相似，如之前提到的 VIN3。2012 年国际阴道和外阴疾病研究协会提出的新的分级标准将在第 9 章中介绍。

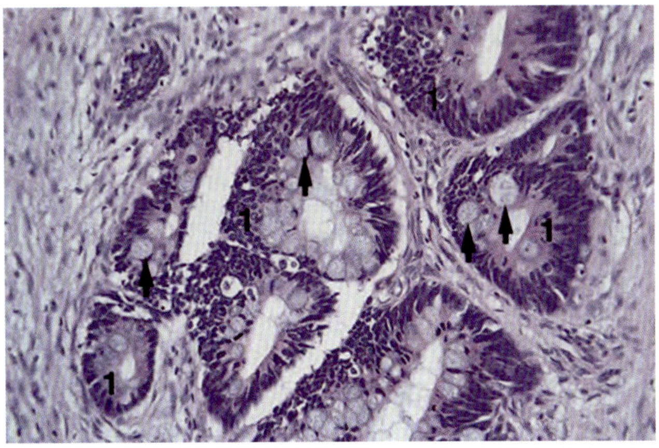

图1.19 高级别宫颈腺上皮内瘤变（CGIN）/阴道腺病。散在的阴道腺病伴有大量的肠型上皮化生，可以看到高级别CGIN（1）和肠型或杯状细胞分化（箭头所示）。

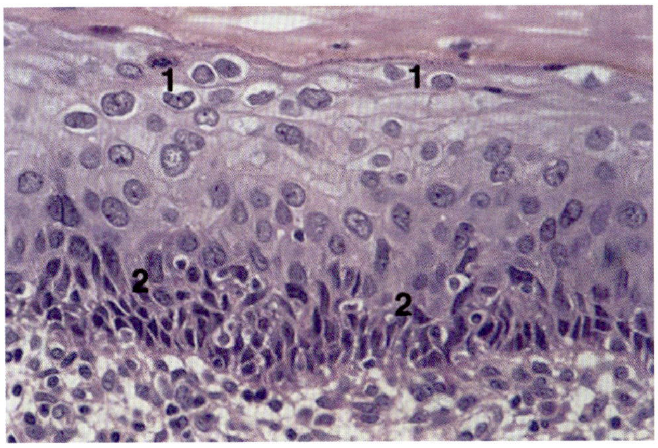

图1.20 VAIN1伴有人乳头瘤病毒感染的形态改变。注意上半层的挖空细胞（1）。在下1/3层中可以看到基底层的增生/不典型增生（2）。

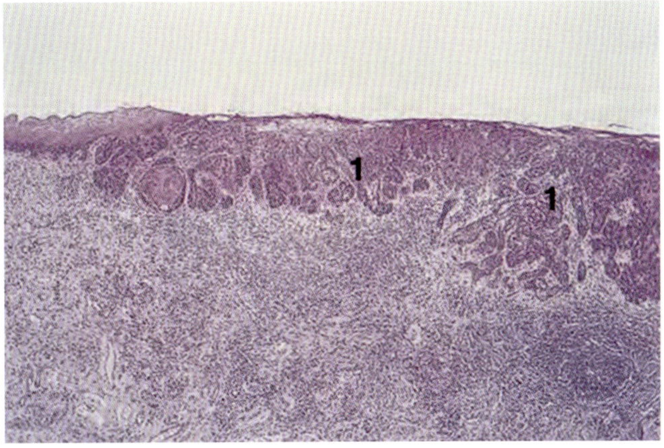

图1.21 阴道鳞状细胞癌（1）。一位90多岁女性的阴道浸润性鳞状细胞癌，她没有生殖道肿瘤病史。

表1.1 国际妇产科联盟对早期浸润性宫颈癌的分期标准*

0 期
原发肿瘤不能评估
没有证据证明是原发肿瘤
原位癌
Ⅰ期
宫颈癌局限于子宫（累及宫体应被忽视）
Ⅰa 期
浸润性癌仅在显微镜下看到，任何大体肉眼可见病变即使其浸润表浅也应归入ⅠB 期
浸润性癌的间质浸润最大浸润深度不大于 5mm 和宽度不大于 7mm†
Ⅰa1 期
间质浸润深度不大于 3mm 且宽度不大于 7mm
Ⅰa2 期
间质浸润深度大于 3mm 且不大于 5mm，宽度不大于 7mm
Ⅰb 期
临床可见病变局限于宫颈，或临床前不可见病变超过Ⅰa 期
Ⅰb1 期
临床可见病变不大于 4cm
Ⅰb2 期
临床可见病变大于 4cm

* 肿瘤的分级和分期标准不仅参考了国际妇产科联盟（FIGO）妇科肿瘤委员会的标准，还参考了国际抗癌协会（UICC），特别是肿瘤 TNM 委员会的标准。TNM 和 FIGO 分期都有其标准，我们按照惯例应用 FIGO 分期标准。

† 浸润深度不应该大于 5mm，是从浸润灶起源的表面上皮基底或腺上皮基底开始测量。出现脉管侵犯，无论静脉或淋巴管，都不改变分期。

Paget病

此病是一种腺上皮的肿瘤性病变，特征性病变为可产生黏液的肿瘤细胞侵入鳞状上皮黏膜层或附属器。因为有证据显示此病变可能源于大汗腺或小汗腺，所以认为其可能是皮肤附属器起源的。与乳腺不同，外阴的 Paget 病很少与浸润性腺癌相关。

尽管 Paget 病与 HPV 是否相关还没有定论，但是其与 VIN 共存的报道非常少（图 1.24）。其临床特征将在第 9 章中描述。

1.8 相关问题

细胞学诊断对于鳞状上皮内病变的组织学分级评估将在第 5 章中介绍。HPV 流行病学和可检测的 HPV 亚型以及细胞病理学将在第 2 章进一步探讨。腺上皮病变诊断的困难和陷阱、CGIN/AIS 及其相类似病变的细胞和组织学特点等将在第 5 章中介绍。

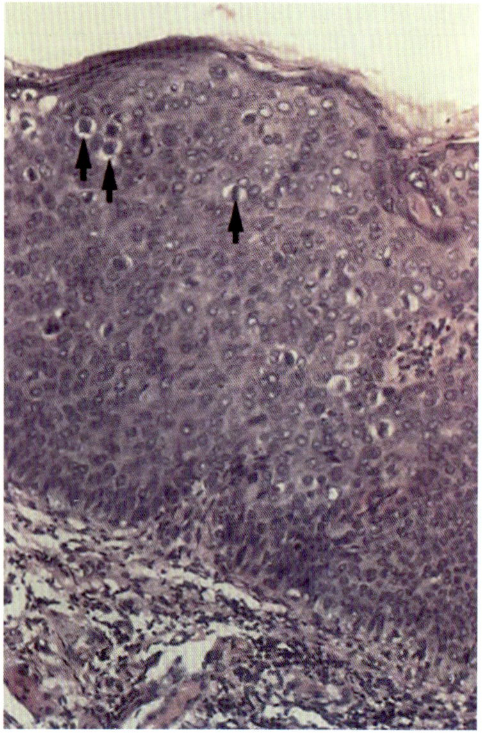

图1.22　全层的高级别外阴上皮内瘤变3级（分化型大细胞或鲍温样或湿疣型）。在病变的上半层可以看到散在的挖空细胞（箭头所示）。

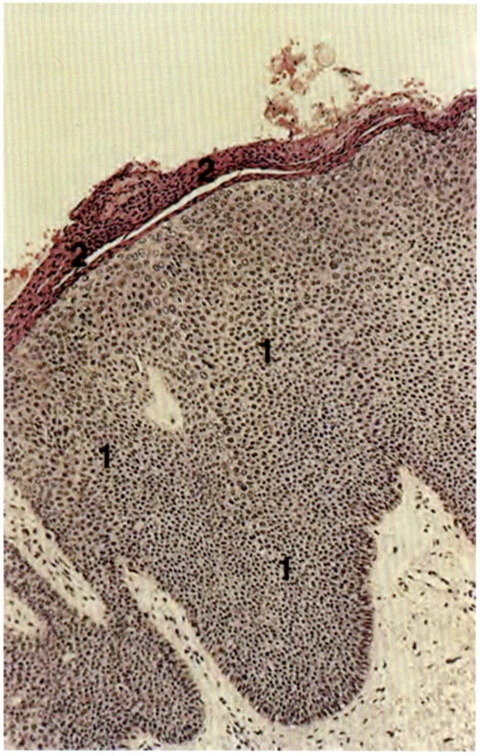

图1.23　全层的高级别外阴上皮内瘤变3级（基底样或未分化细胞型）（1）。在浅表的角质层内可见到不典型的小基底样鳞状细胞的核固缩（2）。

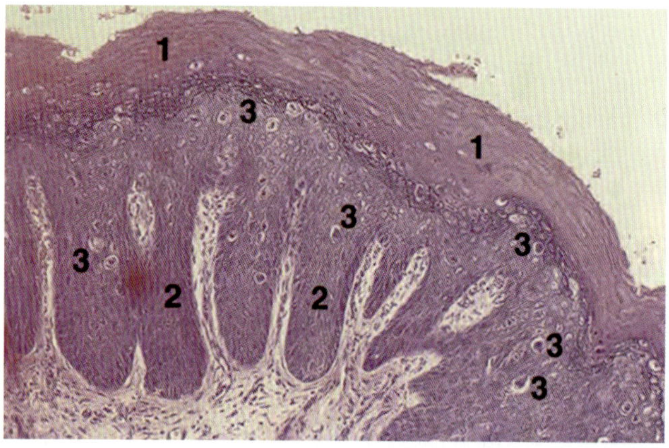

图1.24　Paget病。稀疏分散的大细胞核的、肿瘤性的、透明细胞样的腺样细胞出现于外阴的组织切片中，可见到明显的角化(1)及其下方外阴上皮组织的增生(2)，增生的组织有时可见到大的不典型细胞(3)。没有证据显示该患者有外阴上皮内瘤变。

总结

- 在活检组织中，组织学方法可检测到的细胞形态学异常与阴道镜下的评估有着良好的相关性。
- 2001 年修订的 Bethesda 命名法在美国已经广泛应用，而在欧洲更喜欢使用宫颈上皮内瘤变(CIN)。
- 将不典型增生归类为低（CIN1/ 低级别鳞状上皮内病变）和高（CIN2 和 CIN3/ 高级别鳞状上皮内病变）级别是非常重要的，这决定了下一步的治疗计划。
- 所有的低级别和高级别鳞状上皮病变和腺上皮病变都与人乳头瘤病毒感染有关。
- 阴道和外阴的不典型增生的分级标准与宫颈的分级标准类似。

（孙艺华　译　周先荣　审校）

1.9 扩展阅读

Anderson MC. Glandular lesions of the cervix: diagnostic and therapeutic dilemmas. *Bailliere Clin Obstet Gyn* 1995;9:105.

Darragh TM, Colgan TJ, Cox JT, *et al.*; Members of LAST Project Work Groups. The Lower Anogenital Squamous Terminology Standardization Project for HPV-Associated Lesions: background and consensus recommendations from the College of American Pathologists and the American Society for Colposcopy and Cervical Pathology. *J Low Genit Tract Dis* 2012;16:205–42.

Griffin NR, Wells M. Premalignant and malignant glandular lesions of the cervix. In: Fox H, Wells M (eds) *Haines and Taylor Obstetrical and Gynaecological Pathology*, 4th edn. New York, NY: Churchill Livingstone, 1995, p. 323.

McCluggage WG. Endocervical glandular lesions: controversial aspects and ancillary techniques. *J Clin Pathol* 2003;56:164–73.

National Cancer Institute Workshop. The revised Bethesda system for reporting cervical/vaginal cytologic diagnoses: report of the 1991 Bethesda Workshop. *Anal Quant Cytol Histol* 1992;14:161.

Östör AG. Natural history of cervical intraepithelial neoplasia—a critical review. *Int J Gynecol Pathol* 1993;12:186.

Pecorelli S, Zigliani L, Odicino F. Revised FIGO staging for carcinoma of the cervix. *Int J Gynaecol Obstet* 2009;105:107–8.

Royal College of Pathologists. *Minimum Dataset for the Histopathological Reporting of Cervical Neoplasia*, 3rd edn. London, UK: The Royal College of Pathologists, 2011.

Sobin LH, Gospodarowicz MK, Wittekind C (eds). *TNM Classification of Malignant Tumours*, 7th edn. Oxford, UK: Wiley-Blackwell, 2009.

Wells M, Östör AG, Crum CP, *et al.* Tumours of the uterine cervix: epithelial tumours. In: Tavassoli FA, Devilee P (eds) *World Health Organization Classification of Tumours. Pathology and Genetics: Tumours of the Breast and Female Genital Organs*. Lyons, France: IARC Press, 2003.

Working Party of the Royal College of Pathologists and the NHS Cervical Screening Programme. *Histopathology Reporting in Cervical Screening*. NHSCSP publication no. 10. Sheffield, UK: NHS Cervical Screening Programme, 1999 (www.cancerscreening.nhs.uk/cervical/publications/nhscsp10.pdf).

World Health Organization. *World Health Organization Classification of Tumours. Pathology and Genetics: Tumours of the Breast and Female Genital Organs*. Lyons, France: IARC Press, 2003.

第 2 章

人乳头瘤病毒在下生殖道瘤变中的致病机制

2.1 引言

从 1978 年开始，人们就清楚地认识到人乳头瘤病毒（HPV）感染常与生殖道癌前病变及癌变相关。这些癌前病变及癌变包括宫颈上皮内瘤变（CIN）、外阴上皮内瘤变（VIN）、阴道上皮内瘤变（VAIN）、阴茎上皮内瘤变（PIN）、肛门上皮内瘤变（AIN）和浸润性鳞状细胞癌。

2.2 人乳头瘤病毒的特征

因为病毒必须在胞内寄生，所以无法在目标细胞外长期生存。病毒在找到一个易感宿主前必须足够稳定才能在环境中存活。病毒致病的第一步是利用任何可用的通道，包括皮肤、眼结膜、口腔、上消化道、呼吸道、泌尿生殖道黏膜或直肠，进入易感宿主。

HPV 是一种 DNA 病毒，具有一个双链、紧密缠绕的环状基因组，约 8000 个碱基对。当其被衣壳完全包裹时，形成一个二十面体结构。一个完整病毒体的直径约为 55nm（图 2.1）。按 DNA 同源性，HPV 被分为 100 种以上的亚型。每种亚型的基因结构相似，其基因组可被细分为三个区域：

• 上游调控区，包含调控元件的结合位点，调节基因表达和DNA复制。

• 早期转录区，编码蛋白调节病毒转录（E2），病毒DNA复制（E1、E2），细胞增殖（E5、E6、E7）和病毒释放（E4）。

• 晚期转录区，编码形成病毒衣壳的两种蛋白（L1和L2）（图2.2）。

通常认为 HPV 病毒初次感染鳞状上皮时，病毒处于完整病毒体状态，也就是核心 DNA 外包绕蛋白外衣。一旦进入宿主，如通过生殖道黏膜，病毒在靶细胞中的致病机制包括：吸附、侵入、脱壳、转录、翻译、复制、组装和释放。

HPV 的复制与宫颈上皮的分化程度密切相关。初次感染发生在未分化干细胞的基底层。在这一阶段，只有早期转录的 HPV 蛋白被合成。这些蛋白包括：

• E5、E6和E7蛋白，诱导短暂的宿主DNA合成，从而为病毒DNA复制提供必要的环境和物质。

• E1和E2蛋白，用于病毒DNA的复制。

当细胞通过上皮向上移动并分化时，早期转录蛋白的合成被终止。病毒结构蛋白 L1 和 L2，于剥落前在浅层上皮内合成，并被组装进包绕着病毒 DNA 的衣壳中。随着由另一病毒基因产物即 E4 所诱导的细胞支架的崩解，子代病毒颗粒从受感染的细胞内释放出来。

感染细胞可能因如下原因无法完全分化：①病毒基因表达致细胞周期调节蛋白功能受扰，例如 HPV16 E6 与细胞蛋白 p53 间的相互作用，HPV16 E7 与视网膜母细胞瘤肿瘤抑制蛋白间的相互作用；② E6 和 E7 蛋白过表达。

当这些事件发生时，宿主 DNA 的合成持续未受约束，导致未分化细胞快速分裂，出现高级别上皮内病变的形态特征。染色体断裂、重排、缺失及其他基因突变的累积导致侵袭性细胞的出现并最终导致宫颈恶变。

1979 年，HPV 命名达成共识：可按其发现的先后顺序以数字命名。

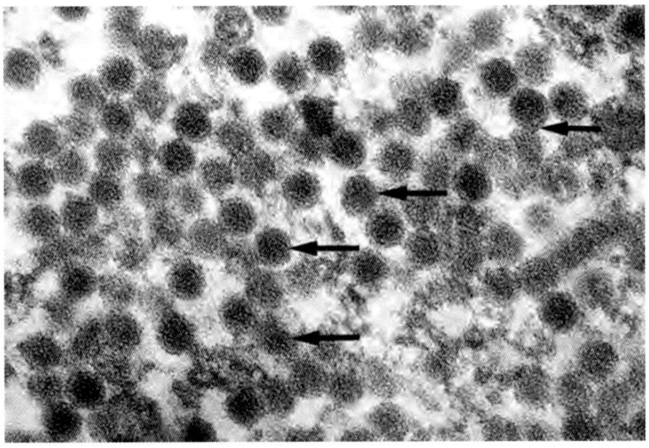

图2.1　透视电镜下人乳头瘤病毒颗粒（箭头所示）。（放大100 000倍）

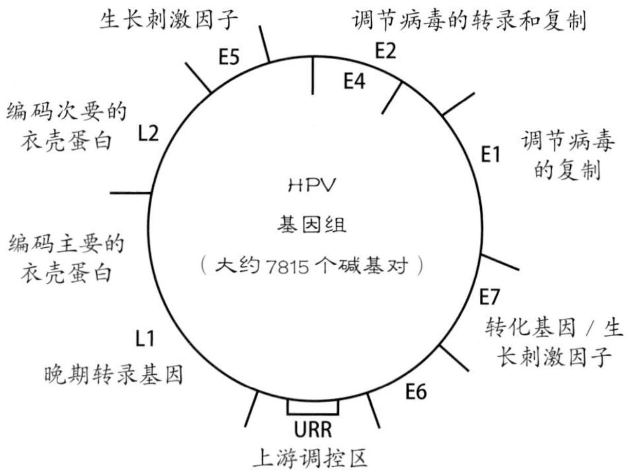

图2.2 人乳头瘤病毒基因组组成示意图。

根据病例或对照中特定亚型的比值比和流行状况，15 种 HPV 亚型被定义为致癌或高危型(16、18、31、33、35、39、45、51、52、56、58、59、68、73 和 82)，3 种被列为可疑高危型（26、53 和 66），还有 12 种被列为低危型(6、11、40、42、43、44、53、54、61、70、72、81)。世界卫生组织（WHO）已宣布 HPV16、18、31、33、35、39、45、51、52、56、58、59 和 66 型是人类 I 级致癌物。

人乳头瘤病毒（HPV）基因组

- HPV 是一个约有 8000 个碱基对的小病毒。
- 病毒基因组拥有一个上游调控区，调节 8 种不同蛋白质的表达。
- “晚期”（L）转录蛋白，由 L1 和 L2 基因组编码，调节结构蛋白（衣壳蛋白）的形成。
- “早期”（E）转录蛋白，由 6 个早期基因（E1、E2、E4、E5、E6 和 E7）编码（没有 E3）。
- E6 和 E7 阻碍肿瘤抑制蛋白（p53 和视网膜母细胞瘤），导致无控制的细胞复制。

人乳头瘤病毒（HPV）基因型

- 20 ~ 25 岁女性 HPV 感染率为 7%，30 岁以上降至 2% 以下。
- HPV16、18、31、33、35、39、45、51、52、56、58、59 和 66 是人类 I 级致癌物。
- HPV16 是最常见的 HPV 亚型，造成 50% ~ 55% 的浸润性宫颈癌。
- 约 70% 的宫颈癌与 HPV16 和 HPV18 相关。
- 次重要的 HPV 亚型因地区而异。
- 持续的高危型 HPV（特别是 16 和 18 型）感染与高级别宫颈病变和癌变有紧密联系。

2.3 生殖道人乳头瘤病毒感染的临床表现

生殖道 HPV 感染的成功播散取决于病毒能否进入具备分裂能力的上皮细胞中。在鳞状上皮中，这种细胞位于基底层。例如在性生活中，当上皮出现细小破损使基底细胞暴露于感染性病毒颗粒时，HPV 感染就会发生。在病毒感染完成后，两条可能的信号通路启动：

- HPV基因组在上皮的基底细胞和旁基底细胞中保持潜伏状态，没有可察觉的改变发生。
- 建立活跃的旁基底细胞感染。

后一种情况中，HPV 刺激基底细胞增殖（和早期 HPV 蛋白的合成，如前所述），导致可见的上皮病变出现，如生殖器疣。在这种活跃的复制性感染中，病毒颗粒的数量大幅增加，贯穿整个细胞周期，直到上皮细胞中充满大量病毒，并从上皮表面脱落。像其他多数病毒一样，这种多产性的 HPV 感染与致细胞病变效应（CPE）相关，而就是这种致细胞病变效应导致了显微镜下 HPV 感染的经典组织学和细胞学改变。

临床感染（包括良性尖锐湿疣）

与大多数其他病毒一样，HPV 可引起临床、亚临床和潜伏性感染。遗憾的是，在定义这三种表现时存在一些困惑。特别是亚临床 HPV 感染这一术语已经过时。过去不同的表述方式造成了诸多困扰。

临床 HPV 感染可引起低或高级别癌前病变（CIN 或鳞状上皮内病变），这种病变可被常用的诊断方法即阴道镜发现。低危型 HPV，特别是 6 和 11 型，主要与外生型生殖器疣相关（图 2.3），与正常鳞状上皮（图 2.4）相比，其细胞特点非常显著。扁平和内生型病变主要由高危型 HPV 引起，并可能与 CIN 有关（图 2.5 至图 2.12）。尽管低危型 HPV 感染可引起细微的胞质和胞核变化（图 2.13 和图 2.14），但很难从组织学上与高危型 HPV 感染区别。

潜伏性人乳头瘤病毒感染

潜伏性病毒感染指的是病毒基因组（DNA 或 RNA）出现在相对正常的靶组织。临床、亚临床以及潜伏性 HPV 感染是当今最常见的病毒性性传播疾病。5% ~ 20% 的性活跃生育年龄女性可检出无症状性 HPV 感染。判断上皮正常与否通常基于细致的组织病理学和分子学检测。这通常是直接活检的结果。毫无疑问，HPV 基因组可能持续存在于上皮细胞中而不引起任何细胞病理性改变。阴道镜和细胞学检测正常的女性宫颈刮片中可检出 HPV DNA。潜伏性感染，被假定为没有感染，可能在生殖器 - 肛门 HPV 感染中所占份额最大。据推测，潜伏性感染区内微小感染灶的周期性活跃和表型表达，可能是大多数 HPV 相关性传播疾病中 HPV 致病的原因之一。至今尚未明确这些潜伏性感染是否可能是病变自发消退后的残余。也有人猜测性活跃的五六十岁女性之所以 HPV 感染率升高，是因为免疫力衰退，潜伏性感染的病毒被再次激活。

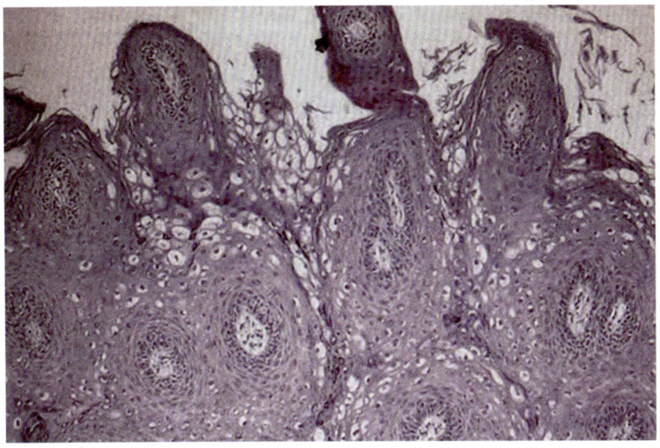

图2.3　典型良性外生型尖锐湿疣。特点是大量的人乳头瘤病毒和挖空细胞，以及薄层的角化不全的上皮细胞，无不典型增生出现。

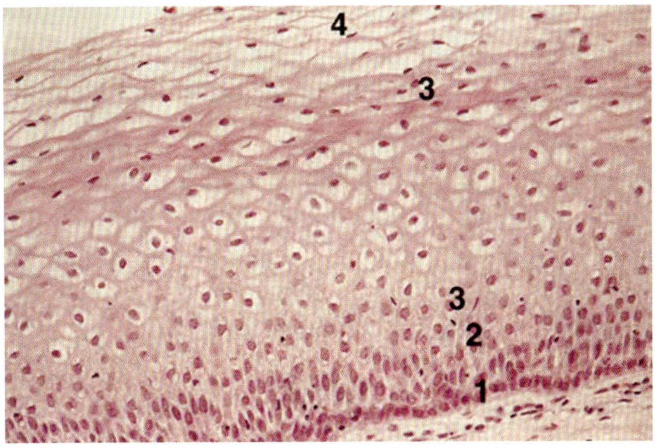

图2.4　宫颈阴道部正常鳞状上皮。清晰地显示富含糖原的上皮的各细胞层［基底层(1)、上基底层(2)、中间层(3)、表层(4)］。

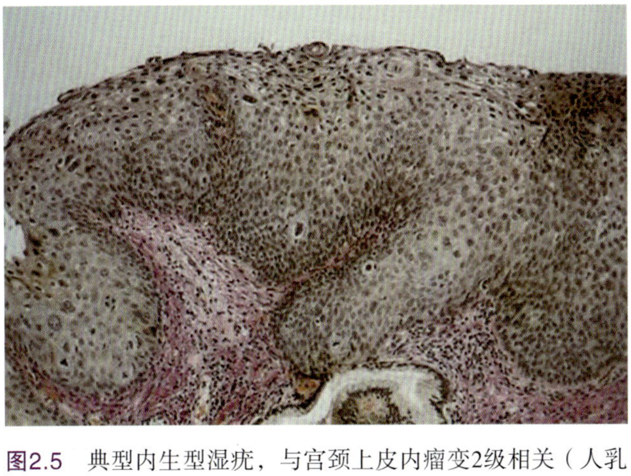

图2.5　典型内生型湿疣，与宫颈上皮内瘤变2级相关（人乳头瘤病毒CIN2）。棘样上皮显示了不典型增生性改变延伸至上皮下1/2到2/3厚度，有一些高度异常（多极）的有丝分裂象。最上方的1/3上皮被特征性的挖空细胞占据。这个不正常的上皮展示了一种内生型生长模式，延伸至下方的结缔组织和子宫颈内的腺体，使病灶呈倒生型外观。

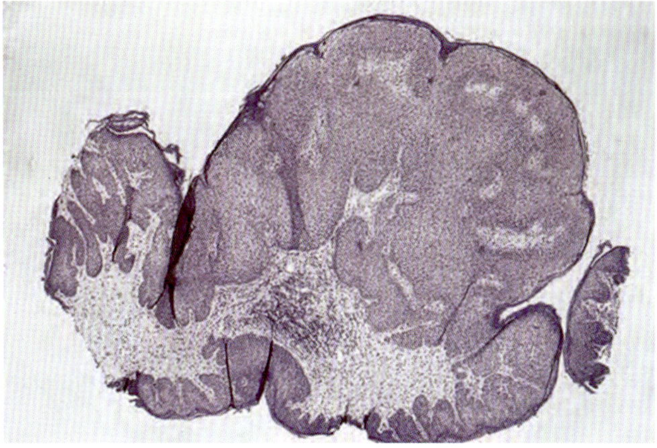

图2.6　女性外阴部良性丘疹样病变。这个棘样上皮病灶的轮廓是圆形丘疹样的，可与典型的尖锐湿疣相区别。棘样上皮上覆一薄层角化不全的浅层细胞，使病灶在阴道镜下呈醋酸白色外观。无不典型增生，但可看到浅层的挖空细胞病灶。

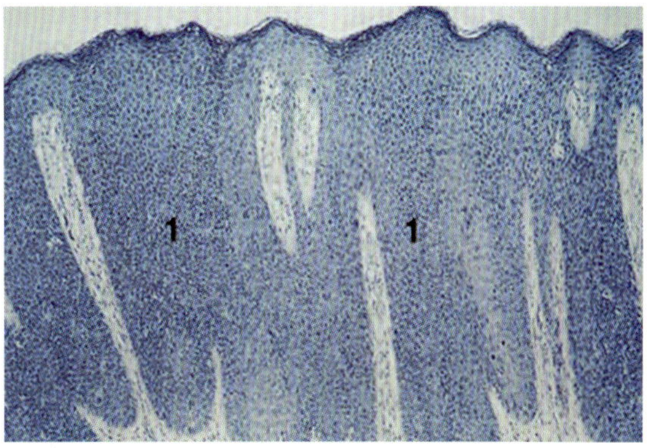

图2.7　外阴典型鲍温样丘疹样病变。这种棘样上皮病灶是平坦的，呈明显的斑点样外观。整个上皮层充满基底细胞样的高度异型细胞（1），可见大范围有丝分裂象。未见人乳头瘤病毒（HPV）所致细胞病变，但是利用原位杂交技术，发现该病灶含有HPV16 DNA，位于最表层散在的细胞中。（甲苯胺蓝染色）

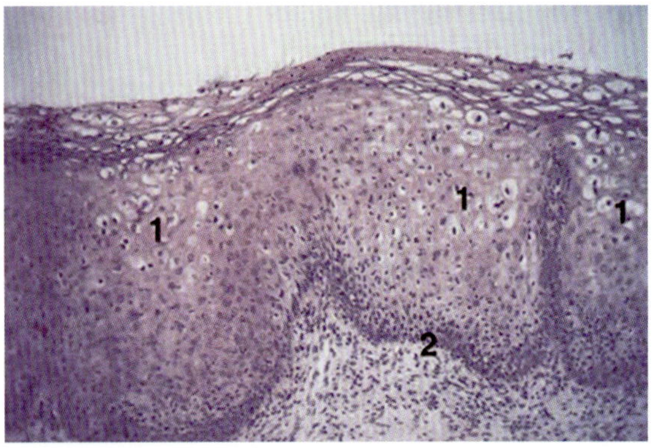

图2.8 表面轮廓均匀的扁平型人乳头瘤病毒病灶。注意上皮中间层有大范围挖空细胞（1）。很重要的一点是，基底细胞层（2）规整证明该病灶中没有宫颈上皮内瘤变。

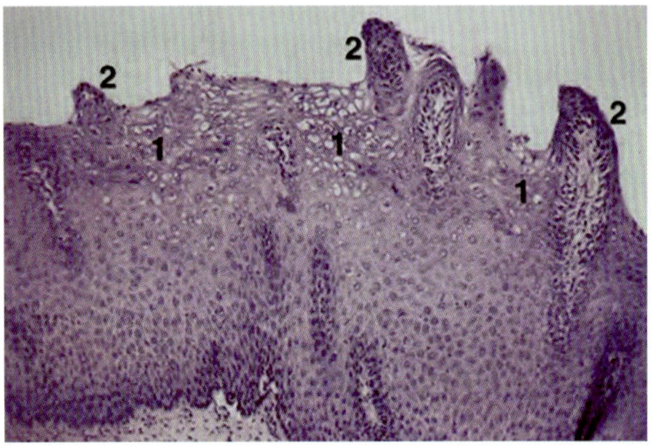

图2.9 另一扁平型人乳头瘤病毒病灶，表面大量小突起（或微小凸出）。挖空细胞（1）清晰可见，无宫颈上皮内瘤变表现。注意每条突起的结缔组织索中有延伸至表面的小血管（2），使该病变在阴道镜下呈点状外观。

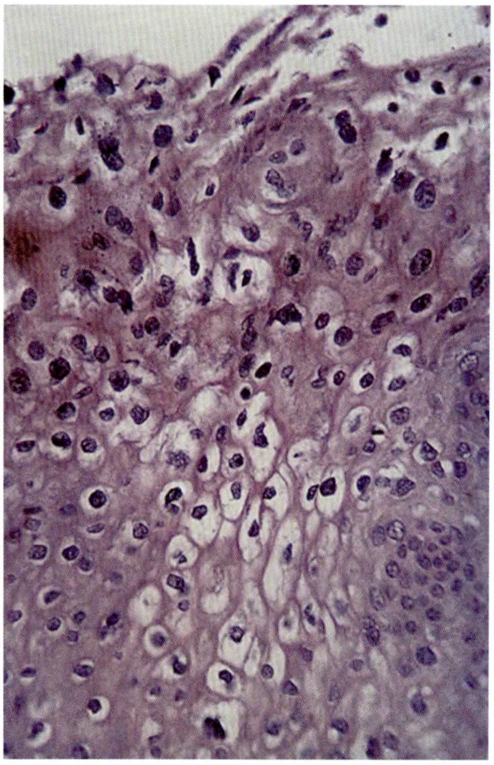

图2.11 高度增生性扁平湿疣表层中倍镜放大图，显示挖空细胞的典型表现。标志性的细胞核变化是明显的，特征是体积大，形态各异，核深染，双核，核固缩（在大多数表面的细胞中）。这些异常的细胞核被广泛的透明细胞质包围（挖空细胞），呈现光学显微镜下典型的形态外观。

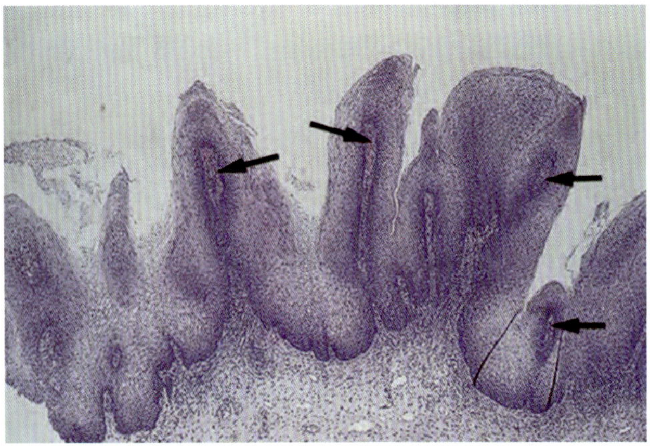

图2.10 人乳头瘤病毒感染的另一种独特的形态表现，即尖锐湿疣，位于阴道内。该病灶在阴道壁上向侧面延伸，因有许多乳头样结构，表面覆盖挖空细胞，并由富含毛细血管的结缔组织索支持，其在阴道镜下呈尖耸外观（见第12章）（箭头所示）。注意这是一种完全不同于图2.7所示病灶的生长模式。

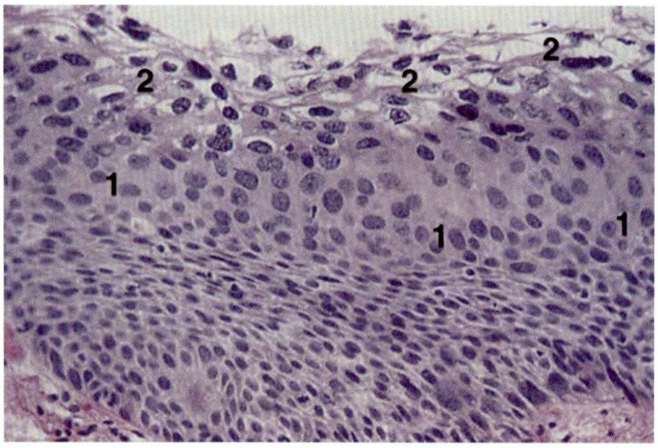

图2.12 另一个扁平型人乳头瘤病毒病灶，与CIN2相关（HPV CIN2）。上皮的1/2至2/3厚度被基底样变异细胞占据（1），极少见有丝分裂象。该不典型增生细胞层与富含挖空细胞（2）的上皮上1/3层之间有明显的界限。这种现象在这些扁平型HPV CIN病变中很常见。

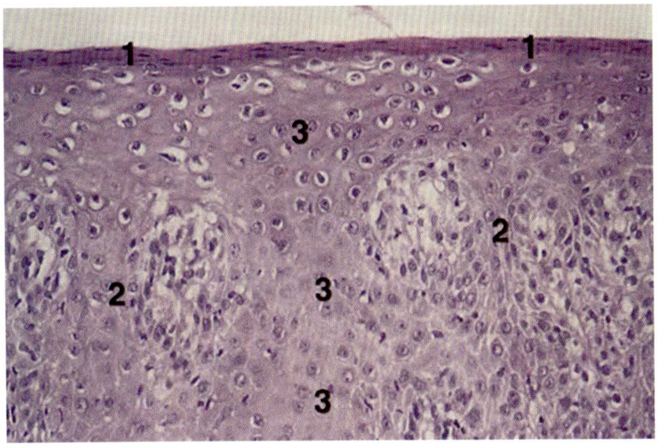

图2.13 这一张和下一张（图2.14）显微图片均显示一个人乳头瘤病毒（HPV）感染灶。这一活检标本取自于阴道口醋酸白色病灶，可见一薄层角化不全细胞（1），它是醋酸白色反应的原因。上皮是棘样的，呈窄条状向下延伸（2）。中间层由胞质不同程度空泡化的鳞状细胞（3）组成。然而，与真正的挖空细胞相比，这些空泡化细胞缺乏图2.11所示的细胞核异常。与邻近的非空泡化细胞相比，细胞核大小没有改变，且细胞核保持正常的染色特点（即无核深染）。该病变由HPV11型引起。

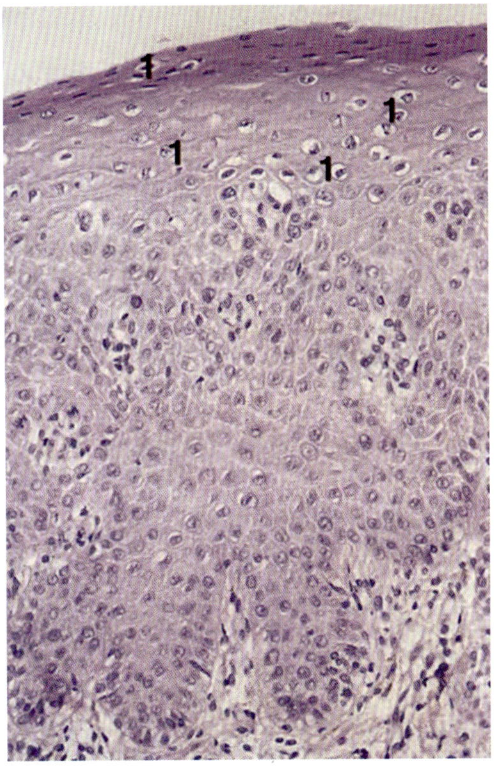

图2.14 另一来自阴道的活检标本，显示了亚临床人乳头瘤病毒（HPV）感染的微小上皮内改变（1）。可见其变化和图2.13十分相似。可见胞质空泡化细胞，但其缺乏真正挖空细胞的核异型性。该病变由HPV42型引起。

2.4 生殖道人乳头瘤病毒感染流行现状

细胞学正常女性的HPV感染率保持在10%左右。世界范围内，HPV16始终是最常见的引起宫颈癌的亚型，50%～55%的浸润性宫颈癌由HPV16引起。还有15%～20%的宫颈癌由HPV18和HPV45引起。

Bosch等报道，按年龄分组，HPV DNA流行的模式与HPV感染发病率模式相似。年轻女性暴露率高且常为多种类型混合感染。在中年女性HPV DNA检出率呈自发且快速的下降，在绝经后女性再次上升。

在宫颈刮片正常的女性中，所有类型HPV的感染率均与年龄相关。20～25岁女性的感染率是20%，30岁以上女性的感染率则下降至4.5%。高危型HPV感染率，从20～25岁的7%下降至30岁以后的2%以下。在大于30岁且细胞学正常的女性中，每年HPV清除率和感染率估计分别是30%～40%和0.5%。

2.5 生殖道人乳头瘤病毒感染的传播

性传播

无性生活的女性，即处女，HPV基本是阴性的。随着性生活的增加，HPV感染风险也增加。性伴侣数是生殖道HPV感染最重要的危险因素之一。危险度随性伴侣数增加而增加。

对HPV的性传播进行干预，最重要的是对两性中此病毒的寄生部位进行评估。男性生殖道上皮（即阴茎、尿道、前列腺）是HPV病毒的寄生部位，HPV DNA可存在于阴茎、尿道、前列腺的黏膜里。明确寄生部位的存在是在男女伴侣中检测HPV相关癌前病变和明确感染HPV亚型的必要条件。

2.6 生殖道人乳头瘤病毒感染的危险因素

阐明感染病原体（HPV）的危险因素对于确定有癌前病变风险的人群来说是必需的。流行病学研究显示，高危型HPV感染比宫颈上皮内瘤变更常见，提示宫颈癌变需要协同因素。初次感染和最终恶性转化间的长时间间隔提示这种转化可能需要某些随机事件，许多原发病变自行好转也说明了大多数患者并没有暴露于这些随机事件中。

生殖道HPV感染的主要危险因素是性行为，特别是有多个性伴侣。吸烟、口服避孕药以及妊娠已被证明为协同因素。不同的目标人群中，促使女性罹患感染的危险因素大致相同，只有极小的差别。

HPV感染危险因素

- 性行为。
- 吸烟。
- 生育史。
- 营养因素。
- 免疫抑制。

2.7 宫颈人乳头瘤病毒感染自然史

20世纪70年代末，关于CIN病变的病例报告和病例系列研究提供了大量证据，说明HPV与生殖道瘤变的发生有关。显而易见，宫颈HPV感染有如下四种结局：

1. 消退；
2. 持续感染；
3. 进展；
4. 复发。

如图2.15所示。

2.8 人乳头瘤病毒致癌的分子机制

正常细胞周期

细胞分裂需要全部的细胞器，包括基因信息的参与，在细胞分裂前，遗传信息需要进行复制。这一过程，即是“细胞周期”，由四个阶段组成：

阶段1：S期，染色体DNA复制（DNA合成）。

阶段2：M期，复制的染色体DNA分离（有丝分裂）。

阶段3：G1间期。

阶段4：G2间期。

M期、S期由G1和G2期分隔开。

在G1期，未分裂细胞有机会停留在细胞周期的G0期或静止期。此期可见于图2.16。

组织生长和细胞增生由一系列细胞特异性生长因子协调和调节。这些生长因子和营养因素在G1期的最初阶段起作用，在此阶段，细胞极其敏感。

与细胞周期进程有关的所有过程的协调是由一组称为周期蛋白依赖性激酶（CDK）的调节蛋白控制的。这些酶通过磷酸化作用抑制或活化一系列蛋白。这些CDK在整个细胞周期中起作用，但它们的活性在具体的细胞间期里会有所不同，并且很大程度上取决于与激活蛋白即细胞周期蛋白的非共价结合。CDK是不稳定蛋白，在细胞周期特定的时间短暂出现。特

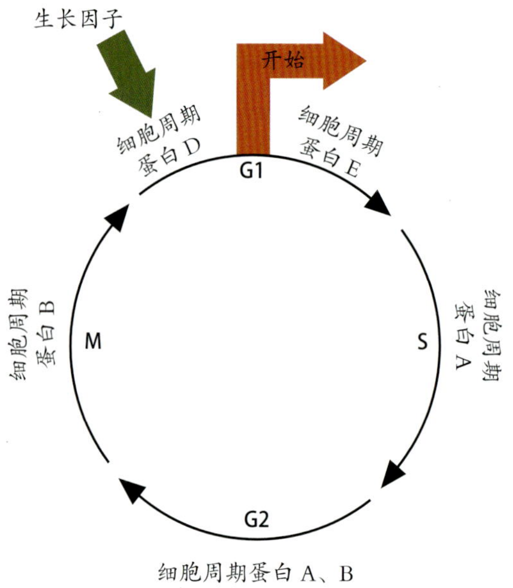

图2.15 细胞周期中的细胞周期蛋白。

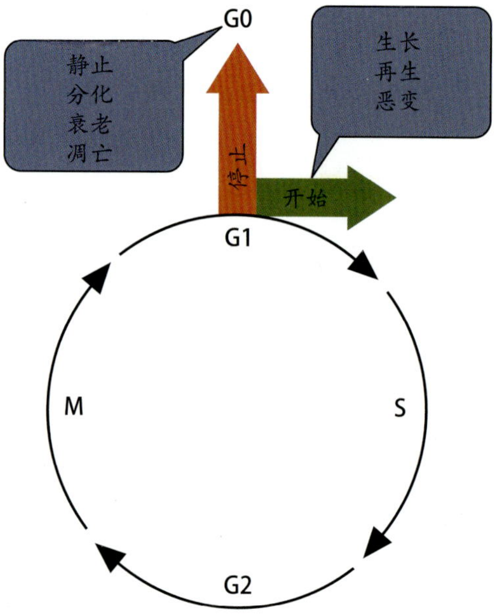

图2.16 细胞周期。

定的细胞周期蛋白（图 2.15 中被编码为 A 至 E）在细胞周期的特定间期产生并与 CDK 结合，研究发现，细胞周期蛋白不仅激活 CDK，而且影响它们在细胞内亚细胞水平的定位，协助其在结合状态下从胞质向胞核内移动。完成细胞周期相应步骤后，特定的细胞周期蛋白能快速地降解。这些步骤可见于图 2.15。

生长因子与 D 型细胞周期蛋白合成相关，D 型细胞周期蛋白有三种——命名为 D1、D2、D3。细胞周期蛋白 D 结合 CDK4 和 CDK6，启动 G1 期（图 2.15）。细胞周期蛋白 D-CDK4 和 CDK6 以 pRB 为靶点。正常情况下，pRB 蛋白以与转录因子 E2F 形成复合物的形式存在，见图 2.17，这些转录因子是调节进入细胞周期 S 期所必需的基因转录的蛋白。E2F 与 pRB 结合时是没有活性的，但是当 pRB 被细胞周期蛋白 D-CDK 磷酸化后，可使 E2F 释放，并允许细胞进入有丝分裂期。细胞周期蛋白 E-CDK 复合物通过磷酸化与 DNA 合成启动相关的蛋白，进一步促使细胞进入 S 期。

一旦细胞进入 S 期，细胞周期蛋白 E 迅速降解，取而代之的是细胞周期蛋白 A 聚集，调节 DNA 的复制，使细胞从 G2 期进入 M 期。细胞周期蛋白 B 的水平在此期上升（图 2.15），并在有丝分裂期达到高峰。细胞周期蛋白 B-CDK 复合物同样在有丝分裂的大部分过程中起重要的作用，包括染色体浓缩、核膜溶解和胞质分裂。

必定有一种内在的调节机制存在，使细胞周期进展在 CDK 的促进作用和周期蛋白依赖性激酶抑制

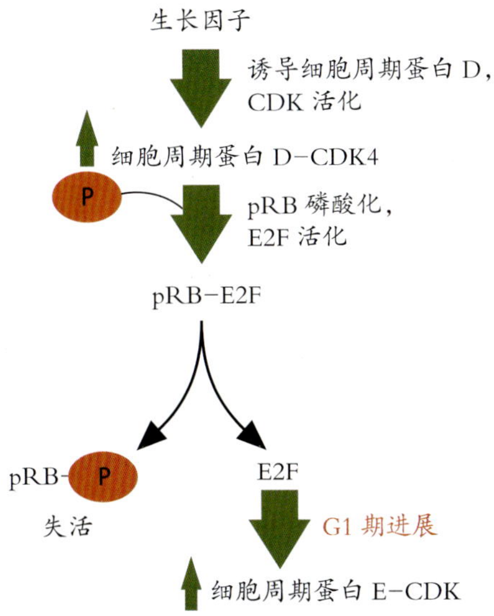

图2.17 视网膜母细胞瘤蛋白（pRB）与细胞周期。CDK，周期蛋白依赖性激酶；E2F，转录因子。

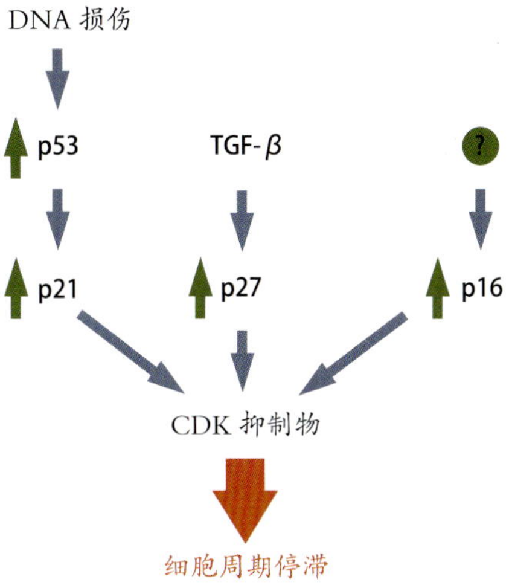

图2.18 周期蛋白依赖性激酶（CDK）抑制物：p21、p27、p16。TGF-β，转录生长因子β。

物（CKI）的抑制作用间保持平衡。图 2.18 清楚地显示了最常见的 CKI，它们是 p16、p27 和 p21（“p”代表“蛋白”，而数字表示分子质量）。p16 特异性地结合 CDK4 或 CDK6，从而阻碍 G1 期的进展。p27 的产生取决于转录生长因子 β 的活性或细胞间的连接。此作用使胞间连接受抑，或者连接后出现细胞增殖中断。p27 进一步抑制多种细胞周期蛋白-CDK 复合物，p27 也可由 p53 肿瘤抑制蛋白诱导表达（p53 在 DNA 损伤反应时产生）（图 2.18）。衰老细胞（G0）期中有高水平的 p21。p53 在保护细胞基因信息免受外界破坏因素的影响中起至关重要的作用。当 DNA 发生损伤时，p53 累积，引起暂时性细胞周期中止，从而允许细胞去修复其 DNA。这反过来又引起 p21 的表达，如前所述进一步抑制一系列 CDK，从而可能使细胞周期停止于任何阶段。假如 DNA 的损伤是不可修复的，那么 p53 会诱导 Bax 蛋白产生，促使细胞走向凋亡（图 2.16）。p53 的任何改变都会导致损伤 DNA 的错误复制或者有丝分裂期间异常的染色体分离，最终导致恶变。

2.9 人乳头瘤病毒/宿主细胞间相互作用：瘤变的必要条件

细胞的恶性改变经常需要几个细胞周期中不同控制水平的细胞周期控制基因发生独立性突变。在调控基因中，这些突变可分为两组：第一，增殖促进机制中主要的改变；第二，细胞周期中控制抑制或终止性信号的基因的失活突变。促使细胞周期向前发展的基因称为原癌基因，一旦突变它们的表达

就会增加，或者在细胞周期不恰当的时期中被激活。此时，它们被称为癌基因，成为细胞增殖不可控制的驱动力。原癌基因中最常见的活化突变是扩增。例如，当细胞周期蛋白 D1 过度表达时，其在 G1 期继续活化而不是分解，从而破坏正常的细胞周期（图 2.16）。

调节基因控制的第二种方式是抑癌基因的失活性突变，抑癌基因在细胞周期中起“负性”作用。其功能失调可能会导致细胞不可控制地增殖，p53 基因突变就属于这种失活突变。

基于这一背景，很容易理解 HPV 如何通过灭活 p53 蛋白使一个细胞发生瘤变。HPV 诱发的这个以及后续的细胞事件如图 2.19 所示。p53 基因的“损伤”由 HPV16 的 E6 致癌蛋白诱发。这一致癌型 E6 蛋白，通过结合并灭活宿主的肿瘤抑制蛋白 p53，阻止基因损伤修复及细胞程序性死亡的正常通路的进行。此外，HPV16 的 E7 致癌蛋白结合并灭活肿瘤抑制蛋白 pRB 及其相关成员，从而释放 E2S 转录因子，此转录因子在促进宿主细胞（病毒也一样）DNA 合成中起重要作用。E7 也可结合并激活细胞周期蛋白复合物，如在细胞周期中控制进程的 p33cdk2。因此，E7 促使静止的细胞进入细胞周期，而 E6 能解除细胞凋亡中的失误 – 安全机制，这种机制通常在细胞出现大量 DNA 损伤或非计划性细胞周期进程时出现。

2.10 高危型人乳头瘤病毒检测在预防下生殖道癌前病变中的作用

高危型 HPV 的检测在细胞学和阴道镜检查中发挥着重要的作用。在初始筛查或者在轻微细胞学异常的分流中，它可作为细胞学和阴道镜检查的辅助手段。以下对其做简要讨论，第 5 章和第 7 章将会详细介绍。

在初始筛查中作为细胞学检查的辅助手段

已有几个大型的研究评估高危型 HPV DNA 检测在初始筛查中的作用。通过亚型特异性聚合酶链反应检测 HPV16、18、31 和 33 DNA，增加细胞学筛查

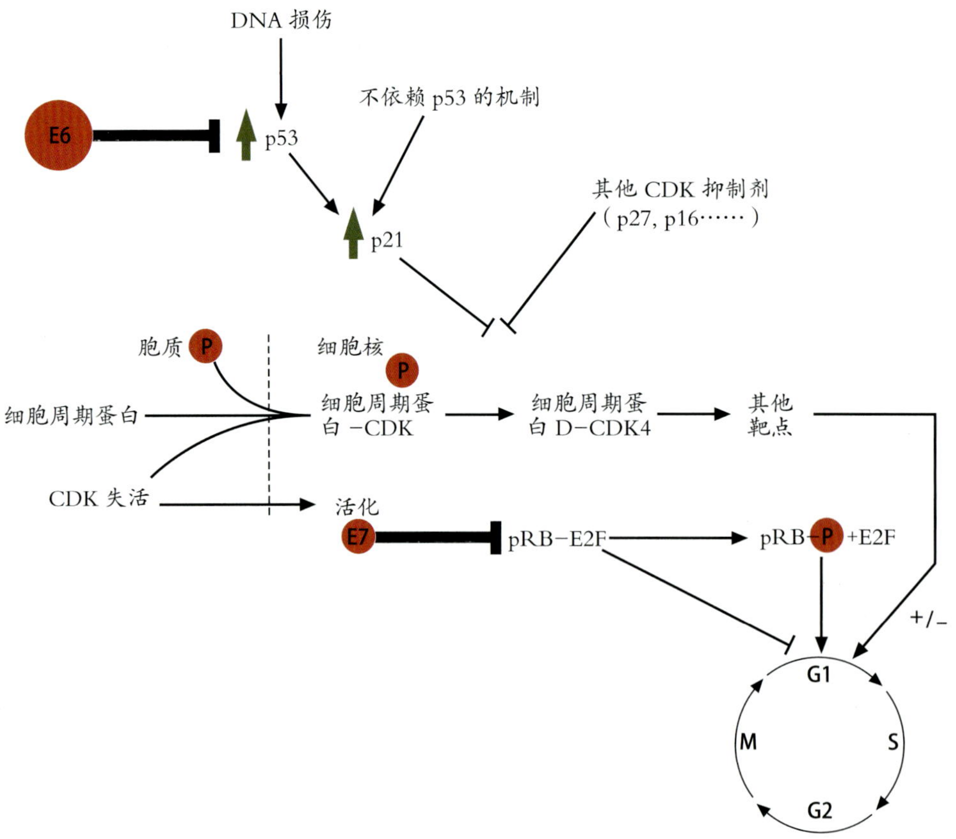

图2.19 E6和E7与细胞周期调节。CDK，周期蛋白依赖性激酶；E2F，转录因子；P，磷酸化；pRB，视网膜母细胞瘤蛋白。

中预测高级别病变的敏感性和特异性。正常人群中持续存在高危型 HPV DNA 阳性，同样被认为是存在宫颈病变的一个良好指标。

出于初始筛查的目的，高危型 HPV DNA 的检测可能用于：

1. 识别细胞学检测轻微异常或正常女性中的高级别病变；

2. 识别细胞学正常但发展为与高危型 HPV DNA 相关的高级别病变风险增加的女性。

作为细胞学轻微或临界性核异质（未明确意义的不典型鳞状细胞/不典型腺细胞）患者的阴道镜检查的辅助手段

阴道镜检查的主要对象是细胞学涂片异常、从轻微核异质到低－高级鳞状上皮内病变的女性。两次间隔 6 个月的细胞学异常是阴道镜检查的指征。这些女性中只有 20%～35% 存在 CIN3。

在细胞学涂片轻微异常的女性中，往往存在过度治疗，持续轻微细胞学异常与阴道镜下大范围病变的关联无法可靠预测。再者，那些无需治疗但仍有轻微细胞学异常的女性常常需要反复进行阴道镜检查。

很多研究对比了细胞学异常和（或）HPV DNA 阳性诊断高级别病变的敏感性和特异性。有小样本研究显示，高危型 HPV DNA 识别高级别病变的敏感性和特异性均比细胞学高。然而，HPV DNA 检测的阴性预测值达到 98%～99%，在细胞学涂片结果为轻微或临界性核异质的女性的临床分流中有着巨大的价值。

作为宫颈癌前病变治愈的评估手段

高级别鳞状上皮内病变治疗后，液基细胞学中 HPV DNA 阴性表明 HPV 感染已被完全清除。在英国、北美和澳大利亚，这项检查现已被用作治愈的评估手段。例如，在英国，CIN 治疗后复查细胞学检查，细胞学正常、临界性或轻微异常者将会行 HPV 检查。若 HPV 阴性，则 3 年后再筛查。若 HPV 阳性，或者细胞学有明显异常，则行阴道镜检查。

总结

- 人乳头瘤病毒是一种 DNA 病毒。HPV 感染后的致癌机制与两个主要致癌基因 E6、E7 的表达相关，它们能抑制细胞周期中的肿瘤抑制基因。
- 大约有 100 多种不同亚型的 HPV。只有高危型 HPV 会引起宫颈癌变（HPV16、18、26、31、33、35、39、45、51、52、53、56、58、59、66、68、73 和 82）。
- HPV 16 和 HPV 18 是与宫颈癌相关的两种最常见的亚型，其他亚型分布有地域差异性。
- 无症状的 HPV 感染可见于 5%～20% 性活跃的生育年龄女性。
- 大约 90% 的 HPV 感染能在 24～36 个月内自动转为阴性。
- HPV 检测现广泛用于宫颈癌前病变治疗后疗效的评估及对未明确意义的不典型鳞状细胞和低级别鳞状上皮内病变的分流。

（王东雁 译　林仲秋 审校）

2.11 扩展阅读

Arbyn M, Ronco G, Meijer CJ, Naucler P. Trials comparing cytology with human papillomavirus screening. *Lancet Oncol* 2009;10:935–6.

Bosch FX, Burchell AN, Schiffman M, *et al.* Epidemiology and natural history of human papillomavirus infections and type-specific implications in cervical neoplasia. *Vaccine* 2008;26(Suppl. 10):K1–16.

Bosch FX, Broker TR, Forman D M, *et al.* ICO Monograph. Comprehensive control of HPV infections and related diseases. *Vaccine* 2013;31(Suppl. 8):I1–I31.

Doorbar J. Molecular biology of human papillomavirus infection and cervical cancer. *Clin Sci (Lond)* 2006;110(5):525–41.

Doorbar J, Quint W, Banks L, *et al.* The biology and life-cycle of human papillomaviruses. *Vaccine* 2012;30(Suppl. 5):F55–70.

Gravitt PE. The known unknowns of HPV natural history. *J Clin Invest* 2011;121:4593–9.

McLaughlin-Drubin ME, Münger K. The human papillomavirus E7 oncoprotein. *Virology* 2009;384(2):335–44.

Ronco G, Dillner J, Efsrom KM, *et al.* Efficacy of HPV-based screening for the prevention of invasive cervical cancer: follow up of four European randomized controlled trials. *Lancet* 2014;383:524–32.

Stanley M. Pathology and epidemiology of HPV infection in females. *Gynecol Oncol* 2010;117(2 Suppl.):S5–10.

第 3 章

宫颈癌前病变检查：阴道镜的使用

3.1 引言

脱落细胞学检查、人乳头瘤病毒（HPV）分子生物学检测以及阴道镜都是检测宫颈上皮内瘤变（CIN）非常重要的辅助诊断手段。脱落细胞学检查中发现的细胞改变或 HPV 阳性，提示临床医生可能存在宫颈上皮从正常向异常转化。阴道镜通过放大和光源投照使医生可以定位这些变化。

在这一章中，我们将讨论阴道镜的组织学基础和阴道镜检查。

3.2 阴道镜的组织学基础

正确解读正常组织和癌前组织的阴道镜下表现，需要具备宫颈上皮及其间质内所发生的组织病理学变化的知识。对于检查者来说，重要的是善于观察肉眼所见的活组织，并推断经固定或染色的组织标本在显微镜下所呈现的图像。

阴道镜下所见是多种因素的总和。这些因素包括：

1. 上皮的结构及其厚度和形成中可能的差异；
2. 皮下间质的构成；
3. 组织的表面轮廓或构型。

因此，通过阴道镜所看到的图像是基于这三种形态学特点相互作用的结果。上皮充当滤镜，反射光和入射光必须通过上皮以形成最终的阴道镜图像。上皮是无色的，而间质因包含血管而带有红色。间质的红色通过上皮传回给检查者，它会随上皮的不同特征而发生改变。

如图 3.1 所示，当光穿过正常上皮时，它将被改变，这取决于上皮的形态特征。上皮的厚度、结构和密度都会使透过的光发生改变。皮下间质层反射光使正常上皮呈粉红色外观。图 3.2 所示上皮为异常（不典型）上皮，厚度增加且结构改变，导致反射光通过组织呈现不透明的外观，特别是在醋酸处理之后尤为明显。

正常宫颈外观

- 厚、多层、含有糖原的鳞状上皮呈粉红色到浅红色的外观。
- 柱状上皮薄且高度透明，在阴道镜下呈深红色。
- 毛细血管在白色或不透明的背景上以红点的形式出现，在间质乳头隆起中形成点状或网状突起而将上皮分割成许多独立区域，即所谓的镶嵌状上皮。

上皮的作用

如上所述，不同种类的上皮通过阴道镜观察会有不同的外形特征。生育年龄的正常宫颈鳞状上皮富含糖原，厚且多层，滤光性强，在阴道镜下呈粉红至浅红色。柱状上皮薄，含黏液且高度透明，在阴道镜下呈深红色。柱状上皮中形成新的鳞状上皮的区域称为转化区，在转化区的范围内有处在各种不同转化阶段的化生上皮。它们可能比正常的鳞状上皮薄，缺乏糖原，呈浅红色。在未成熟的化生鳞状上皮中会有一些快速再生的上皮，它们可能不透明。异常上皮包括宫颈上皮内瘤变阶段，其中一些将成为癌前病变。有别于正常上皮，异常上皮内核质比例增高，呈不透明的外观，有时被描述为深红夹杂着白色退变的污灰色。

绝经后或青春期的鳞状上皮比正常上皮更薄且缺乏糖原。间质供血减少，阴道镜下所见呈淡红色的特征。

间质的作用

当间质中发生炎症时，在阴道镜下看到的上皮外观也可能会发生改变。根据炎症的不同程度，上皮会呈灰白色或黄色。

表面轮廓或结构的作用

这是由表层形状和上皮层厚度的变异决定的。表层形状可以是光滑的或呈乳头状。例如，阴道镜下柱状上皮表现为葡萄状的绒毛，聚集时形成所谓的柱状上皮异位。

血管结构同样也会在表层变得明显，这点我们会在后面（第 6 章）讨论。毛细血管可能会在上皮中出现，在白色或不透明的背景上以红点的形式呈现，在间质乳头隆起中形成点状或网状结构，隔开上皮使其形成分割区域，即所谓的镶嵌状上皮。

阴道镜下也可发现表面上皮的白斑（肉眼也可看到）。这种黏膜白斑是由一层黏稠的角蛋白覆盖到组织学上正常或异常的上皮表面形成的。

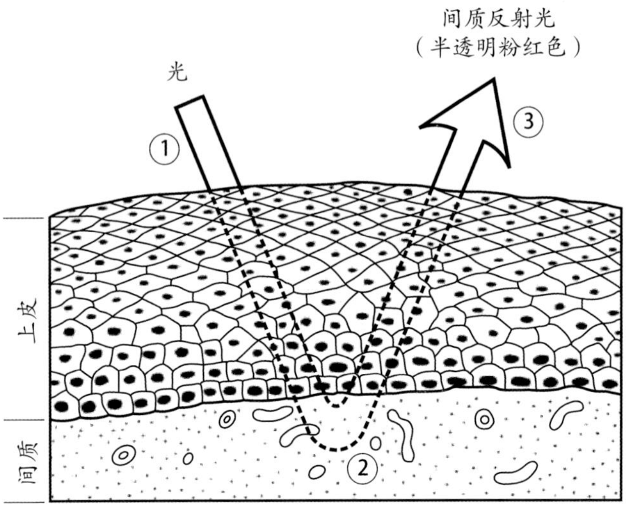

图3.1　正常上皮。

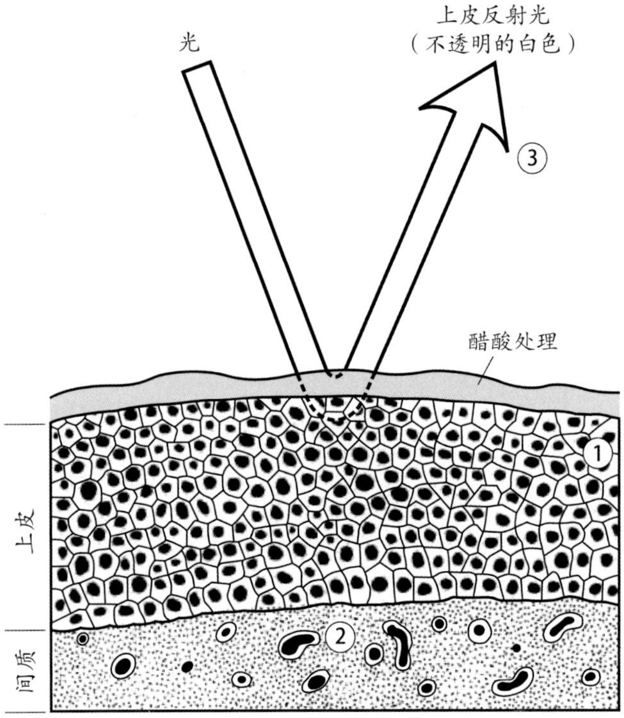

图3.2　异常（不典型）上皮（宫颈上皮内瘤变）。

如上所述，上皮成熟的不同程度、各种表面轮廓的改变以及血管结构的差异相互结合，从而形成正常和异常上皮各种不同的外观。没有一个单一的病症的外观，尤其对于异常上皮而言，因此，允许采用分级系统来评价这些变化，这在管理方面有助于辨别轻微病变或严重病变。前者伴极少的瘤变潜质，即使有这样的潜质，最终演变为浸润性病变也在多年以后。后者伴有高度恶性瘤变潜质。第 6 章将描述分级系统、Reid 阴道镜指数（表 6.2）及 Swede 评分（表 6.4）。

3.3 阴道镜检查

阴道镜

阴道镜是一种提供光源和放大作用的显微镜，可使宫颈视图放大 6 ~ 40 倍。阴道镜最初于 20 世纪 20 年代由 Hinselmann 发明，过去的 50 年间它已经在西欧、北美和南美地区被广泛使用。

阴道镜镜头的焦距为 200 ~ 300mm，这可为检查者建立一个舒适的工作距离。偶尔，这一距离可以很近，即 125mm；这主要用于生理盐水法的阴道镜检查，一种展示上皮内血管结构的技术。

阴道镜有两个目镜且目镜的放大范围为 6 ~ 12 倍（图 3.3a）。如图 3.3 所示，阴道镜包含一些附件，主流的仪器都配有摆动结构、聚焦器、双目镜和用于固定或安装摄像设备的侧臂。

另一种有时会用到的附件是绿色滤片，可将滤光片插入到阴道镜光源和物镜之间使用，帮助吸收红光，使血管变得更暗并呈黑色。该附件通常在进行生理盐水涂抹检测时使用。

阴道镜

- 20 世纪 20 年代由 Hinselmann 发明。
- 一种能够提供照明并使视图放大 6 ~ 40 倍的显微镜。
- 镜头焦距为 200 ~ 300mm。

阴道镜检查

通常患者需要在专用座椅上以改良截石位行阴道镜检查。图 3.3a 中的座椅主要采用脚跟托板，有时也会用到膝盖托板。在座椅旁会设置一个器材盘，

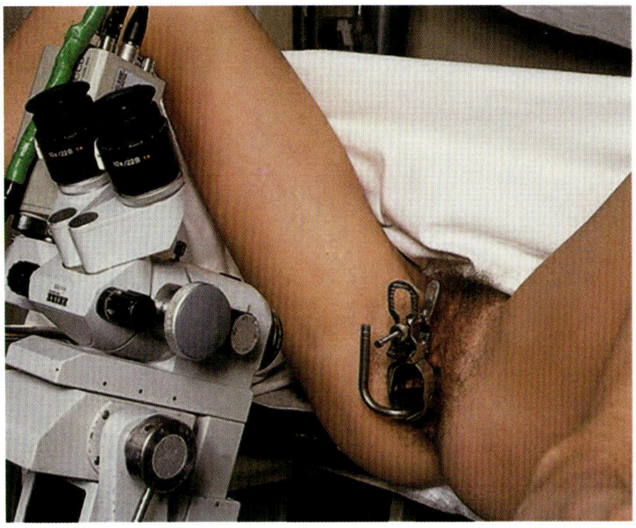

（a）

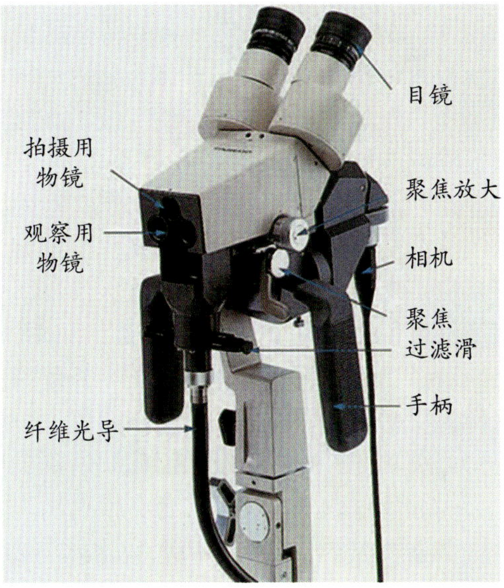

（b）

图3.3

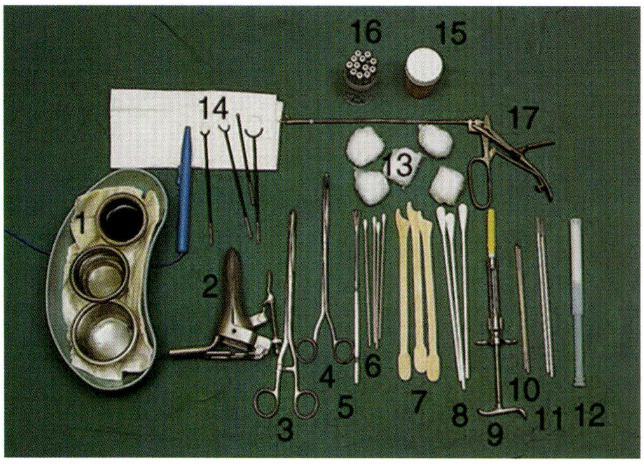

图3.4 常用阴道镜检查托盘：1.溶液盆（醋酸溶液、生理盐水、Lugol碘溶液）；2.阴道窥器；3.海绵夹持钳；4.Desjardins宫颈管钳；5.三叶探针；6.细棉棒；7.Aylesbury细胞刮板；8.较大的长棉棒；9.局部麻醉药注射器；10.止血硝酸银棒；11.宫颈管刷；12.抗生素乳膏；13.棉球；14.用于诊断或治疗的电极；15.Monsel溶液（碱式硫酸铁）；16.局部麻醉针剂；17.Eppendorfer宫颈活检钳。

用于放置阴道镜检查中的必要器材。图 3.4 列出了检查中需要使用的器材，其中最重要的是窥阴器，为了方便放置在阴道中，窥阴器有各种长度和宽度。有时阴道壁会从窥阴器中突出而影响观察，这时可以用一个橡胶套，或切下橡胶手套的手指部分，套在窥阴器的尾片上，使阴道壁远离中央观察区域。通过窥阴器的附件或通过助手协助使阴道侧壁回缩，也被用于防止阴道壁突出而影响观察。

检查宫颈之前，需要检查外阴和阴道。女性如果在外阴和阴道有瘤变，那么宫颈疾病的风险会有所增加，因此外阴和阴道检查很重要。外阴可以用裸眼检查，但阴道检查必须要使用 6 倍放大的阴道镜。在检查前并不是都需要做宫颈涂片或宫颈刷取样 HPV 检测，但当必须做宫颈涂片或宫颈刷取样时需记住，它们可能会对上皮的表面造成影响。一些相关的炎症状态，例如沙眼衣原体感染，也可能会造成上皮的磨损和出血。

当窥阴器伸入并且尾片末端间的宫颈视野被扩大后，可见主要在宫颈上的上皮。当窥阴器尾片完全打开时，不仅宫颈阴道部，部分宫颈管也会变得可见。如图 3.5 所示。在图 3.5a 中窥阴器完全打开，宫颈呈现“表象”视图。宫颈管和柱状上皮都完全可见。在（1）和（4）之间，宫颈化生鳞状上皮清晰可见。当窥阴器移至阴道下部，模仿体内的正常情况，则可见所谓的“真实”视图。这种视图（图 3.5b）展示了宫颈管内组织是如何内缩的，以及（1）和（4）之间处于宫颈“外部”的化生鳞状上皮。稍后会介绍在一些特定情况下，例如孕期，阴道的环境（如 pH 值）会影响暴露在其中的柱状上皮，最终影响上皮组织。

经常可以见到少量的阴道分泌物与宫颈黏液混合在一起并覆盖检查部位，使观察视野变得模糊。这些分泌物可以用干燥的棉签来清除。图 3.6 和图 3.7 展示了这种操作过程：阴道及宫颈分泌物（图 3.6）被清除后，宫颈更容易被观察（图 3.7a）。

如果在排卵期检查，宫颈管的可视化程度更优。清澈的宫颈黏液充分外流使得宫颈管组织观察不受妨碍，如图 3.7b 所示。（1）为宫颈管，（2）和（3）为异常上皮。

当患者处于改良截石位时，如图 3.3 所示，使用

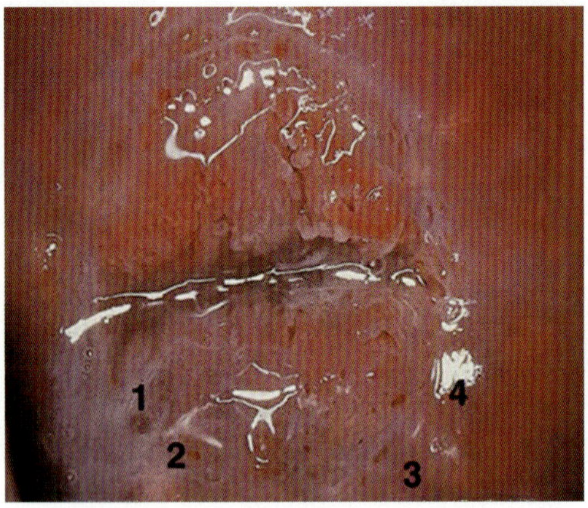

（a）

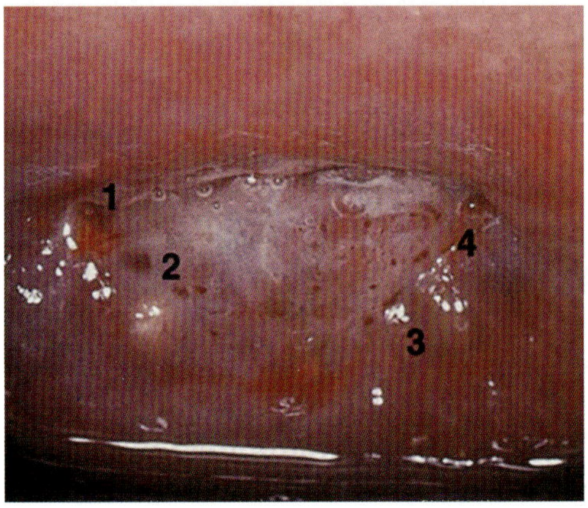

（b）

图3.5

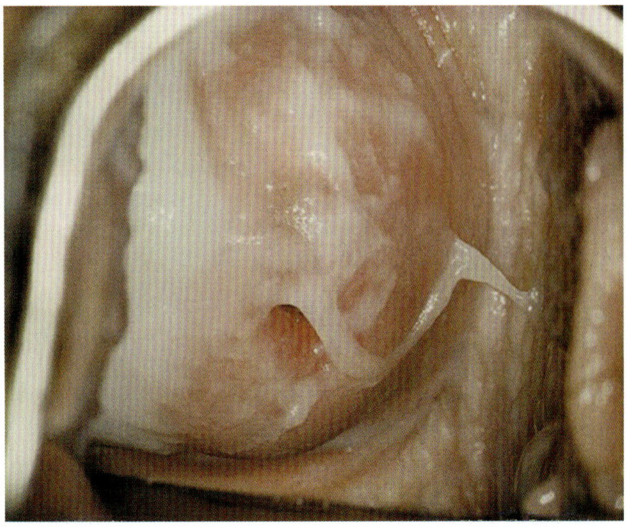

图3.6

双目镜头阴道镜可以观察到暴露的宫颈，然后用醋酸溶液（3% 或 5%）或生理盐水涂抹宫颈。其他情况下需要使用 Lugol 碘溶液（1%）。

醋酸的应用

使用棉球涂抹或直接喷洒 3% ~ 5% 的醋酸。醋酸可引起组织，特别是柱状和异常上皮肿胀。如前所述，异常（不典型）上皮会变成白色或不透明，能很明显地与正常（粉色）上皮区分开来。普遍认为醋酸溶液可以使上皮和间质的细胞角蛋白发生可逆的凝结现象。

涂抹醋酸后，上皮组织中的角丝蛋白（细胞角蛋白）会增加，引起组织肿胀，使上皮组织呈现白色。细胞角蛋白共有 20 种不同的多肽，但只有角蛋白 10 在上皮醋酸白色变化过程中起到重要作用。

采用 3% 或 5% 的醋酸使不典型转化区呈现白色是阴道镜检查的基础之一。它使细胞核内的核蛋白发生沉淀（图 3.7c），细胞质内产生空泡，细胞变得肿胀，细胞桥粒被分开（图 3.7d）。在正常鳞状上皮中，醋酸会穿透松散的细胞核表面和中间层，产生少量的核蛋白沉淀。尽管上皮旁基底层和基底层细胞含有较多的核蛋白，但这并不足以掩盖富含大量皮下血管的宫颈间质的颜色，因此上皮呈粉红色。当 CIN 区域被涂上醋酸后，瘤变细胞中核蛋白会沉淀并遮挡皮下血管，这样光反射出来后就会使上皮呈白色——醋酸白色上皮。低级别 CIN 病变，醋酸必须要达到上皮的下半部才会引起颜色改变，因此白色会推迟出现。高级别或全层上皮 CIN 病变会立即出现反应，并且会出现明显的白色。醋酸白色显色后会慢慢消退，原因是醋酸会慢慢被中和，这样核蛋白不再沉淀，而使白色消退。另外，并不只在瘤变中才会有醋酸白色现象，在一些涉及核蛋白增加的情况下也会出现，例如在化生、愈合的过程中，以及存在病毒感染或病毒产物时。

通常，上皮出现各种改变需要一定的时间（图 3.8 和图 3.9）。相比 3% 的醋酸，涂抹 5% 醋酸的宫颈将更快出现反应。50 ~ 60 秒后，这种效果会逐渐消退，如图 3.10 和图 3.11 所示。图 3.10 中宫颈没有使用醋酸，而图 3.11 中涂抹醋酸 40 秒后出现醋酸白色现象。

Lugol碘溶液的应用

正常情况下鳞状上皮细胞富含糖原，在 Lugol 碘溶液作用下会被染成棕色。正常柱状细胞所含糖原量较少，在涂上碘溶液后显色会淡一些。同样，癌前病变转化区和癌变区含有极少的糖原，这些区域在涂上 Lugol 碘溶液后会呈现淡黄色。

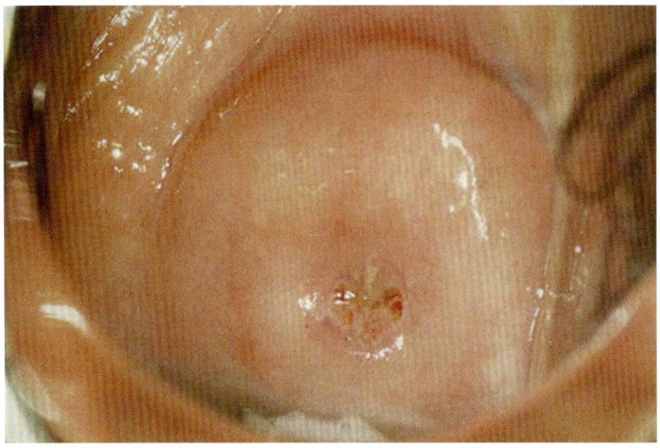

（a）

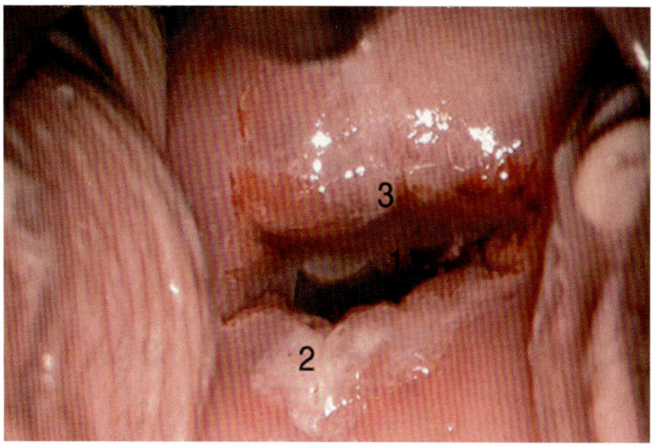

（b）

图3.7 （a~b）

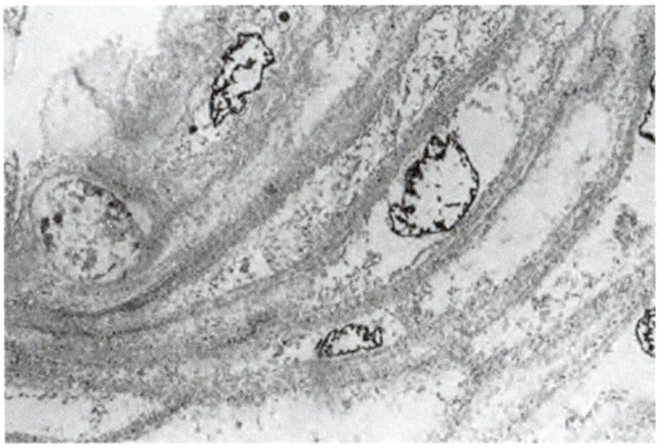

（c）

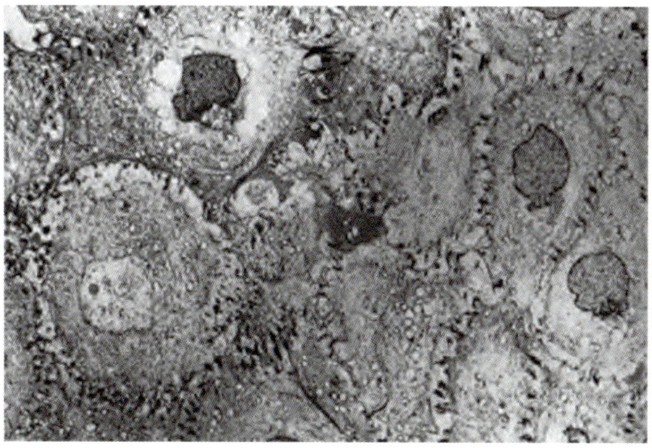

（d）

图3.7 （c）透射电镜显示宫颈上皮内瘤变细胞核蛋白沉淀和细胞质空泡。（d）透射电镜显示细胞肿胀，细胞桥粒分离。

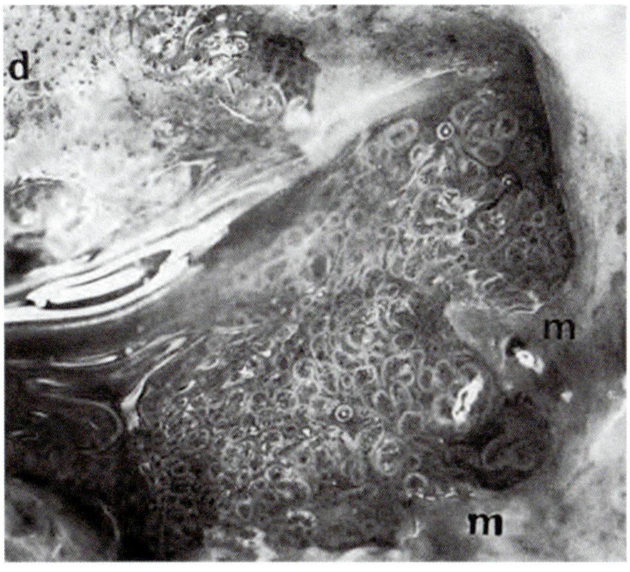

图3.8 使用醋酸溶液前的转化区：d，不典型增生；m，化生组织。

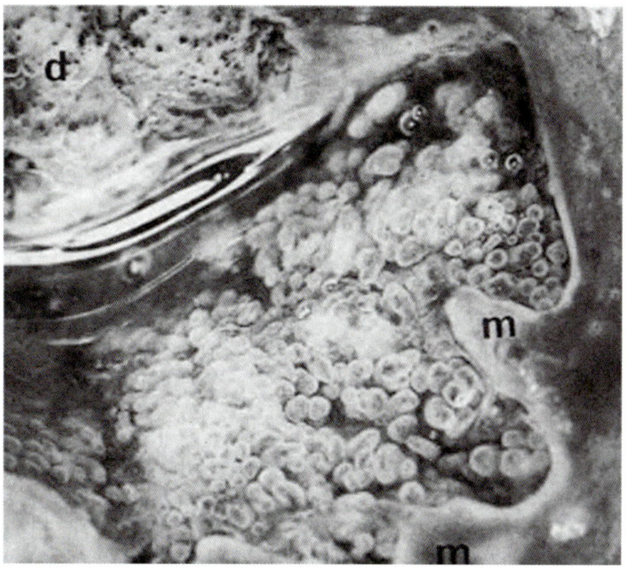

图3.9 涂抹3%醋酸溶液后，画面中间出现水肿的绒毛状结构；化生组织（m）不透明和不典型增生（d）区域有明显的白色上皮与点状血管。

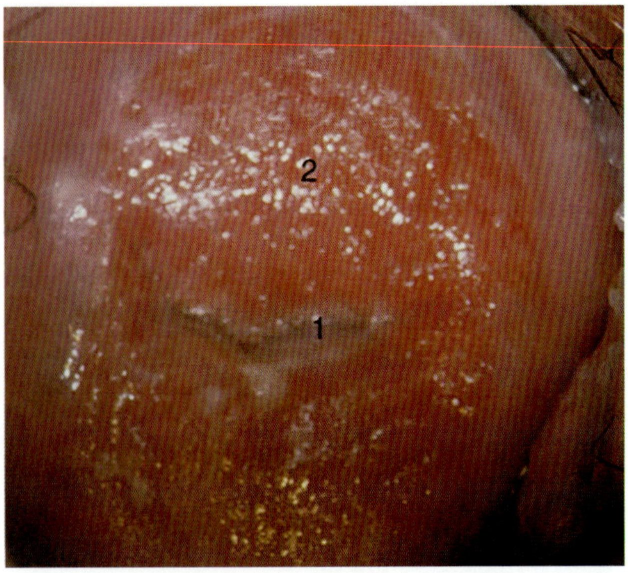

图3.10 柱状上皮外翻（正常转化区），宫颈管（1），宫颈阴道部（2）。

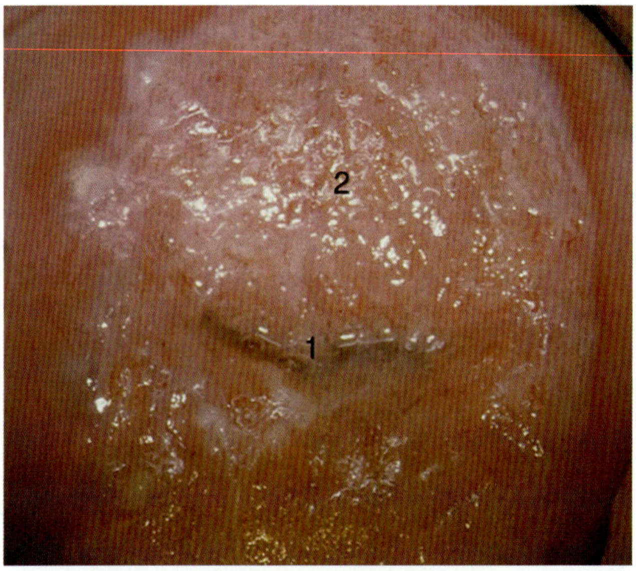

图3.11 涂抹5%醋酸溶液后，不透明的鳞状（化生）上皮覆盖宫颈阴道部（2），该区域与周围粉红色的鳞状上皮明显不同。

Lugol 碘溶液的应用并不是必需的，但它是阴道镜检查的重要组成部分。尤其在做任何治疗前，碘试验有助于清晰界定异常区域。对于阴道病变的识别，碘试验较醋酸试验更优。

生理盐水的应用

生理盐水技术，首先由挪威奥斯陆的 Kolstad 教授提出。这种技术需要先将棉签泡在生理盐水中，然后涂在宫颈上，这样可使上皮组织下的血管结构变得明显。必须使用绿色滤镜来识别看起来很暗并且最清晰的红色血管，这就使不典型（异常）上皮内的多种血管特征变得清晰可见（图 3.12 和图 3.13）。

阴道镜诊室器械的消毒

严重的生殖道病变常与 HPV 和人免疫缺陷病毒（HIV）有关。因此，确保阴道镜诊室中使用的任何器械达到 100% 可靠消毒是非常重要的。在选择器械之前，必须要考虑该器械是否易于消毒。阴道菌群以及血液或血清污染都会使患者有感染风险。尽管病菌可以通过大范围的清除进行处理，但血源性病毒（甲型肝炎病毒、丙型肝炎病毒和 HIV）和病患自身的致病病毒（HPV 和单纯疱疹病毒）很难被清除。目前发达国家临床上多数使用一次性消毒设备。

如果不是使用一次性设备，还有另外一些简单的规则需要遵守：

1. 所有接触患者的器械都需要足够干净，通常使用热水和消毒剂去除可见的污渍。

2. 清理干净后，器械必须要经过消毒处理。

（a）优先使用湿热灭菌法消毒，例如高压灭菌。

（b）另一种方法是使用经证实可以灭菌以及消毒的消毒剂，如戊二醛。

应该遵守当地的消毒政策，并需要寻求当地专家的指导。使用一次性器械也有价值，特别是窥阴器。然而，这些措施需要很大的花费，不过，如果以上提到的所有程序和原则都被遵守，患者和阴道镜医生就不需要有更多的顾虑了。

如何进行阴道镜检查

1. 患者需采取改良截石位。
2. 使用窥阴器。
3. 检查外阴和阴道。
4. 使用干燥的棉签清除大量的阴道分泌物。
5. 使用棉签清除过多的宫颈分泌黏液。
6. 使用棉球涂抹或喷洒 3% 或 5% 醋酸溶液到宫颈表面，让宫颈在 1～2 分钟内呈现不同的变化。这种变化通常在 50～60 秒内缓慢消退。
7. Lugol 碘溶液的应用不是必需的，但对阴道镜评估（特别是阴道病变）是重要的。
8. 要做到满意的阴道镜评估，完整鳞柱交界的可视化至关重要。
9. 拍摄数码图像或在临床记录中画出图像。

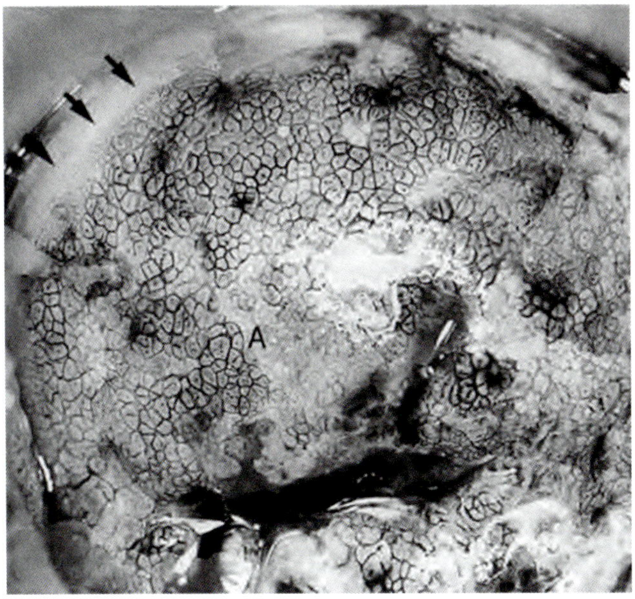

图3.12 不典型转化区显示具有大的毛细血管间距的大片镶嵌上皮。如（A）处所示，箭头所示为原始鳞柱交界处。

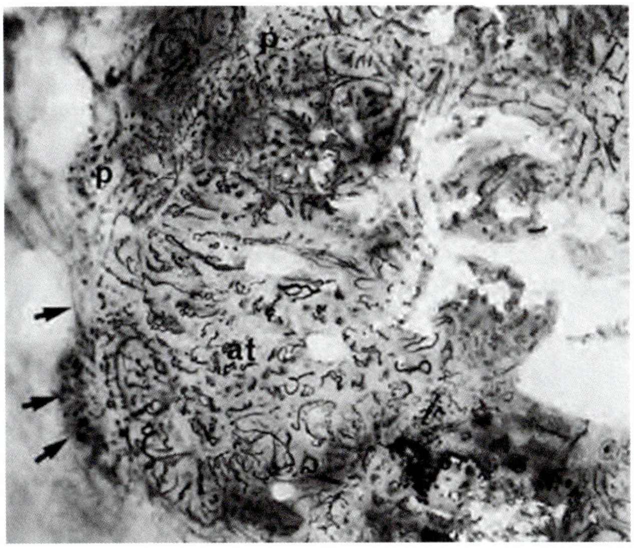

图3.13 在有两处点状血管（p）的转化区内可见明显的异型血管（at）。箭头所示为转化区明显的边缘。

3.4 电子阴道镜检查

电子阴道镜是目前广泛用于下生殖道病变诊断的新方法，它将数码摄像机和带有电子绿色滤镜、电动变焦放大和微焦控制的阴道镜结合为一体（图3.14）。由于不需要目镜，观察者可以通过高分辨率的视频监视器来检查宫颈。辅助深度观察时会用到这种改良的阴道镜技术，而使用传统的阴道镜成像则不能实现。该系统潜在的优势包括提升受训者的培训效果，改进对患者的教育（如同传统阴道镜配置视频系统）。不习惯使用双目阴道镜的临床医生可使用这种设备。在原理上，该系统和阴道照相术的原理非常相似，只是相机拍到的是静态图片，而摄像机得到的是动态图片。宫颈和阴道穹隆上涂抹5%醋酸后，使用配有广角镜头和自动对焦的录像机进行录像，随后阴道镜医生再评估记录并形成印象。

3.5 图像及电子数据的管理

现在很多图像管理系统可以建立数据库，用于数字图像的归档和教学。其中很多系统可以直接在图像上加上注解（如活检部位）（图3.15），必要时也可以用来测定一些区域的尺寸。并且，采用电子滤镜可以在需要时对一些区域进行亮化，而对另一些区域进行弱化处理。这些图像可用于评估不同时期病变的发展或转归，而且，当需要的时候，这些图像还可以打印出来。

许多图像管理系统也结合阴道镜数据库，使患者信息和临床数据可以录入，方便患者管理和临床管理。这些产生的数据非常有助于日常的临床审查或培训。大多数这种信息收集系统可以为单位自动生成每周报告或每月报告，然后向区域或国家数据库提供报告。

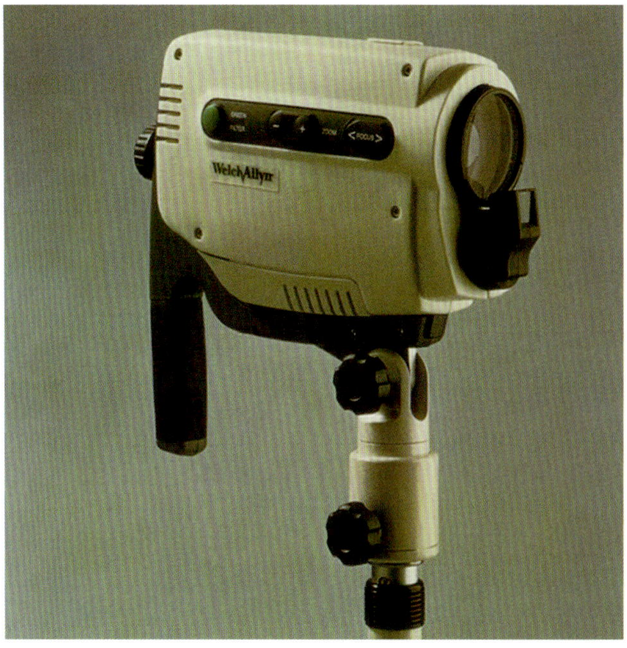

图3.14 Welch Allyn电子阴道镜。

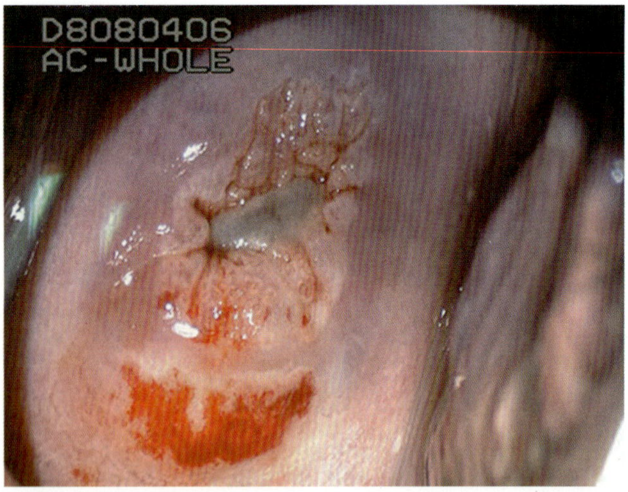

(a)

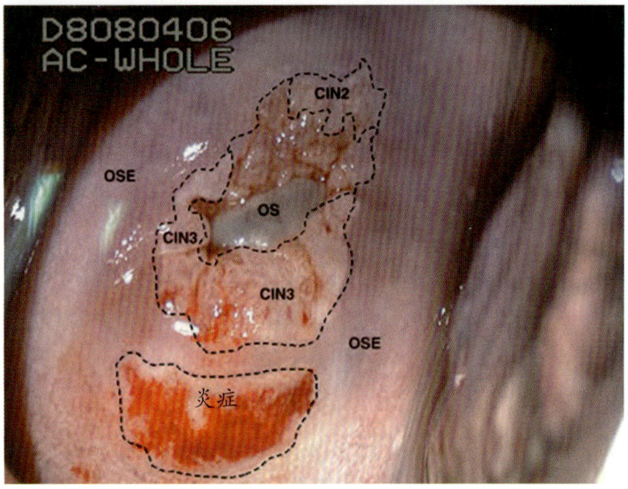

(b)

图3.15 CIN，宫颈上皮内瘤变；OS，宫颈口的黏液塞；OSE，原始鳞状上皮。

总结

- 阴道镜是一种显微镜，通过200～300mm的焦距范围的调节，能够使照明视图放大6～40倍。绿色滤镜被用于显示血管结构。
- 通过阴道镜呈现的图像是上皮结构特性的综合结果，包含皮下间质、表面轮廓或组织构型。
- 使用棉球涂抹或喷洒3%或5%醋酸溶液至宫颈表面，醋酸会引起上皮和间质的细胞角蛋白凝结。异常的上皮会呈现白色或不透明的外观。上皮的一些改变需要等一段时间才会出现。醋酸的作用会在50～60秒内逐渐消退。
- 有效的图像和信息收集系统对于临床审查、培训和患者管理是非常必要的。

（陈乐 译 钱德英 审校）

3.6 扩展阅读

Louwers JA, Kocken M, ter Harmsel WA, Verheijen RH. Digital colposcopy: ready for use? An overview of literature. *BJOG* 2009;116:220–9.

Nazeer S, Shafi MI. Objective perspective in colposcopy. *Best Pract Res Clin Obstet Gynaecol* 2011;25:631–40.

Takacs P, Chakhtoura N, De Santis T. Video colposcopy improves adherence to follow-up compared to regular colposcopy: a randomized trial. *Arch Gynecol Obstet* 2004;270:182–4.

Tan JH, Wrede CD. New technologies and advances in colposcopic assessment. *Best Pract Res Clin Obstet Gynaecol* 2011;25:667–77.

第 4 章

正常宫颈的阴道镜检查：确诊宫颈癌前病变的必要条件

4.1 引言

阴道镜和细胞学是诊断宫颈癌前病变的必要条件。妇科医生对于异常细胞学、人乳头瘤病毒（HPV）阳性结果或者虽然细胞学阴性但宫颈有可疑表现的情况，可以直接行阴道镜检查，从而对宫颈癌前病变上皮的分布进行评估。如下所述，阴道镜不仅能够识别病灶分布，还有助于选择活检部位。阴道镜可帮助临床医生选择宫颈上皮内瘤变的治疗，评估常见的亚临床和临床 HPV 感染，有效处理孕期异常涂片，以及评估有无癌前病变延伸至阴道。然而，这需要妇科医生了解女性一生中不同时期宫颈内发生的基本的和不同的生理变化。因此，本章不仅详细介绍宫颈的发育解剖学和不同上皮类型的自然史，还要说明它们在青春期、妊娠期和绝经期等时期的变化。

4.2 宫颈上皮：自然史

胎儿期的宫颈上皮来自苗勒管上皮和阴道板。后者附着于泌尿生殖窦，被认为代表了进化的中肾管上皮。在胎儿宫颈中有两种类型的上皮共存：柱状上皮，来源于苗勒管上皮；鳞状上皮，来自于阴道板上皮。它们连接在宫颈口或口内的固定位置，该连接点被称为原始鳞柱交界。这两种上皮出现在整个胎儿期，被称为原始柱状上皮和原始鳞状上皮。柱状上皮向头侧延伸至子宫内膜，向尾侧不同程度地延伸至原始鳞状上皮的边缘。鳞状上皮高度分化、分层，从阴道上皮头侧向上延伸至与柱状上皮相连。在某些胎儿中，原始柱状和鳞状上皮之间的区域被第三种上皮，即原始化生上皮所取代。化生上皮似乎与女性其他时期（如青春期、妊娠期）发现的上皮具有相同的类型和形态，这些时期宫颈受激素改变影响而导致上皮发生变化。

这些时期的激素水平改变导致柱状上皮暴露于阴道表面的酸性环境，显然成为化生转换的刺激因素。孕晚期雌激素分泌的增加同样也会影响青春期宫颈的变化，可能导致宫颈体积的扩增。宫颈管柱状上皮发生外翻而暴露于宫颈阴道部酸性微环境中。应用窥阴器检查可以发现环绕宫颈外口的红色区域，与这个区域颈管组织外翻有关。很多术语用于描述这种外翻区域，最常见的是糜烂，其他术语也在使用，如黏膜红斑、异位、转化区等。

转化区（被原始鳞柱交界包裹的区域）这个词，充分描述了该区域是柱状上皮和鳞状上皮发生转化的地方。受化生转化过程诱导的上皮叫作化生上皮。如上所述，它出现在胎儿晚期、青春期和妊娠期。这种情况有时被称为典型的、生理性的或正常的转化区。在转化区会形成第三种上皮，称为异常或不典型上皮，在阴道镜下容易识别，与肿瘤形成过程有关。在阴道镜下，它有鲜明的特点，不仅有生理性上皮，而且有宫颈浸润性鳞状细胞癌的癌前病变或癌变上皮。包含异常或不典型上皮的转化区被称为不典型转化区。这些上皮的示意图参见图 4.1。

在女性一生不同阶段，转化区的变化改变了宫颈的外观。相比于青春期，在青春前期外翻情况很少出现。妊娠期转化区外翻显著改变了不同上皮类型的形态。与之相反，在绝经期上皮向内回缩。所有这些阶段在下文都会详细讨论。

4.3 宫颈上皮：形态学

原始鳞柱交界，即原始鳞状上皮和柱状上皮恒定的交汇点，标记了转化区的外侧边界。它是固定的，但是在青春期和妊娠期，当宫颈管柱状上皮发生外翻时，它会随之移动。图 4.2a 显示了鳞柱交界可能的位置。（1）处对应着图 4.3 中阴道镜下宫颈的外观。

1. 原始上皮

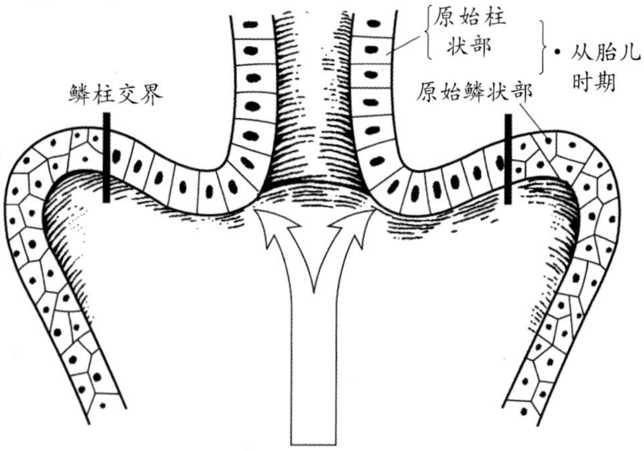

2. 化生的鳞状上皮
典型转化区
• 胎儿晚期
• 青春期
• 妊娠期

3. 异常（不典型）上皮
不典型转化区
• 青春期
• 妊娠期
• ？其他时期

包括（未成熟化生鳞状上皮）
宫颈上皮内瘤变 1~3 级，早期浸润

图4.1

在这个位置，鳞柱交界位于宫颈管内，整个宫颈阴道部被覆了原始鳞状上皮。图 4.2a 中（2）对应着图 4.4 中的大体外观；转化区现在变得明显了。鳞柱交界似乎位于宫颈管和阴道穹隆的中点位置。这种外观也经常被称作外翻或异位。这个位置的转化区主要由原始柱状上皮构成，但是某些小的区域化生的鳞状上皮已经形成了。

图 4.2a 中（3）处对应着图 4.5 中大体的阴道镜外观。在这个位置，绝大部分宫颈阴道部被覆了柱状上皮，而且如图所示，可能还延伸到阴道穹隆处。大的转化区，主要是柱状上皮（图 4.5），因其暴露于宫颈阴道部的阴道酸性分泌物，会很快形成化生上皮。图 4.2b 显示了这种情况；存在于宫颈阴道部的生理转化区标记为（A），宫颈管位于（1），原始鳞柱交界位于（2）。（3）处为鳞柱交界的边界，该处柱状上皮已经延伸至阴道穹隆。大约 2% 的正常女性中，苗勒管上皮会延伸至此处，也见于宫内暴露于非甾体类雌激素者。这种变化也见于阴道闭锁的患者。

4.4 宫颈上皮：阴道镜下表现

不同宫颈上皮有特定的阴道镜下表现，分别描述如下。

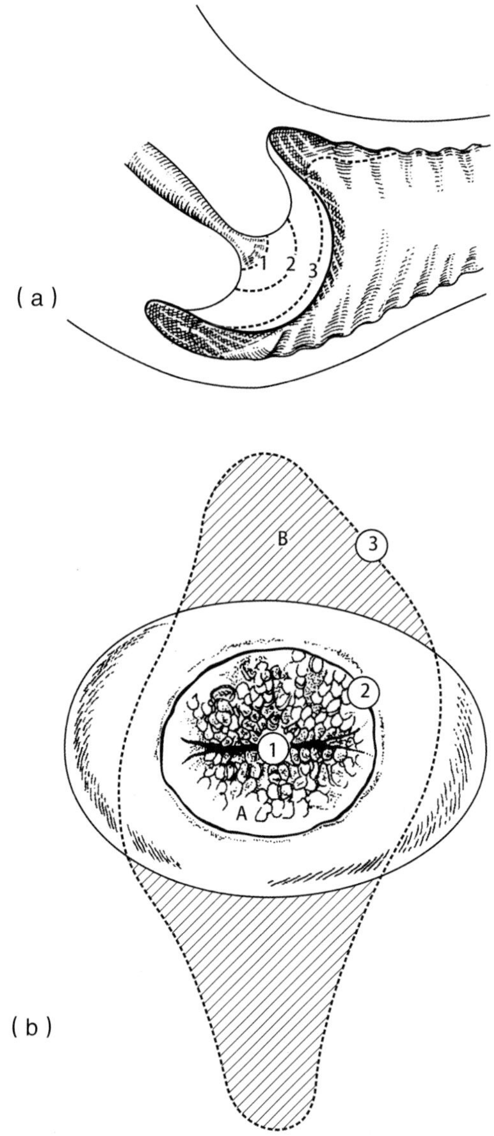

图4.2

原始柱状上皮

阴道镜下原始柱状上皮存在两种排列形式。第一种是相对粗的分类，它表现为 2 或 3 个土丘或靠垫的样子，被称为宫颈上下唇的皱褶［图 4.6a 中（2）的周围］。在宫颈管内，这种排列以纵形皱褶的形式出现［图 4.6b 中的（1）］，并从此发出更小的皱褶斜向宫颈内口方向。因为这种大体形态很像树的树干和分支，所以它们被称为侧柏。它们也被称为掌状褶或棕榈襞。这些皱褶的规则排列在宫颈管横断面上清晰可见。

第二种形式中，更为细小的皱褶呈葡萄串样排列［图 4.6 和图 4.7b 中的(2)］。这种上皮的基础亚单位就是绒毛。这种组织可单独出现，或更常见的情况

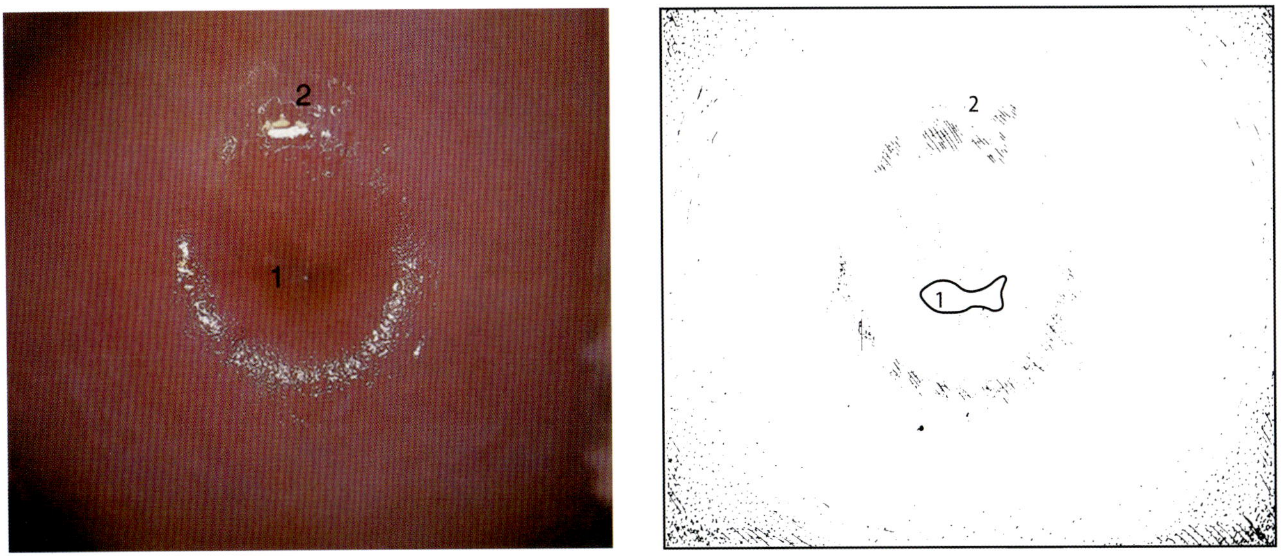

图4.3 图示宫颈管内鳞柱交界（1），原始鳞状上皮（2）覆盖宫颈阴道部。

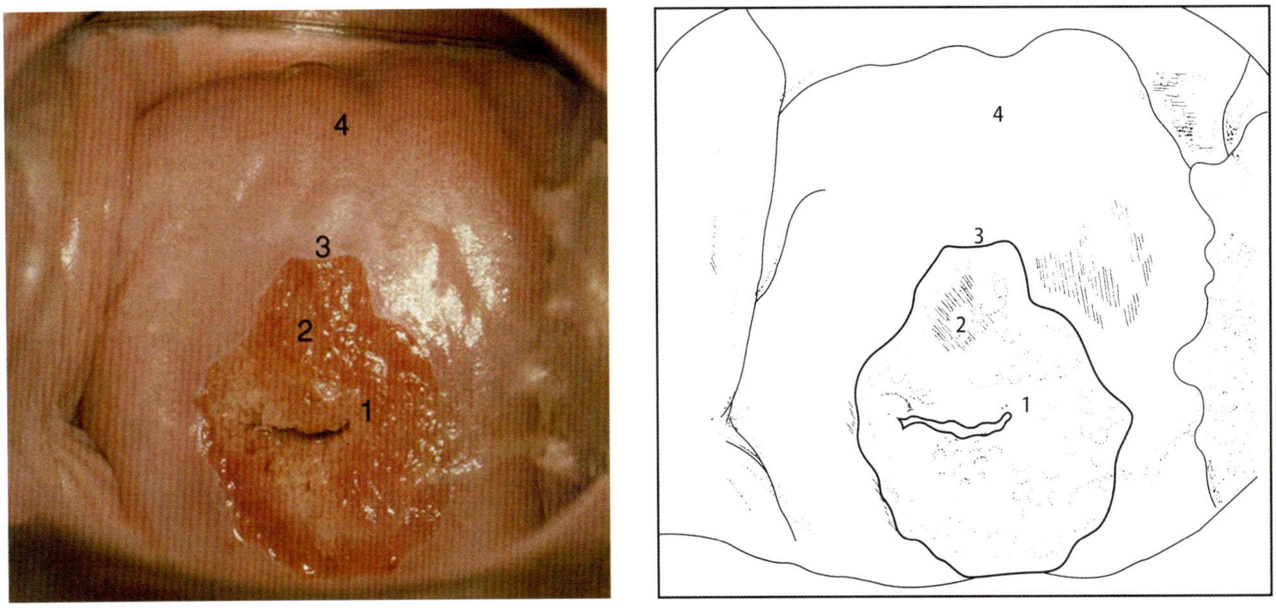

图4.4 鳞柱交界（3）在宫颈管和阴道穹隆之间的中点。（1）处为原始柱状上皮，（2）处为一个小的化生鳞状上皮岛，（4）处为原始鳞状上皮。

下与化生鳞状上皮一起出现。图 4.6a 显示小的单个葡萄样绒毛出现在宫颈管内以及宫颈阴道部［在（1）和（2）］。鳞柱交界位于（3），原始鳞状上皮位于（4）。

原始鳞状上皮

原始鳞状上皮［图 4.6a 中的（4）］是一种光滑的、通常没有任何特点的宫颈被覆上皮，清晰可辨；它均匀的粉红色与原始柱状上皮的红色形成对比。它在原始鳞柱交界处与后者相接。

转化区

发生于胎儿期、青春期和妊娠期的转化区被称为典型的或正常的转化区。其特点是出现化生上皮，并且可能不仅延伸到宫颈外部分，还可能延伸到宫颈管内。

转化在鳞柱交界处更加明显，该区域柱状上皮外翻并暴露于阴道环境，参见图 4.6a 和图 4.8。图 4.6a 中宫颈管外翻，显示转化区在宫颈阴道部。不过，这是一种假象，被称之为“表象”视图，因为随着窥阴器向阴道下段移动，转化区的柱状上皮也回缩至宫颈管内［图 4.8 中（1）和（2）］。在宫颈管内时（图 4.8），

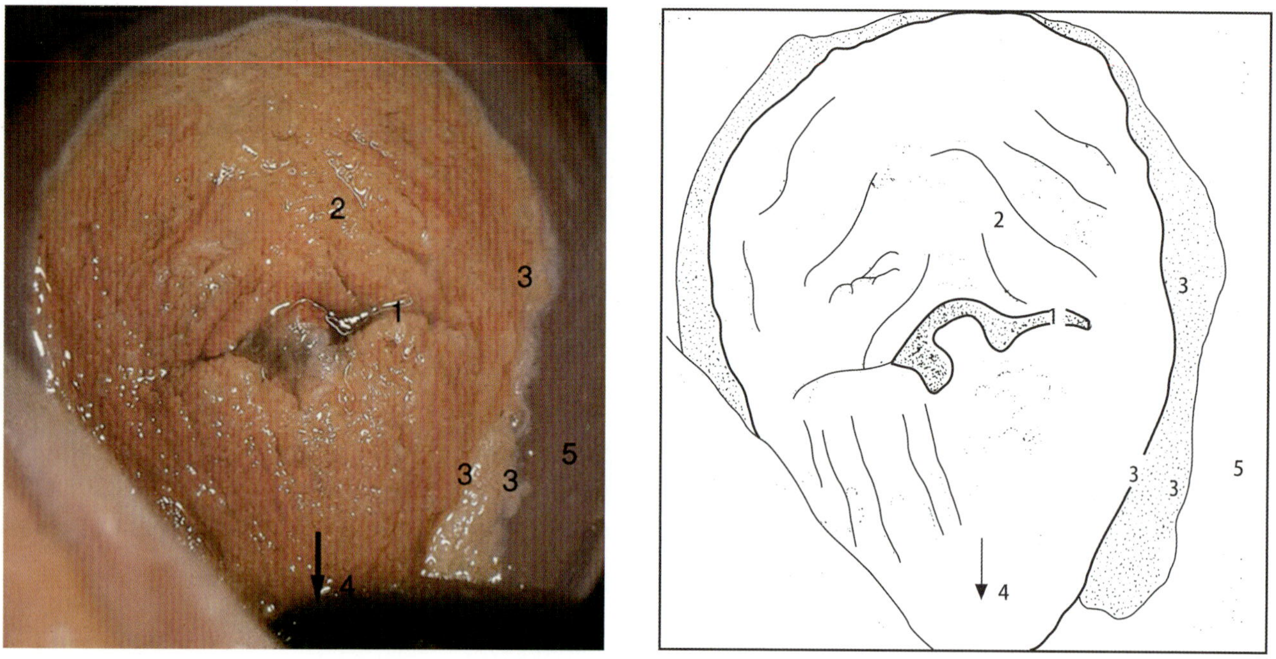

图4.5 阴道镜图像显示一个大范围转化区。宫颈管位于（1），（2）示化生上皮岛位于原始柱状上皮区内。鳞柱交界位于（3）处，小纵条（点）状不成熟化生鳞状上皮位于这条线的内侧，并向后延伸，在6点钟的位置进入阴道后穹隆（对着4）。原始鳞状上皮位于（5）。这种情况也被称为外翻或异位。

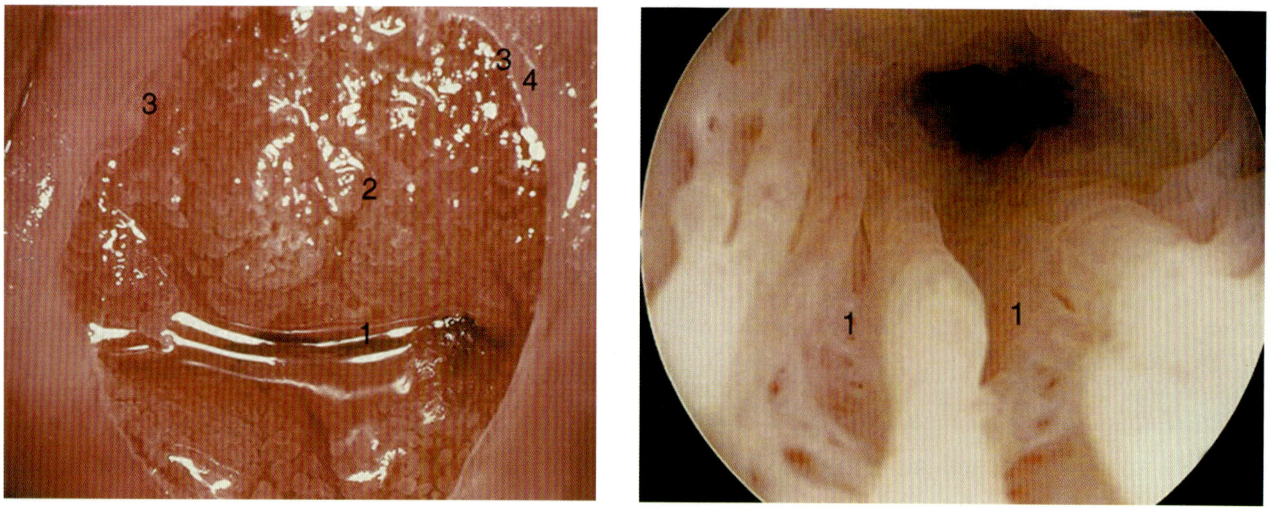

（a）　　　　（b）

图4.6 （a）转化区的“表象”视图。（b）宫颈管内的视图。光亮前景是反射假象。

由于没有暴露于阴道环境，因此没有形成转化上皮（即化生上皮）。这被称为“真实”视图。鳞状交界位于（3），原始鳞状上皮位于（4）。柱状上皮已经高度特异化且成熟，保留在宫颈管内，远离阴道环境的降解作用［图4.8中的（1）和（2）］。

参与鳞状化生转化的机制

鳞状化生过程从柱状上皮下出现新细胞类型（所谓的柱状下细胞）开始。这些细胞增殖并形成一层结构，最终产生正常分化的鳞状上皮。这种柱状上皮有时继续保留在新的鳞状细胞成分之上。它们最终脱落。这些细胞被认为是多能性的，有时被称为“储备细胞”。它们会持续替代日益消耗损失的宫颈内柱状上皮。

也有报道提示这些细胞可能来源于间质，可能是柱状细胞下区域的血源性单核细胞，并最终发育为如上所述的储备细胞的类似形态。

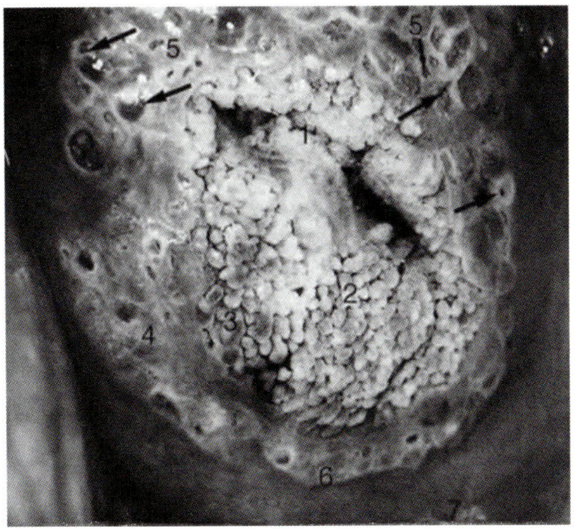

图4.7（a）

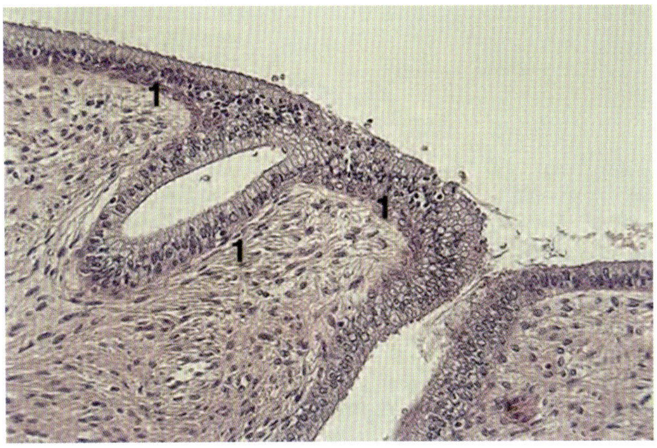

图4.7（b） 在柱状黏液性宫颈管细胞下可见明显的单层“储备细胞”（1）。这些细胞的起源并不清楚，不过在这一时期它们明显的角化特点显示它们是旁基底或基底上鳞状细胞。它们出现在乳头表面，位于宫颈内的隐窝或沟槽中。在此过程中出现的单一的单层结构提示存在双向分化。

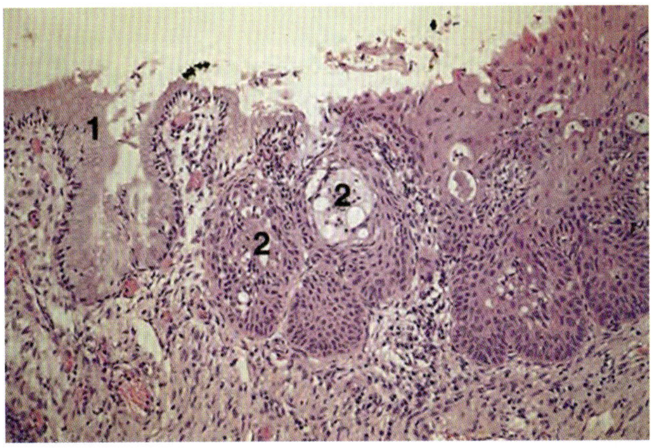

图4.7（c） 仍未完全鳞状化生的后期，其左侧为正常宫颈管上皮（1）。在发育中的鳞状上皮内表面残留有线状宫颈管柱状上皮细胞。

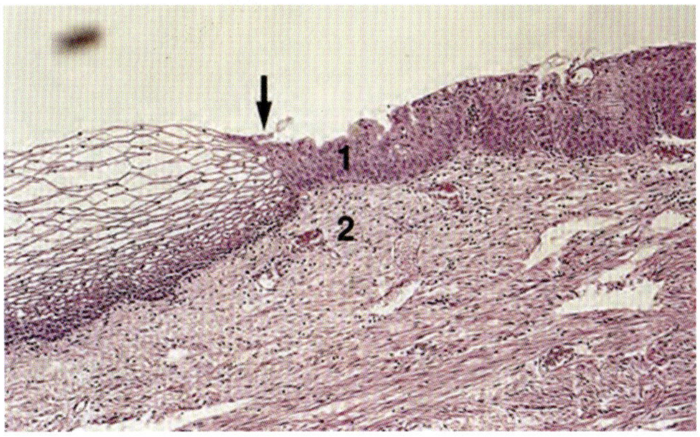

图4.7（d）

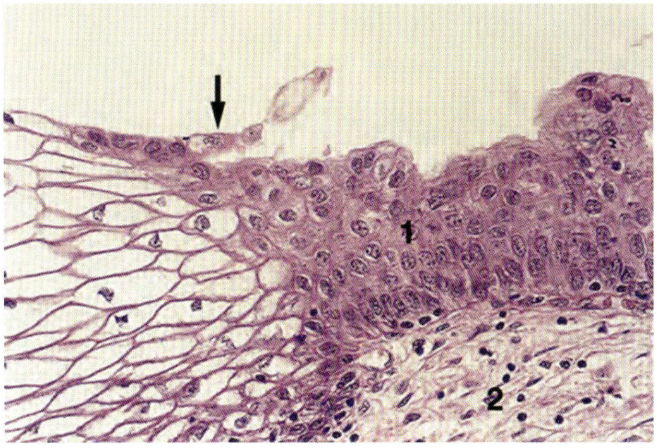

图4.7（e）

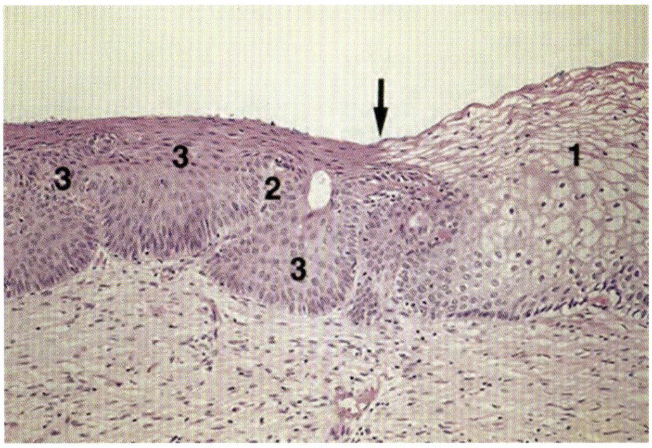

图4.7（f）

形态学上，储备细胞和原始鳞状上皮的基底细胞有相似之处，它们都有圆形的细胞核，细胞质较少。在化生过程中，储备细胞增殖并形成数个细胞厚度的一层细胞，导致显著的储备细胞增生的形态。

中间丝蛋白是细胞角蛋白的重要组成，参与提供细胞的内在稳定以及转运功能和结构的基因调节。

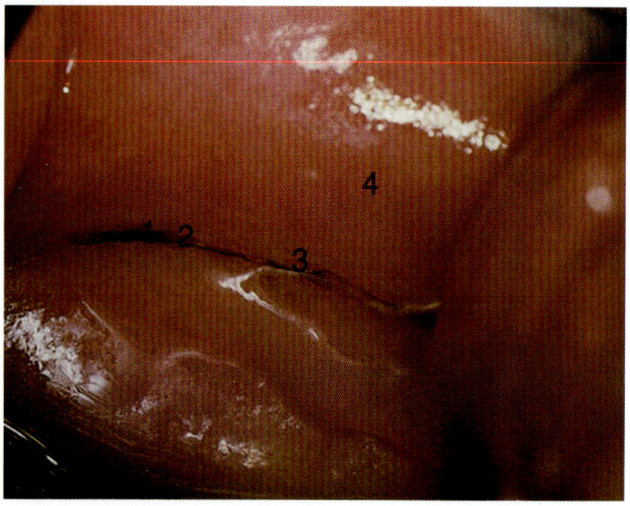

图4.8 转化区的“真实”视图。

储备细胞是未成熟化生鳞状和宫颈管柱状细胞的祖细胞。在宫颈阴道部上皮和成熟化生鳞状细胞中角蛋白的表达相同。与这一阶段有关的是宫颈管绒毛的增厚和融合，组织学和阴道镜下均可发现这种变化（图 4.9）。

4.5 化生鳞状上皮

阴道镜下的发育阶段

在第 1 阶段，绒毛顶部不透明，绒毛内血管结构变得不明显，参见图 4.9a，并且对应于图 4.7a 中的（2）处组织。该区域的组织学检查提示上皮细胞黏液成分减少，而上皮细胞变得扁平，呈立方形。接着表现为多层未分化上皮，这是由于储备细胞快速分化造成的。它们最终覆盖绒毛，并延伸至两个相邻绒毛间的裂隙，参见图 4.9b；阴道镜下，表现为图 4.7a 中（3）处的组织。

第 2 阶段是第 1 阶段的延伸。更为成熟的鳞状上皮区域出现，单个不透明绒毛发生融合，此组织新表面的起始处仍然十分明显[图 4.9c 以及图 4.7a 中（3）和（4）之间的区域]。还会出现微小的隆起，这代表旧绒毛的顶端。

在第 3 阶段，原始结构几乎消失，产生了多层和未分化上皮的光滑表面，在此处与原始血管结构合并，而该血管结构存在与新融合绒毛的间质核有关。参见图 4.9d，e 和图 4.7a 中的（4）处。

在阴道镜图像中（图 4.7a），可见原始鳞柱交界处（6）的原始鳞状（1）和柱状上皮（2）。还有很多腺体开口，如（5）处箭头所示，与化生过程的过渡形式有关。

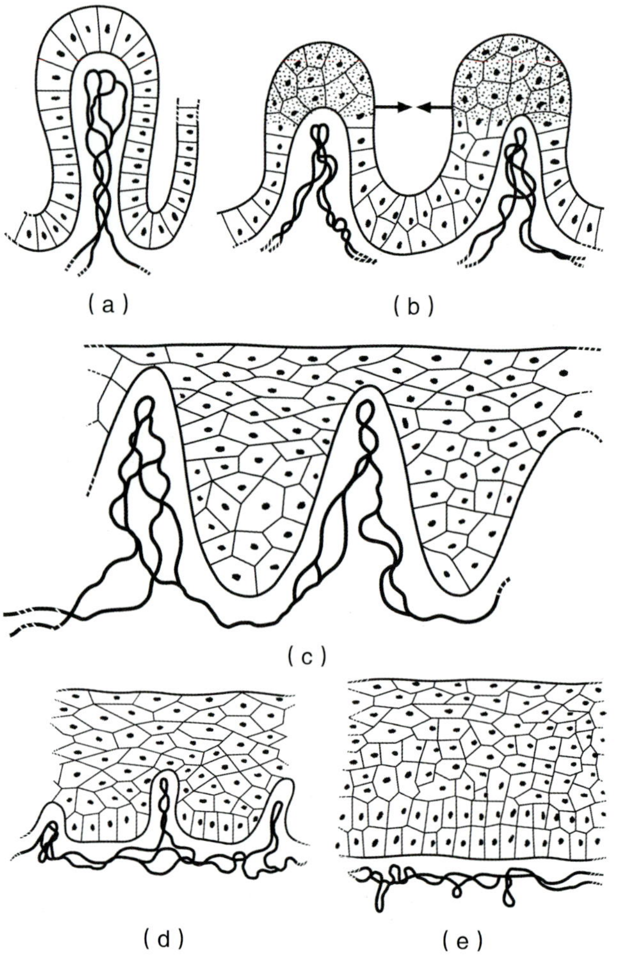

图4.9 （a ~ e）鳞状上皮化生的正常过程。柱状上皮绒毛被化生上皮取代。在绒毛间质中的毛细血管结构被压缩、缩短，最终在上皮下形成网状结构，这与正常鳞状上皮的毛细血管网无法区别。（Adapted from Kolstad P, Stafl A. *Atlas of Colposcopy*, 3rd edn. Edinburgh, UK: Churchill Livingstone, 1982, p. 58.）

阴道镜下，很容易看见这种过程的特点。首先，该过程开始于绒毛顶端，提示这种改变的刺激源自阴道提供的外环境。这种影响看上去是阴道酸性 pH 值。其次，这一重要的过程是原位转化，新生上皮从下方长出，而非从原始鳞状上皮向内生长。第三，这个过程开始于固定的柱状上皮内已经融合的绒毛斑块。最终的结果是上皮斑块联合，为转化区提供表面均匀的被覆上皮。

宫颈上皮发育的组织学特点

伴随着鳞状上皮化生的进行，储备细胞成熟，产生可识别的未成熟鳞状上皮化生（图 4.7b）。当柱状细胞仍然位于新形成的鳞状上皮表面，化生被称为“不完全的”，参见图 4.7c，其中在发育的鳞状上皮（2）表面可见残留的腺体和包含黏液的柱状细胞（1）。在此阶段，分层还不明显或者可能刚刚出现。

参见图 4.7d，e（高倍视野），其中原始鳞状上皮再次位于左侧，不完全的鳞状化生位于（1），而间质位于（2）。鳞柱交界以实心箭头标记。随着过程继续，上皮进一步失去其表面的柱状上皮，成熟的鳞状上皮出现。参见图 4.7f，实心箭头将带有常见苍白色糖原化鳞状层的原始鳞状上皮（1）和化生上皮（2）分开。由于夹层间质乳头起初位于宫颈管隐窝之间且仍含有毛细血管，所以上皮下半部分呈现明显的扇形或不规则形态（3）。新上皮由于糖原层消失，通常颜色较深，且可能维持这种形态。

发育的刺激

化生过程受阴道 pH 值改变的刺激。尤其是在妊娠期，阴道酸性环境似乎导致了被覆的柱状上皮解体，并产生储备细胞或柱状下细胞。参见图 4.10a，b。在这两种情况下，转化区内越外围的组织，化生过程越明显。在图 4.10a 中，（1）处的原始柱状上皮与（3）处的未成熟的鳞状上皮形成对比。在图 4.10b 中，化生的强度在绒毛顶端（3）更加明显，再次展示了大多数暴露于阴道 pH 值的组织部分。在图 4.10c 中，化生过程延伸至宫颈内口区域（1）。其上部是出现于该点上方以箭头标记的柱状上皮和中间的所谓隐窝间隙（2）。这种外翻过程主要出现在青春期和妊娠期，并且有可能会引起暴露的柱状上皮区域发生化生。

外翻伴有鳞状上皮化生形成的过程很容易通过仔细观察转化区“表象”视图和“真实”视图发现，这些图像模拟了正常的外翻过程。图 4.11 至图 4.13 清晰显示了这些过程。

图 4.11 所示为宫颈“表象”视图，(1) 为原始柱状上皮，原始鳞柱交界以虚线标记，化生过程的上界

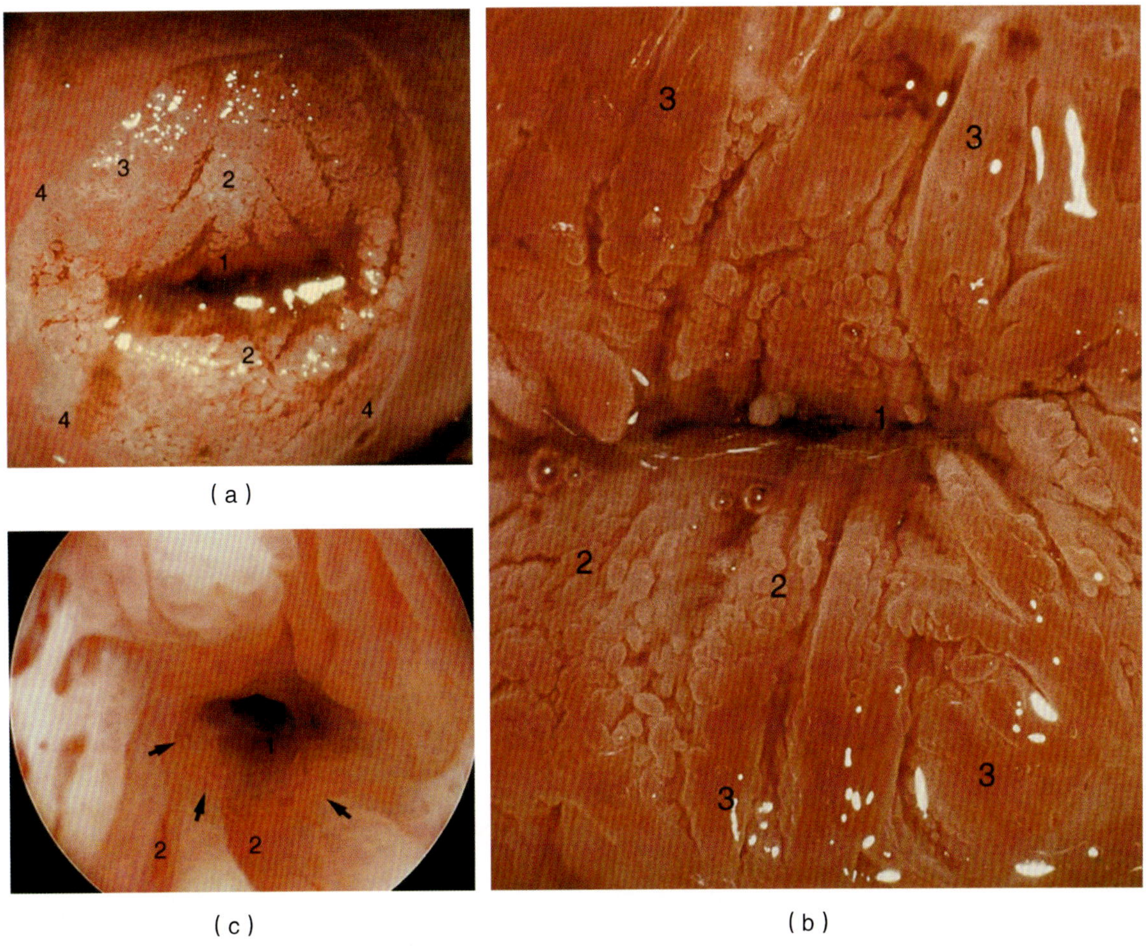

图4.10 （a）1例青少年（16岁）的宫颈，显示鳞状化生的各个阶段。宫颈内原始柱状上皮位于（1）。（2）可见2期鳞状化生发育伴绒毛融合，（3）处显示所有绒毛都融合了。（4）处显示未成熟的鳞状上皮与鳞柱交界处相邻，并位于其内侧。在（2）和（3）之间可见原始柱状上皮的绒毛结构逐渐消失，直至表面扁平，伴有更加外围的未成熟的上皮发育。这种情况发生在更多暴露于阴道酸性环境的区域。这种未成熟上皮（3）的苍白色和以前柱状上皮（1）的红色形成鲜明对比。随着进一步成熟，这种苍白色随着上皮增厚而逐渐消失。（b）宫颈阴道部的某一区域显示，化生易发生在暴露于阴道酸性环境的区域。原始柱状上皮见于（2），从（1）处的宫颈管延伸出来，在（3）处绒毛结构之上的暴露区域伴有早期鳞状化生发生。

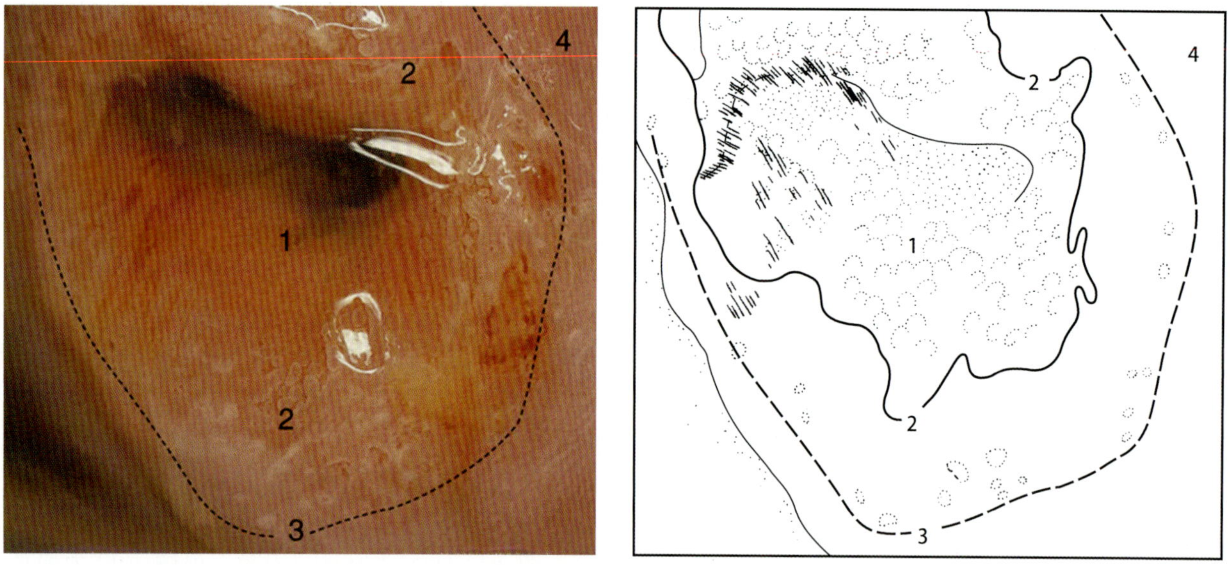

图4.11

即所谓的新鳞柱交界位于(2)。(3)为原始鳞柱交界，而(4)为原始鳞状上皮。在(2)和(3)之间，鳞状上皮是不成熟的，呈苍白色。随着窥器撤至阴道下部(图4.12和图4.13)，模拟这些上皮类型的体内情况(真实图像)，可见原始柱状上皮退回到宫颈管，所有暴露于宫颈阴道部的是未成熟的化生鳞状上皮(2处和3处)。

在图4.12中，仍有一些原始柱状上皮（1）暴露，而新鳞柱交界（2）仍然很明显。不过，在完全回缩的情况下（图4.13），该交界位于宫颈管内，从而使新生的未成熟鳞状上皮出现在宫颈阴道部（2和3之间），这表明该区域主要位于阴道酸性环境下。

鳞状上皮化生的发展过程

化生过程是受阴道pH值变化的刺激：

阶段1：早期或未成熟阶段，青少年常见。上皮细胞变得扁平，呈立方形，接着表现为多层未分化上皮。绒毛不透明，其内血管结构变得不明显。

阶段2：单个不透明绒毛发生融合。新生表面的来源仍然十分明显。

阶段3：多层和未分化上皮形成，并纳入原始血管结构。这种成熟和充分发展的化生上皮难以与原始鳞状上皮区分。

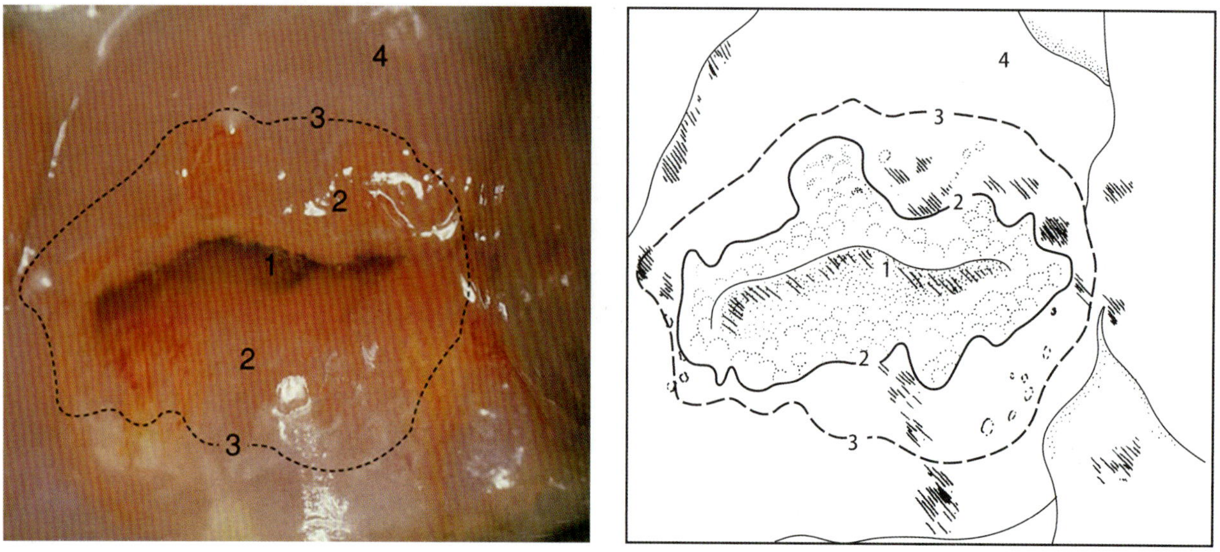

图4.12

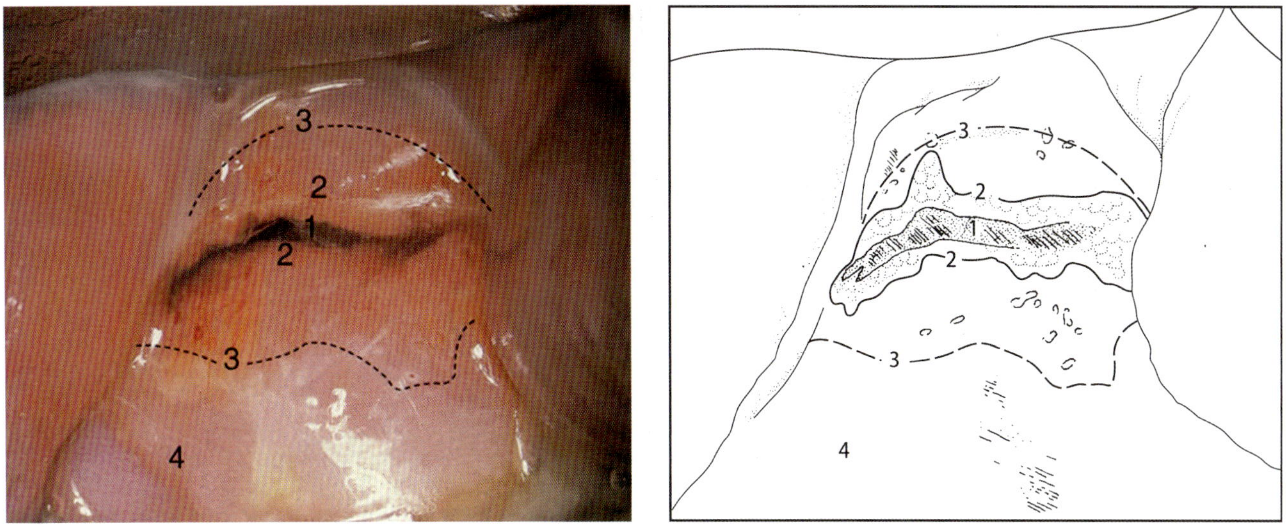

图4.13

化生鳞状上皮的阴道镜下表现

大部分情况下化生鳞状上皮出现在胎儿晚期和绝经期之间，主要与胎儿晚期阶段、初潮和首次妊娠有关。在所有这些时期，雌激素刺激引起宫颈外翻，从而使原始柱状上皮暴露于阴道酸性环境。

在这三个时期，化生鳞状上皮以不同的速度发生，这可能和快速生长有关。我们可见到含 8 ~ 10 个细胞的未成熟上皮发育至 3 ~ 5 倍厚度的成熟上皮。这个过程可以在未成熟至成熟之间的任何阶段停止，因此宫颈可以同时有不同成熟程度的上皮存在。转化区内化生过程有三种不同的阴道镜表现，对应着不同的发育阶段，如下所示。

1. 常见于青春期早期或未成熟阶段。绒毛顶端变得不透明，并融合形成手指状突起的斑块，接着随着化生进行而加速融合（图 4.10a）。这种未成熟上皮的苍白色和以前柱状上皮的红色形成对比。该早期阶段的表现参见图 4.14 和图 4.15a。

2. 在中间型或充分发育的阶段，上皮增厚，并随着成熟丧失其苍白色。化生上皮更加成熟的区域见于原始鳞柱交界的尾侧，该部位阴道酸性环境更加明显（图 4.10a，图 4.15 至图 4.17）。

3. 成熟或完全发育的化生上皮，由于其成熟度较高，使其有时难以与原始鳞状上皮相区别。与该成熟阶段有关的是腺体开口或纳氏囊肿。这两种特点来自既往存在的宫颈腺管的改变，前者与腺管开口有关，后者与腺管阻塞有关（图 4.18 至图 4.20）。

转化区的总体外观就是这些不同化生类型的混合。识别它们很重要，因为它们的某些变化可能难以和宫颈癌前病变相关的不典型或异常的上皮相区别。

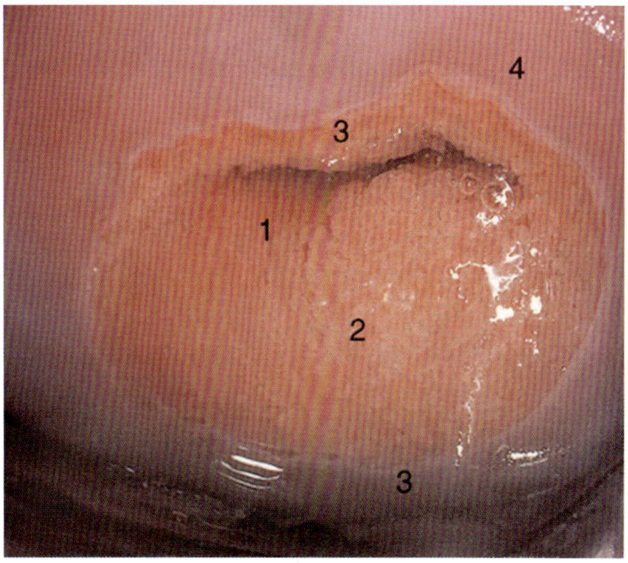

图4.14 1例青少年（16岁）的宫颈，显示转化过程的早期阶段。原始柱状上皮（1）特征性的绒毛形态已经被多处未成熟化生鳞状上皮的光滑区域（2）所替代。原始鳞柱交界上皮见于（3），原始鳞状上皮见于（4）。

随着女性年龄增长，在青春期和妊娠期经历变化的转化区呈现了一种更为成熟的外观，由于化生上皮和原始鳞状上皮颜色相近，它们之间的界限难以区分。唯一识别成熟化生上皮和原始鳞状上皮的方法是腺体开口的位置。在柱状上皮被鳞状上皮取代的过程中，主要是在暴露的宫颈阴道部的表面，腺体或隐窝完整，腺管口开放。通常化生鳞状上皮延伸至这些腺管或腺体开口的边缘（图 4.10b）。非常偶然的情况下，它穿透进入环形的腺体开口。因

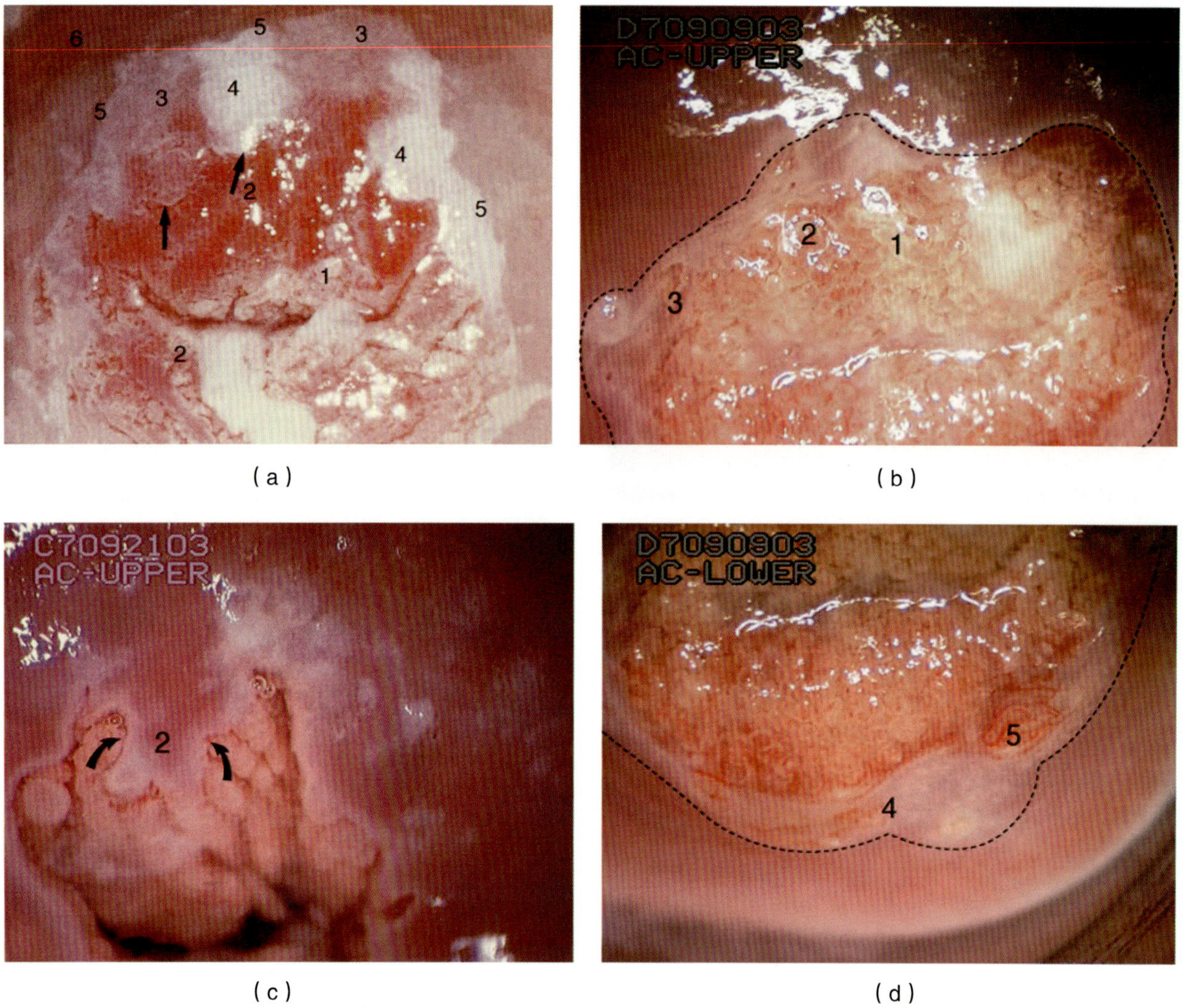

图4.15 （a）在1例16岁女性宫颈的早期化生过程中的转化区，可见不同阶段的发育。原始柱状上皮位于（2），一些不透明变化已经在（1）处的柱状绒毛中发生。不过，在（3）中，未成熟化生上皮已发展为典型的苍白色了。它可以很容易地和红色区域的原始柱状上皮（2）相区分。在化生过程和柱状上皮之间出现一条线（箭头所示），这代表着新的鳞柱交界。它标记了化生过程的上界。在（4）处，存在模糊的微乳头表面结构，提示人乳头瘤病毒的效应。含异常（不典型）上皮（4）的转化区可被视为一种不典型转化区。（5）处可以清晰见到原始鳞柱交界。（b）化生过程的早期阶段。在前唇，原始柱状上皮发生连续融合并变得不透明。这些表现见于（1）和（2）。在（3）处，紧邻原始鳞柱交界的指状突起提示化生过程的中间阶段或充分发育的阶段：上皮逐渐增厚，随着成熟丧失其苍白色。原始鳞柱交界以虚线标记。（c）可以清楚地看到化生过程的演变，在一些区域柱状上皮发生变化。绒毛逐渐变得模糊、汇合并逐渐融合，提示化生的晚期阶段。成熟化生上皮在（2）处好像形成了一个指状突起，箭头处为其和最近融合的未成熟化生鳞状上皮之间的边界。这种更加成熟的上皮更厚，并且已经丧失了其苍白色。（d）在后唇位置，可以见到类似前唇的特征，但是真正的化生上皮边界在（4），其外围是原始鳞柱交界（以虚线标记）。（5）处出现形状规则的血管，与小的潴留囊肿（纳氏囊肿）相关。

此，这些腺体开口提示了转化区的外侧缘。

图 4.18、图 4.19a 和图 4.20 清晰地显示，在 3 例近 40 岁的女性中，成熟化生上皮和原始柱状上皮表现为相似的粉红色。腺体开口清晰可见。

组织学上，区分成熟化生上皮和原始柱状上皮可能极其困难。有时在这两者之间有清晰的组织学界限，如图 4.19b，c 所示。纳氏囊肿偶尔可出现在成熟化生上皮中，位于转化区内，紧邻交界［参见图 4.19d 和图 4.15d 中的（5）处］。有时在该交界内侧可见棘样上皮。

4.6 青春期宫颈的阴道镜下表现

自青春期开始至整个身体功能完全成熟的阶段称之为青少年期，这一时期对于宫颈上皮有着重要的影响。青少年期可能建立规律的月经周期，也可

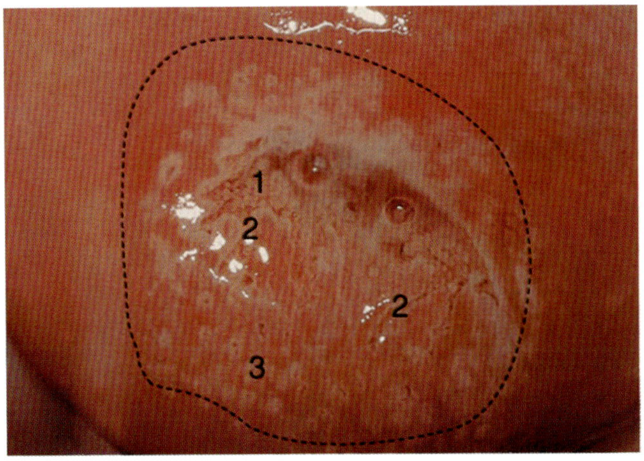

图4.16 1例16岁青少年的宫颈，显示从未成熟鳞状上皮到成熟鳞状上皮的转化速度。（1）处代表原始柱状上皮的一些绒毛结构；（2）处代表化生过程头侧边界的新鳞柱交界，在该区域（3）处已有成熟化生上皮的光滑表面出现，但多处被腺体结构打乱。该图显示了向中间阶段甚或成熟阶段发展的过程。原始鳞柱交界以虚线标记。

能发生初次性生活甚至妊娠，而后两者则是导致宫颈上皮发生形态学变化的第一机会性环境因素，并可能引起上皮内瘤变。初次性生活的年龄和性伴侣数目已被证实是宫颈肿瘤的独立危险因素。

流行病学证据表明，宫颈上皮内瘤变的风险与初次性生活的年龄和多个性伴侣相关，过早开始性生活可能增加机体对于性传播介质（如 HPV）的敏感性。初潮和初次性生活之间的间隔时间可能比初次性生活的年龄或初次建立规律性生活的年龄更为重要，也就是说瘤变的风险可能与性器官的成熟度而非实际的年龄相关。

青春期前的 2 ~ 3 年，子宫体和子宫颈的尺寸比例会逐渐发生变化。在此之前，子宫大半由子宫颈构成，而青春期，子宫体会逐渐增大至与子宫颈同样大小。在这一日益活跃的围青春期阶段，原始宫颈上皮可能也同时发生着变化，但是这些形态学变化的准确性质目前仍存争议。

不同上皮类型的出现频率

初潮和性行为的开始似乎可以促进鳞状上皮化生，从而影响青春期宫颈上皮的种类。

青春期宫颈有四种不同的上皮分布模式。第一种模式非常少见，鳞柱交界内侧的宫颈阴道部完全由原始柱状上皮覆盖，而当移走暴露宫颈所用的窥器后则可完全回缩至宫颈管内。第二种模式同样很少见，宫颈阴道部完全或几乎完全由原始鳞状上皮覆盖；鳞柱交界完全或几乎完全位于宫颈管内。第三种是非常常见的一种模式，典型或正常的转化区由原始柱状上皮和化生鳞状上皮共同构成（图 4.21 至图 4.23）。最后一种也就是第四种模式，两种上皮类型与阴道镜下可识别的不典型上皮（即不典型转化区）共存。

4.7 妊娠期和产褥期的宫颈上皮

妊娠和分娩对于宫颈上皮和上皮下组织有重要的影响。为了完成分娩时必须进行的巨大生理性任务，宫颈在孕期就发生了一系列变化并做好了准备，

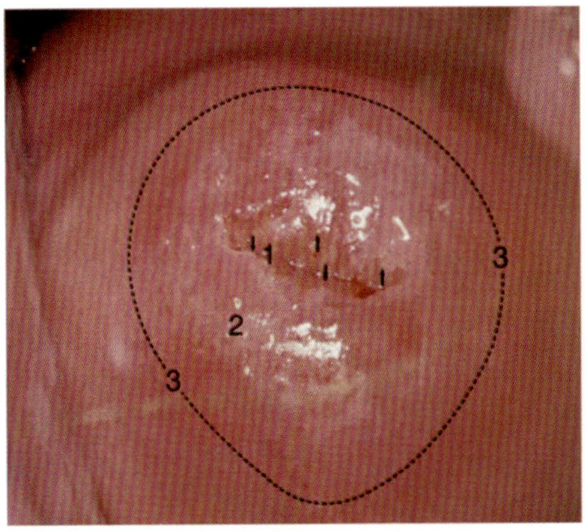

（a）

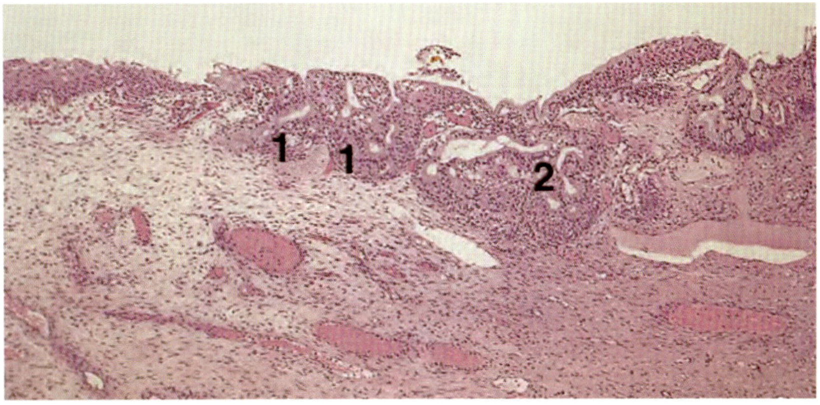

（b）

图4.17 （a）这例23岁女性的宫颈显示化生过程的中间阶段和成熟阶段，伴有（1）处残留的原始柱状上皮。新鳞柱交界在宫颈管内（箭头所示）可见，但是大部分转化区被（2）处的光滑化生鳞状上皮所取代，其有一部分难以与原始鳞状上皮相区分。原始鳞柱交界见于（3）（虚线）。（b）对应着（a）图中（1）和（2）处的活检病理。（1）处显示化生上皮并不完全，在退化的柱状宫颈内细胞下可见。腺体结构在（2）处清晰可见。

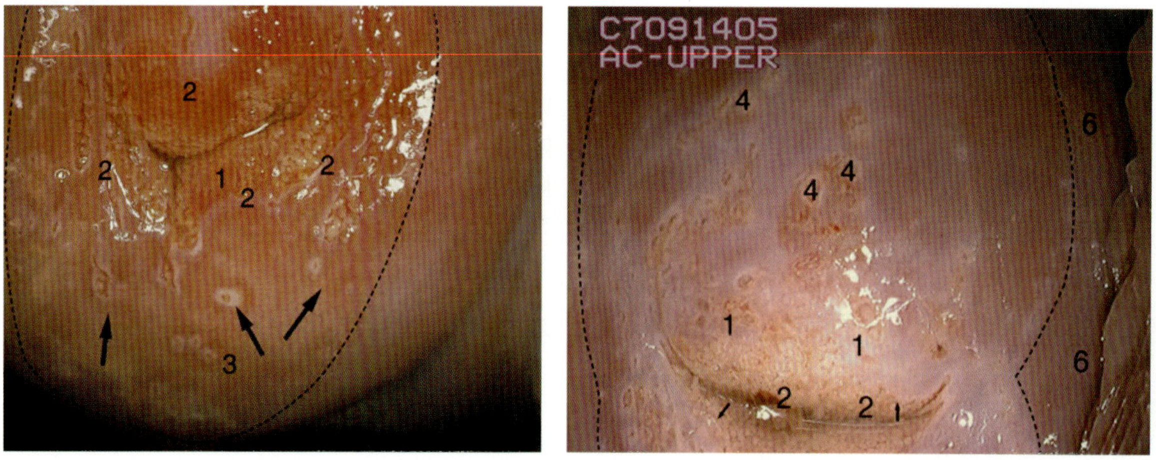

（a）　　　　（b）

图4.18　（a）38岁女性成熟转化区的阴道镜图像。宫颈管内原始柱状上皮位于（1），新鳞柱交界位于（2）。（3）处可见成熟的化生鳞状上皮，在此区域内可见一些小的腺体开口（箭头所示）。虚线为原始鳞柱交界，虚线外是原始鳞状上皮。（b）未成熟的转化区图像，可见未成熟上皮的苍白色与以前柱状上皮的红色形成鲜明对比，如（1）。处于化生早期阶段的柱状上皮位于宫颈管内（2），邻近新鳞柱交界（箭头所示）。（4）处可见大量腺体开口，以最外侧的腺体开口为轮廓，虚线圈出原始鳞柱交界。原始鳞状上皮位于（6）。

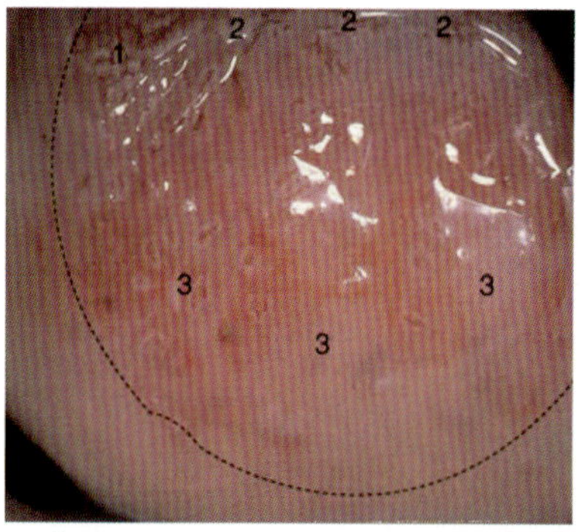

（a）

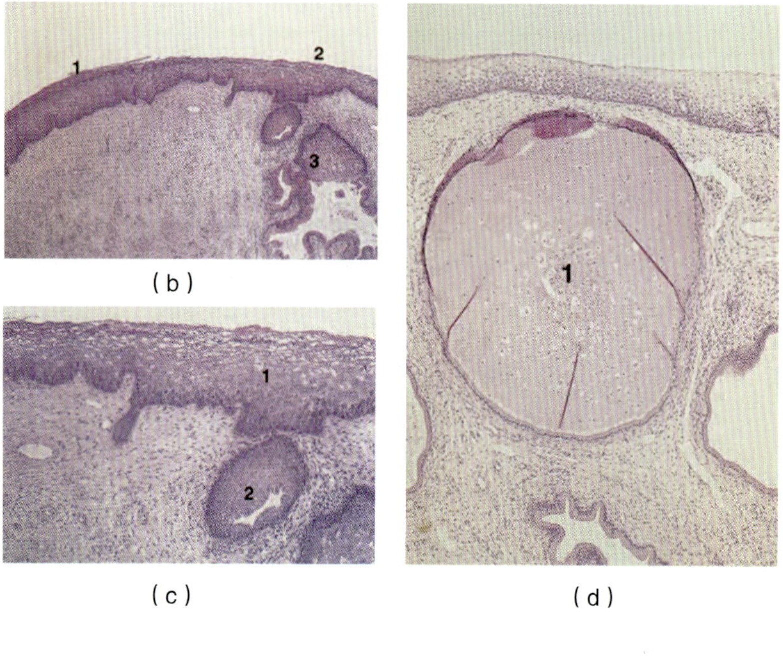

（b）　（c）　（d）

图4.19　（a）39岁女性成熟转化区内镜图像。近宫颈管（1）处可见一些原始柱状上皮，新鳞柱交界（2）向宫颈管外延伸。（3）处可见成熟的化生鳞状上皮及大量的腺体开口。仔细观察可以发现一些柱状上皮被化生鳞状上皮包绕。虚线为原始鳞柱交界，很难判断虚线周围的鳞状上皮是原始鳞状上皮还是化生鳞状上皮。对于成熟的化生鳞状上皮，只能以腺体开口作为化生起始的标记。（b）组织切片显示原始鳞状上皮（1）与化生鳞状上皮（2）交界。成熟的化生上皮内含浅表腺体隐窝（3）。（c）高倍镜下成熟的化生上皮（1）和腺体隐窝（2）。（d）组织切片中很少见的未成熟化生上皮腺开口闭塞并形成纳氏囊肿（1），腺腔内有大量腺黏液细胞分泌物。

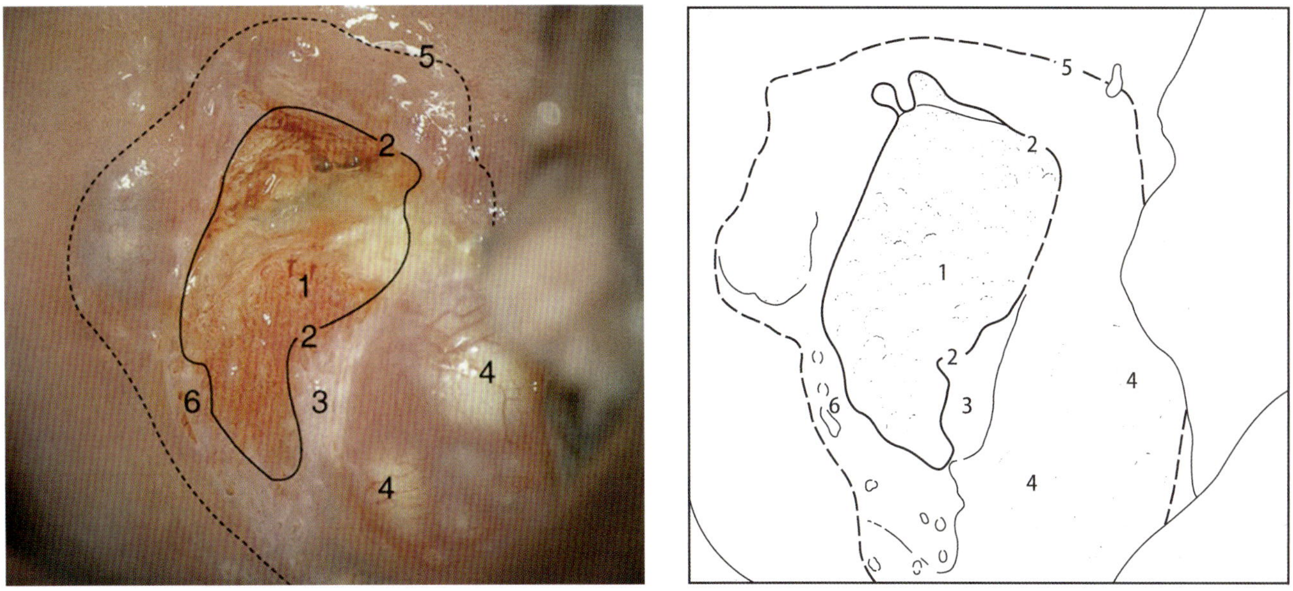

图4.20 该阴道镜图像为一个成熟的转化区，包含多种上皮类型。虚线为原始鳞柱交界（5）。原始柱状上皮（1）向宫颈管内延伸，小的灰白色斑块（3）为化生鳞状上皮。实线（2）为新鳞柱交界。（2）和（5）之间的区域为转化区。中年女性在经历过青春期、妊娠等各种上皮改变后最终形成了这种上皮形态。这个转化区内还有两个非常显著的结构改变。首先，腺体开口闭塞（图4.18和图4.19a）形成纳氏囊肿（4），（4）处可见两个大的囊肿，形成潴留囊肿，但周围还可见多个小囊肿。其次，（6）处显示腺体开口，与图4.18和图4.19a中的相比略小，但它们标记了转化区外侧缘。虚线为原始鳞状交界的界限。

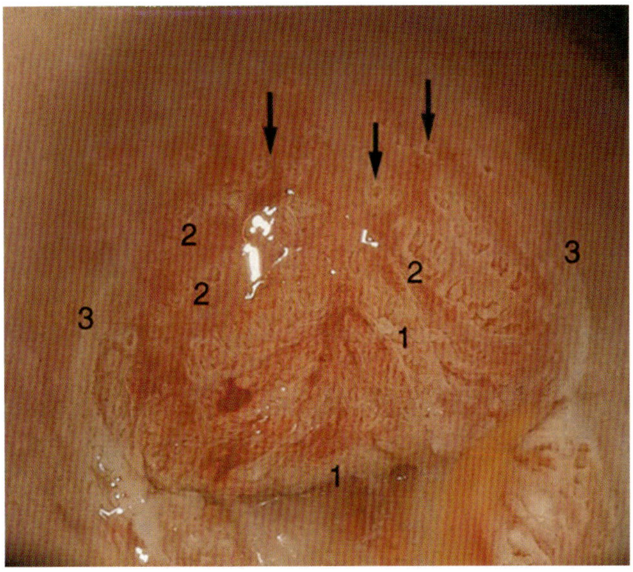

图4.21 1例14岁青少年的宫颈，显示正常的（典型的）转化区，包括原始柱状上皮和新形成的斑块状未成熟的化生鳞状上皮。原始柱状上皮位于宫颈管内（1），新形成的化生上皮位于转化区内（2）。原始鳞柱交界位于（3）。在转化区外侧可见大量的腺体开口（箭头所示）。

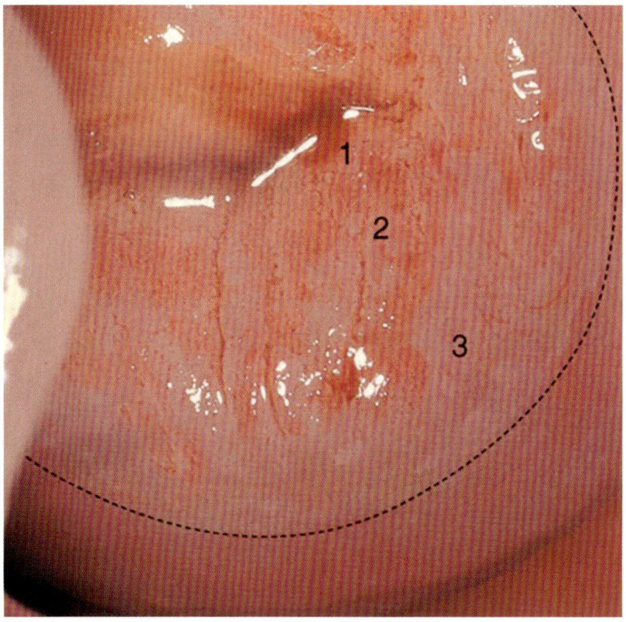

图4.22 1例15岁性活跃的青少年的宫颈。（1）处显示原始柱状上皮，（2）处显示早期鳞状（未成熟的）上皮正在形成，同时可见一些柱状绒毛的融合。在新化生鳞状上皮之下仍可辨认出其原始形态。（3）处显示更晚期的鳞状上皮，原始柱状上皮的形态可呈现镶嵌结构（3）。原始鳞柱交界用虚线标记，化生鳞状上皮和原始鳞状上皮（原始鳞柱交界外侧）两种形式之间有明显差别。

分娩时宫颈需要扩张10倍以上。人体几乎没有其他器官能在这么短的时间内发生如此巨大的变化。而且，这一变化对于宫颈的远期损害也相对罕见，更说明了这一器官富有韧性的生理学特点。

在妊娠过程中，宫颈阴道部的上皮首先受到不断增长的激素和其他代谢变化的影响，上皮的结构

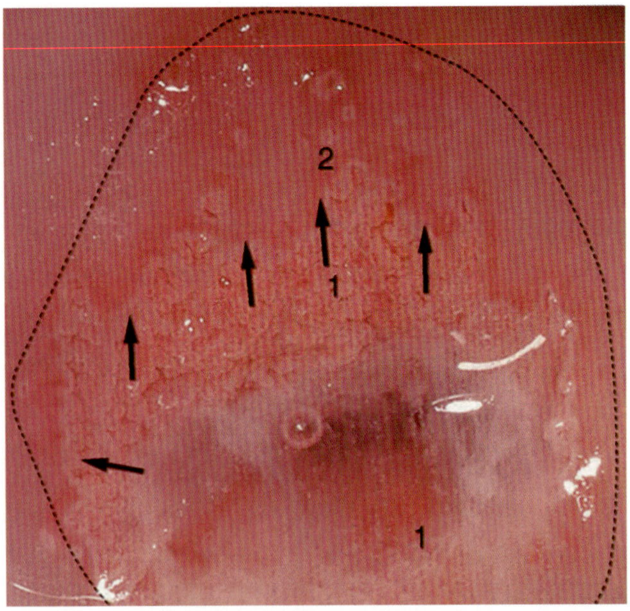

图4.23 1例16岁青少年的宫颈。宫颈管内（1）可见原始柱状上皮，箭头所示为新鳞柱交界。（2）处显示原始柱状上皮内形成的化生鳞状上皮。这片组织内还可以见到一些腺体开口。原始鳞柱交界用虚线标记。

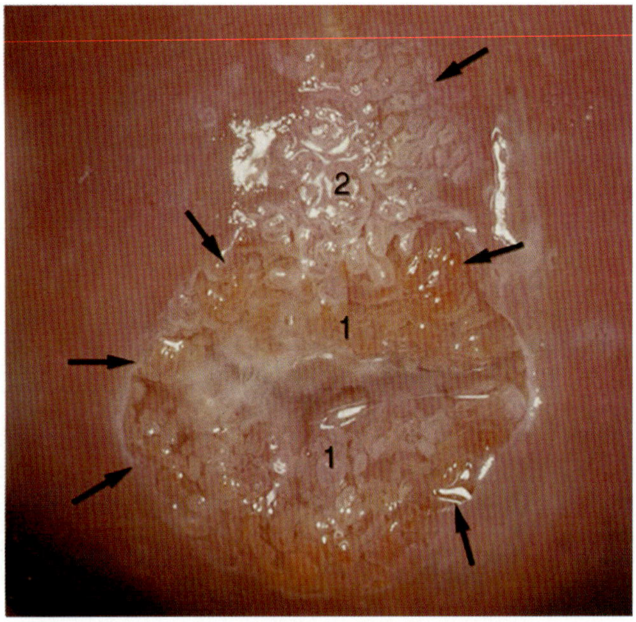

图4.24

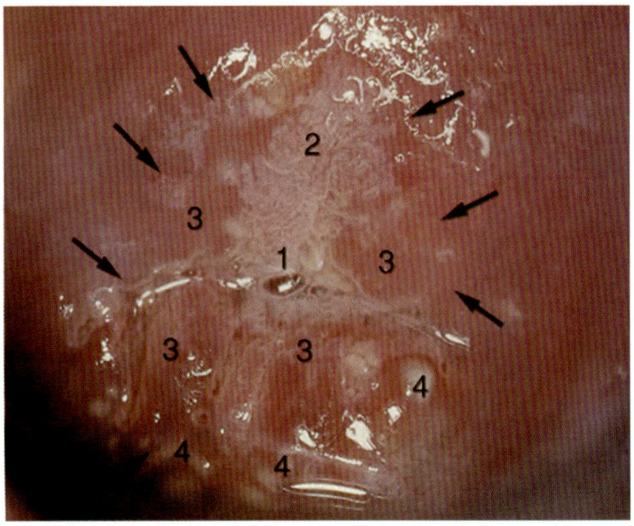

图4.25

随之发生动态改变，并可通过阴道镜检查观察到。上皮下组织，由平滑肌、纤毛和细胞成分、间质以及凝胶状间质中的胶原纤维构成，在孕期也发生着巨大的变化。与上皮的变化一样，这些变化也是巨大的，只是难以有效地观察到。

妊娠期宫颈的生理变化机制

上皮下组织主要由弹性组织和少量平滑肌构成。弹性组织则由胶原蛋白和弹性蛋白组成。宫颈的抗张力强度和坚实度由胶原蛋白决定，后者是细胞外基质的主要蛋白。

妊娠期宫颈及其上皮的两项生理变化机制如下：

1. 宫颈内上皮受到两种过程的影响，从而进一步接触并暴露于阴道环境中。这两种过程包括宫颈管内上皮外翻和宫颈外口裂伤。在这两种情况下，阴道环境或者更准确地说是阴道分泌物的 pH 值可以直接对曾经受到保护的宫颈上皮产生影响（图 4.24 至图 4.30）。

2. 这两种过程将刺激新暴露的上皮（通常是原始柱状上皮），通过化生转化形成鳞状上皮。具体的阶段变化见图 4.30。

这些变化的频率和程度主要取决于产次。例如，宫颈外翻在初产妇更为常见，而宫颈外口裂伤则更多见于经产妇。化生鳞状上皮的形成在初次妊娠比后续妊娠中更为多见。分娩方式同样影响着这些变化。尽管流行病学研究显示首次妊娠的年龄是宫颈瘤变发病的危险因素，这可能与初次性生活年龄和性伴侣的数量相关。然而，这些具有深远影响的生理性事件，特别是化生鳞状上皮的形成，也可能影响瘤变过程的发展。

4.8 阴道分娩对宫颈上皮的影响

分娩引起的上皮损伤类型

胎儿通过扩张的宫颈，可对宫颈上皮及上皮下组

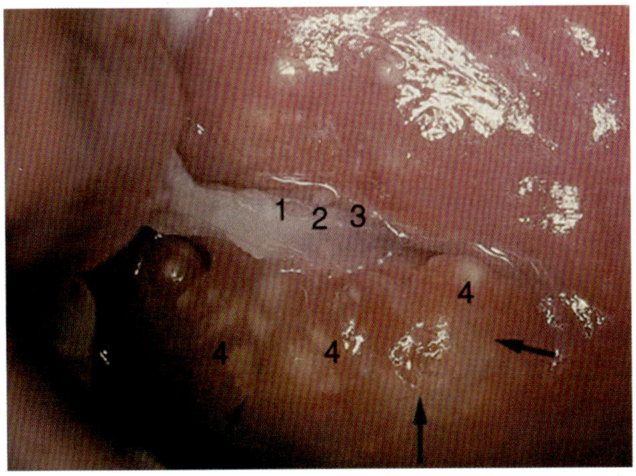

图4.26

图4.24至图4.26 一位初产妇在妊娠12周（图4.24）和妊娠36周（图4.25和图4.26）的阴道镜图像，其中图4.24和图4.25是“表象”视图，图4.26模拟了宫颈上皮的原始位置，从而矫正了外翻过程，称之为“真实”视图。在“真实”视图中，原始鳞柱交界（图4.26中箭头所示）在妊娠过程中向外延伸至宫颈外位置，从而导致了暴露的柱状上皮（1）出现鳞状上皮化生（2）（3），而后者在非妊娠期应位于宫颈内。纳氏囊肿（4）在此区域内形成并被新化生鳞状上皮覆盖。

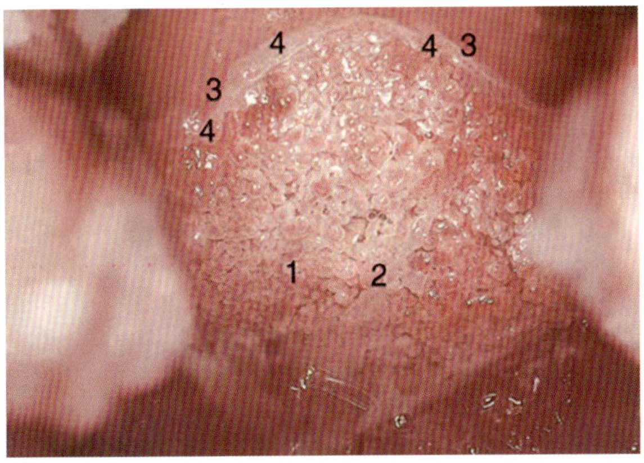

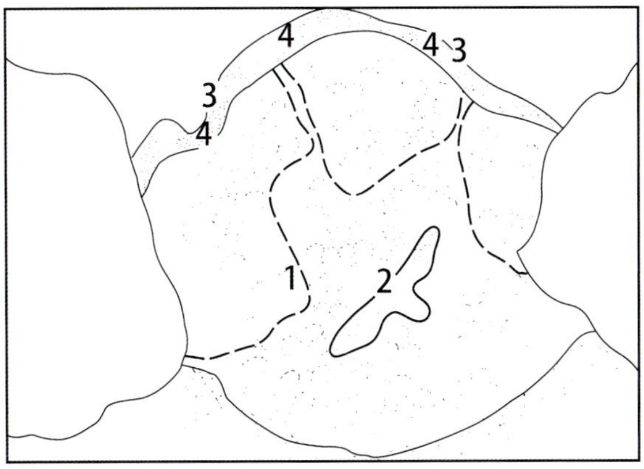

图4.27

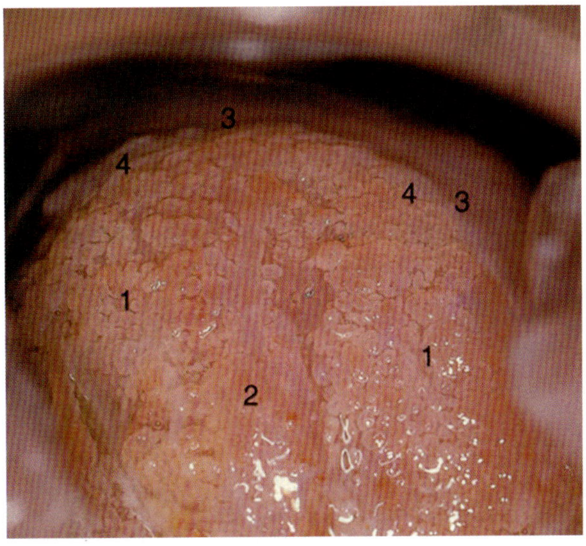

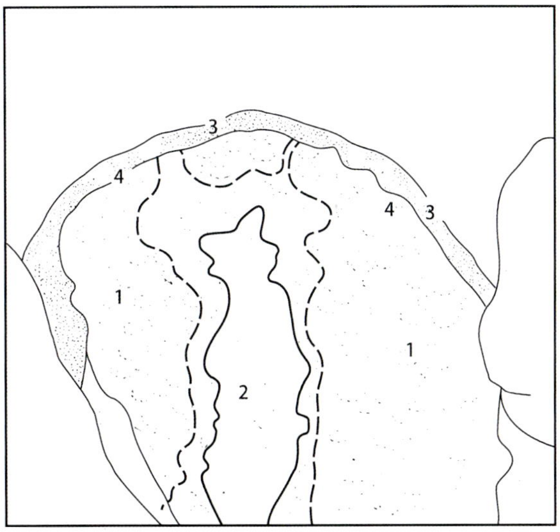

图4.28

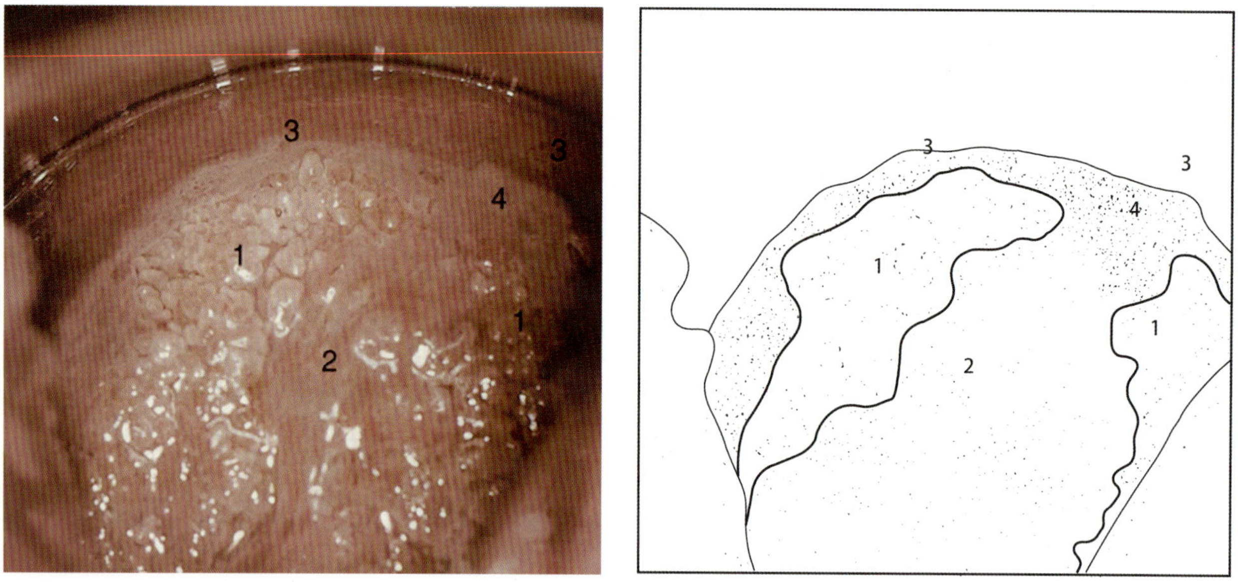

图4.29

图4.27至图4.29　一位初产妇在妊娠12周（图4.27）、26周（图4.28）和36周（图4.29）的阴道镜图像。在妊娠12周时，宫颈主要由原始柱状上皮构成（1），可见一个化生鳞状上皮小岛（2）。在妊娠26周时，这一小岛（2）主要经由相邻的柱状绒毛融合而扩大。化生仍在原始柱状上皮内发展（1），并且处于柱状绒毛融合的化生过程第二阶段。在妊娠36周时，新化生上皮（2）已扩展至鳞柱交界处（3）。一些柱状绒毛仍未完全化生，在（1）处可见到处于捕获阶段的绒毛。紧邻鳞柱交界处有一片化生鳞状上皮形成，因此产生了化生鳞状上皮向内生长并覆盖原始柱状上皮的理论。在妊娠12周和26周时即可见到组织的边界（4）。这一动态变化清楚地证明新化生上皮呈岛状，并逐渐向外扩张至原始鳞柱交界。在三幅图像中，组织类型用相同的标志标记。

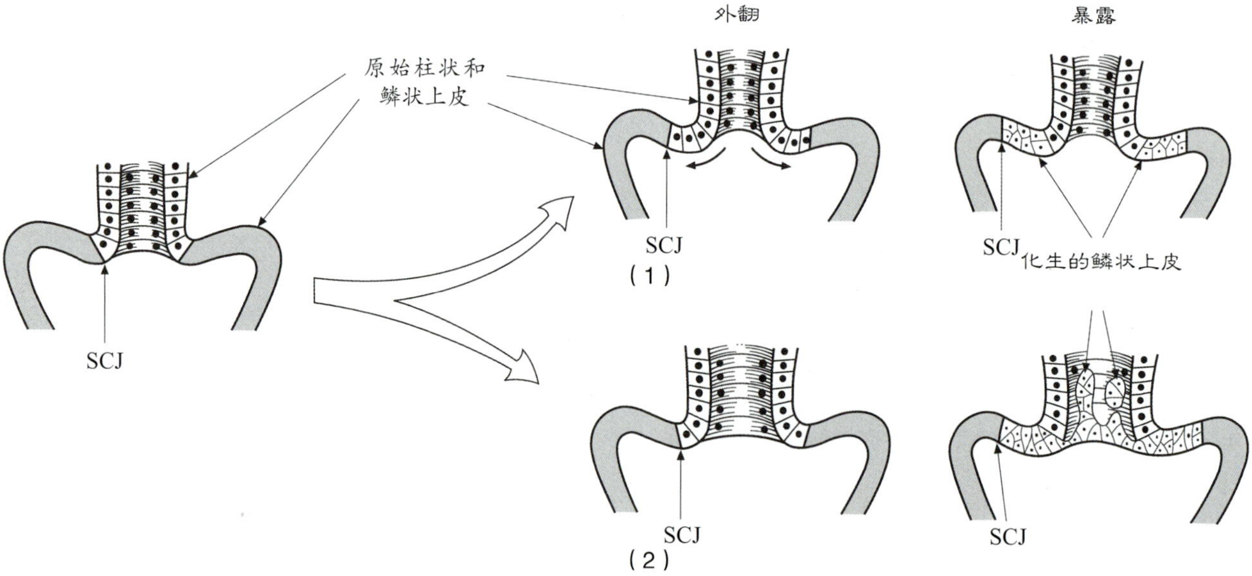

图4.30　妊娠期宫颈生理性变化原理。SCJ，鳞柱交界。

织造成明显的、可识别的损伤。产后即刻行阴道镜检查可以序贯观察到四种特定的损伤类型（图4.31至图4.33）。包括：①溃疡，阴道镜下或组织学上证实原始覆盖的宫颈上皮缺失（图4.31）；②裂伤，深达间质的上皮内线性分离或撕裂（图4.32）；③擦伤，从点状出血到严重挫伤，范围不等的上皮下出血变色（图4.33）。在这种情况下，任何瘤变上皮的自然史均可受到这些变化的影响而发生改变。例如，异常（不典型）上皮（图4.33）与一个血肿相接，其表现与重度瘤变相一致，但在连续观察6个月后，病变绝大部分完全消失。

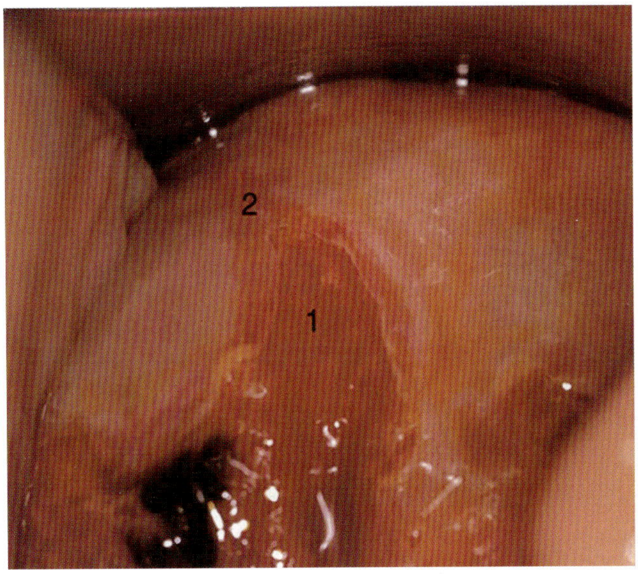

图4.31 正常分娩36小时后的初产妇宫颈前唇。（1）处可见大片上皮缺失，（2）处经活检证实化生鳞状上皮正在修复此处损伤的表层。这一损伤类型为溃疡。

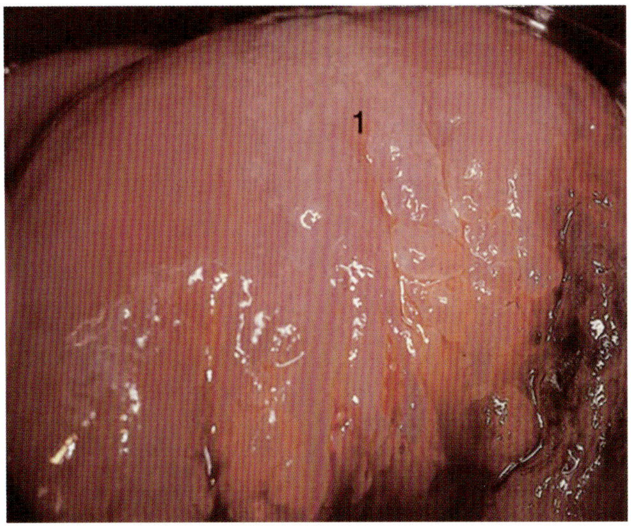

图4.33 分娩48小时后的一个不典型转化区阴道镜图像。一个血肿与此区域相邻。孕前活检证实此处不典型上皮（1）为宫颈上皮内瘤变3级。

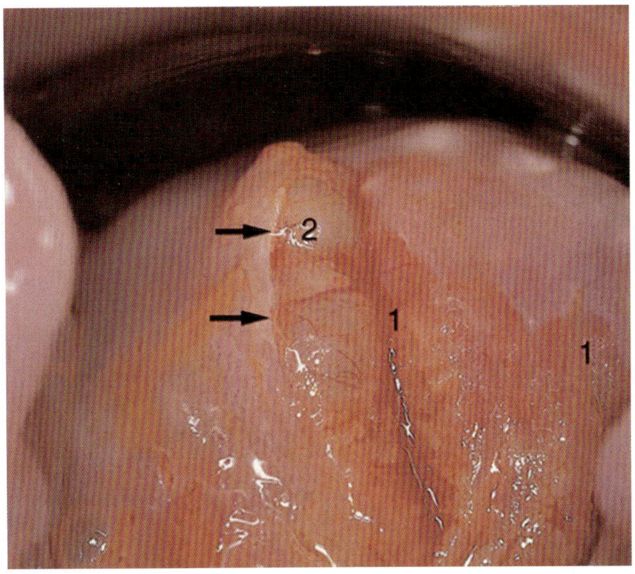

图4.32 正常分娩24小时后的初产妇宫颈前唇。可见源自宫颈管的撕裂伤(1)，深达宫颈间质，(2)处可见一个小纳氏囊肿。箭头所示为原来覆盖纳氏囊肿表面的上皮被刮擦脱落。

4.9 绝经期的宫颈上皮

绝经后宫颈外观的变化模式并不像此前的其他时期那样有规律可循。这些变化与女性激素的状态相关。雌激素水平下降，则萎缩随之发生。图 4.34 看似简单，实则复杂，因为绝经后宫颈的最终外观取决于此前宫颈所承受的多种变化，如妊娠和感染等。

50 岁以上的女性中，40% 以上的转化区会退缩

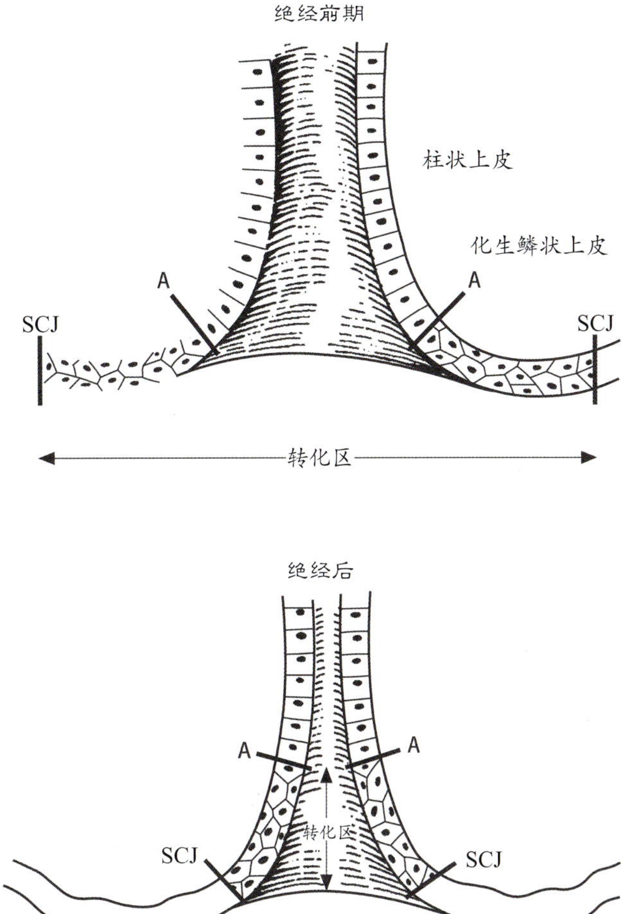

图4.34

至宫颈管内。外翻的程度有相当大的差别。在图4.34中，（A）点和鳞柱交界（SCJ）之间的区域就是转化区，在绝经期后退缩至宫颈管内。

无论是原始鳞状上皮还是化生鳞状上皮，在绝经期后都会逐渐萎缩，变得越来越薄，而且年轻女性才有的分层特点也随之消失（图4.35和图4.36）。此阶段的萎缩程度各不相同。一些女性的萎缩性改变或退缩趋势均很小。

Schiller碘试验可以显示糖原化的程度。在绝经前，正常成熟的鳞状上皮富含糖原，并可以被染为棕褐色。而当上皮萎缩，糖原缺乏时，上皮染色则为淡黄色。糖原的消失并非一成不变的，据估计大约20%的女性在绝经后数年内鳞状上皮仍能保持良好的糖原化状态。

当血管上皮逐渐萎缩后，阴道镜能更容易地观察到下层的毛细血管网（图4.37）。上皮变薄使得皮下的毛细血管更易受伤，经常可见点状出血，特别是进行宫颈刮片之后。宫颈结缔组织发出的小动脉分为许多大毛细血管，最终蔓延至绝经后宫颈上皮表面，呈树枝状。这些血管仍保持正常的分支系统，与宫颈瘤变的异型血管完全不同（图4.37）。

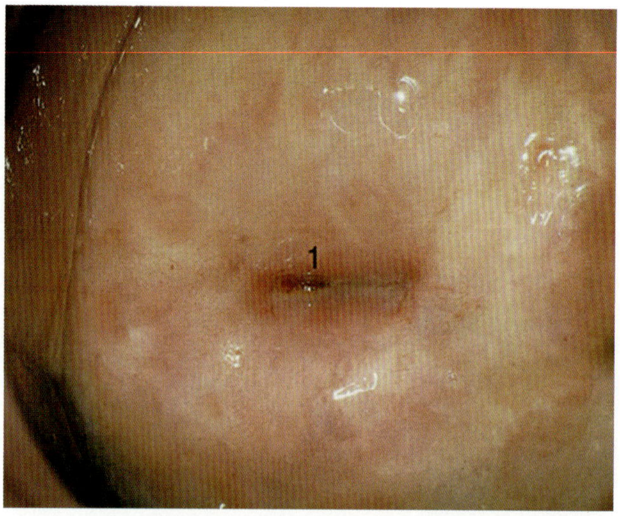

图4.35 一位10年前绝经的58岁老年女性的宫颈图像。转化区已经完全退缩至宫颈管内（1）。宫颈外部由萎缩的上皮覆盖。

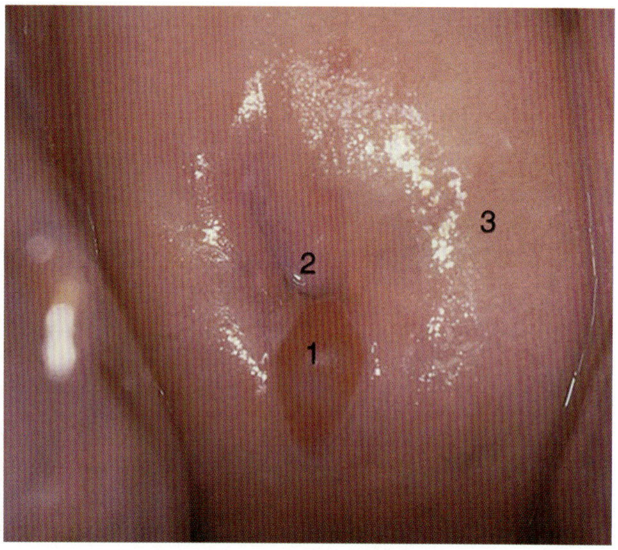

图4.36 阴道镜图像显示，绝经后8年转化区已经完全退缩至宫颈管内（2）。（1）处显示一个良性小息肉。在宫颈外部（3）可以见到非常纤细的毛细血管图像。这种孤立的、管径纤细并向宫颈外口放射的毛细血管袢，在绝经后的宫颈并不少见。大多数这种血管袢倾向于向表皮倾斜。

4.10 口服避孕药及对宫颈的影响

口服避孕药对宫颈可以产生一定影响，通常可引起宫颈外部柱状上皮的形成，这种情况称之为异位或外翻（图4.38至图4.41）。鳞柱交界通常位于宫颈外部的外口处。偶尔柱状上皮可延伸至阴道穹隆，需要与阴道腺病相区别，后者的柱状上皮孤立出现于穹隆和阴道上皮中间。在异位中，宫颈表面的柱状上皮和所有黏膜（包括腺体和支持间质）均外移，与妊娠期和初潮时情况类似。原始鳞柱交界在宫颈表面并不总是可见的，但其实际位置始终可由组织切片中所见的最后一个腺体位置而标定。这些宫颈外生性表现可能与宫颈早期临床癌变相混淆。只有通过阴道镜检查才能将由甾体类口服避孕药引起的良性改变与恶变加以区分。组织学上见到宫颈管内微腺体增生是口服避孕药的典型特点（图4.42和图4.43），综合了宫颈管内细胞变化和孕激素对于上皮影响的结果。这种情况在妊娠期或有宫颈息肉的女性中也可以见到。

服用口服避孕药的女性，宫颈刮片的结果也大相径庭。刮片可呈现近似萎缩的模式，以旁基底细胞为主；也可以呈现充分雌激素化的模式，以表面鳞状细胞为主。服用高剂量孕激素药物的女性，宫颈黏膜明显增厚，并且由于细胞过度聚集和重叠并且伴有大量的Döderlein杆菌，刮片通常取样不满意。在这种情况下进行阴道镜检查是十分必要的。

4.11 先天性转化区

在年轻女性中，上皮区通常位于新近形成的转化区尾侧，醋酸染色呈白色，有良好而规律的镶嵌状或点状外观。这种上皮没有糖原形成，而且似乎

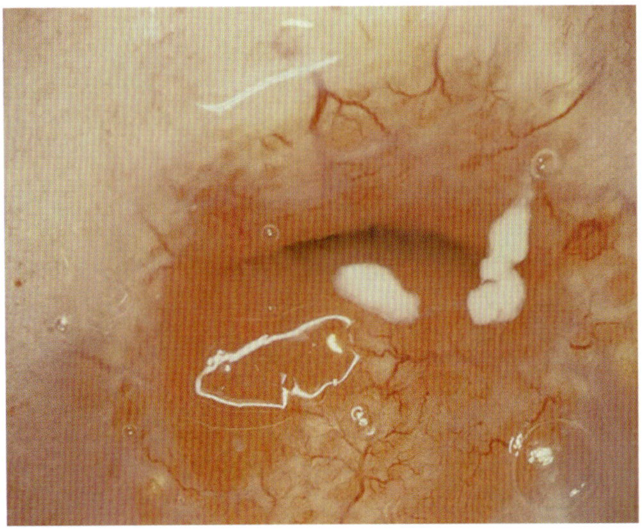

(a)

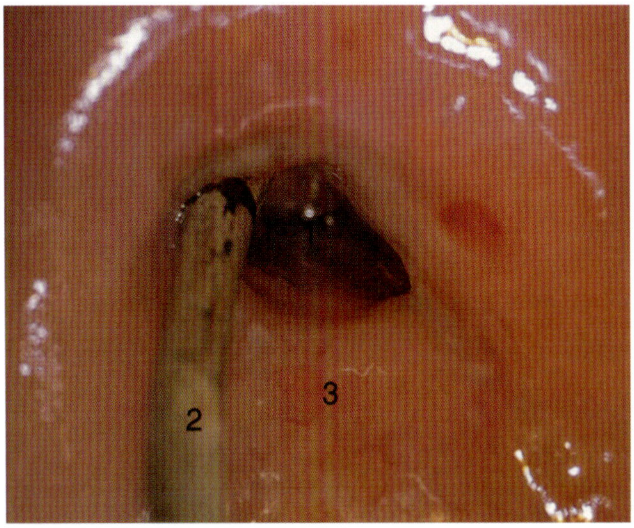

(b)

图4.37 （a）一个具有正常毛细血管分支的绝经后宫颈。上皮萎缩使这些毛细血管呈树枝状外观，末端血管增大并具有不规则的分支。分支血管的直径逐渐减小，最终形成纤细的毛细血管网。未发现任何异常的血管分布。（b）在这一阴道镜图像中，转化区延伸至宫颈管内（1）。探针指示为宫颈管开口（2），在（3）处可以见到成熟的化生鳞状上皮和正常分支的血管。转化区上缘的新鳞柱交界位于宫颈管内较高位置，此图不能显示。

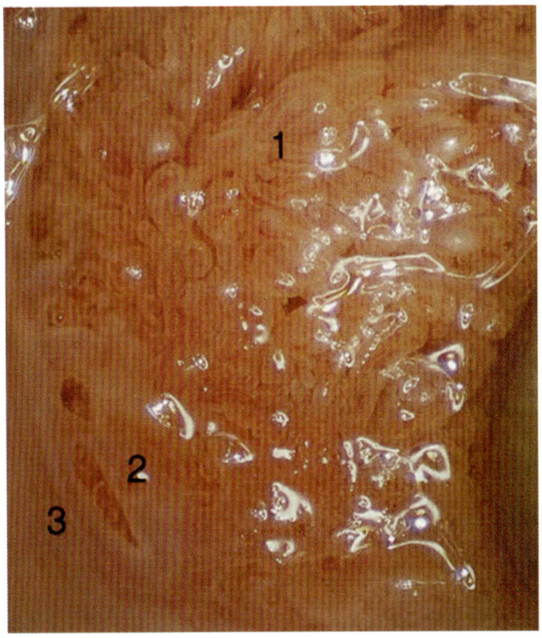

图4.38 应用口服避孕药后典型的阴道镜下表现。柱状绒毛增大并在（1）处可见小的毛细血管袢。（2）为化生鳞状上皮，（3）为鳞柱交界。（1）周围组织活检提示微腺体增生的特征。

呈现一种不成熟的化生鳞状上皮。一些作者认为，由于其呈现了胎儿晚期出现的化生鳞状上皮，因此称该部位的上皮为先天性转化区。其与胎儿晚期出现的化生鳞状上皮有许多相似之处。鳞状上皮成熟不完全以及成熟过程紊乱可以导致表皮成熟过度伴

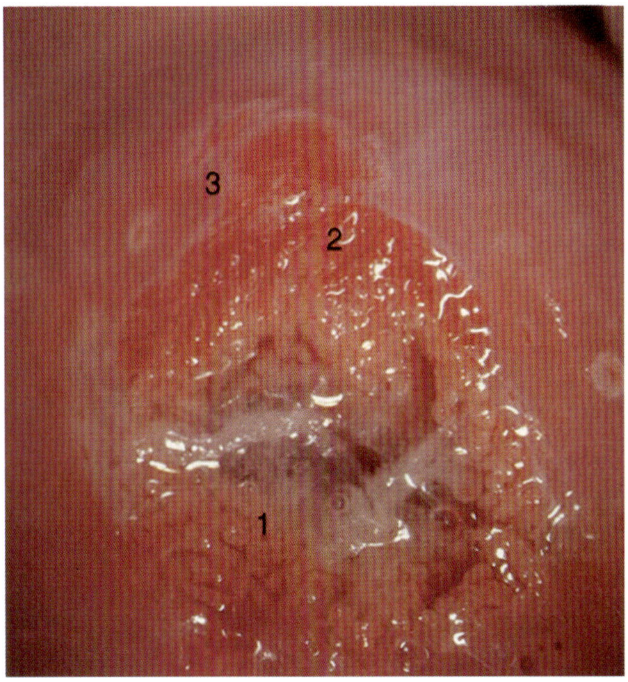

图4.39 应用甾体类口服避孕药的年轻女性的阴道镜图像。（1）处宫颈管内可见一些水肿的柱状绒毛，在（2）处明显聚集。可见小而不规则的息肉样结构。（3）处已形成一些未成熟的化生上皮，在这一区域内还可见到一个腺体开口。这种柱状上皮模式也被称为异位或外翻。

角化或深层细胞层延迟和不完全成熟。

在另一种组织学表现中（图4.44b，c），间质乳头增厚，间质脊的树枝样网络将表面上皮分割成

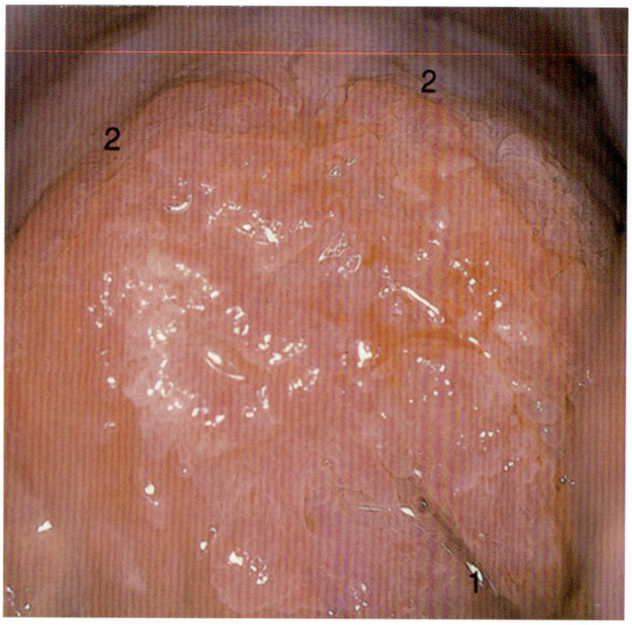

图4.40　这是一位应用口服避孕药的年轻女性的阴道镜图像，可以见到柱状上皮处于宫颈外部，形成所谓的异位或外翻。（1）为宫颈管，原始鳞柱交界位于（2）。二者之间柱状绒毛聚集，形态不规则，如小息肉样结构。这些外观肉眼看似异常，与恶性改变相类似。阴道镜检查可以确定这些病变的良性本质。

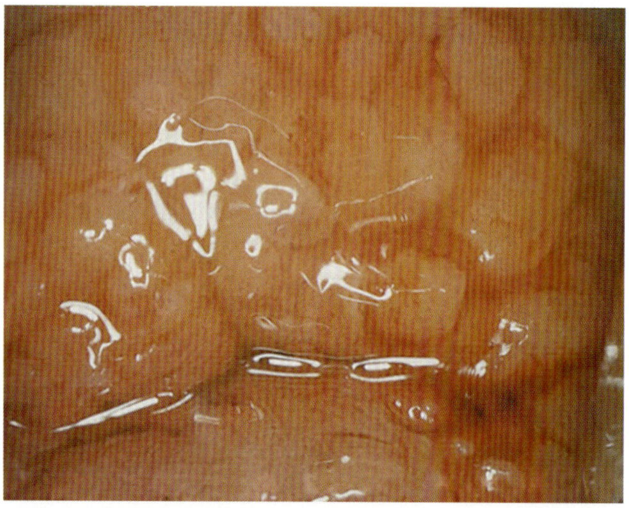
图4.41　应用口服避孕药15年的女性的宫颈阴道镜图像。单个柱状绒毛明显增大融合，呈息肉样外观。这些柱状绒毛明显外翻，自宫颈管内突出，这一表现称之为外翻或异位。

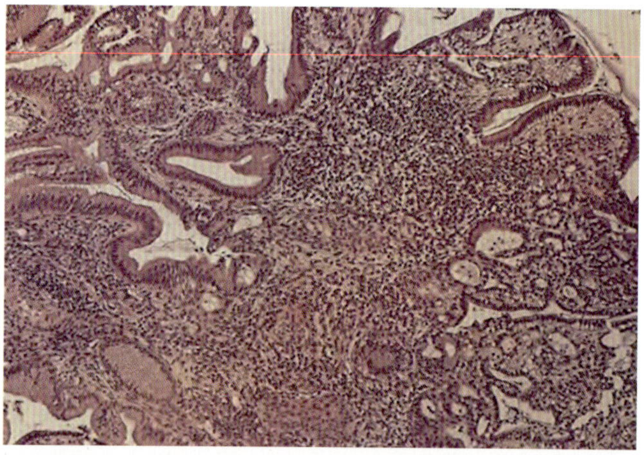
图4.42

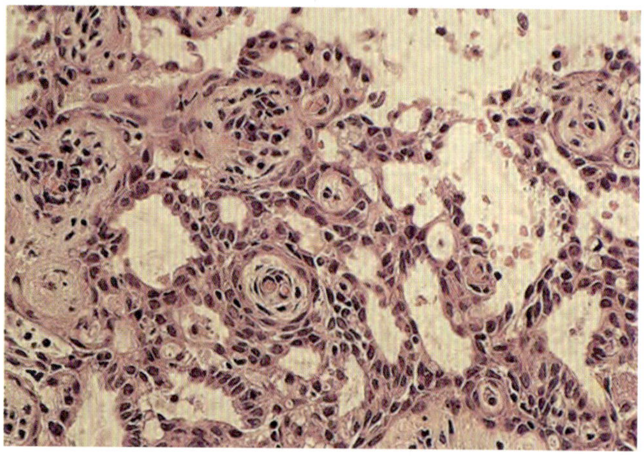
图4.43

图4.42和4.43　一位长期服用口服避孕药女性的宫颈活检组织学图像。宫颈管微腺体增生（MEH）显而易见。图4.42是低倍镜图像，图4.43将此图像的一部分在高倍镜下放大。宫颈表面可见多发腺窝，外观复杂，大量小腺体内规律排列着立方细胞。细胞核大小一致，内含小泡，偶见核仁。有时可见有丝分裂，但在此图中没有显示。细胞外也可见空泡。腺体结构之间是间质细胞，其外观如储备细胞。MEH有两个重要特点：细胞核不规则以及实质上缺乏有丝分裂象。当与浸润性癌相鉴别时需要牢记这两点。

不连续的区域，从而形成镶嵌样或铺路石样外观。角化过度和角化不全（即使致密但角化细胞层仍保有其细胞核）在上皮表面均很常见，特征性的白斑是转化区在阴道镜下的特点之一，这与细胞层的增厚相关。

在处女和一些胎儿宫颈中也可以找到包含上述变化的区域，其呈现的模式如下所述。

1. 在新近形成的转化区尾端，可见三角形区域延伸至宫颈的前后唇及阴道（图 4.45）。

2. 阴道前后穹隆处有独立的区域，其与鳞柱交界间关系不明显，可能有片状角化的迹象（图 4.46 至图 4.48）。

3. 自宫颈横向出现一片不规则区域，延伸至阴道后穹隆，但仍包含在转化区范围内（图 4.44a）。

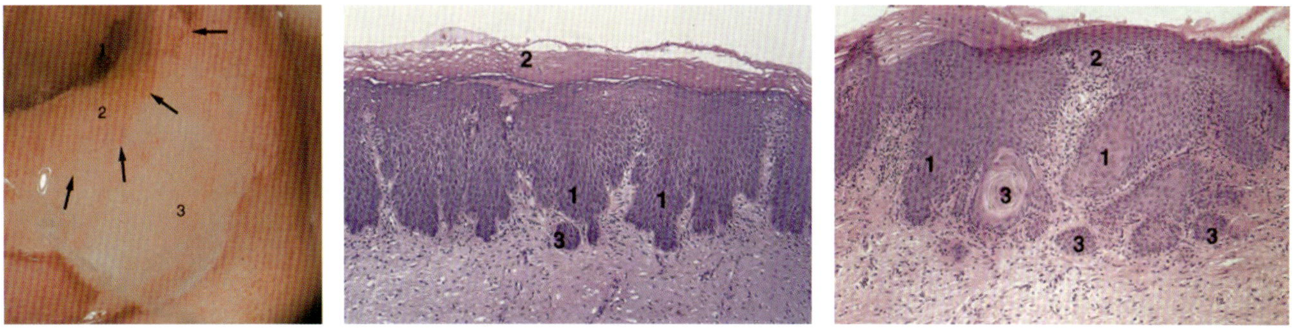

（a）（b）（c）

图4.44 （a）一位14岁非性活跃女性的宫颈阴道镜图像，（1）处显示宫颈管内原始柱状上皮，（2）处可见一些早期化生形成。转化区的侧边界（箭头所示）为原始鳞柱交界，尾部可见一大片良好且规则的镶嵌上皮（3）。该区域代表了先天性转化区的一种形式。（b）镶嵌上皮的点活检与图4.46所示类似，显示了先天性转化区典型的棘样外观（1）。上皮也显示了一些轻度角化不全（2）。间质乳头延长，血管在其间延伸并伸向表面，形成阴道镜下精细的镶嵌图案。在（3）处可见到鳞状上皮芽。（c）这一取自先天性转化区的活检显示棘层钉（1）伴角化不全（2）。上皮完全是良性的。（3）处可见珍珠状上皮芽。

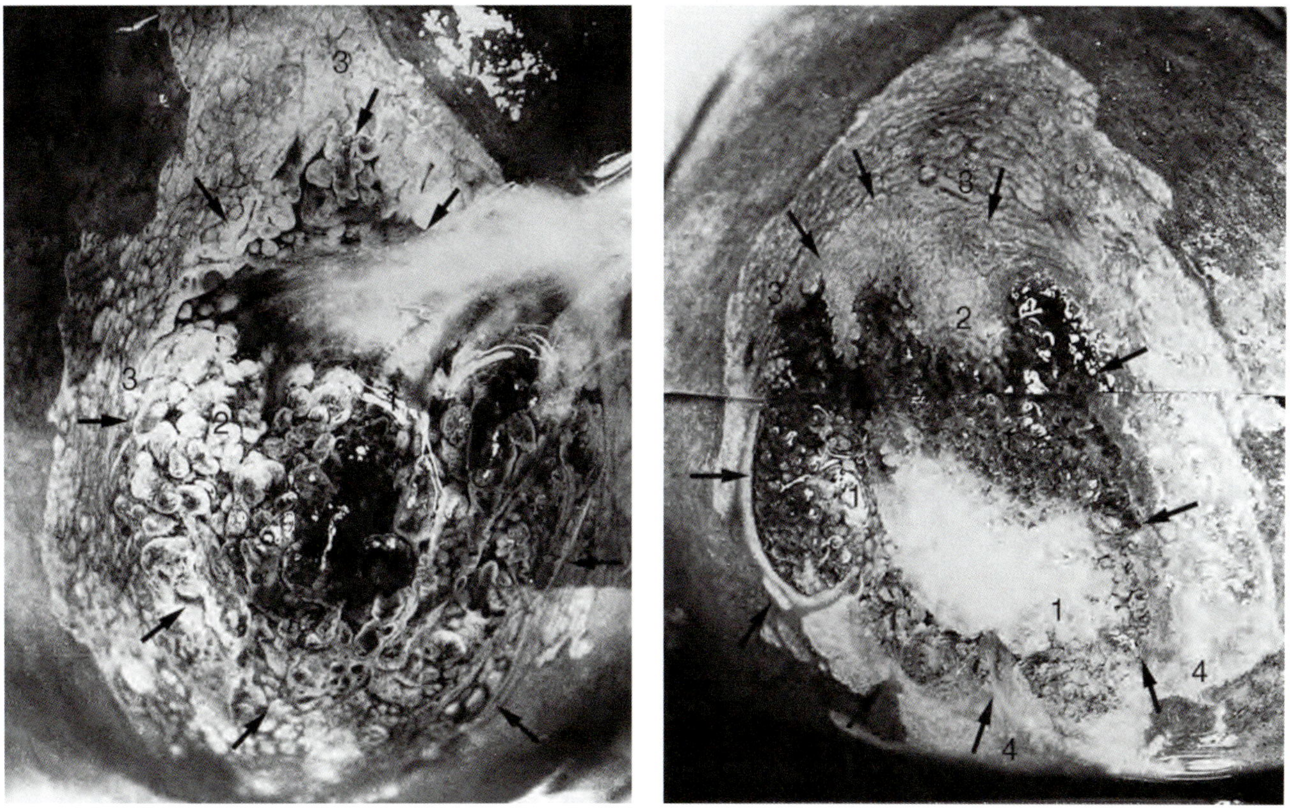

（a）（b）

图4.45 先天性转化区的第一种模式，图片显示精细且规则的镶嵌上皮向前和向后延伸至阴道穹隆。（a）宫颈管位于（1）处，（2）处可见原始柱状上皮内早期化生上皮正在形成。箭头所示原始转化区中心边界即为原始鳞柱交界。在这一界限的尾部是先天性转化区（3）精细且规则的镶嵌上皮，其向前、向侧和向后伸展至阴道穹隆。（b）原始柱状上皮位于（1）处，箭头所示原始鳞柱交界，标志了转化区的侧边界。（2）处有一片醋酸白色光滑上皮区，显示了不成熟化生。先天性转化区的一部分位于原始鳞柱交界的尾部。在前唇上（3）处，可见一片精细且规则的镶嵌和点状区域，以片状角化组织的形式向侧方和后方延伸。区域（3）和（4）处这些组织的活检显示为一个棘样上皮。以明显延长的间质乳头以及典型的间质脊将上皮表面分割成分散区域为特点，从而产生镶嵌表现。角化可见于表面，特别是（4）处。

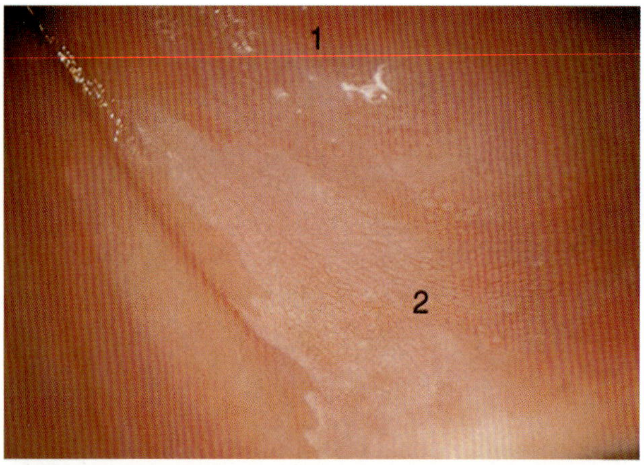

图4.46　在（2）处，先天性转化区延伸至阴道后穹隆。宫颈转化区在宫颈下方（1）。

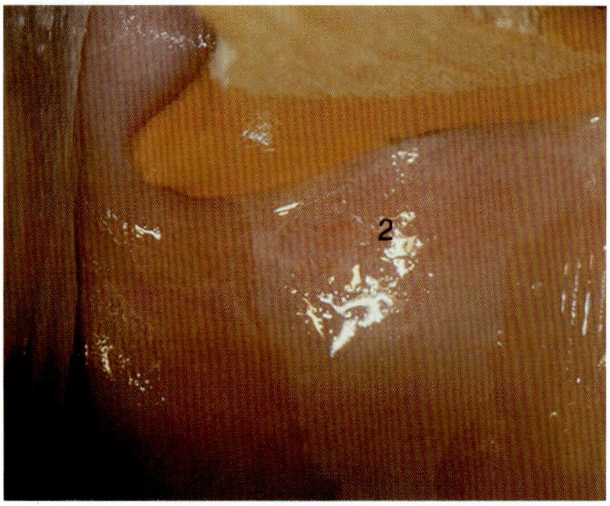

图4.47　该图可见先天性转化区具有一片三角形的精细且规则的镶嵌上皮区域，经醋酸染色呈现白色（2）。转化区延伸至阴道后穹隆。由于缺乏糖原，经Schiller碘溶液染色后这片上皮呈明显白色。

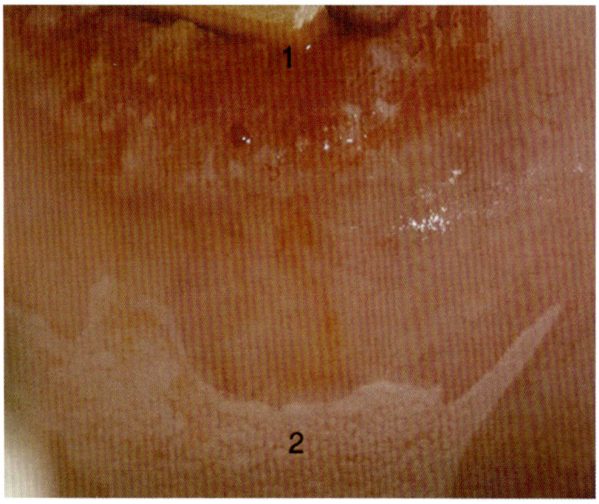

图4.48　非常明显的一片精细且不规则的上皮区域（2），可能与转化区（1）相关。但（2）处的上皮位于原始鳞状上皮区域内，可能是另一种形式的先天性转化区。需要与阴道上皮内瘤变相鉴别，明确诊断的唯一方法是多点活检和病理学检测。

上述这些情况都是良性表现，但其奇异的特性可能令缺乏经验的阴道镜医生感到不安，并可能将其错认为癌前病变。由于可能含有异常（不典型）上皮的阴道镜特点（如醋酸白色上皮，点状和镶嵌状血管改变），所以转化区被认为是不典型的。图 4.44 至图 4.48 中综合展示了一些异常（不典型）上皮的例子，不仅包括先天性转化区，还包括了亚临床乳头瘤病毒感染（SPI）的实例（图 4.49 至图 4.53）。在年轻女性中，这两种不同类型上皮共存的情况并不少见。在这种情况下，若宫颈细胞学出现异常则很难判断，特别是低级别病变出现时。上皮出现明显的变化，如异常（不典型）以及 SPI 时，缺乏经验的阴道镜医生很可能将这些变化误判为高级别病变。在这种情况下，建议进行多点活检并特别关注组织的病理学分析。

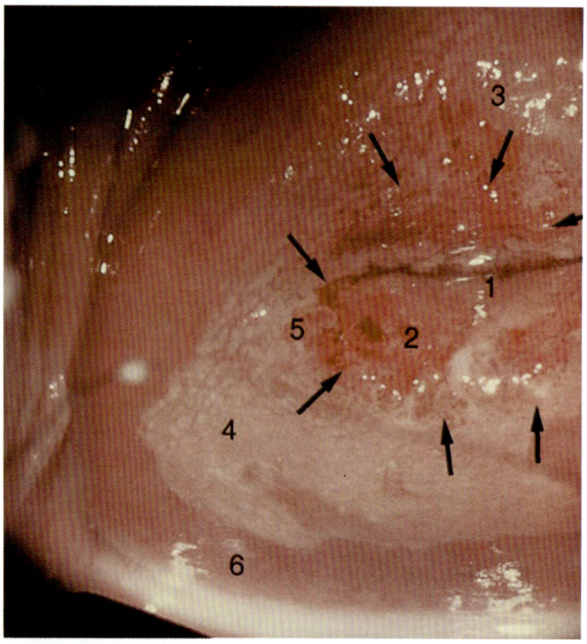

图4.49　一位14岁非性活跃女性的宫颈阴道镜图像，显示宫颈原始柱状上皮（1）和正在形成的早期未成熟化生（2）。在原始鳞柱交界处用箭头标示出了转化区的轮廓线。在此交界尾部——前唇上（3）处——有一片三角形的明显的镶嵌上皮，即先天性转化区。另一类似的区域位于宫颈后唇并向阴道穹隆延伸（4）。然而，小湿疣（5）和卫星样病变（6）均提示亚临床乳头瘤病毒感染（SPI）。在此宫颈图像中，先天性转化区和SPI的特点混合出现。针对区域（4）的活检如图4.50所示，不仅发现了棘层钉，而且有与人乳头瘤病毒感染类似的组织学特点出现。

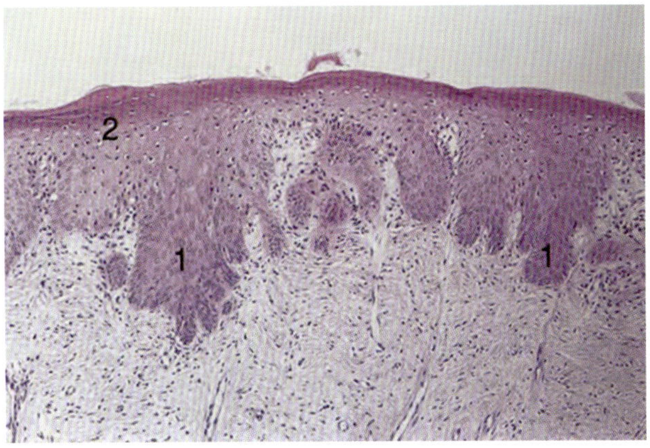

图4.50 显微照片显示棘层钉（1），提示先天性转化区且与明显增生的上皮和空泡细胞相关，而后者类似挖空细胞（2）。这些表现与人乳头瘤病毒感染非常相似。具有这一类型形态学变化的活检取自图4.49中的（4）。

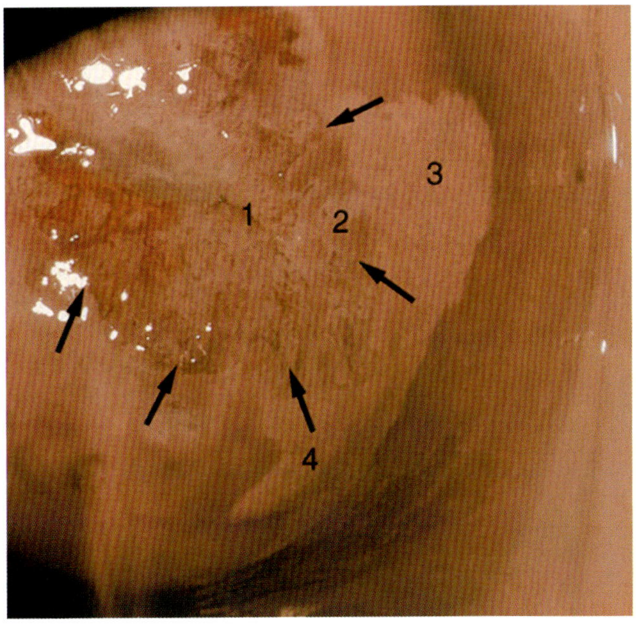

图4.51 一位14岁性活跃女性的宫颈图像。(1)处的宫颈柱状上皮与（2）处早期未成熟化生区相邻。箭头所示为原始鳞柱交界的范围。该区域的尾部是局部片状精细且规则的镶嵌上皮，即先天性转化区(3)。但其上界并不规则，在(4)处可见相关的卫星样病变，高度提示存在亚临床乳头瘤病毒感染(SPI)。针对此区域的活检提示存在增厚的棘层钉，且存在SPI的证据。

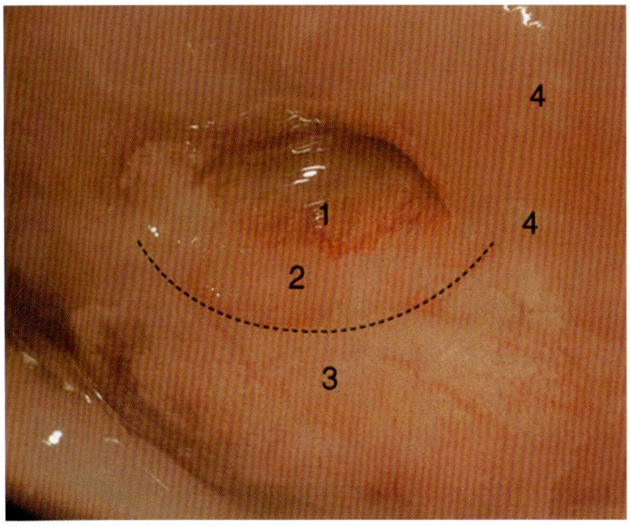

图4.52 一位15岁性活跃女性宫颈的阴道镜图像，可以同时见到先天性转化区和亚临床乳头瘤病毒感染（SPI）。（1）为原始宫颈内膜上皮，（2）为活跃的未成熟鳞状上皮化生区域。虚线所示为原始鳞柱交界。这一交界的尾部向阴道后穹隆延伸，是明显的镶嵌上皮区域（3）。图中虽显示出了先天性转化区，但是其边界不规则，而且一些更大区域镶嵌上皮及卫星样病变（4）的出现提示了SPI相关区域的存在。点活检结果证实了这一阴道镜印象。

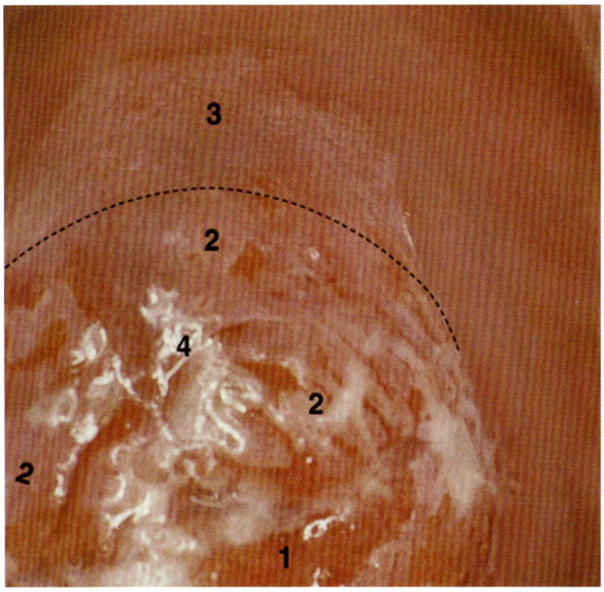

图4.53 一位17岁性活跃女性的阴道镜图像。原始柱状上皮位于宫颈内(1)，在转化区内的不同点可见非常活跃的未成熟鳞状上皮(2)。在(3)处可见一片精细且规则的镶嵌上皮区，即先天性转化区；用虚线将其与生理性转化区分开。然而经仔细检查，转化区内的部分区域可见发亮的白色上皮(4)，反光增强，提示存在人乳头瘤病毒(HPV)感染。在(4)区域内进行的活检提示存在上皮增厚相关的棘层钉、挖空细胞和其他亚临床乳头瘤病毒感染的特点。该病例再次证明，在阴道镜下先天性转化区和HPV感染的上皮很难区分。虽然这些改变均存在异常（不典型）上皮，但二者之间的差别很小，最终的诊断只能依靠活检和病理学检查。

总结

- 宫颈柱状上皮在胎儿期由苗勒管上皮形成，而鳞状上皮则来源于阴道板。
- 转化区内侧附着着新鳞柱交界，而外部则为原始鳞柱交界。50 岁以上的女性中，40% 的转化区退缩至宫颈管内。
- 先天性转化区表现为未成熟的鳞状上皮化生的形式，可能包括一些异常上皮的阴道镜特点（如醋酸白色上皮、点状和镶嵌状血管改变）。
- 在初潮或妊娠期，转化区化生可由阴道 pH 值的改变的刺激引起。每一个体的鳞状上皮化生发展过程各不相同。

（李雷 吕嫣 杨旎 译　向阳 陈飞 审校）

4.12 扩展阅读

Bright P, Turner A, Morrison C, *et al.* Hormonal contraception and area of cervical ectopy: a longitudinal assessment. *Contraception* 2011;84:512–19.

Burghardt E. *Colposcopy, Cervical Pathology, Textbook and Atlas*, 2nd edn. Stuttgart, Germany: Georg Thieme Verlag, 1991.

McDonnell JM, Emens JM, Jordan JA. The congenital cervicovaginal transformation zone in sexually active young women. *Br J Obstet Gynaecol* 1984;91:580–4.

Moscicki AB, Burt VG, Kanowitz S, *et al.* The significance of squamous metaplasia in the development of low grade squamous intraepithelial lesions in young women. *Cancer* 1999;85:1139–44.

Singer A. The uterine cervix from adolescence to the menopause. *Br J Obstet Gynaecol* 1975;82:81–9.

Singer A. Anatomy of the cervix and physiological changes in cervical epithelium. In Fox H, Well M (eds) *Haines and Taylor Obstetrical and Gynaecological Pathology.* New York, NY: Churchill Livingstone, 1995, pp. 225–48.

Wright TC, Ronnet BM, Ferenczy A. Benign diseases of the cervix. In: Kurman RJ, Ellenson LH, Ronnett BM (eds) *Blausrein's Pathology of the Female Genital Tract*, 6th edn. New York, NY: Springer-Verlag, 2011, pp. 156–61.

第5章

宫颈癌前病变的细胞学和筛查

5.1 引言

宫颈癌前病变无明显临床症状，可能仅仅通过人群筛查被发现。使用细胞学方法预测组织学病变可以追溯到20世纪40年代，当时认为宫颈涂片见到不同胞质成熟度的不典型细胞即可反映出组织学病变的情况。自从1941年巴氏涂片问世以来，宫颈细胞学检查已成为宫颈癌及癌前病变的标准筛查方法。

5.2 宫颈细胞学分级方法

巴氏分级法

自从1943年巴氏细胞学首次被描述以来，宫颈鳞状细胞学分级的命名方法没有很大变动。"核异质"鳞状细胞是指细胞核表现异常的细胞。"核周凹陷性空泡"用来描述轻度到中度的鳞状细胞核异质，并且这种病变常常是可逆的。这种发生"凹陷性空泡"样改变的细胞在1956年被Koss等人定义为挖空细胞。1976年和1977年分别被Meisels和Fortin以及Purola和Savia认定为人乳头瘤病毒感染相关的细胞病变。

按照罗马数字Ⅰ~Ⅴ，巴氏分级系统分为5级用于检测肿瘤：

Ⅰ级：未见异常细胞。

Ⅱ级：不典型细胞，但非肿瘤性细胞。

Ⅲ级：可疑恶性细胞。

Ⅳ级：高度可疑的恶性细胞。

Ⅴ级：恶性细胞。

宫颈细胞学检查应用相同的分级系统，但不同国家的不同使用者对其做了相应的调整。

英国临床细胞学学会分类法

英国临床细胞学学会（BSCC）研讨会在1986年尝试精练巴氏分级，使细胞学术语更加接近宫颈组织学上皮内瘤变的分级系统。

不考虑其他细胞学特征，根据核异质程度分为轻度、中度和重度，分别对应宫颈上皮内瘤变（CIN）1、2、3级。在1994年英国国民健康服务（NHS）宫颈病变筛查项目中，引入并阐述了类似于巴氏Ⅱ级的临界分级。

TBS分类法

美国国家癌症研究所制订了一个TBS（The Bethesda System）分级系统，用于描述宫颈、阴道涂片结果（1988年美国国家癌症研讨会，表5.1）。

1988年，第一届美国国家癌症研讨会最重要的意见是（1991年和2001年进行过修改）：推荐要描述标本的细胞量；包含细胞病理学专家的后续诊疗意见；改变既往的巴氏数字分级的形式，转而使用描述性诊断，包括诊断不明的不典型病变［未明确意义的不典型鳞状细胞（ASCUS）］，以及低级别和高级别鳞状上皮内病变（LSIL和HSIL）。

2001年最新修订版对过去的系统做了精简，包括：

1. 删除了标本细胞量的分级。

2. 将过去的"未见异常细胞，良性细胞改变"并入"未见异常细胞"分类。

3. 将未明确意义的不典型鳞状细胞（ASCUS）重新命名为"不典型鳞状细胞"（ASC），并将其分为未明确意义的不典型鳞状细胞（ASCUS）和"不典型鳞状细胞，不能排除高级别上皮内病变"（ASC-H）。

4. 将"未明确意义的不典型腺细胞"（AGCUS）重新命名为不典型腺细胞，并将其分为"不典型腺细胞，非特异"（AGC-NOS）和"倾向于肿瘤的不典型腺细胞"（AGC倾向于肿瘤）。

该系统结果主要分三类：

1. 正常细胞学。

2. 未明确意义的不典型鳞状细胞。

3. 细胞学改变提示：

（a）低级别鳞状上皮内病变。

（b）高级别鳞状上皮内病变。

表 5.1 异常细胞的 TBS 分类系统（2001 年）

不典型鳞状细胞
未明确意义的不典型鳞状细胞（ASCUS）
不典型鳞状细胞，不能排除高级别上皮内病变（ASC-H）
低级别鳞状上皮内病变（LGSIL 或 LSIL）
高级别鳞状上皮内病变（HGSIL 或 HSIL）
鳞状细胞癌
不典型腺细胞，非特异（AGC-NOS）
倾向于肿瘤的不典型腺细胞（AGC 倾向于肿瘤）
原位腺癌（AIS）

TBS 和 BSCC 分类法的基本区别在于：

1. 在 TBS 的低级别病变中，挖空细胞与轻度核异质相似，被纳入低级别鳞状上皮内病变中。

2. 高级别病变包含对 CIN2 级和 CIN3 级的倾向性。

这套术语可鉴别病变可逆性的概率并且用于预测“病变”而非肿瘤。在实际应用中，新系统似乎可见大量非诊断性的涂片结果，也就是未明确意义的不典型鳞状细胞（ASCUS）或未明确意义的不典型腺细胞（AGCUS）（见 5.5 节）。然而，这可能更多是由于近来美国频繁出现的假阴性结果所致的诉讼，而不是对这个分类的否定。

术语

- 美国、欧洲和英国有不同的术语。
- TBS 分类广泛用于美国及欧洲和亚洲的一些国家，而英国临床细胞学学会分类法主要用于英国和少数欧盟国家。

5.3 细胞学报告

基础细胞学形式

宫颈涂片中所见上皮细胞类型受以下因素影响：

1. 宫颈上皮的成熟度。
2. 鳞柱交界的位置。
3. 宫颈的化生改变。
4. 涂片取样时的月经周期阶段。

在无拮抗的雌激素影响下，宫颈鳞状上皮增厚。举例来说，月经中期的涂片标本会含有大量表层鳞状细胞。然而，在实际应用中，大部分涂片标本呈中度成熟，可能反映了内源性孕激素或者外源性激素如口服避孕药的影响。

正常细胞学

正常宫颈涂片标本应包括：

1. 宫颈阴道部源自原始鳞状上皮的细胞，包括核质比低且细胞核直径小于 6mm 的成熟嗜橙黄鳞状细胞；中层或者舟状糖原化细胞；核质比高的旁基底层鳞状细胞。
2. 宫颈管内柱状上皮细胞。
3. 转化区的化生上皮细胞。
4. 其他生殖道部位的细胞，如内膜细胞。
5. 组织细胞、白细胞和血红细胞。
6. 正常阴道菌群（乳酸杆菌、阴道加德纳菌、阴道纤毛菌）。
7. 污染物，如精子、滑石粉颗粒。
8. 宫颈黏液。

上述所列为常见的内容，但不是所有涂片标本都具备。如果未见核异质，则涂片结果报告是正常的或阴性的（图 5.1）。

正常细胞学

- 代表转化区未见核异质的清洁、不模糊的涂片。

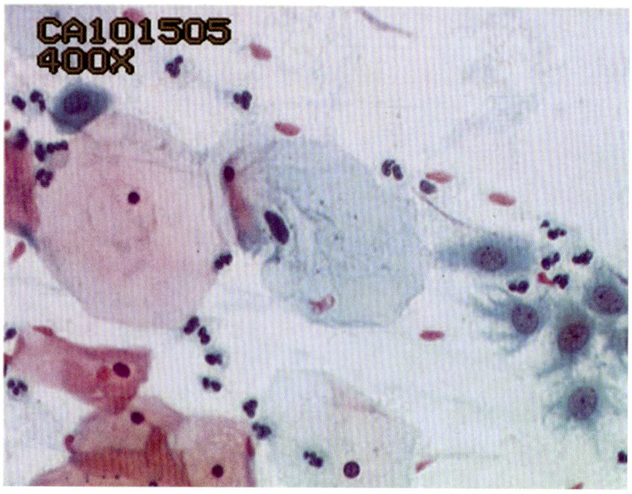

图5.1 正常液基细胞学涂片染色。表层鳞状细胞是嗜酸性、嗜橙黄成熟细胞，核小而一致。偶见中层鳞状细胞。化生细胞可见细胞化生进展。在特别清洁的背景下极其偶然可见中性粒细胞。

涂片标本满意度（图5.2）

很多人认为检查者评估涂片标本满意度是最重

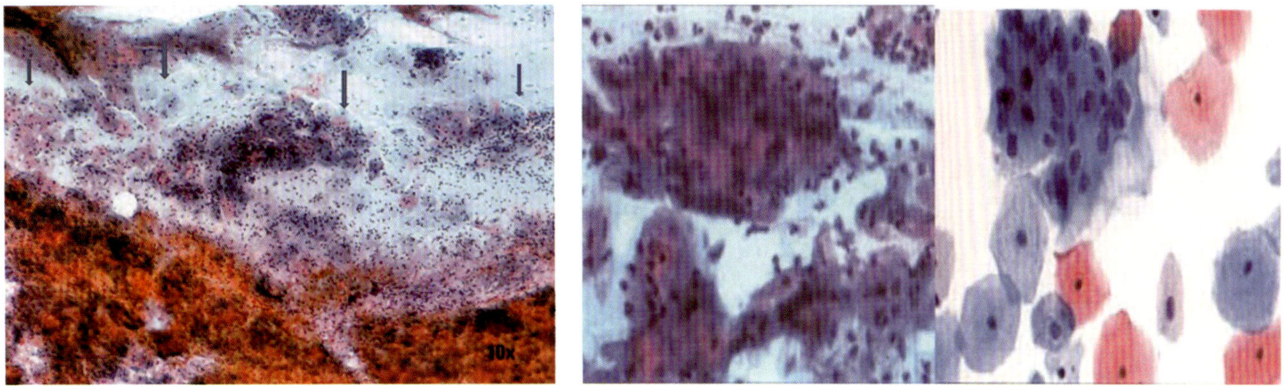

（a）（b）（i）（ii）

图5.2 （a）传统巴氏涂片中可见成堆的鳞状细胞（箭头所示）被血液及厚黏液遮蔽。（b）比较读片困难的传统巴氏涂片（i）与背景清洁、读片简易的液基细胞学涂片（ii）。

要的实验室质控手段。然而，过去有许多关于定义标本是否满意的争论。通过规定细胞数的方法来定义涂片标本是否满意并不实用。鳞状上皮存在极大的变异性。宫颈管及化生的鳞状细胞并不能可靠地直接显示宫颈管取样情况。如果取样者认为宫颈暴露充分，取样器完成 360° 取样，那么传统宫颈涂片标本就是满意的，只要：

1. 涂片没有被血液、分泌的中性粒细胞或人工制品遮蔽（图 5.2a）。
2. 涂片不是单纯由宫颈管细胞组成。
3. 涂片由乙醇正确固定，未经空气干燥。
4. 涂片未因较差的推片方法而变得过厚。

液基细胞学（LBC），包括 ThinPred 和 SurePath 的方法，通过提供更加清洁的样品，使得涂片标本满意度显著提高。额外的血液、黏液及分泌的中性粒细胞被清洗掉，且液基细胞学样品中细胞分布更加均一。传统涂片（图 5.2bi）与液基细胞学标本（图 5.2bii）的比较见图 5.2b。

涂片标本满意度

- 液基细胞学通过清洗血液、黏液、巴氏涂片常见的碎片来减少不满意涂片数量。
- 见到宫颈管细胞不再被认为是涂片满意的先决条件。

萎缩的涂片（图5.3）

对萎缩的涂片进行细胞学评估特别困难，常见于绝经后或产后。缺乏雌激素使上皮变薄，导致旁基底细胞片状排列，成群聚集（图 5.3a）或小簇状“裸核样”旁基底细胞核，类似核异质（图 5.3b）。

涂片质量差，转化区回缩导致暴露差或不可见。这些患者应该短时给予雌激素并重新取样，并且通过增加涂片范围，减少由于未成熟细胞及炎性细胞所致的细胞学检查困难来确保标本满意度。

临界异常（图5.4）

在英国临床细胞学学会命名中，“临界细胞核改变”（BNC）似乎与“人乳头瘤病毒相关核不典型”（图 5.4）有关。1988 年版 TBS 分类系统使用 ASCUS 来定义不能明确良性还是癌前病变的不典型鳞状细胞。这一分类后来在 2001 年修订版中被简化命名为 ASC，并进一步分为 ASCUS 和 ASC-H 两类。“ASC”并不能排除高级别鳞状上皮内病变（HSIL）。

最新对于 BNC 或者 ASC 分类合并使用人乳头瘤病毒检测的方法将有助于进一步定义这一未确定的分类。然而，人乳头瘤病毒检测的有效性存在争议，应首先排除炎症性或反应性不典型改变。

临界细胞核改变

- 英国临床细胞学学会的“临界细胞核改变”分类包括挖空细胞，而 TBS 分类中挖空细胞属于“低级别鳞状上皮内病变”。
- “未明确意义的不典型鳞状细胞”和“未明确意义的不典型腺细胞”在 TBS 分类中属于临界分类的未明确意义的不典型鳞状细胞和腺细胞。

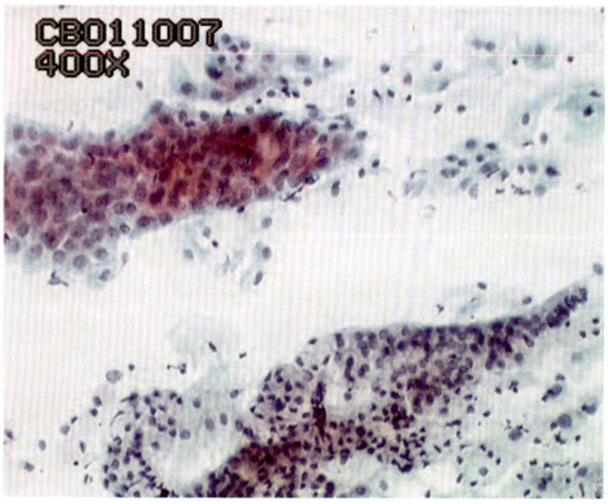

（a）

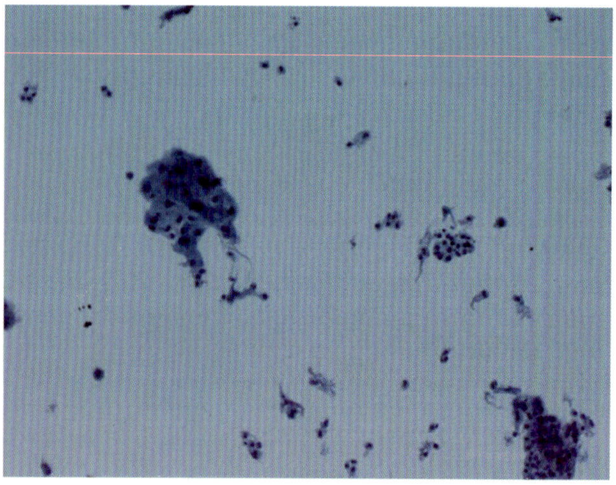

（b）

图5.3 （a）萎缩的绝经后涂片可见成簇的基底上层鳞状细胞片状排列。无正常成熟细胞，与预测严重病变的基底上层细胞核异质相似。（b）萎缩的巴氏涂片可见许多被剥离的、孤立的旁基底层细胞，核质比需要仔细评估以避免误诊为高级别病变。

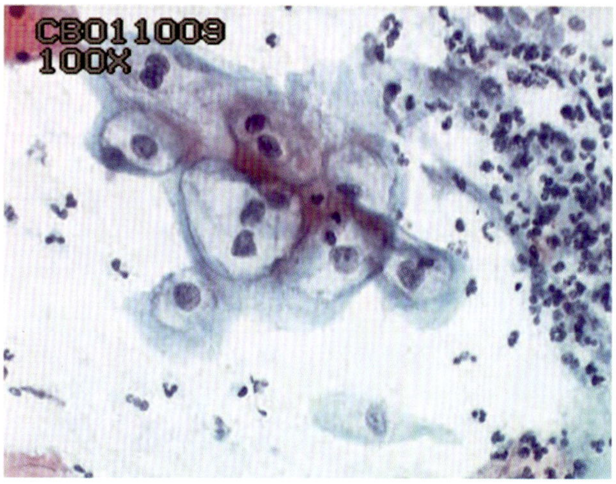

（a）

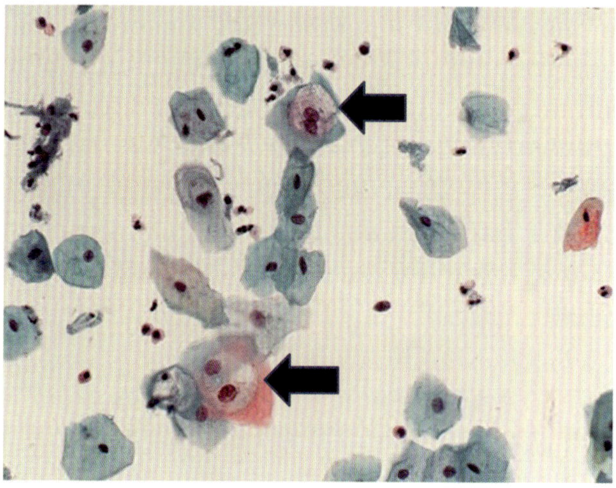

（b）

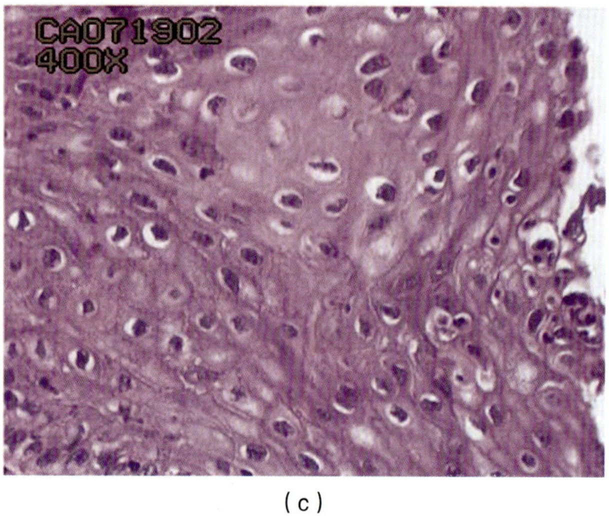

（c）

图5.4 （a）临界细胞核改变伴挖空细胞，可见典型的核周空晕和致密的胞质边缘。（b）未明确意义的不典型鳞状细胞/临界细胞核改变涂片伴有明显的挖空细胞，可见中层鳞状细胞间明显的胞质空泡（箭头所示）。（c）苏木精-伊红（HE）染色的宫颈活检涂片显示病毒感染相关的疣伴挖空细胞。HE染色切片中所见的挖空细胞细胞学特征与涂片中相似。

低级别鳞状上皮内病变/轻度核异质（图5.5和图5.6）

当中层或表层鳞状细胞细胞核增大（通常指增大3倍）且在正常细胞旁见到核深染是这一分类的明确证据（图5.5）。细胞核有一光滑核膜，核形状与轮廓轻度不规则。核深染可见，并表现为细小染色质颗粒或者均一的核密度增加，呈深色或烟熏样外观（图5.6）。有些情况与低级别鳞状上皮内病变/轻度核异质表现相似，如滴虫感染伴轻度核周空晕；绝经后细胞核增大；非特异性核反应性细胞核改变导致的轻度表浅细胞核不典型。

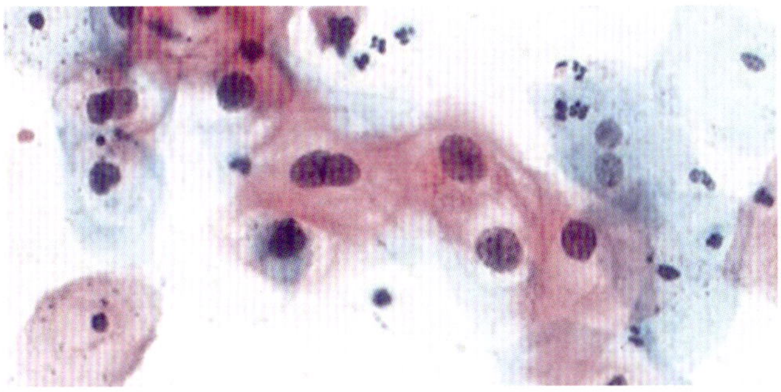

图5.5 低级别鳞状上皮内病变/轻度核异质伴挖空细胞。许多细胞呈轻度细胞核增大伴粗大的染色质颗粒。偶见细胞呈核周胞质缺如似空泡。有时可见双核细胞。这些为典型的挖空细胞伴低级别病变。

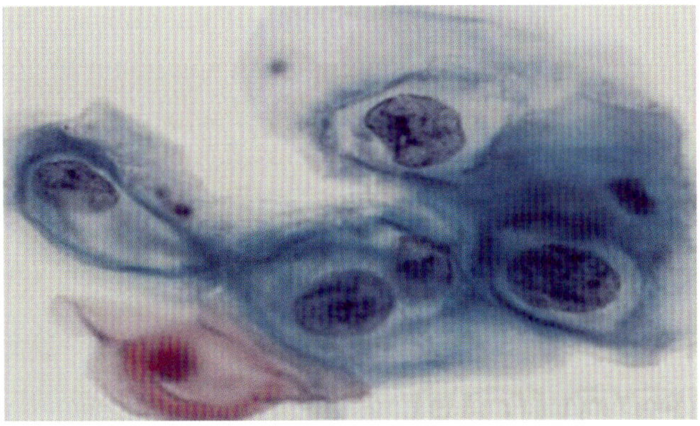

图5.6 低级别鳞状上皮内病变/轻度核异质伴挖空细胞。细胞呈典型挖空改变，但另见更加粗大的染色质伴轻度增高的核质比及不规则的核膜，与轻度核异质以及挖空细胞变/低级别鳞状上皮内病变相符。

低级别鳞状上皮内病变/轻度核异质

- 可见细胞核增大，核深染；然而，至少2/3的细胞是由胞质组成的。

高级别鳞状上皮内病变/中、重度核异质（图5.7至图5.9）

细胞学中，高级别鳞状上皮内病变/中、重度核异质的细胞表现较低级别鳞状上皮内病变成熟度更低，而核质比更高（图5.7）。细胞核增大程度与低级别鳞状上皮内病变相同，但是因为核质比更高，细胞显得更小（图5.8）。核深染、粗大染色质及核膜不规则较低级别鳞状上皮内病变更严重（图5.7c）。这些细胞常成群分布或独立分布（图5.9）。有些情况与高级别鳞状上皮内病变/中、重度核异质表现相似，如萎缩性改变，常表现为高核质比但细胞核轮廓更加规则，并且不可见粗大的染色质；取样子宫下段标本，合胞体可能与高级别鳞状上皮内病变混淆；原位腺癌（AIS）可能与高级别鳞状上皮内病变难以鉴别。

高级别鳞状上皮内病变/中、重度核异质

- 核质比显著增高。
- 细胞表现为核深染、未成熟、细胞更小且核不规则。

浸润性癌的细胞学表现（图5.10）

宫颈浸润性癌涂片最主要、最可靠的表现是存在溃疡或“恶性素质”（图5.10和图5.11）。可出现多形性、角化，以及旁基底层鳞状细胞苍白、核退化，与炎症细胞渗出、坏死的肿瘤细胞、新鲜的血液混杂（图5.12和图5.13）。然而，粉刺样隐窝的CIN3病变与这种涂片的表现类似。

浸润性癌的细胞学表现

- 宫颈浸润性癌的细胞学特征包括：血液、坏死碎片、不典型梭形/蝌蚪样细胞。
- 与传统涂片相比，液基细胞学涂片更难识别出肿瘤特征。

5.4 临床转诊

在某些国家，细胞学报告能指导医生将患者转诊，进行阴道镜或其他妇科检查。不同的临床指导取决于患者的焦虑、期待干预的程度、阴道镜资源以及临床和社会对疾病严重程度的认知。

总的来说，宫颈涂片若提示为CIN2级或以上病变者，医生将建议患者进行阴道镜检查。在欧洲国家，一般建议细胞学检查有1~2次轻度核异质病变、巴

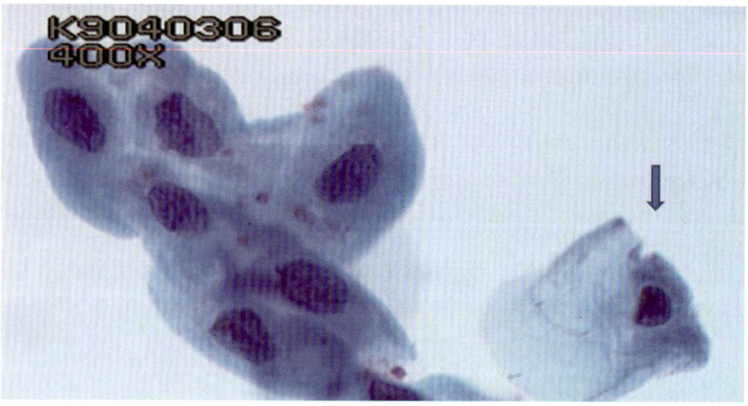

(a)

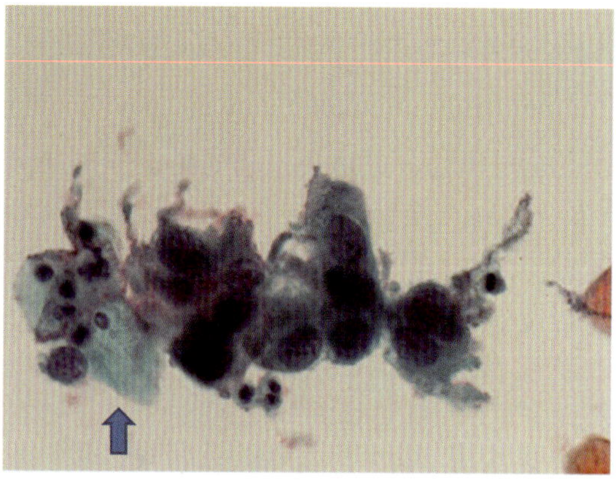

(b)

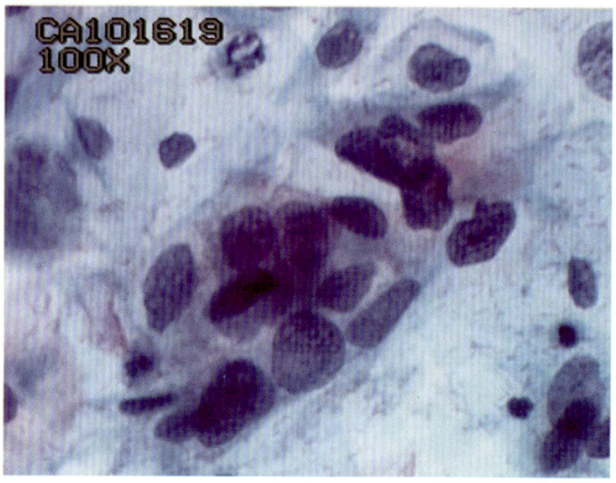

(c)

图5.7 (a)高级别鳞状上皮内病变/中度核异质。核深染、增大并占整个细胞的1/2。与低级别病变细胞（箭头所示）明显不同。(b)化生细胞中可见一组高级别鳞状上皮内病变/中度核异质细胞，与单独的中层细胞（箭头所示）相比，细胞核更大。(c)高级别鳞状上皮内病变/中度核异质。一组高级别病变细胞。细胞核深染而大，但仍可见1/3的胞质。

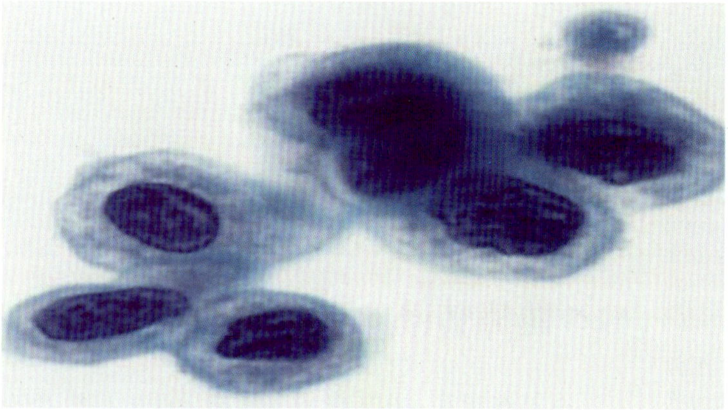

(a)

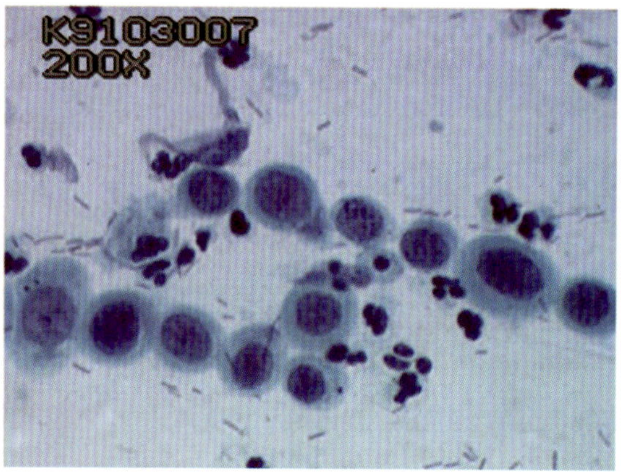

(b)

图5.8 (a)高级别鳞状上皮内病变/重度核异质。高倍镜下可见一组重度核异质细胞。细胞小而核深染，细胞核占据细胞的2/3。细胞染色质粗大，核膜不规则。(b)高级别鳞状上皮内病变/重度核异质。单独排列的病变细胞伴增大深染的细胞核。与背景中较小的中性粒细胞形成对比。

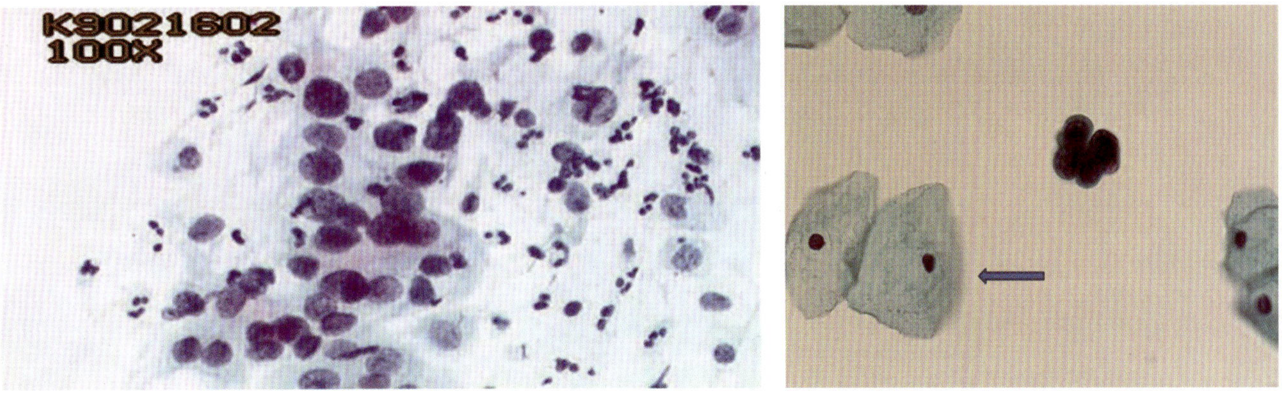

（a）　　　　（b）

图5.9　（a）高级别鳞状上皮内病变/重度核异质。典型聚集的高级别鳞状上皮内病变/重度核异质病变由一组核异质的旁基底层细胞和单独散在的伴相同细胞核特征的细胞组成。（b）高级别鳞状上皮内病变/重度核异质。单独的病变细胞在液基细胞学样本中很常见。这些细胞较背景中的中层细胞（箭头所示）小。尽管这些细胞小但核大，并且几乎占据整个细胞。这些单独的病变细胞有可能漏诊。

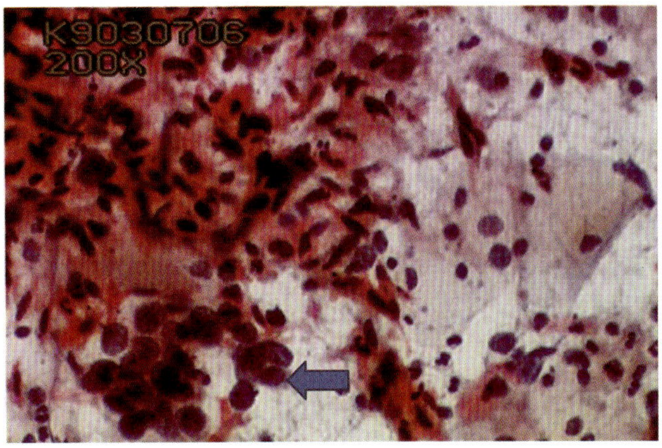

图5.10　典型的宫颈浸润性癌涂片伴许多不典型细胞，有些呈梭形，并且胞质嗜橙黄，提示为鳞状细胞。左下角处的细胞大而不典型并伴有圆形细胞核（箭头所示），提示混合有腺上皮成分，为腺鳞癌。

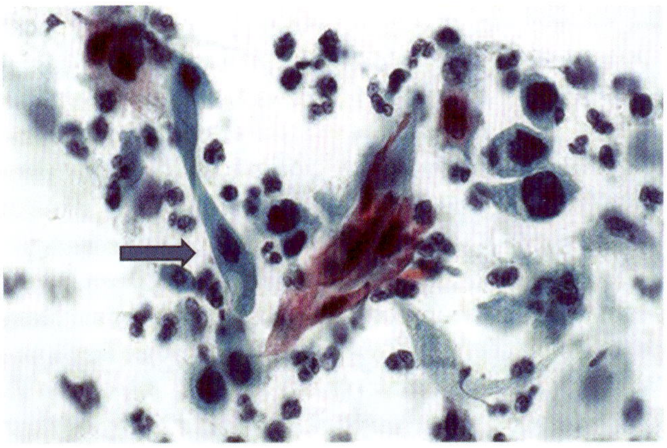

图5.11　浸润性鳞状细胞癌涂片显示重度不典型鳞状细胞（箭头所示）伴梭形细胞，背景脏乱，伴炎症，以上均提示浸润。

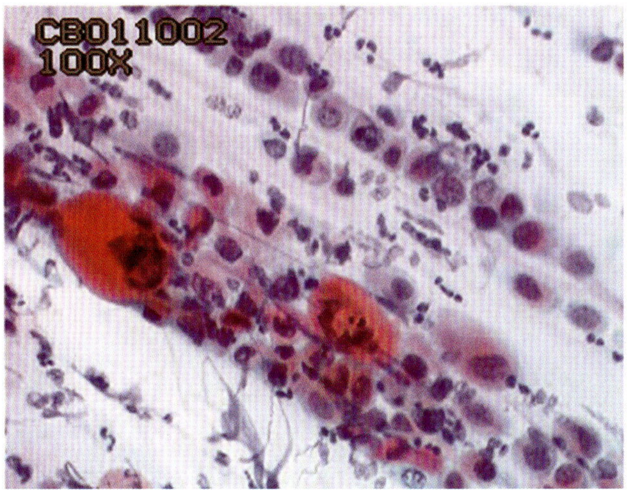

图5.12　浸润性鳞状细胞癌，涂片显示成排高度不典型的鳞状细胞，伴特殊的嗜橙黄细胞，有高度不规则的细胞膜。

氏分类Ⅲ级或者低级别鳞状上皮内病变的患者转诊。有持续临界病变、ASCUS或巴氏涂片Ⅱ级（2～3次）的患者也建议转诊阴道镜。

已证明持续高危型人乳头瘤病毒感染是导致CIN3进展和持续的必需条件。联合高危型人乳头瘤病毒检测可能有助于分流低级别涂片异常患者。这就是近期英国国民健康服务宫颈病变筛查项目将高危型人乳头瘤病毒检测纳入其中的原因。

5.5 宫颈腺上皮内瘤变/原位腺癌的细胞学诊断

细胞学水平常常难以鉴别不典型宫颈管细胞是来

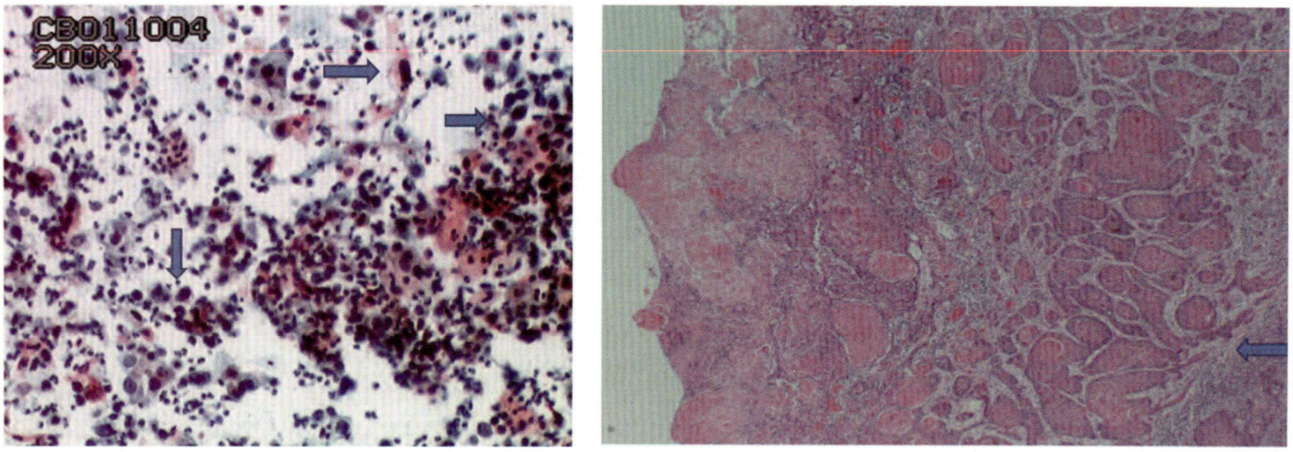

（a）　　　　（b）

图5.13　（a）肿瘤素质：重度不典型鳞状细胞（箭头所示）混有坏死和炎性细胞。炎症浸润使得难以鉴别不典型鳞状细胞。（b）HE染色组织见分化良好的鳞状细胞癌伴肿瘤组织内角化。肿瘤的深部，不典型鳞状细胞巢边缘呈浸润样（箭头所示）。

源于宫颈腺上皮内瘤变（CGIN）抑或原位腺癌（AIS）。这些严重病变需要更仔细检查，排除腺上皮瘤变最终需要阴道镜检查。因为不论是诊断性还是非诊断性腺上皮病变，均需要一个相似的初始随访方法，这部分内容将单独进行讨论。巴氏涂片仅适用于鳞状细胞，而对于腺上皮癌前病变不敏感。不敏感的原因是：①过去缺少宫颈管样本（然而，使用新设计的取样设备和强调注意转化区的取样已经减少了这部分原因）；②在筛查中始终存在低估腺上皮病变的问题。区别原位腺癌和浸润性癌通常是可实现的。大多数情况下，无论是英国临床细胞学学会引入的腺细胞临界性核改变，还是美国TBS分类的AGCUS，虽然很方便，但若最终对临床无明确帮助，则弃用该分类。

宫颈腺上皮内瘤变/原位腺癌的细胞学特征

在涂片中，宫颈腺上皮内瘤变/原位腺癌的典型改变为在浓染的细胞团中可见到条带样柱状细胞，细胞核拥挤，核位于基底部，细胞质呈苍白色、泡沫样或空泡样形态（图5.14a）。羽毛状结构提示腺上皮不典型改变，表现为细胞团边缘处的细胞垂直于长轴，细胞核和少许胞质呈放射状突出于细胞团边缘（5.14b）。玫瑰花样结构是提示腺上皮不典型改变的另一特征，表现为细胞核围绕一个中心呈放射状排列，形成腺样结构（图5.15a）。除上述这些结构性的特征之外，细胞核拥挤、核深染及核铸型并伴有粗颗粒状染色质等细胞核的特征也是细胞学诊断的重要依据（图5.15b）。

在液基细胞学标本中，不典型腺上皮细胞群较小，条状和玫瑰花状结构性特征不明显。染色质较细而核仁更明显。但是，细胞极度拥挤且呈羽毛状改变在诊断中极有帮助。大部分原位腺癌是在涂片显示鳞状细胞核异质转诊后意外发现的。因此，锥切活检能发现合并腺上皮内瘤变/原位腺癌（图5.16）。

宫颈腺上皮内瘤变/原位腺癌

- 诊断不如鳞状细胞病变简单明确。
- 涂片中羽毛状改变和玫瑰花状改变是腺上皮病变显著的细胞学特点。

未明确意义的不典型腺上皮细胞/临界腺上皮细胞

因为缺少敏感性和可重复性，2006年指南推荐将阴道镜和活检作为所有涂片结果为不典型腺细胞的首选应对策略。年龄超过35岁的女性，推荐增加内膜活检。2001年版TBS分类腺上皮病变的术语与1991年版不同，因为“未明确意义”和“倾向于反应性不典型”被删除了。另外，原位腺癌是独立于腺癌的一项分类，尽管实际应用中两者的鉴别存在困难。

未明确意义的不典型腺上皮细胞/临界腺上皮细胞

- 腺上皮细胞异常不足以归为宫颈腺上皮内瘤变/原位腺癌。
- 这一诊断后推荐进行阴道镜和活检，和（或）内膜活检。

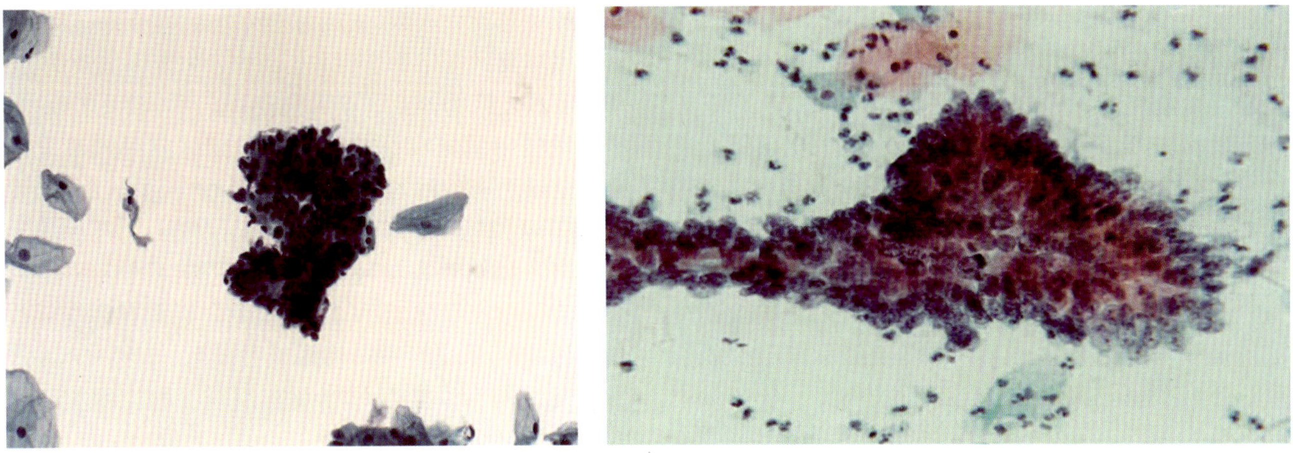

(a)　　(b)

图5.14　(a，b)一簇不典型腺上皮细胞，细胞呈高柱状，核深染、重叠，并呈羽毛状朝向边缘，是宫颈腺上皮内瘤变/原位腺癌的特征。

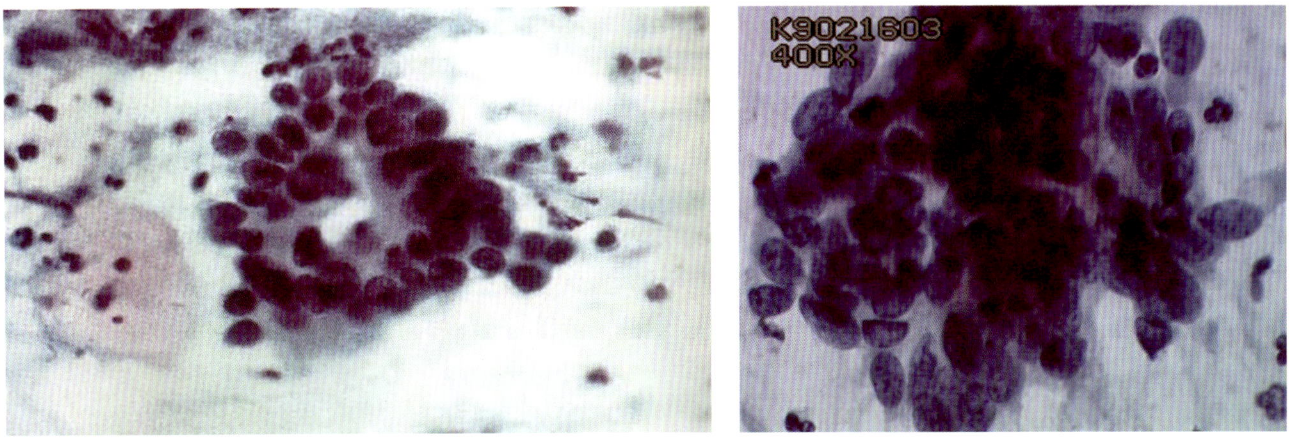

(a)　　(b)

图5.15　(a)不典型腺上皮细胞呈玫瑰花状，提示宫颈腺上皮内瘤变/原位腺癌。(b)可见不典型腺上皮细胞呈玫瑰花状和羽毛状。

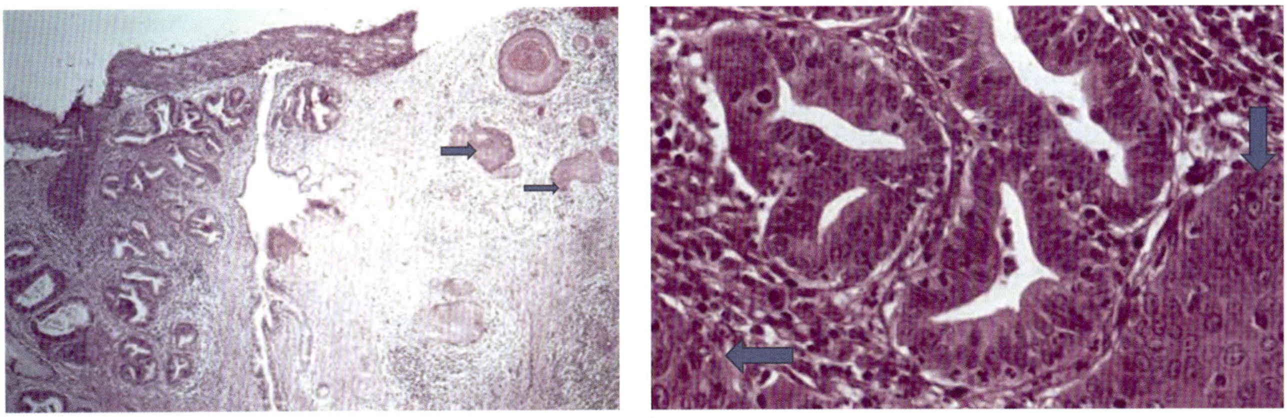

(a)　　(b)

图5.16　(a，b)腺鳞癌组织HE染色可见浸润性腺癌由不典型腺上皮混合浸润性鳞状细胞成分组成(箭头所示)。

5.6 腺癌的细胞学特征

腺癌的细胞学特征常常较宫颈腺上皮内瘤变更严重，如细胞极性丧失、细胞更隐蔽、胞核增大、核仁明显以及个别细胞坏死。这些特征结合患者年龄，有助于涂片的诊断，尽管出血或坏死样背景在早期腺癌中常常缺失，而且不能作为确诊浸润性癌的证据，尤其是液基细胞学涂片。图 5.17 中提示细胞学识别腺癌有困难，可借助生物标志辅助诊断。

5.7 宫颈癌筛查

宫颈癌是女性第三大常见恶性肿瘤，也是女性因癌症死亡的第四大原因，在 2008 年，占女性癌症总新发病例（52.98 万）的 9%，占女性癌症总死亡病例（27.51 万）的 8%。超过 85% 的新发病例和死亡病例发生在发展中国家。印度是全球第二人口大国，占全球宫颈癌总死亡人数（7.71 万）的 27%。在全球范围内，宫颈癌高发区为东非、西非、南非、中亚南部及南美。宫颈癌低发区为西亚、澳大利亚 / 新西兰和北美。

发展中国家和医疗资源匮乏地区宫颈癌高发的原因是缺乏有效的宫颈癌筛查，从而导致无法早期发现宫颈癌和癌前病变。在低收入国家中，性价比最佳的宫颈癌筛查方法包括肉眼观察醋白试验或 Lugol 碘试验，以及宫颈 HPV DNA 检测。近期在印度低收入农村地区开展的一项临床试验显示，HPV DNA 检测能使进展为晚期宫颈癌及宫颈癌引起的相关死亡风险降低 50%。

有效的宫颈癌筛查，可早期发现和治疗癌前病变，预防癌前病变进展为宫颈癌，或者在仍可治愈的阶段诊断宫颈癌，可减少宫颈癌的死亡率。

细胞学筛查

自 1928 年 Papanicolaou 发明巴氏涂片以来，宫颈脱落细胞检查在宫颈癌筛查中的作用越来越明显。

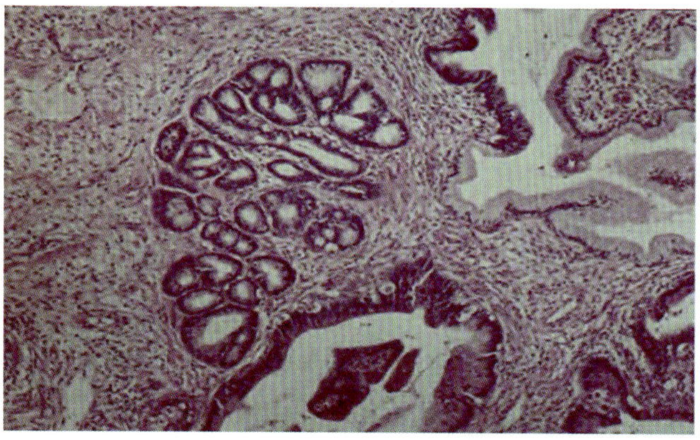

（a）

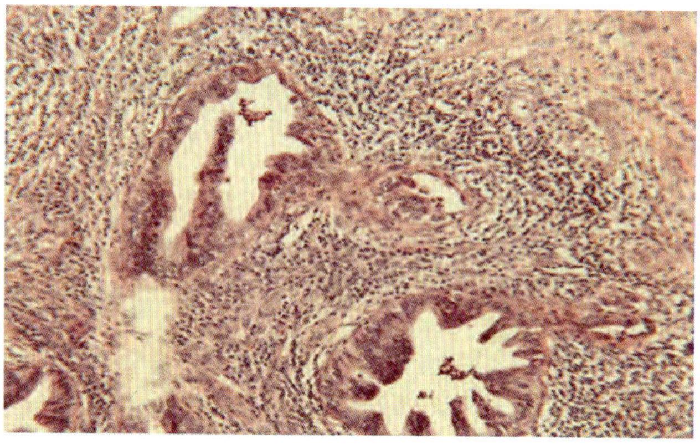

（b）

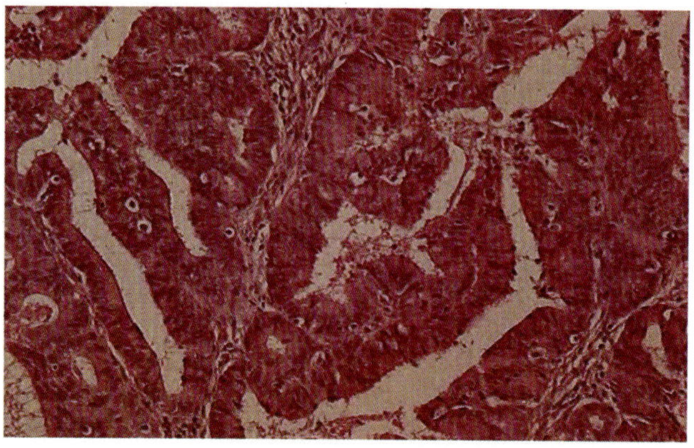

（c）

图5.17 （a）HE染色组织可见宫颈高级别腺上皮内瘤变/原位腺癌的典型特征。（b）HE染色组织可见早期浸润性腺癌的典型特征，与宫颈高级别腺上皮内瘤变/原位腺癌在活检和涂片上难以鉴别。（c）宫颈腺癌组织HE染色，与细胞学涂片相比，组织学检查更容易识别。

目前使用刮片或细胞刷进行宫颈取样的技术已经在1948年Ayre提出的方法基础上进行了改良。20世纪50年代美国开始广泛使用宫颈刮片进行宫颈癌筛查，1964年其被引入英国。许多国家和地区宫颈癌筛查间隔为1~5年，细胞学异常者推荐进一步行阴道镜检查，如果有必要再后续治疗。在图5.18中，宫颈癌筛查覆盖率与浸润性宫颈癌发生率显著下降相关，筛查的重要性显而易见。

筛查间隔

由于宫颈癌发展缓慢，最佳筛查间隔存在争议。最直接的证据来源于一项前瞻性随机对照队列分析

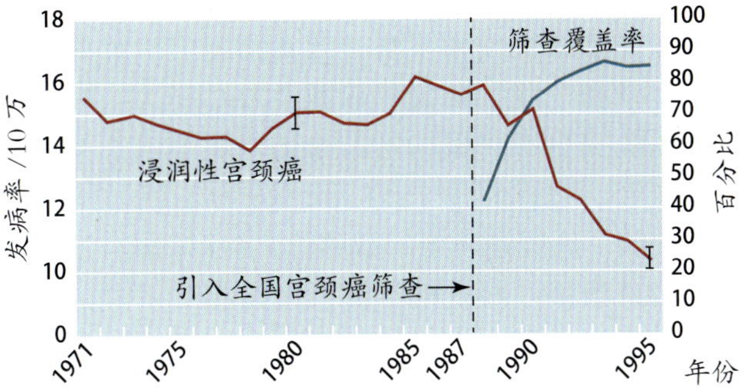

图5.18 图片显示英国自1988年实施国家宫颈癌筛查以来，宫颈癌发病率明显下降。筛查覆盖程度与宫颈癌发病人数呈负相关。［Reproduced with permission from Quinn M, Babb P, Jones J, Allen E. Effect of screening on incidence of and mortality from cancer of cervix in England: evaluation based on routinely collected statistics. *BMJ* 1999;318(7188):904–8.］

研究，2561例（平均年龄66.7岁）巴氏涂片检查正常的女性（基线水平），2年内共110例发生细胞学异常，仅1例被诊断为CIN1~2，无CIN2~3或浸润性癌发生。因此，巴氏涂片阴性者1年内阳性预测值为0%，2年内为0.9%。作者认为细胞学阴性者2年内无需复查巴氏涂片。在一项更大样本（n=33.2万）的前瞻性队列研究中，宫颈细胞学、HPV DNA联合筛查用于30岁及以上美国女性，结果显示细胞学阴性者直到5年后进展为CIN3和宫颈癌（CIN3+）的风险较低，3年、5年累积发生CIN3+的比例分别是0.17%和0.36%。来自美国乳腺癌、宫颈癌早期发现计划（National Breast and Cervical Cancer Early Detection Program）的大样本研究显示，每年筛查与每3年一次筛查进行比较，宫颈癌死亡率并没有进一步下降。澳大利亚类似的模型研究发现，每2年与每3年一次筛查无差别（图5.19）。

筛查效率

尽管缺乏随机对照试验来验证细胞学筛查的有效性，但一些非试验性的病例对照研究、队列研究显示，有组织的宫颈癌筛查使发达国家宫颈癌死亡率显著下降。但宫颈癌筛查的成功是否适用于发展中国家目前不得而知。

一般来说，发展中国家宫颈癌筛查覆盖率较低。各种研究显示，发展中国家宫颈癌筛查覆盖率平均约为19%，而发达国家宫颈癌筛查覆盖率约为63%，范围从1%（孟加拉国）到73%（巴西）。在

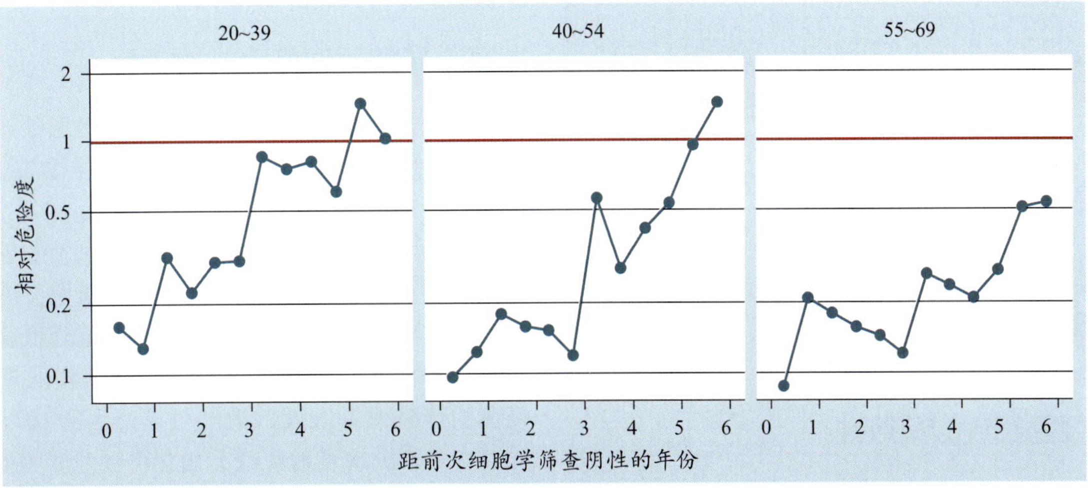

图5.19 该图显示了不同年龄阶段前次细胞学筛查阴性的人群发生宫颈癌的相对风险，提示了随着年龄增加，筛查的保护作用和间隔时间增加。（Reproduced with permission from Sasieni P, Adams J, Cuzick J. Benefit of cervical screening at different ages: evidence from the UK audit of screening histories. *Br J Cancer* 2003;89:88–93.）

资源匮乏地区，与传统的3次细胞学筛查方案相比，临床1~2次的醋白试验或HPV DNA检测宫颈癌筛查策略是性价比较好的替代方案。在医疗资源缺乏的地区，自行取样HPV检测也可作为宫颈癌筛查的方法。

尽管宫颈癌筛查降低了宫颈腺癌的发生率，但细胞学对于宫颈腺癌的预测价值明显低于其对于宫颈鳞状细胞癌的预测价值（无论是保护作用还是间隔时间）。细胞学筛查对于宫颈腺鳞癌的作用与对宫颈鳞状细胞癌的作用类似（Sasieni等，2009）。

筛查准确度

我们必须认识到，无论一种筛查方法有多好，都无法达到100%的敏感性，一小部分病例可能会漏诊。异常细胞的数量、是否存在挖空细胞、是否存在核深染的异常细胞，是影响HSIL患者的细胞学读片正确判读的独立因素。

理论上，判断一种筛查方法的敏感性和特异性需要对所有的参与者运用金标准进行研究（如阴道镜和适当的宫颈活检），不管筛查是阴性还是阳性。需要计算敏感性（真阳性率）和特异性（真阴性率）。但宫颈癌筛查方法的相关研究非常少。有研究比较了巴氏涂片和重复巴氏涂片检查，发现对于高级别病变，任何单一检查发现异常的敏感性是55%~80%。由于宫颈癌通常进展缓慢，规律筛查的敏感性可能更高。

宫颈癌筛查

- 宫颈癌筛查能发现癌前病变和早期宫颈癌，显著减少宫颈癌死亡率。
- 发达国家与发展中国家宫颈癌死亡率截然不同，主要取决于是否实施有效的宫颈癌筛查。

5.8 改进宫颈癌筛查

宫颈癌筛查的改进包括两个方面：

1. 提高宫颈癌筛查的有效性。
2. 提高全球宫颈癌筛查的覆盖面。

提高宫颈癌筛查的有效性

• 理论上，判断一种筛查方法的敏感性和特异性需要对所有参与者运用金标准进行研究（如阴道镜和适当的宫颈活检），不管筛查是阴性还是阳性。需要计算敏感性（真阳性率）和特异性（真阴性率）。但宫颈癌筛查方法的相关研究非常少。有研究比较了巴氏涂片和重复巴氏涂片检查，发现对于高级别病变，任何单一检查发现异常的敏感性是55%~80%。来自美国乳腺癌、宫颈癌早期发现计划的大样本研究显示，每年筛查与每3年一次筛查进行比较，宫颈癌死亡率并没有进一步下降。

• 液基细胞学的引入，包括ThinPrep和SurePath方法，为宫颈癌筛查带来了革命性的变化（图5.20）。宫颈细胞学的准确度依赖于标本取样质量、制片准备和细胞学读片。前两者是细胞学检查假阴性或细胞学涂片结果不满意的主要原因。传统细胞学涂片的局限性在于快速固定、细胞聚集和重叠导致涂片厚度不一致。血液、黏液、细胞碎片等因素可能使异常细胞模糊不清，导致细胞学检查的假阴性率上升和一些不明确的诊断（ASCUS）。液基细胞学系统提供了一层均匀的薄的宫颈细胞，不被黏液、血液、细胞碎片干扰。研究显示，液基细胞学显著增加了低级别病变的敏感性，但对CIN3+没有影响。液基细胞学检查的不满意制片相对减少。液基细胞学系统的另一个优势在于，同一样本剩余的细胞悬液还可用于HPV等其他辅助检测（图5.21）（在第2章中讨论）。虽然液基细胞学的价格比传统巴氏涂片贵，但由于取样方法的改进，重复细胞涂片和假阴性率均下降，性价比可接受。英国国家卫生医疗质量标准署认为，液基细胞学是一种经济效果较优的宫颈病变筛查技术。美国阴道镜及宫镜病理协会（ASCCP）指南并未明确推荐液基细胞学或传统细胞涂片，但英国NHS推荐将液基细胞学作为英格兰和威尔士地区宫颈癌的初筛手段。

提高全球宫颈癌筛查的覆盖面

缺乏宫颈癌筛查被认为是浸润性宫颈癌进展的最常见的危险因素。缺乏宫颈癌筛查往往与缺乏完善的健康指导相关。原因是多方面的、错综复杂的，包括贫困、没有医疗保险、缺乏就近的医疗机构和医生、医生的性别、宗教信仰、缺乏相应知识、恐惧和害羞。为这些女性提供HPV疫苗可能是降低全球宫颈癌发生率的唯一希望。这项计划需要降低现有HPV疫苗的价格或者发展低廉的可供替代的HPV疫苗。同时，在资源缺乏地区或无法获得医疗资源的人群，采取宫颈癌即筛即治的策略。一项在印度农村进行的随机对照试验，研究了在30~59岁健康女性中即刻醋白试验、立即阴道镜检查、直接活检和冷冻治

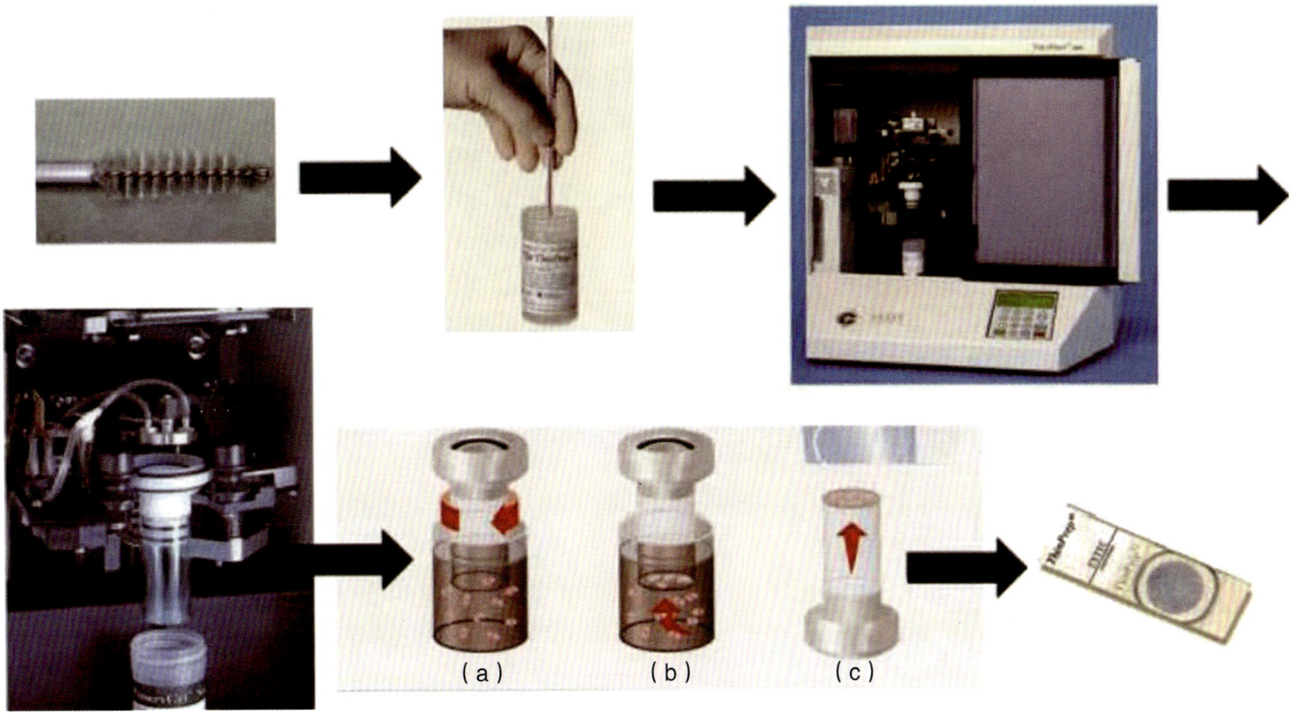

图5.20 液基细胞学实验室自动制片，细胞刷离开细胞保存液后即可开始自动制片过程：（a）分离。（b）细胞收集。（c）细胞转运。（©2006 Michael A. Kahn.©Cytyc Corporation.）

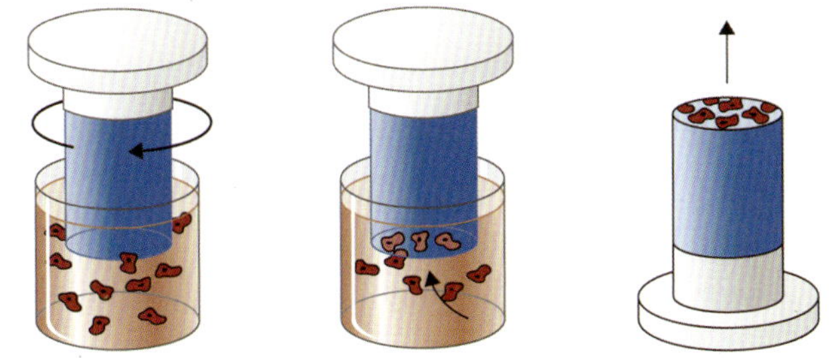

（a） （b） （c）

图5.21 液基细胞技术制成单层细胞涂片。剩余细胞可用于HPV检测和其他生物标志物检测。（a）分离。（b）细胞收集。（c）细胞转运。（©ThinPrep）

疗对宫颈癌发病率和死亡率的影响。经过 7 年随访，调整年龄、教育、婚姻状况、种族分布等因素，实验组与对照组比较，宫颈癌发病率减少 25%，死亡率减少 35%。在医疗资源匮乏地区，自行取样 HPV 检测可能是宫颈癌筛查的一种替代方法（图 5.22）。

改进宫颈癌筛查

- 在充分的筛查间隔期采用液基细胞学联合 HPV 检测进一步改进宫颈癌筛查。

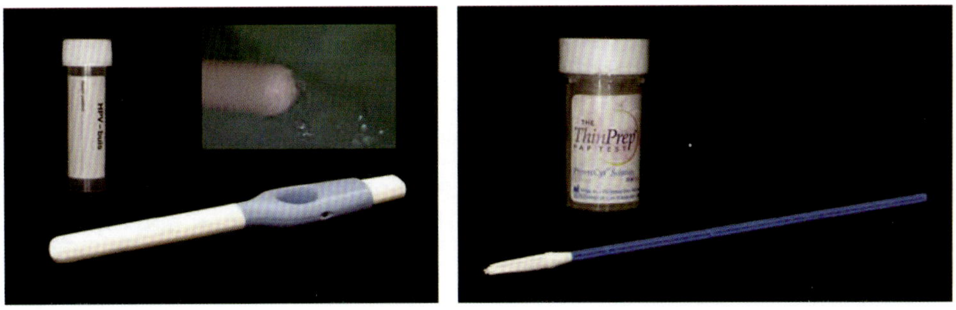

（a） （b）

图5.22 两种不同的自行取样器，均可用于高危HPV检测。（a）Delphi（宫颈阴道灌洗器）。（b）Viba刷（阴道刷）。

5.9 细胞学解读

无法检测或错误判读宫颈涂片中的异常细胞是细胞学筛查失败的另一个因素。造成这一结果有很多原因，包括缺乏培训、质量控制差和细胞学医生不足。宫颈涂片人工阅片耗时费力，并且由于90%以上的涂片结果正常，会造成思维定式。此外，细胞学涂片完全依赖主观判断，细胞学实验室的内部和外部质量控制对宫颈癌筛查非常重要（Koss，1989）。英国NHS宫颈癌筛查计划已制订并出版细胞学相关的指南和预期标准（Herber，1995；Pritchard，1996），美国国会在1988年颁布临床实验室修正方案，为验证细胞学技师能力并限制其工作量立法。

自动阅片系统

以往宫颈癌筛查依赖细胞学技术员人工阅片，近20年来科学技术不断发展，自动计算机阅片系统应运而生，它能通过电脑屏幕为读片人员呈现一系列视野和识别异常细胞。这一技术可减少筛查失误、缩短阅片时间从而提高阅片数量。已有两种有效的自动阅片系统获得美国FDA认证并用于宫颈癌初筛，即BD焦点GS影像系统（使用SurePath液基细胞）和ThinPrep影像系统（使用ThinPrep液基细胞）。一些研究比较了自动阅片与人工阅片的效率，但尚未有明确的结论。2005年8月，英国启动了一项随机对照试验，对比两种自动宫颈筛查技术与人工筛查。宫颈癌初筛女性的样本被随机分配到人工阅片组或其中一种计算机自动阅片组并辅以人工阅片。作者得出结论：自动辅助阅片系统不建议用于宫颈癌初筛。

自动阅片系统

- 尽管自动阅片系统有望提高宫颈癌筛查的有效性，但目前还未在以人工读片为主的筛查中表现出较高的有效性。

5.10 英国NHS宫颈癌筛查计划中HPV检测的作用

自20世纪80年代末，HPV DNA检测开始成为宫颈癌筛查的潜在工具。在过去的20年里，临床上采用宫颈脱落细胞进行HPV DNA检测在宫颈癌前病变筛查中的作用日益突出。

荟萃分析和横断面研究均显示，在检测高级别宫颈癌前病变（CIN2~3）方面，HPV检测比细胞学具有更高的敏感性（表5.2）。HPV DNA检测阴性预测值高，更具临床应用价值。脱落细胞学辅助HPV在检测CIN上具有更高的阴性预测值。

目前HPV DNA检测主要有以下三种临床应用：

1. 宫颈癌初筛（与细胞学联合筛查或单独检测）。
2. 高级别CIN患者治疗后的随访。
3. 诊断为轻度细胞学异常的高危患者的分流检测。

人乳头瘤病毒（HPV）检测

众多流行病学研究和体外研究均证实HPV在宫颈癌发生发展中起重要作用。最初传统病毒培养方法很难检测和诊断HPV，分子生物学进展使细胞中低水平的病毒载量能够被检测出来。

两种主要的检测方法均有效：聚合酶链反应（PCR）和杂交捕获（HC）。虽然还有其他HPV DNA检测方法，但这两种方法在常规临床应用中最为有用。

PCR

PCR是一种在生物样本中选择性扩增HPV序列的方法。一条双链DNA经过30个循环的扩增可以产生10亿个拷贝数。但是，必须采取措施避免交叉污染导致的假阳性结果。虽然最开始应用PCR时，在实验室中这是一个严重的问题，不过目前大部分实验室已采取措施避免这种情况的发生。

PCR方法的敏感性和特异性多变，这取决于DNA抽提过程、临床标本的位置和类型、样本保存和运输、引物、PCR产物的大小、DNA聚合酶的性能和反应条件、HPV DNA扩增谱以及检测多种亚型的能力。一般来说，大多数PCR方法扩增10倍的话，其敏感性可以达到。

杂交捕获

杂交捕获是一种有效的、标准的、客观定量实验（HC2）。其采用13种高危HPV亚型和5种低危

表5.2 在一项大样本国际研究（Cuzick等，2006）中，HPV DNA（HC2分析方法）检出CIN2+的敏感性较细胞学更高

	敏感性	特异性
细胞学	53.0%	96.3%
HPV（大部分为HC2）	96.1%	90.7%

这项研究包括英国、法国、德国、荷兰、美国和加拿大的超过60 000例样本，结果表明HPV检测有较高的敏感性。

HPV 亚型的 RNA 互补探针。样本中 HPV DNA 变性与 RNA 探针杂交，DNA 和 RNA 的杂交产物被放到带有单克隆抗体的微量滴定板上进行捕获。与碱性磷酸酶配对的单克隆二抗与杂交产物发生反应，随后加入化学发光底物。当碱性磷酸酶的发光底物断裂时，发射光能被分光光度计检测，发光量与原始样本中 HPV DNA 的载量成正比。

HPV mRNA检测

尽管高危 HPV DNA 亚型感染是宫颈癌进展的必要条件，但只有一小部分高危 HPV DNA 亚型感染最终导致高级别宫颈癌前病变（HSIL/CIN2 和 CIN3）。其他研究数据现已证明 E6 和 E7 mRNA 是细胞转化和发生高级别宫颈癌前病变更特异性的指征。

尽管大多数 HPV DNA 检测方法成熟稳定，但都不能评估病毒癌基因的活性，这是细胞转化的必要条件。假说认为宫颈病变的进展需要 HPV 整合并后续表达 HPV 编码的癌基因 E6 和 E7，定量检测 E6 和 E7 有助于评估宫颈病变发生和进展情况，因为这些蛋白是维持恶性表型所必需的。E6 和 E7 mRNA 的出现和增加提示持续性感染。宫颈癌 E6 和 E7 mRNA 表达与 HPV 的分型无关。利用流式细胞技术，可以定量检测液基细胞标本中 E6 和 E7 mRNA 过表达细胞数，这些细胞比例的增加与病变的严重程度成正比。

5.11 HPV检测用于宫颈癌初筛

与细胞学相比，HPV DNA 初筛检测高级别 CIN 的敏感性更高。而且，特别是 HPV 自行取样用于样本收集后，HPV DNA 初筛也可提高宫颈癌筛查的覆盖率。

随机对照试验发现细胞学联合 HPV 检测较单一细胞学敏感性更高。大样本荟萃分析表明，杂交捕获 HPV 检测高级别 CIN 的总体敏感性达 89.3%。HC2 排除高级别 CIN 的总体特异性为 87.8%。在欧洲和北美，HPV 检测具有较高的特异性。但在非洲和亚洲，HPV 检测的敏感性下降，其原因尚不明确。

已有大量的随机对照试验证实 HC2 HPV DNA 检测的有效性。10 多年来，欧洲甚至全球的临床医生将其作为常规检查方法用于识别宫颈疾病高风险的女性。虽然 HC2 HPV 检测已被常规使用并用于多项临床研究，但是也有其他一些研究采用 PCR 检测方法。PCR 技术对低水平 HPV DNA 感染具有较高的敏感性，但用于检测临床相关感染的敏感性较低，而特异性较高。

HPV DNA 联合细胞学检测是低级别病变患者随访的标准方法，有 99.2% 的 CIN2+ 患者能被联合筛查检出。联合检测具有较高的阴性预测值和较长的保护周期，可延长筛查间隔至 3 ~ 5 年。然而，低特异性仍可导致大量的假阳性结果，以及不必要的阴道镜检查。发达国家能承担 HPV 联合巴氏筛查方案的成本，因为从长远来看，延长双阴性患者的筛查间隔能节约大量的医疗成本。

发展中国家医疗资源匮乏，很难实施细胞学为基础的宫颈癌筛查方案，宫颈癌的发病率和死亡率很高。而且，偏远地区的患者需多次进行阴道镜检查，可行性不高。替代方案可选择醋白试验，但其敏感性、特异性不高，不能作为长期筛查方案。在这些地区，采用标准化的、客观的 HPV DNA 检测作为宫颈癌一线初筛方法，较单一细胞学筛查或醋白试验具有更高的临床敏感性和较长的保护间隔。最新开发的一种 HPV DNA 快速检测方法能在 2 小时内出结果，随后对 HPV 阳性者和（或）醋白试验诊断有病变的患者进行冷冻治疗，可作为一种有效的替代方案。

5.12 HPV检测用于CIN治疗后随访

CIN 治疗后随访的主要目的是发现病灶残留或复发。治疗后宫颈癌前病变的复发率为 5% ~ 10%，推荐随访时间长达 10 年，原因是与正常队列相比，该人群 CIN 进展或者发生癌的风险仍较高。治疗失败的主要因素是病灶残留，一般在治疗后 2 年内可通过细胞学检测发现。

英国一项大样本多中心前瞻性研究评估了治疗后细胞学联合 HPV 检测在随访中的作用，结果显示，治疗后 6 个月细胞学、HPV 双阴性的患者，3 年后复查是安全的，而现有的细胞学检查需每年一次，连续 10 年。有趣的是，联合检测与初次完全或不完全切除标本切缘的阴性预测值是类似的。

HPV DNA 检测的阴性预测值对于随访 CIN 治疗后患者具有潜在的临床价值。HPV 阴性患者治疗后发生病灶残留或复发的风险非常低（见第 7 章）。

5.13 HPV检测用于轻度细胞学异常的分流

现在很多国家采用这种方法，直接在轻度细胞学异常（ASCUS 或临界涂片）患者的液基细胞学标本中检测 HPV DNA，而不是让这些患者返回进行重复细胞学检测。这种方法的阴性预测值为98%，可证实无潜在的宫颈病变。

轻度细胞学异常（ASCUS或临界诊断）仍存在细胞学重复性低的问题，这些患者中5%～17%经活检被诊断为CIN2或CIN3，这会产生明显的临床管理难题。

阴道镜和阴道镜下活检一直被认为是金标准。这种方法需要技巧娴熟的阴道镜医生，是有创方法且价格昂贵，由于取样和诊断的失误而漏诊近1/3的高级别病变。因此，由于细胞学假阳性和活检假阴性结果，鉴别宫颈高级别病变有一定难度。

HPV检测可用于低级别细胞学异常（ASCUS和LSIL）的风险分流。由于在HPV感染自发清除的患者中未发现组织学进展，所以对于HPV阴性者无需继续随访。40%～60%的HPV DNA阴性的女性，可以有细胞学持续性ASCUS（见第7章）。

5.14 HPV分型检测的意义

宫颈癌是由HPV感染所致，但不同HPV亚型的致癌能力各不相同。约有15种致癌的高危亚型与宫颈癌发生相关，其中HPV16亚型致癌能力最强，HPV18和HPV45次之。HPV16与60%的CIN3和浸润性宫颈癌（CIN3+）有关，HPV18与10%～20%的CIN3和CIN3+有关。感染高危亚型HPV者罹患浸润性宫颈癌的风险非常高，HPV16感染者的OR值为434，HPV18感染者的OR值为248。

对于细胞学阴性和HPV检测阳性者，推荐进一步行HPV分型检测。HPV 16阳性患者应进行阴道镜检查。

近50%的ASCUS被证实有高危型HPV感染。ASCUS LSIL分流研究组报道，HPV16阳性的ASCUS患者2年内发生CIN3+的累积绝对风险为32.5%。该研究还发现，HPV16感染合并可疑或轻度细胞学异常的患者2年内发生CIN2+（活检确认）的风险为51.6%。

另外，HPV16、HPV18亚型常与持续性感染密切相关，因此，鉴别这两种HPV亚型对于ASCUS患者的风险分级意义重大。

HPV分型对疾病预后有一定作用。CIN3治疗前后感染同一种HPV亚型可能提示再次感染HPV，该患者可能易感这种特定的HPV亚型，需要加强随访。

HPV检测与宫颈癌筛查

- HPV分型检测的发展将会使宫颈病变的治疗和随访具有更大的灵活性。
- 许多新的诊断系统使用HPV相关的分子形式，但需要大量的临床试验证明其在宫颈癌筛查中的真正价值。

总结

- 如果能够在宫颈癌前病变期（CIN）被检出，宫颈癌是可以预防的。
- 脱落细胞学检测有其局限性，液基细胞学系统和自动阅片系统的发展改善了细胞学技术。
- HPV检测为宫颈癌筛查及癌前病变的管理带来了革命性的变化。

（陈雨莲 顾李颖 洪祖蓓 戴岚 译　狄文 审校）

5.15 扩展阅读

Creighton P, Lew JB, Clements M, *et al.* Cervical cancer screening in Australia: modelled evaluation of the impact of changing the recommended interval from two to three years. *BMC Public Health* 2010;10:734.

Katki HA, Kinney WK, Fetterman B, *et al.* Cervical cancer risk for women undergoing concurrent testing for human papillomavirus and cervical cytology: a population-based study in routine clinical practice. *Lancet Oncol* 2011;12:663–72.

Kitchener HC, Almonte M, Thomson C, *et al.* HPV testing in combination with liquid-based cytology in primary cervical screening (ARTISTIC): a randomized controlled trial. *Lancet Oncol* 2009;10:672–82.

Kitchener HC, Blanks R, Dunn G, *et al.* Automation-assisted versus manual reading of cervical cytology (MAVARIC): a randomised controlled trial. *Lancet Oncol* 2011;12:56–64.

Ronco G, Dillner J, Efsrom KM, *et al.* Efficacy of HPV-based screening for the prevention of invasive cervical cancer: follow up of four European randomized controlled trials. *Lancet* 2014;383:524–32.

Sasieni P, Castanon A, Cuzick J. Screening and adenocarcinoma of the cervix. *Int J Cancer* 2009;125:525–9.

Saslow D, Solomon D, Lawson HW, *et al.* American Cancer Society, American Society for Colposcopy and Cervical Pathology, and American Society for Clinical Pathology screening guidelines for the prevention and early detection of cervical cancer. *Am J Clin Pathol* 2012;137:516–42.

Sawaya GF, Grady D, Kerlikowske K, *et al.* The positive predictive value of cervical smears in previously screened postmenopausal women: the Heart and Estrogen/progestin Replacement Study (HERS). *Ann Intern Med* 2000;133:942–50.

Wheeler CM. Advances in primary and secondary interventions for cervical cancer: human papillomavirus prophylactic vaccines and testing. *Nature Clin Pract Oncol* 2007;4:224–35.

第 6 章

宫颈癌前病变诊断：阴道镜的使用

6.1 引言

诊断宫颈癌前病变的四种方法，即宫颈细胞学检查、人乳头瘤病毒（HPV）相关生物标志物检查、阴道镜检查和组织病理学诊断，相互联系并相互补充。因此，临床医生必须了解并且理解这些技术的优缺点。由于很多宫颈上皮病变具有恶变潜能，这四种检查方法对宫颈上皮病变进行了更切实可行的分类。目前，每种检查方法都将病变分成低恶变风险病变和高恶变风险病变。

组织病理学家采用高级别宫颈上皮内瘤变(CIN)定义真正的癌前浸润性病变。与此类似，有经验的阴道镜医生能够分辨高或低恶变风险的病变；而细胞学家采用修订后的细胞学分类来识别低级别鳞状上皮内病变（LSIL）或高级别鳞状上皮内病变（HSIL）。目前，有多种生物标志物可以用来区分具有恶变潜能的低级别病变和倾向自愈的低级别病变。

宫颈细胞学评估和宫颈 HPV 检查已成为妇科医生和患者之间的重要联系纽带。在大多数筛查项目中，宫颈细胞涂片和宫颈 HPV 结果能够提示宫颈/下生殖道可能存在病变风险。临床医生能够基于这些检查结果进行评估分流，选择有需要的患者行阴道镜检查进一步诊断。

6.2 哪些异常细胞学结果需要进一步检查?

异常的宫颈细胞学结果提示患者可能存在宫颈上皮癌前病变。宫颈细胞学结果中的一些情况提示患者需要到专科门诊接受阴道镜检查或者由专科医生进行宫颈检查。阴道镜检查的适应证如下：

1. 宫颈细胞学结果提示浸润性癌。

2. 宫颈细胞学结果为 LSIL(Bethesda 系统分类法，TBS）或轻度核异质/临界细胞核改变［英国临床细胞学会（BSCC）分类］；通常情况下，这两种病变的自然消退率高，因此可以有 6 个月的观察期。然而，越来越多的研究者认为，应对轻度细胞学异常的患者进行转诊。研究表明，在轻度宫颈细胞学异常的女性中，有高达 30% 的患者会发展为 HSIL。这部分患者可以通过 HPV DNA/mRNA 检查进行有效的分流。所有的 LSIL 患者均可行高危型 HPV DNA/mRNA 检测。目前有足够的证据支持对 HPV 阳性患者进行阴道镜评估。

3. 存在 HSIL（TBS）或中度至重度核异质。

4. 宫颈细胞学检查持续不满意。

5. 存在宫颈腺上皮病变，尤其是严重的腺上皮不典型或原位腺癌（AIS）。

显然，任何临床怀疑宫颈浸润性癌的患者都需要进行阴道镜评估。宫颈接触性出血、月经间期及不规则阴道血性分泌物或宫颈可疑病变（如肥大转化区）都提示可能存在宫颈恶性病变。

6.3 阴道镜：初步的临床检查

需要转诊阴道镜检查的细胞学异常患者如上文所述。一旦患者推荐进行检查，为了对病变做出准确的诊断，阴道镜医生需要符合以下几个条件，这对于临床医生来说十分重要。

1. 熟悉上皮细胞的不同形态特征，以及提示可能有癌前病变的血管改变。

2. 了解病变的范围，最重要的是了解病变是否侵犯宫颈管。

3. 采用准确的活检方法来获得宫颈管或宫颈阴道部上皮；可使用宫颈管搔刮术（ECC）获得宫颈管上皮细胞。

图 6.1 为宫颈常见病变示意图，其上皮改变导致阴道镜图像异常（不典型）。阴道镜检查报告应描述其重要特征。

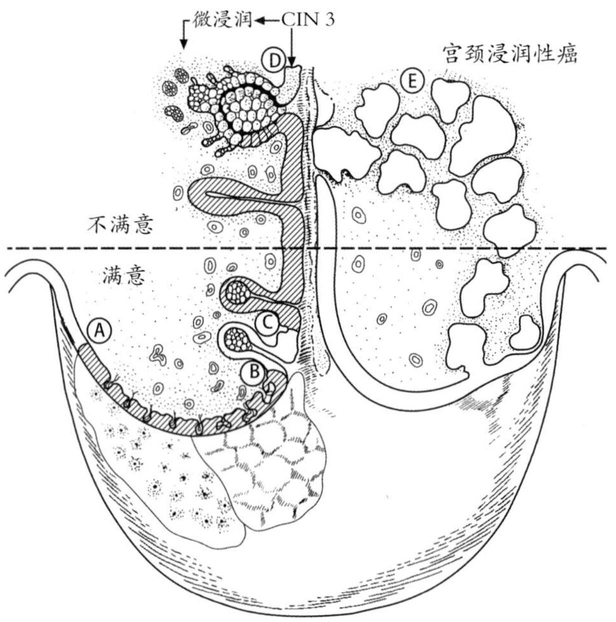

图6.1 宫颈图示阴道镜检查可发现宫颈上皮病理性改变。（A，B）是发生在宫颈阴道部的上皮病变，具有特殊的形态学特征和相关的血管异常，阴道镜下表现为点状血管或镶嵌。（C）阴影标示的部分表明，CIN病变延伸至宫颈管，其上界不可见。图示水平虚线为区分阴道镜检查是否满意的界限，此病例病变上界超过此虚线，故阴道镜检查不满意。（D）点状所示的宫颈管病变可能仅是上皮内病变（如CIN3）的延伸，或者与早期浸润性癌同时存在（如微小浸润性癌）。需要特殊的技术才能确定这种宫颈管内病变的真实程度。(E)很少情况下，宫颈浸润性癌原发部位位于宫颈管内图示区域。因为阴道镜检查不满意，所以必须通过检查确保不会遗漏这样的病变。

阴道镜检查适应证

- 细胞学异常：
  - 反复临界性核异常（BNA）/未明确意义的不典型鳞状上皮细胞（ASCUS）。
  - BNA / ASCUS，轻度核异质 / 低级别鳞状上皮内病变（LSIL）合并高危型 HPV DNA 阳性。
  - 既往一次或两次轻度的核异质。
  - 中度和重度核异质 / 高级别鳞状上皮内病变（HSIL）。
  - 临界性腺上皮瘤变（BNA-G）/ 未明确意义的不典型腺细胞（AGCUS）。
  - 腺上皮瘤变。
  - 提示恶性。
  - 反复炎症或不满意 / 不充分的细胞学检查。
- 临床指征：
  - 宫颈外观高度怀疑恶性肿瘤。
  - 性交后或月经间期出血（如果怀疑宫颈癌）。

6.4 合理应用阴道镜诊断宫颈癌前病变

阴道镜指示下宫颈活检被认为是诊断宫颈癌前病变的“金标准”。在美国，每年约进行 5000 万次巴氏涂片检查；其中，约 250 万（5%）次检查提示低级别异常。通常，这些患者会进行阴道镜检查和活检。

目前对阴道镜检查的有效性研究比较少。阴道镜检查有较高的敏感性、特异性和阳性预测值。一项荟萃分析研究表明，阴道镜检查诊断的敏感性较高（范围 87% ~ 99%），但其特异性较低。为了提高阴道镜检查的有效性，必须同时采取宫颈多点活检。高级别上皮病变具有一些明显的特征，能帮助医生在诊断中将其与低级别病变区分开来，而且这种鉴别比区分低级别病变和生理性宫颈上皮更容易。

虽然阴道镜检查存在争议，但问题的关键点似乎在于阴道镜医生的培训。有研究者将 20 世纪 90 年代中期在美国开展的大规模人群筛查（由水平不同的医生进行阴道镜检查）未明确意义的不典型鳞状细胞 / 低级别鳞状上皮病变分流研究（ALTS）与一项在英国开展的相同规模的阴道镜检查研究进行比较。结果发现，在美国的研究中，有 11.5% 的阴道镜检查结果正常的患者最终发现存在 CIN2 以上病变(CIN2+)；而在英国的研究中，这一比例只有 5.2%。事实上，在这项英国的研究中，最初阴道镜检查检出了 94.6% 的 CIN2+，而 ALTS 组仅为 72.3%。对于这一结果可能有如下的解释：首先，在英国的阴道镜检查系统中，阴道镜检查遗漏高级别病变的风险设置比 ALTS 低很多；其次，在英国的阴道镜检查系统中有完善的培训体制，能够保证医生接受高水平的阴道镜训练。此外，英国阴道镜检查有严格质控。

6.5 阴道镜下宫颈异常（或不典型）上皮表现

提示可能存在宫颈癌前病变（或 CIN）的异常（或不典型）上皮在阴道镜下的表现取决于多种因素，包括：

1. 上皮厚度：取决于细胞数量及其成熟度。

2. 表面轮廓改变和覆盖上皮（角化）的任何相关改变。

3. 血管结构的改变。

当异常（或不典型）宫颈上皮接触醋酸时，细胞内的蛋白质会发生短暂、可逆的生化反应，在阴道镜下可观察到上皮变白或不透明。而正常的宫颈鳞状上皮接触醋酸时，呈现原有的半透明粉红色。

由于成熟鳞状细胞内含有糖原，正常组织涂碘溶液后可被染成棕色，这被称为碘试验阳性或Schiller试验阳性。其他组织类型具有不同的染色反应，下文将会进行介绍。

异常（或不典型）上皮的形态学特征

醋酸和碘的作用

未接触醋酸时，正常的半透明鳞状上皮可以透出下层的血管结缔组织。接触醋酸后，上皮细胞内发生蛋白质凝固，鳞状上皮逐渐变得不透明，掩盖了底下结缔组织（图3.1和图3.2）。如果有增厚的上皮（例如在高级别CIN中所见），病灶会逐渐变为白色。另外，在正常和异常（或不典型）上皮之间可见清晰的界限。由于病变细胞内缺乏糖原，当病变组织涂碘溶液后会染色较淡（与正常组织相比）；这是宫颈碘试验的基础原理。

正常上皮（特别是细胞质）中存在少量的蛋白质和大量的糖原，而异常（或不典型）上皮的细胞膜、细胞核和细胞质中存在较多蛋白质和很少的糖原。在蛋白和糖原较多的病变部位（例如低级别CIN），上皮接触醋酸后仅轻度变白和不透明。同样，接触碘时会发现微弱、不均一的染色。

上皮的醋酸白色变化能辨别上皮病变程度，是阴道镜表现中最重要的特征。

与醋白试验相关的上皮病变

- 不成熟鳞状上皮化生。
- 愈合——再生上皮。
- 先天性转化区。
- HPV感染。
- 宫颈上皮内瘤变。
- 宫颈腺上皮内瘤变。
- 腺癌。
- 浸润性鳞状细胞癌。

因此，将上皮的生理性改变/轻度病理性改变与更严重的瘤变（即CIN/癌）区分开来非常重要。在阴道镜下，上皮的醋酸白色程度是区别正常和异常（或不典型）宫颈上皮的特征之一。其他三个特征是：

1. 病变边缘。
2. 表面轮廓。
3. 血管结构。

病变边缘

异常（或不典型）宫颈上皮的边缘可以根据其多种特征进行评级，如锐度、形状、厚度和是否存在内部边界等。

在高级别上皮病变（CIN）中（图6.2a和图6.16），可以看到边缘明显隆起［图6.2a中的（3）］。这些类型的高级别病变可能位于大的低级别病灶内，并存在内部边界。如图6.2b中位置（1）及其周围区域（2）和（3）的关系。低级别或轻度病变的边界通常为不规则、羽毛状、有棱角的、地图状或不清晰的。“卫星”病灶或外生型微小乳头状湿疣样病变也是低级别病变。图6.59至图6.62和图6.101中可清晰地看到这些病灶的边界。

表面轮廓的作用

由于具有立体放大作用，阴道镜下能够看到宫颈病变的表面轮廓，并且可描述为光滑、乳头状、结节状、不平整或者溃疡性。例如，正常的鳞状上皮表面光滑，而柱状上皮则呈葡萄状或乳头状（图4.6a）。高级别CIN（图6.16），尤其是CIN3和早期浸润性癌的表面不平整，甚至有轻微的隆起（图6.16），而明显的浸润性癌则表现为结节状或息肉状表面（图6.109），最终发展为溃疡型或外生型病变。

阴道镜下所见病变的醋酸白色程度、边界、血管形成以及碘染色试验结果被用来区分低级别和高级别上皮病变，研究者据此开发了阴道镜指数分级系统（即Reid指数或Swede评分）。这些分级系统将在下文进行介绍。

血管结构

点状血管和镶嵌　通常醋酸染色后上皮内血管会消失，但有些情况下会出现特征性的血管。在异常上皮内有两种血管结构：点状结构和镶嵌结构。这两种结构也可能同时存在。当毛细血管贯穿整个上皮，终末端显示为红色点状，则称之为“点状”血管。同样常见的是壁状结构的毛细血管，将组织分割成蜂窝状，被称为“镶嵌”。

点状血管通常是扩张、扭曲、不规则的发夹状末端血管，呈现出明显的点状结构（图6.2b、图6.3a和图6.5）。通常有明显的界限将病变区域与正常上皮分开（图6.2b）。当宫颈组织有炎症（特别是滴虫感染和宫颈炎）时，也可见点状血管。这时扩张的发夹状毛细血管通常布满整个外宫颈，血管间隙微小，正常组织和异常组织间没有明显的边界。

在镶嵌结构中，毛细血管平行于宫颈表面，形成类似铺路石样外观（图6.2c，d和图6.3b）。血管网包围形成一个区域，范围大小不一，形状可呈现规则

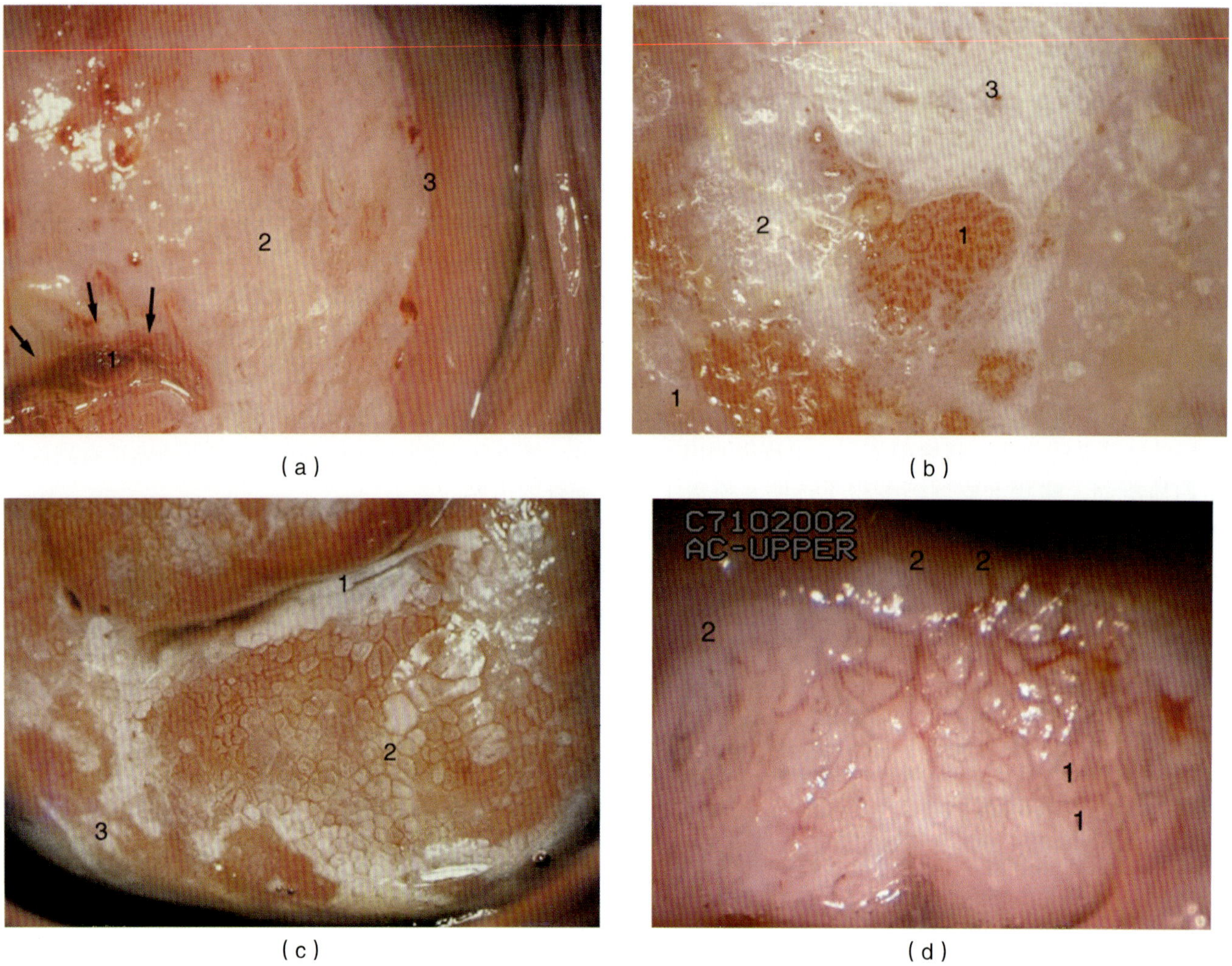

图6.2 （a）转化区醋酸白色变化表明，病变上界（箭头所示）位于宫颈管内(1)。厚的异常（或不典型）上皮(2)被染成白色，并与原始鳞柱交界区有锐利的边界(3)。(b)在醋酸染色后可见到点状血管(1)和醋酸白色上皮(2)，提示在图中位置(3)处存在HPV感染，患者组织中也可见醋酸白色上皮。(c)大片醋酸白色上皮中呈现粗镶嵌（2），病变延伸入宫颈管（1）。镶嵌位于(2)，鳞柱交界(3)边界清晰。注意在镶嵌区域内毛细血管间距的变化；这提示存在不同程度的癌前病变。(d)可见厚醋酸白色上皮，表面粗镶嵌。存在宽的毛细血管间距以及簇状腺体（1）。原始鳞柱交界区在位置（2），新鳞柱交界区位于宫颈管内（不可见）。

或不规则（图 6.2c）。血管本身也可混合交叉。组织学上，异常（或不典型）上皮形成芽状，伸入或嵌入结缔组织，但未突破基底膜。当组织表面涂抹醋酸后，可形成白色小鹅卵石样的图案，每个“小鹅卵石”对应一个被上述血管包围的上皮芽，外周由血管形成红色边界。如果涂抹碘溶液，异常（或不典型）鳞状上皮呈现浅黄色，镶嵌图案消失。

点状血管和镶嵌结构的形成机制　关于点状血管和镶嵌上皮形成可能的机制是：柱状上皮在向鳞状上皮化生的过程中暴露于诱变剂，从而导致不典型化生。在不典型化生中，部分间质乳头没有合并或融合，但化生的鳞状上皮填满了宫颈管柱状上皮的裂隙和褶皱（图 6.4a ~ f）。柱状上皮的葡萄状乳突（图 6.4a）内的中心血管网仍被包围在化生的上皮中，成为厚的间质乳头（图 6.4b）。在之后的发展过程中，表面上皮的血供需要比正常转化区更大。涂抹醋酸后可见到红色的间质乳头被白色的化生上皮包围（图 6.4c）。随着不典型化生的进展，裂隙内的上皮细胞增殖活性增强，间质乳头生长被抑制（图 6.4d ~ f）。这些乳头内的血管在靠近上皮表面的地方扩张和增殖（图 6.4d, e），或形成包绕异常（不典型）上皮等的提篮状血管网（图 6.4d）。如图 6.4 所示，这些改变在阴道镜下表现为点状血管和（或）镶嵌结构（图 6.4d）。转化区内点状血管和镶嵌结构的形成基本上是相似的，所以在同一病变中可以同时看到两种血管改变就不足为奇了（图 6.6）。

评估点状血管或镶嵌区域时的另一个重要特征是血管间距。这指的是两个相邻血管间的距离，或网状 / 镶嵌血管病变范围的直径。原始鳞状上皮平均

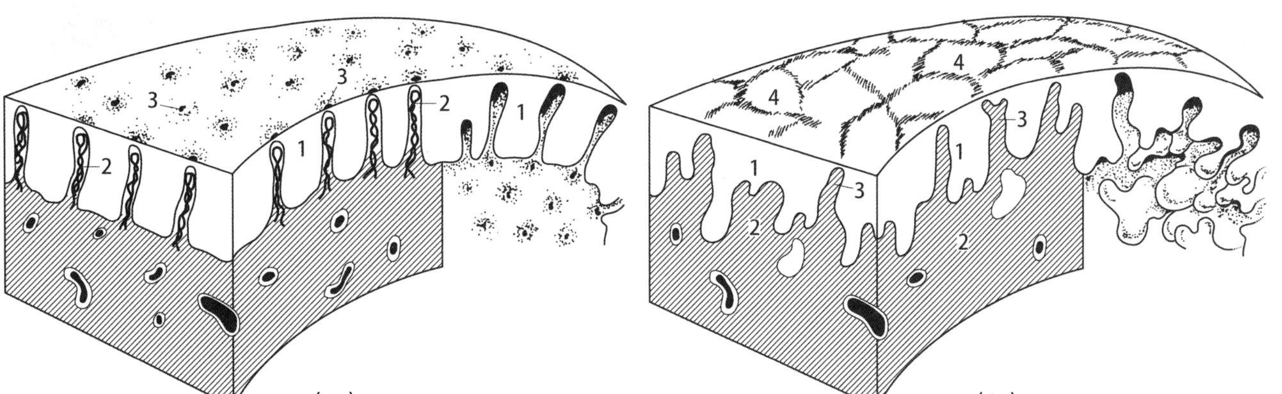

图6.3 （a）阴道镜下看到的点状血管示意图。在上皮芽（1）之间，血管束（2）在薄的宫颈鳞状上皮处几乎到达宫颈表面。这使得血管能通过表面（3）看到。间质结缔组织内的血管清晰可见。（b）阴道镜下的镶嵌示意图。上皮芽（1）延伸到间质结缔组织（2）内。这些上皮芽之间的毛细血管（3）在薄的鳞状上皮处接近宫颈表面，使得镶嵌很容易被看到（4）。

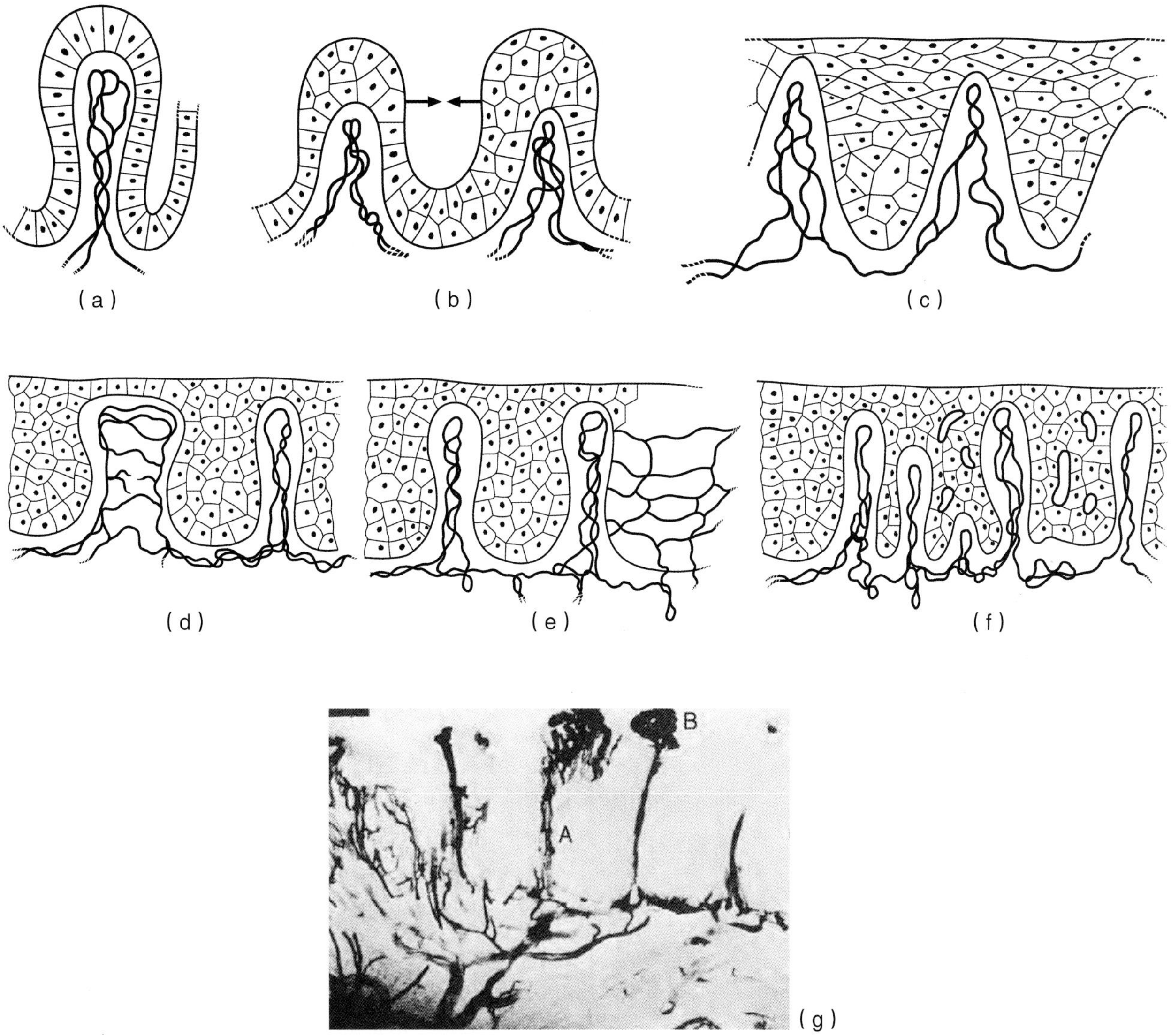

图6.4 （a～g）不典型鳞状上皮化生的过程。在某些不明因素的作用下，化生上皮开始出芽或者成块增长，而中央的血管网（例如柱状上皮的绒毛）延伸接近上皮表面，表现为点状血管或镶嵌。肿瘤细胞团块周围的镶嵌血管形成提篮状结构。（g）碱性磷酸酶成像的显微照片（125mm切片）。照片显示A为卷曲的上皮内毛细血管，B为上皮下众多血管形成的毛细血管网终末端。（Adapted from Kolstad P，Stafl A. *Atlas of Colposcopy*，3rd edn. Edinburgh，UK: Churchill Livingstone，1982，p. 58.）

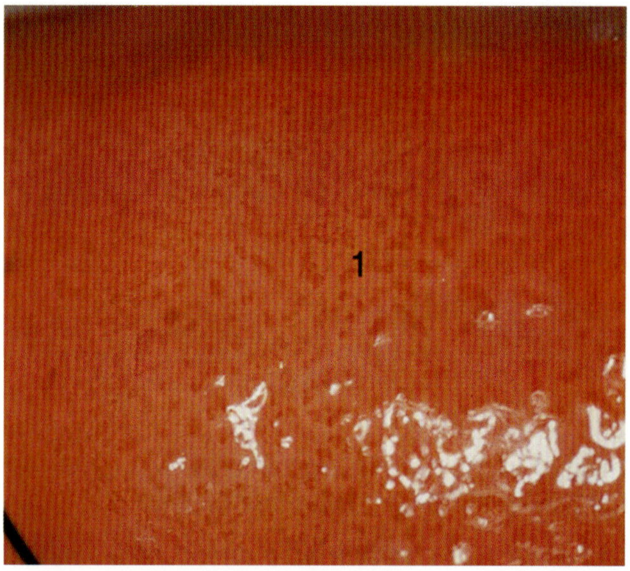

图6.5 上皮内瘤变区域的点状血管（1）。这一区域存在大面积和多变的点状血管，提示存在不同程度的高级别和低级别CIN。病变中心区域的毛细血管间隔更大，表明中间区域的病变级别更高，外周区域的毛细血管间隔更小，提示低级别CIN。

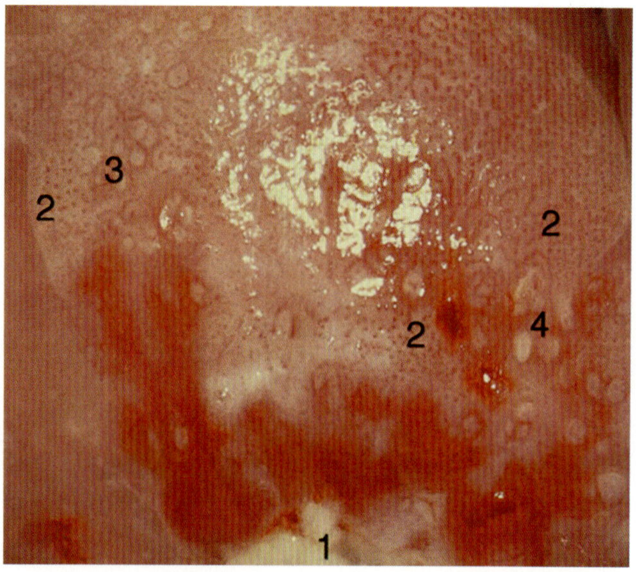

图6.6 点状血管和镶嵌结构在这个CIN区域同时存在。图中可见宫颈管（1）和点状血管（2），较宽的毛细血管间隔提示更高级别的CIN。在区域（3）也是如此，在镶嵌区域毛细血管间隔不同。在区域（4），增厚的白色上皮包绕着一些腺体的开口。该病变基本由低级别CIN［（2）周围］与小范围高级别CIN［（3）和（4）周围］组成。

宫颈上皮内瘤变的阴道镜表现

- 醋酸引起细胞内蛋白质短暂、可逆性变化。
- 鳞状上皮逐渐变得不透明。
- 宫颈上皮内瘤变（CIN）的其他重要特征包括：
  - 边缘：在低级别病变中边界不规则、羽毛状、不清晰；在高级别 CIN 中边缘锐利或凸起。
  - 血管结构（点状血管和镶嵌结构）。
  - 点状血管和镶嵌结构也可见于正常上皮或棘样上皮（先天性转化区）。
  - 血管结构（异型血管）：异型血管（具有不规则形状、直径和走行的终末血管）与严重病理性改变相关（如微小浸润性癌）。异型树枝状血管不会形成纤细的血管网。上皮血管分布可用盐水阴道镜观察。
  - 表面轮廓：高级别 CIN 和早期浸润性癌呈现不平、稍隆起的表面。显著浸润性癌有结节状或息肉状表面。
- 由于异常细胞缺乏糖原贮积，在涂抹碘溶液后会呈现相对淡染。

血管间距约 100mm，但在浸润前和已发生浸润的癌变中，血管间距随着病变恶性程度增大而增加。

当然，不是所有的点状血管和镶嵌结构都是异常的。强调这点是因为大部分鳞状上皮内病变在阴道镜下并没有异型血管，而异型血管结构经常使缺乏经验的阴道镜医生遗漏其他更严重的病变。点状血管和镶嵌结构可以出现在正常上皮中，也可在棘样上皮中发现（是先天性转化区的特性）。在这种情况中，有大量的出芽、分枝状真皮乳头和交错的上皮钉突（图 4.44b，c 和图 4.50）。该毛细血管间距多变，但通常不超过正常上线，这有助于和瘤样病变区别，后者上皮钉突更宽、更厚和更不规则。

70% 的点状血管和镶嵌与良性的棘样上皮相关，30% 与 CIN 有关。相反，在转化区中，80% 的点状血管和镶嵌与 CIN 有关，仅 20% 与棘样上皮有关。然而，大多数研究者认为，CIN 仅限于转化区内，边界为原始鳞柱交界和新鳞柱交界。

异型血管

异型血管具有特征性的外观，并且与上皮严重病理性改变相关（图 6.7a ~ c）。它们属于末端血管，形状、走行、密度、直径和空间排列均不规则，并且毛细血管间距较原始鳞状上皮中的大。血管结构在很多情况下都可表现得非常不规则，以至于不能确定是点状血管或镶嵌。异型血管可见于典型的点状血管和（或）镶嵌区域。这似乎表明随着病变进展，原本普通的点状血管和镶嵌异常增生，最终发展成异型血管。在点状血管 / 镶嵌区域内的不规则血管结构，可能是早期浸润性病变的征象，包括浅表的提篮状不典型镶嵌血管向相邻镶嵌区域延伸。同时，可见点状血管环的顶部与宫颈表面平行。这些水平的浅表血管特点明显，可能提示早期间质浸润。

癌前组织的毛细血管间距略有缩小，但随着病变恶性程度增加，血管间距逐渐增大。恶性细胞被异型树枝状血管或网状血管滋养，使表面组织呈现粗网状外观。伸入到无血管区域的异型血管在大小、形状、走行方面显示出较大差异；这可能是由于血管的生长必须与恶性细胞的快速生长（图 6.7b，c）保持一致。有时，恶性细胞生长过于迅速，血液供应不能满足其发展，进而发生细胞坏死。

不典型树枝状血管不会形成转化区树枝状血管那样纤细的毛细血管网（图 6.8 和图 6.9）。也不会有正常组织中那种规则的“树状”结构，以及血管直径逐渐缩小。

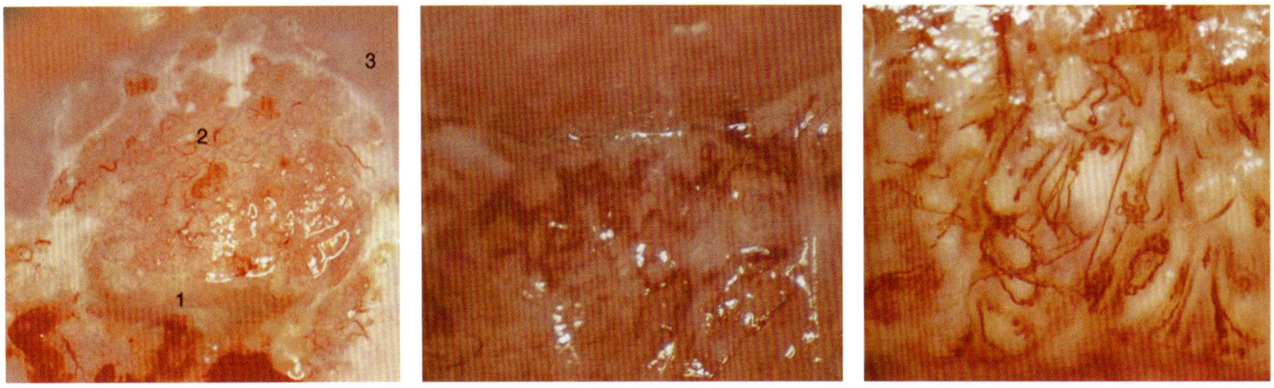

（a）　　（b）　　（c）

图6.7　（a）宫颈管（1）和宫颈阴道部（2）均有浸润性鳞状细胞癌累及，可见到异型血管，表现为网状和树枝状（2）。网状血管走行不规则，有急速转角，颜色变化。树枝状血管也呈不规则形，直径可明显减小。原始鳞状上皮在位置（3）。（b）宫颈管内早期浸润性鳞状细胞癌具有异型树枝状血管。和生理性树枝状血管（图6.8和图6.9）相比，血管直径有明显变化且形状不规则。（c）极其不规则的异型血管呈螺旋状外观，可以看到原先的树枝状或网状血管，这是一个宫颈早期浸润性癌。在涂抹醋酸前，这些异型血管即能通过半透明凝胶状上皮芽看到；而这种凝胶状上皮的形成是早期浸润性癌的特征。血管网在肿瘤的不同部位密度不同，有时大血管环从间质突然出现，越过宫颈表面，然后转入肿瘤深部组织。这些大血管通常明显突出病灶表面，而较小的血管则略狭窄，并且具有螺旋状外形。

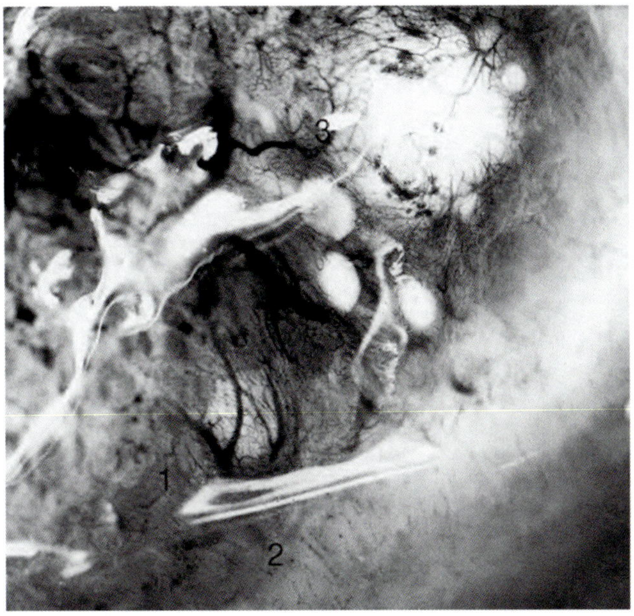

图6.8

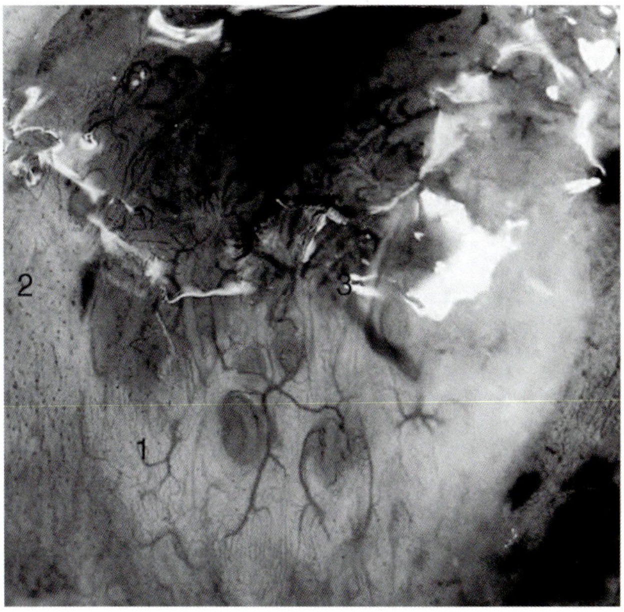

图6.9

图6.8和图6.9　应用盐水阴道镜可显示正常宫颈的三种血管类型。图中位置（1）可见密集且较规则的毛细血管网，称为盘绕的毛细血管网。第二种类型，即发夹状血管，是由一个升支和一个降支形成一个小袢。有时可呈现出规则的细点状外观，如图中位置（2）所示。第三种类型的血管主要出现在转化区，由与表面平行的终末血管和树枝状血管组成，称为树枝状血管，如图中位置（3）所示。树枝状血管分为两支，并最终形成具有正常毛细血管间距的毛细血管网。

盐水阴道镜能很好地显示上皮血管分布。即用生理盐水涂抹宫颈后，透过绿色滤镜在阴道镜下观察，原本红色的血管呈现为黑色并逐渐清晰。当使用 3%～5% 的醋酸涂抹宫颈后，鳞状上皮发生醋酸白色改变，血管清晰度明显下降。图 6.10 至图 6.13 所示为一些高级别 CIN 和早期浸润性癌。

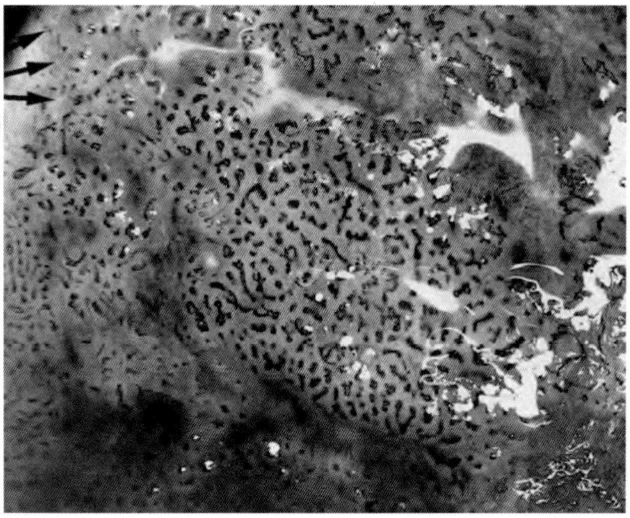

图6.10　病理学结果提示CIN3伴早期微小浸润。它有三个高级别病变的外观特征。首先，毛细血管间距增大并呈规则的粗点状，扩张的末端血管表现为分叉或鹿角形；这被称为双毛细血管征。其次，病变表面轮廓不规则，通过对闪光灯的不均匀反应可得知。第三，存在锐利的边缘（箭头所示）。

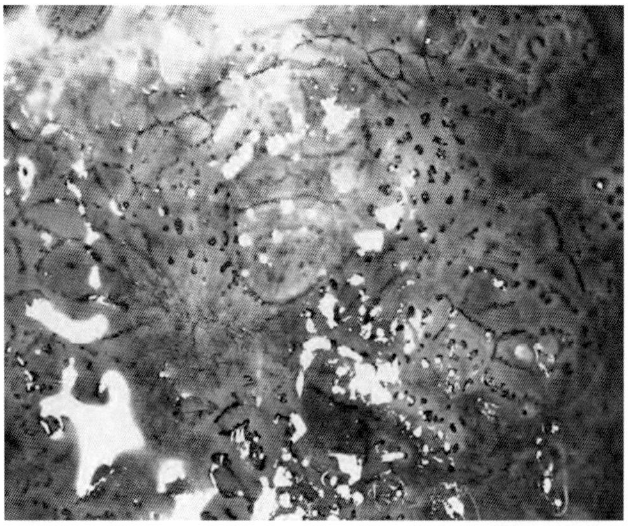

图6.11　发夹状点状血管之间的毛细血管间距很大，并且在病变中心有大的提篮状扩张血管，呈现出典型的镶嵌结构。底层的病变是CIN3。

早期浸润性病变的血管特征

如前所述，异型血管可能提示宫颈浸润性癌（图 6.7）。在浸润性癌早期，阴道镜医生很难将 CIN 的血管结构（即点状血管和镶嵌）和这些异型血管区分开来。多数情况下，高级别 CIN 和早期浸润性癌可同时出现，而通常在典型的点状血管和镶嵌区域可见到少数轻度异型血管。如图 6.14a 所示，在正常鳞状上皮和癌前病变（箭头所示）之间不仅有色调差异和清晰的边界，还具有不同的血管特征。位置（1）为典型的点状血管外观，提示高级别病变；位置（2），镶嵌血管变成具有宽毛细血管间距的粗糙的不规则结构。同时，在上皮内也存在无血管的醋酸白色上皮。所有这些特征均提示存在早期浸润性病变。位置（3）则为平滑的镶嵌血管，与位置（2）处的早期浸润性癌相比，毛细血管间距减小。

在异型血管形成初期，镶嵌和点状血管的毛细血管间距缩小。然而，随着恶性细胞增殖，形成大片无血管区，其毛细血管间距增加。如图 6.14b 所示，典型的点状血管被异常毛细血管袢分隔，后者沿上皮表面平行深入血管间距缩小的点状血管区。

当腺癌或未分化癌形成时，其血管特征与目前所知的鳞状病变有所不同。腺癌通常通过中央毛细管系统获得营养，这与高分化鳞状细胞癌显著不同，后者具有毛细血管包绕上皮芽形成微循环，但无贯通血管。

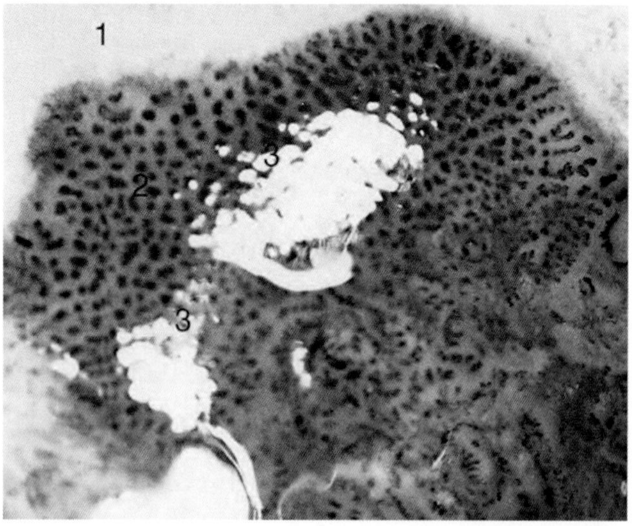

图6.12　这个小的局灶性病变具有很多高级别癌前病变的特征。首先，在原始鳞状上皮（1）和点状血管（2）区域之间存在清晰的界限。其次，病变颜色比周围组织更暗。第三，可由不规则的闪光反射看到不规则的表面轮廓（3）。第四，可见到粗糙的发夹样和不典型点状血管。第五，在某些部位，终末血管延伸成为小的乳头状赘疣（乳头状点状血管）。

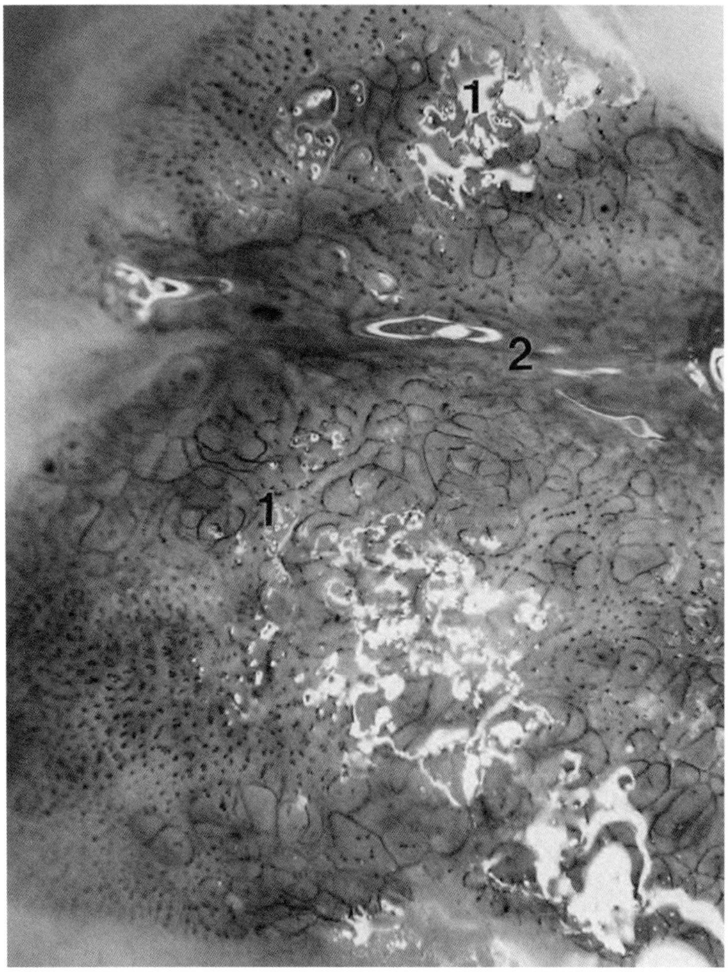

（a）

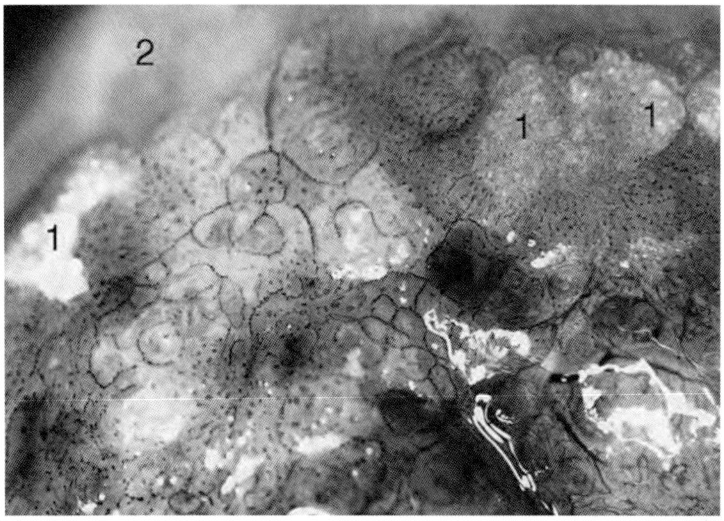

（b）

图6.13 （a）这个大面积的病变覆盖了大部分宫颈阴道部（1），并延伸到宫颈管（2），具有高级别癌前病变的5个主要特征。首先，该血管是点状血管和镶嵌。在病变的外缘有界限分明的点状血管，病变延伸至宫颈管（2），可见镶嵌的末端血管（1）。血管有圆形、多边形、发夹形，偶尔可见不规则血管。一些血管弯曲平滑，另外一些呈弯曲的不规则形状，偶尔有不同直径的扩张的毛细血管形成交织链。和点状血管类似，镶嵌血管也能在比较明显的区域观察到。其次，毛细血管间距增大而且不均一，这提示存在不同程度的严重CIN。第三，不规则的表面轮廓：阴道镜的立体放大功能使这一特征更加明显。周围的原始鳞状上皮表面光滑，而占据整个转化区的CIN病变表面不平整，比周围上皮略微突出。反光异常进一步证明表面不规则。第四，存在颜色变化；在原始鳞状上皮和颜色较深的CIN中心区，颜色差异尤为明显。第五，在原始鳞状上皮与CIN病变间存在清晰的界限。（b）高级别CIN病变中存在点状血管和镶嵌。然而，也有一些白斑（1）和一些可能融合变大的小斑块。这个区域的轮廓不规则。白斑可能遮掩下层的上皮病变，尽管点状血管、镶嵌和周围的异型树枝状血管提示该病变是高级别CIN或早期浸润性癌。其他提示高级别病变的特征还包括不规则表面轮廓和与原始鳞状上皮处（2）的清晰界限以及颜色差异。

未分化病变往往有良好的毛细血管渗透至恶性细胞的上皮芽。因此，毛细血管间距在未分化癌的大部分区域是正常的。图 6.14c 是早期腺癌的例子，其中柱状上皮乳突内仍可以看到异型血管存在。原始鳞状上皮和异型毛细血管结构之间存在锐利的界限（箭头所示）。

腺癌早期与特定血管结构之间可能存在一定相关性。如图 6.15a 所示，上方 6 种血管形态存在于良性鳞状上皮内病变，而下方（包括图 6.15b）的 7 种

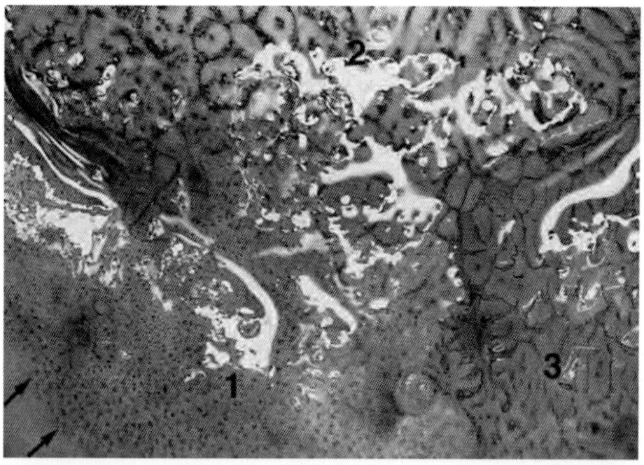

（a）

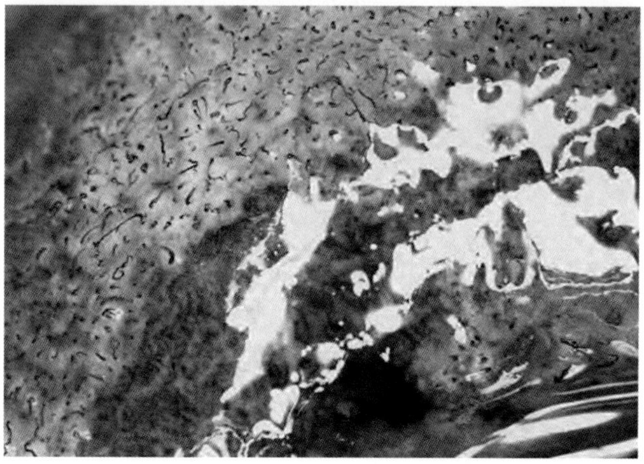

（b）

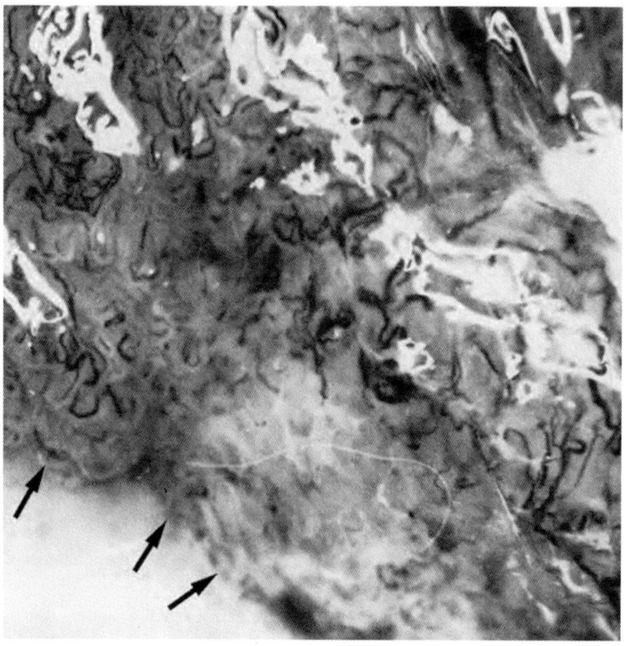

（c）

图6.14

血管形态存在于鳞状细胞癌中。这两种血管类型可能同时存在于腺癌组织中。阴道镜下腺癌改变相关的特殊血管类型，将在下文介绍。虽然镶嵌和点状改变存在于鳞状上皮中，但不存在于腺癌中。然而，在某些腺癌病变中也能找到。

腺癌最常见的异型血管是树根状血管。在早期阶段，仅有 1 ~ 2 根树根状血管，随着疾病进展，异型血管的数量大大增加。线头状血管（图 6.15a，b）也能见到，在晚期病例中，还能看到增多的卷须状血管和柳枝状血管。螺旋状血管似乎不存在于腺癌中。腺癌的进一步描述参见 6.14 部分。

6.6 阴道镜下异常（或不典型）宫颈上皮的分类

绝大多数宫颈上皮内病变出现在转化区，分类应依据这一特点进行。分类还应考虑阴道镜下 HPV 感染造成的原始鳞状上皮异常改变。这些病变没有或很少有癌变可能，过去曾被描述为亚临床乳头瘤病毒感染（SPI）。然而，有人认为把所有阴道镜下异常（不典型）改变作为不典型转化区这一广泛分类内所呈现的图像是不合适的。“不典型”和“异常”这两个术语在许多分类中广泛使用。实际上，“异常”常用于国际宫颈病理和阴道镜联盟（IFCPC）分类。“不典型”一词在西班牙和部分德国语系中表示“严重”意义，而“异常”一词在这些语系中的含义更接近于“正常”。IFCPC 分类最近进行了修订和更新，详见表 6.1。新命名法在下文介绍，并已经插入到从前的术语旁边。

6.7 宫颈癌或癌前病变的阴道镜检查

异常（不典型）宫颈上皮阴道镜检查最重要的是取得病变组织完整的解剖图和形态学视野（图 6.1）。解剖图包括确定异常（不典型）区域的内外界限，而形态学需要对上述部分的所有特征做精确检查，例如血管结构、毛细血管间距、表面轮廓、颜色和分界的清晰性。对内界限的评估是检查中最重要的部分，因为它可以区分阴道镜检查是否满意。

满意的（充分的）或者不满意的（不充分的）阴道镜检查

满意的阴道镜检查是指新鳞柱交界和异常（不典型）上皮范围均完整可见。不满意的阴道镜检查是指新鳞柱交界和异常（不典型）上皮范围不完整可见（图

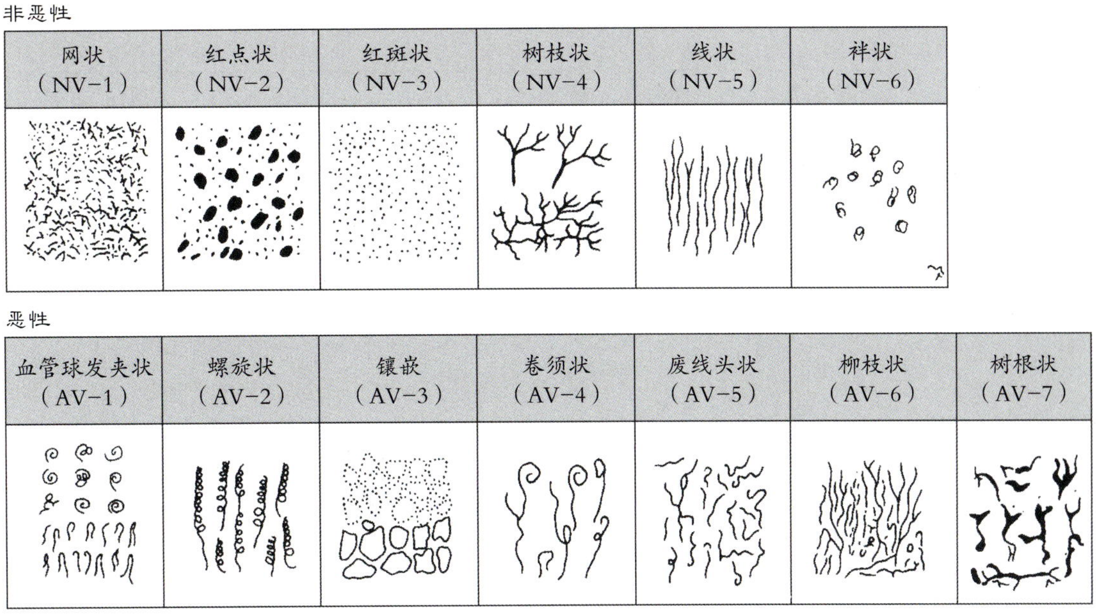

图6.15 （a）不同血管模式。（Adapted from Ueki，1985.）

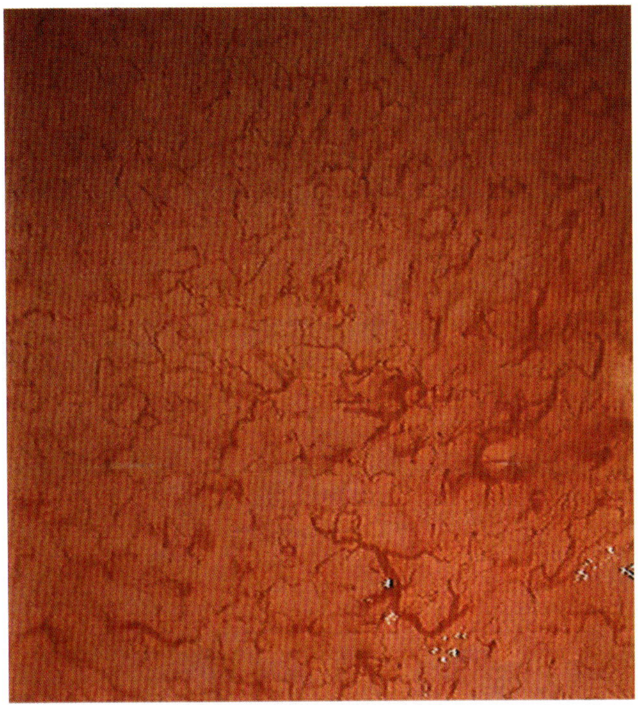

图6.15 （b）异型树根状血管和废线头状血管的混合。（Adapted from Ueki，1985.）

6.16 至图 6.19），或因为严重的炎症或萎缩使检查者无法明确病变的上限。上界由新鳞柱交界确定，提示异常（不典型）上皮的上缘延伸至宫颈管内。图 6.20 示组织学样本；该样本为环切的宫颈阴道部和宫颈管病变。宫颈阴道部病变位于（1）和（2）之间，宫颈管内病变位于（2）和（3）之间，（3）为新鳞柱交界。病变为高级别上皮内病变（CIN3），累及颈管内腺体。（2）和（3）之间的病变位于宫颈管深部，最有可能与不满意的阴道镜图像相关。

阴道镜异常（不典型）表现的分级

癌前病变和癌变的差异较大，没有独有的特征可以加以区分，不同的血管类型、不同的上皮成熟度以及与之相关的表面轮廓、颜色和边界，决定了阴道镜图像是多变的。许多分级系统用于提高阴道镜分级的客观性，减小观察者之间或观察者的主观判断差异，从而更客观地鉴别阴道镜下低级别和高级别病变。Coppleson 和 Pixley 提出了这样一个分级系统：将阴道镜下表现细分为不显著（1 级）、显著（2 级）和高度显著（3 级）。1 级：病变仅有极小的恶变潜能，如果发生侵袭，需很多年。2 级：病变有发生恶变的潜能，但侵袭发生较慢。3 级：病变高度恶变潜能，较快发生侵袭。分级定义如下。

1 级（不显著，不可疑）：醋酸白色上皮，通常有光泽或半透明，边界多不明显；有或没有细血管，类型不明确；无异型血管；毛细血管间距小（图 6.21）。

2 级（显著，可疑）：醋酸白色上皮更加不透明，边界锐利；有或没有扩张的形态规则的血管；类型明确；无异型血管；通常毛细血管间距增加（图 6.22 和图 6.23）。

3 级（高度显著，高度可疑）：非常白或灰色不透明上皮，边界锐利；血管扩张，形态不规则，常蜷曲，偶尔可见异型血管；毛细血管间距增加但不均一；有时可见表明轮廓不规则——微外生型上皮（图 6.24 和图 6.25）。

表 6.1 （a）国际宫颈病理和阴道镜联盟关于宫颈的阴道镜术语分类（2011）

部分	模板
总体评价	充分或不充分的原因（例如宫颈炎症、出血、瘢痕） 鳞柱交界完整性：完全可见，部分可见，不可见 转化区类型 1、2、3
正常阴道镜表现	原始鳞状上皮：成熟、萎缩 柱状上皮：异位 / 外翻 化生鳞状上皮；纳氏囊肿；隐窝（腺）开口 妊娠改变
异常阴道镜表现	总原则： 病变位置：转化区内或外面；时钟指示法标记病变位置 病变大小：病变累及宫颈的象限数 病变大小所占宫颈百分比 1 级（轻微病变）：细镶嵌；细点状血管；薄醋酸白色上皮；不规则地图样界限 2 级（严重病变）：边界锐利；内分界征；隆起；厚醋酸白色上皮；粗镶嵌；粗点状血管；快速出现醋酸白色变化；袖口状腺开口 非特异性：白斑（角化、角化过度）；糜烂
可疑癌	Lugol 染色（Schiller 测试）：染色或不染色 异型血管
其他表现	额外体征：脆性血管；不规则表面；外生型病变；坏死；溃疡（坏死）；肿瘤或新生物形成 先天性转化区；尖锐湿疣；息肉（宫颈阴道部和宫颈管）；炎症；狭窄；先天性异常；治疗后表现；子宫内膜异位症

表 6.1 （b）国际宫颈病理和阴道镜联盟关于阴道的临床和阴道镜术语分类（2011）

部分	模板
总体评价	充分或不充分的原因（例如炎症、出血、瘢痕）转化区
正常阴道镜表现	鳞状上皮：成熟或萎缩
异常阴道镜表现	总原则： 上 1/3 或下 2/3 前、后或侧（左或右） 1 级（轻微病变）：薄醋酸白色上皮；细镶嵌；细点状血管 2 级（严重病变）：厚醋酸白色上皮；粗镶嵌；粗点状血管 可疑癌：异型血管 额外体征：脆性血管；不规则表面；外生型病变；坏死；溃疡（坏死）；肿瘤或新生物形成 非特异性：柱状上皮（腺病） Lugol 染色（Schiller 测试）：染色或不染色；白斑
其他表现	糜烂（外伤性）；尖锐湿疣；息肉；囊肿；子宫内膜异位症；炎症；阴道狭窄；先天性转化区

1 级的组织学特征：①化生上皮（未成熟、成熟或棘样上皮）；② SPI；③ CIN1。2 级，病变往往对应 CIN2～3。3 级，CIN3 或早期浸润。病变的各种分级见图 6.21 至图 6.25。

对于其他分类，Coppleson 和 Pixley 分级的 1 级大致对应所谓的微小病变或低级别病变，而 2 级和 3 级对应严重病变或高级别病变。

Reid阴道镜指数

Reid 阴道镜指数最早于 1993 年提出，是使用最广泛的评分系统，其目的是规范阴道镜检查及改善对组织学诊断的预测。然而，在 ALTS 中使用 Reid 指数检测 CIN2 及以上病变的效果并不理想。因此，Malcolm Coppleson 教授和 Richard Reid 博士合作修改了原版 Reid 阴道镜指数的内容，把阴道镜下所见的 4 类表现纳入考量：①颜色；②病灶边缘和表面形态；③血管；④碘染色。每一项给出 0～2 分（表 6.2），总分为阴道镜指数，对应可能的组织学诊断，如表 6.3 所示。使用分类的实例见图 6.25e。

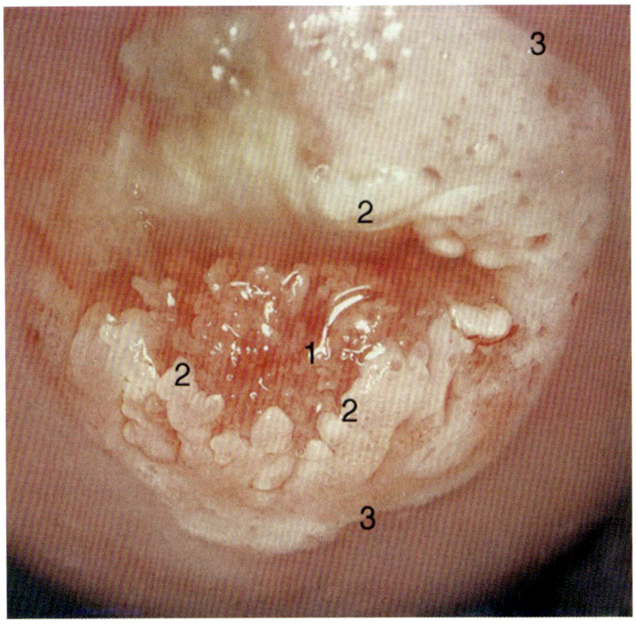

图6.16 宫颈后唇满意的阴道镜图像，(1)示原始柱状上皮，(2)示新鳞柱交界，(3)示原始鳞柱交界。位于宫颈前唇的病变上界不如后唇清晰，像是被黏液遮盖住。清除黏液后，前唇病变上界仍不可见，整体为不满意的阴道镜图像。

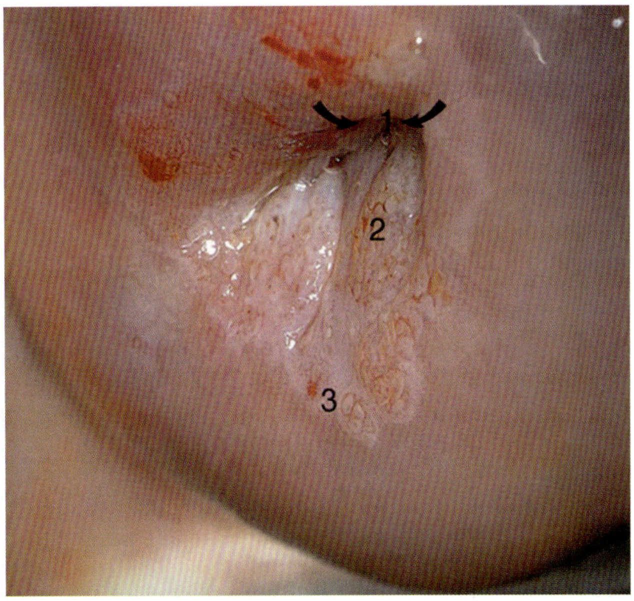

图6.17 不满意的阴道镜图像：异常（不典型）、高级别上皮病变（2）延伸至宫颈管（1，箭头所示）。病变上界不可见。（3）示原始鳞柱交界。

Swede评分（表6.4）

2005 年，瑞典的 Strander 等人提出一种新的评分系统，即“Swede 评分”。它对 Reid 评分系统进行了修改，使用更方便，无需复杂的学习即能掌握。

Swede 评分模型在 Reid 阴道镜指数基础上，新增加了病灶大小作为第 5 项评分内容。Swede 评分也

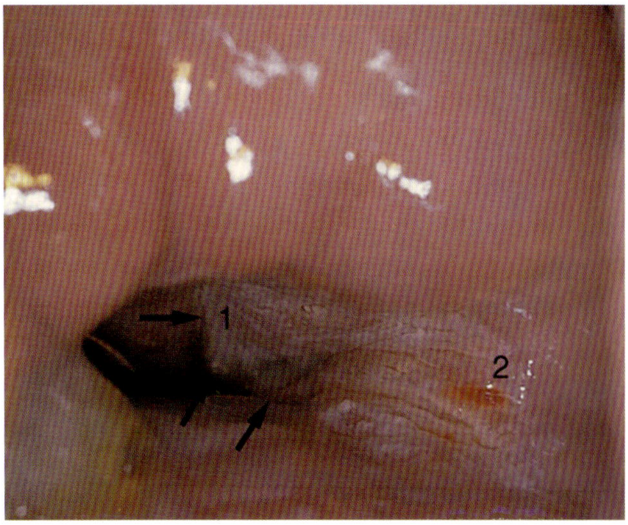

图6.18 不满意的阴道镜图像：异常（不典型）上皮（1）延伸至宫颈管，仅能见到部分上界（箭头所示）。（2）示病变的外侧边界。病变前唇、后唇和内侧边缘均不可见。

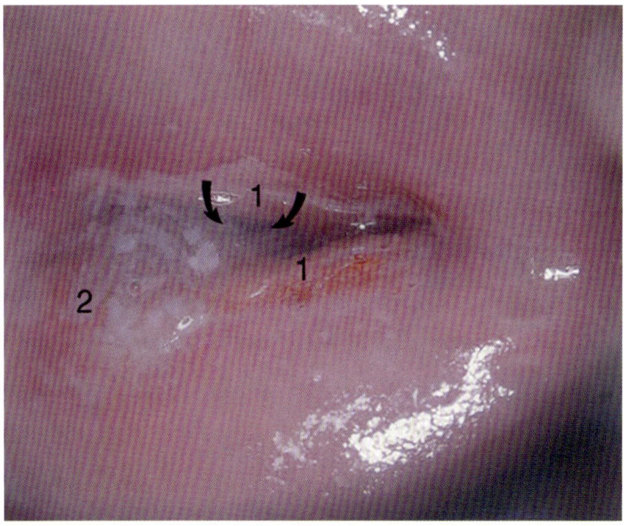

图6.19 厚醋酸白色上皮（1），位于宫颈管内的病变上缘不可见（箭头所示）。阴道镜图像不满意。（2）示病变外侧边界。

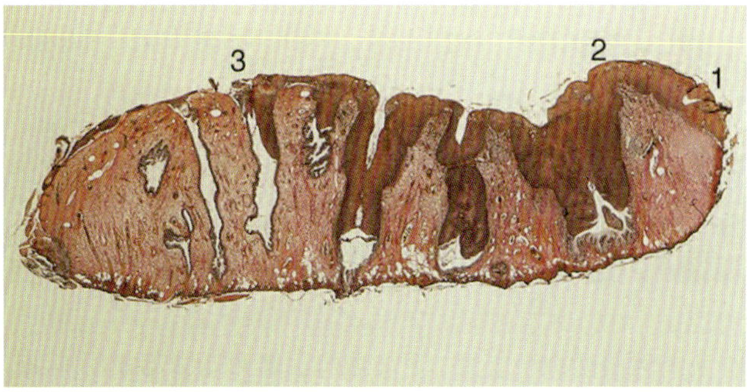

图6.20

重新定义了 Reid 原有的 4 项评分指标。最近英国的一项研究对 Swede 评分系统进行评估，结果显示，总分 8 分及以上对于最终确诊 CIN2+ 病变的敏感性、特异性、阳性和阴性预测值分别为 38%、95%、83% 和 70%。Swede 评分没有明显的学习曲线，受训者的表现和培训者类似。

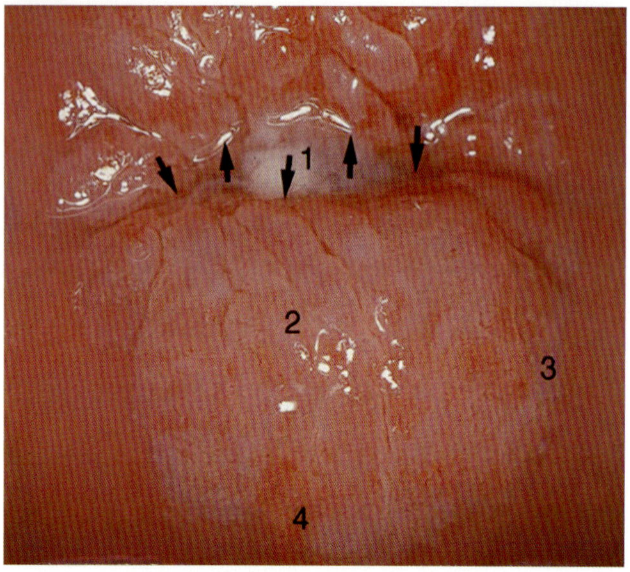

图6.21　1级不显著病变：醋酸白色上皮有光泽(2)，延伸至宫颈管(1)。病变的上界如箭头所示。边界不清晰(3)。有光泽的醋酸白色上皮、细小的血管，毛细血管间距小(4)是该病变的特征。

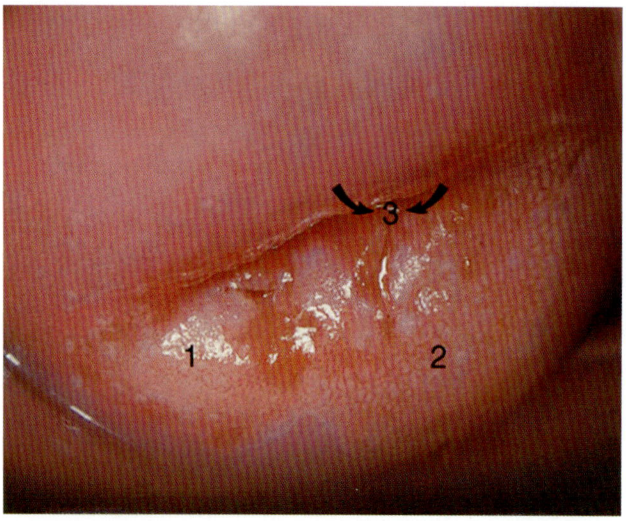

图6.22　1级(不显著)合并2级(显著)病变。(1)示1级病变，有光泽的醋酸白色上皮、不清晰的边界和非常细小的血管。(2)示2级病变，边缘锐利，血管形态规则，毛细血管间距增加。异常(不典型)上皮延伸至宫颈管(3，箭头所示)。该阴道镜图像不满意。

新版国际宫颈病理和阴道镜联盟术语（2011）

在新分类（表 6.1）中，异常按如下分两级：

1 级（轻微病变）：细镶嵌；细点状血管；薄醋酸白色上皮；不规则地图样边界。

2 级（严重病变）：边缘锐利；内分界征；隆起；厚醋酸白色上皮；粗镶嵌；粗点状血管；醋酸白色变化快速出现；袖口状腺开口。

所占象限的数目或所占宫颈百分比用于评估异常上皮大小。

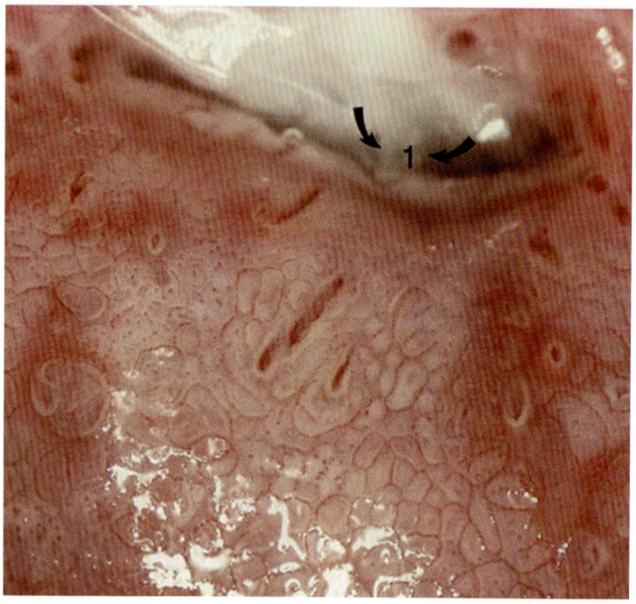

图6.23　2级显著病变：醋酸白色上皮更加不透明，血管口径扩张且形态规则，毛细血管间距增加。腺体开口外周包绕增厚的白色上皮。整体阴道镜图像不满意。异常（不典型）上皮（箭头所示）延伸至宫颈管内（1）不可见。

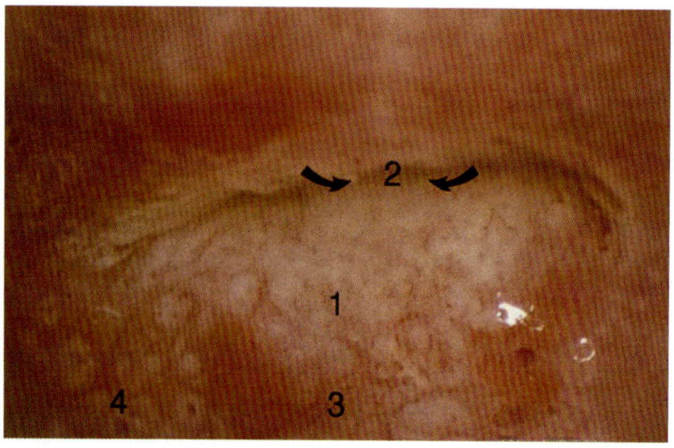

图6.24　3级（高度显著，高度怀疑）病变：白色或灰色不透明醋酸白色上皮(1)延伸至宫颈管内(2，箭头所示)。后唇见少量异型血管(3)，腺体开口见增厚的白色上皮(4)。后者被称为袖口状腺体，表明CIN病变累及上皮下腺体隐窝。

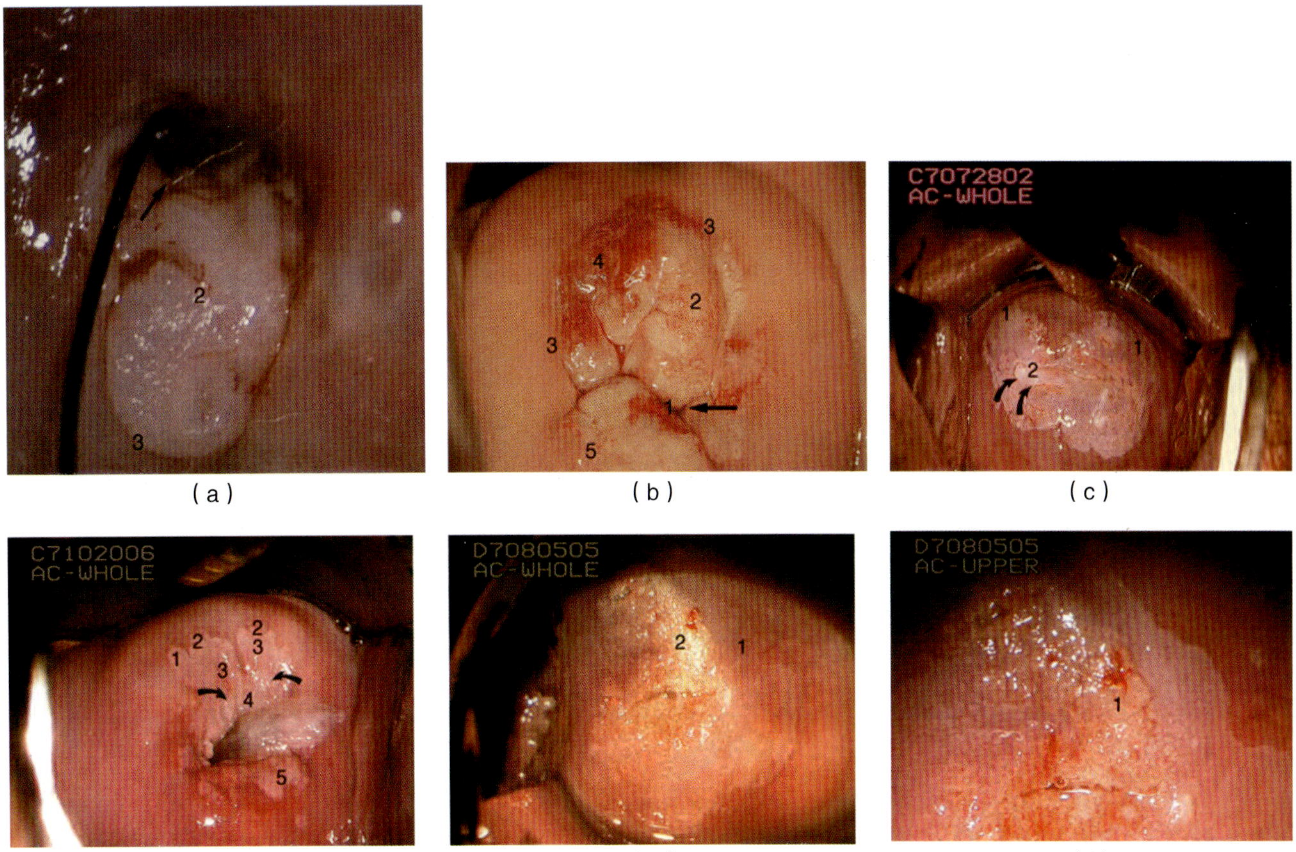

(a) (b) (c) (d) (e) (f)

图6.25 (a) 3级病变（高度显著，高度可疑）：白色或灰色不透明上皮（2）延伸入宫颈管内（1，箭头所示）致部分病灶不可见。原始鳞柱交界边界锐利（3）。阴道镜图像不满意。(b) 3级病变（高度显著，高度可疑）白色或灰色不透明上皮（2）延伸入宫颈管内（1，箭头所示）。病变边界锐利（3），见异型血管（4），不典型转化区和原始鳞状上皮之间色泽差异明显。后唇局部（5）病变边界模糊，无异型血管。(c) 2级（显著，可疑）病变延伸入宫颈阴道部，醋酸白色上皮透明程度不一致。（1）示周围区域醋酸白色上皮呈半透明状，病变边缘呈不规则的羽毛状，诊断为HPV感染/低级别上皮病变。（2）示周围区域可见宫颈后唇边界锐利清晰（箭头所示），其醋酸白色上皮比前唇病灶更加不透明。血管无明显改变。（2）示高级别上皮病变（2级）。根据Reid–Coppleson阴道镜指数，总评分5分，其中颜色2分，边缘和表面形态2分（局部有内边界），血管1分（无异型血管）。由于无碘染色，无法进一步评分。该病变总评分5分，分类属于高级别鳞状上皮内病变。(d) 病变包含低级别和高级别病变。在前唇部分，（1）示病变醋酸白色上皮薄，呈半透明状。（2）示病变边缘呈羽毛状或者齿状，（3）示醋酸白色上皮有少量镶嵌。箭头所示内边界醋酸白色更致密。（4）和（5）处病灶呈厚醋酸白色上皮。根据Reid–Coppleson阴道镜指数，颜色（中央厚醋酸白色区域）1分，边缘和表面形态2分（存在内边界），血管1分（无异型血管）。虽然无法进行碘染色，但碘染色后估计评分为1分或2分，总体评分5分或6分，属于高级别病变。环形切除术后，病理显示为CIN1和CIN2。(e) 该图显示的病灶有大面积低密度醋酸白色上皮，呈半透明状（1），边缘不规则，中央隆起（2）。由于闪光造成颜色失真，但在更高清的 (f) 中可见该区域表面有微乳头结构（1）。(f) 显示病灶外周区域可见少量细镶嵌，符合HPV感染诊断。根据Reid–Coppleson阴道镜指数，颜色0分，边缘和表面形态0分，血管0分。未做碘染色，即使行碘染色总得分可能不超过1分，属于低级别鳞状上皮内病变或HPV感染/不典型。该病变虽然外观明显，但属于良性上皮改变。这些展示了Reid–Coppleson阴道镜指数的运用。

不满意的阴道镜：宫颈管检查

异常（不典型）上皮向上延伸到宫颈管内给临床诊断带来了问题。如果上界在镜下可见，则认为是满意的或充分的；如果不可见，则认为检查不满意，尽管在 IFCPC 新术语中描述为部分可见或不可见。在本书中，我们使用之前对阴道镜检查不满意的分类方法。上限常常可以用简单的检查方法确定。一旦找到上限，临床医生可以知道此界限以上没有癌或癌前病变。这仅适用于鳞状上皮病变，因为腺上皮病变的位置可能更高。临床医生通过发现异常腺上皮细胞学来了解腺体病变。

确定病灶上界最简单的方法是使用小棉签。图 6.26 即使用了这种方法。不典型上皮（3）的范围延伸至宫颈管内（1）。通过棉签（4）压住宫颈后唇暴露视野后，能清楚看见上界（2）。在图 6.27 和图 6.28

表 6.2 修订版 Reid 阴道镜指数 *

阴道镜表现	0 分	1 分	2 分
颜色	薄醋酸白色上皮（半透明）；模糊的醋酸白色；透明的醋酸白色 转化区之外的醋酸白色 有光泽的雪白色上皮（罕见）	中等明暗度，颜色白色或灰色，表面有光泽（多数病变属于此分类）	暗沉，牡蛎白或灰色
边缘及表面形态	微小湿疣或微小乳头 † 病变较扁平且边界模糊 边缘呈羽毛状或细小齿状 病变有角，或者锯齿状 § 位于转化区外的卫星病灶	形状规则匀称，边缘光滑，轮廓平直	卷起，边界剥脱 ‡ 不同的阴道镜表现之间有内边界；中央为高级别病变，周围为低级别病变
血管	细小 / 细直径血管 ¶ 少有细点状血管及镶嵌 血管在转化区之外 小湿疣或微小乳头内有细小血管 ††	缺乏血管	粗点状血管或粗镶嵌，边界锐利 **
碘染色	摄取碘后呈桃木棕色 不显著病变不摄取碘：上述三项评分 3 分及以下病灶碘黄染 转化区以外区域常因角化不全而碘染色阴性 ‡‡	摄取部分碘——杂斑，杂点	显著病变不摄取碘：上述三项评分 4 分及以上病灶碘黄染

* 阴道镜分级时，醋酸染色浓度为 5%，碘浓度为 1%。
† 阴道镜下微乳头样外观提示显著浸润性癌不包含在此列。
‡ 上皮细胞的边缘从间质分离，卷曲。注意：显著的低级别病变常常被过度阐述，高级别鳞状上皮内病变中无血管的斑块常常被忽视。
§ 即使外周的部分边缘是一直线，仍评为 0 分。
¶ 有时镶嵌中有中央血管是低级别组织学异常的特征。低级别病变中的毛细血管结构很明显。如果医生不能区分细小血管和粗大血管，常会发生过度诊断。
** 阴道镜下显著浸润性癌的异型树枝状血管不包含在此表中。
†† 总体说来，病变中微小湿疣样变越多，评分越低。然而，尽管罕见，宫颈癌也可以表现为湿疣状。
‡‡ 角化不全：浅表上皮为保留细胞核的角化细胞。

表 6.3 阴道镜下使用 Reid 阴道镜指数（RCI）预测病理诊断

RCI（总评分）	病理
0～2	LSIL-HPV 感染 / 不典型
3～4	重叠 *
5～8	HSIL

* 3 分，相当于低级别鳞状上皮内病变（LSIL）；4 分，相当于高级别鳞状上皮内病变（HSIL）；HPV，人乳头瘤病毒。

表 6.4 Swede 评分模型

	A 级	B 级	C 级
醋酸吸收	0 或透明	阴影，乳状	明显的，硬脂状
边缘和表面	无或弥散的	锐利但不规则，锯齿状，地图样，卫星灶	更锐利，表面不平，袖口样
血管	细小，规则	缺乏	粗大或异型血管
病变大小	<5mm	5～15mm 或两个象限	>15mm，3 个或 4 个象限，或宫颈管不能探及
碘染色	棕色	隐约或斑片状黄色	明显的黄色
评分	0	1	2

中，宫颈旧裂伤造成阴道镜图像不满意。轻度薄醋酸白色上皮（2）延伸进入宫颈管，其外界位于（3）。该患者细胞学涂片为轻度核异质（Bethesda LSIL）。在图 6.28 中，使用两根棉签分开变形的宫颈侧唇后，能清楚看到位于宫颈管内的病灶上界（1）。

在图 6.29 至图 6.31 中，能看见 2 级异常（不典型）上皮(2)延伸到宫颈管内(1)。在图 6.29 中，病变如箭头所示，病变外界位于(3)。在图 6.30 中，用 Desjardins（胆囊）钳分开宫颈。在前唇可以看见上界，即新鳞柱交界(1)，钳子进一步分开后可见后唇部分的上界(图 6.31)。经胆囊钳暴露，在宫颈 6 点钟方向可见一小块醋酸白色上皮，位于宫颈管内。图 6.31 可以称为满意的阴道镜图像。然而，病变深入宫颈管下段，在制订治疗方案时必须考虑这一问题。如图 6.29 至图 6.31 所示，使用胆囊钳可以清楚地显示宫颈管内新鳞柱交界划分的异常(不典型)上皮的上界（箭头所示）。胆囊钳的作用可进一步参考图 6.32 至图 6.35。

宫颈管的进一步检查：宫颈癌前病变治疗后的随访

宫颈癌前病变患者治疗后的随访非常重要（图 6.36 至图 6.40）。采取各种治疗方法后，病灶可能被切除或者局部破坏，但仍然会有宫颈管缩窄的风险。这种缩窄可表现为完全狭小甚至在随访监测时常规仪器不能进入宫颈管获取细胞。

宫颈管内异常（不典型）上皮的暴露可使用之前介绍的工具如棉签或 Desjardins（胆囊）钳。在美国，Kogan 宫颈管钳也被广泛应用（图 6.36）。其他有助于打开缩窄宫颈获取充足涂片的技术包括插入一种吸水装置，并在 24 小时后取出。唯一的问题是取出该装置时可能会导致宫颈管上皮擦伤引起出血，从而使获取及读取宫颈管涂片困难。雌激素的应用，尤其是绝经后女性，会使缩紧的宫颈在一定程度上变软和扩张。然而，如果瘢痕组织较多，那么雌激素的扩宫颈作用非常有限。

在一些情况下，如非常狭窄的宫颈外口，可应用局麻药，从而使细胞刷用力插入宫颈管。图 6.39 和图 6.40 中可看到类似的情况。

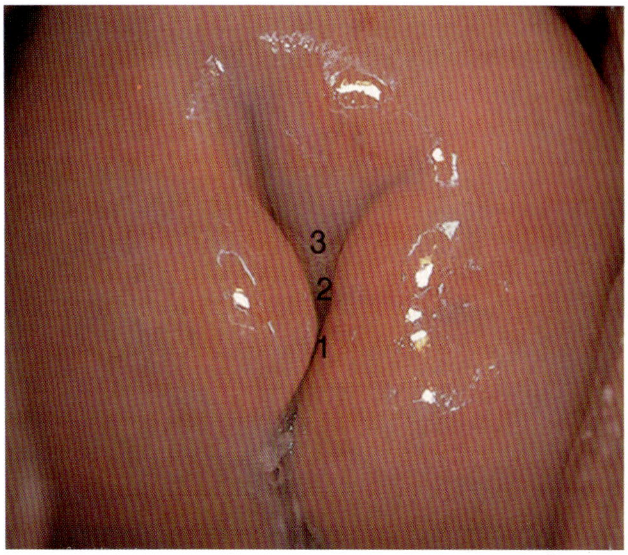

图6.27

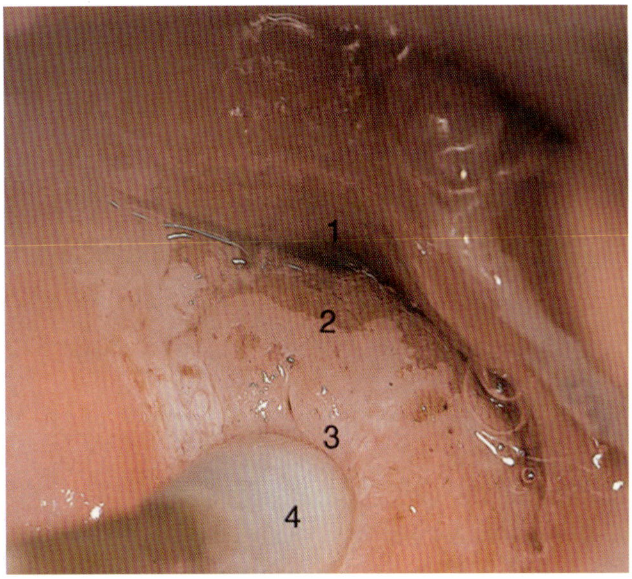

图6.26

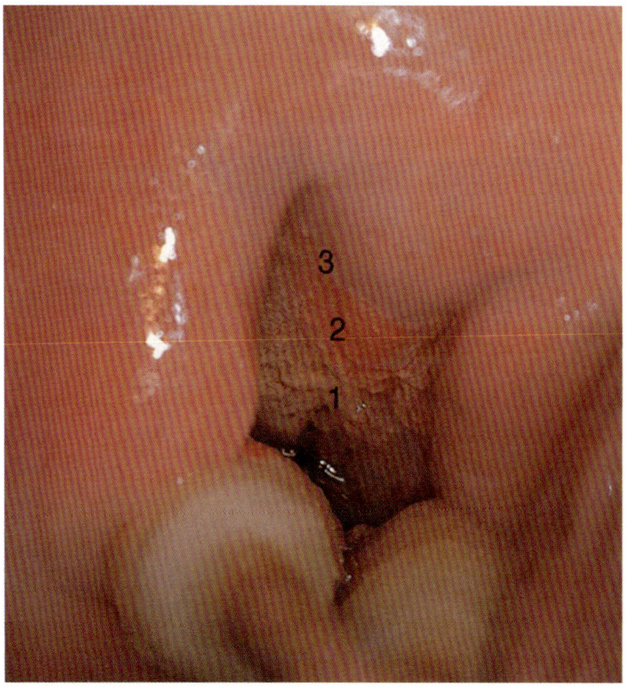

图6.28

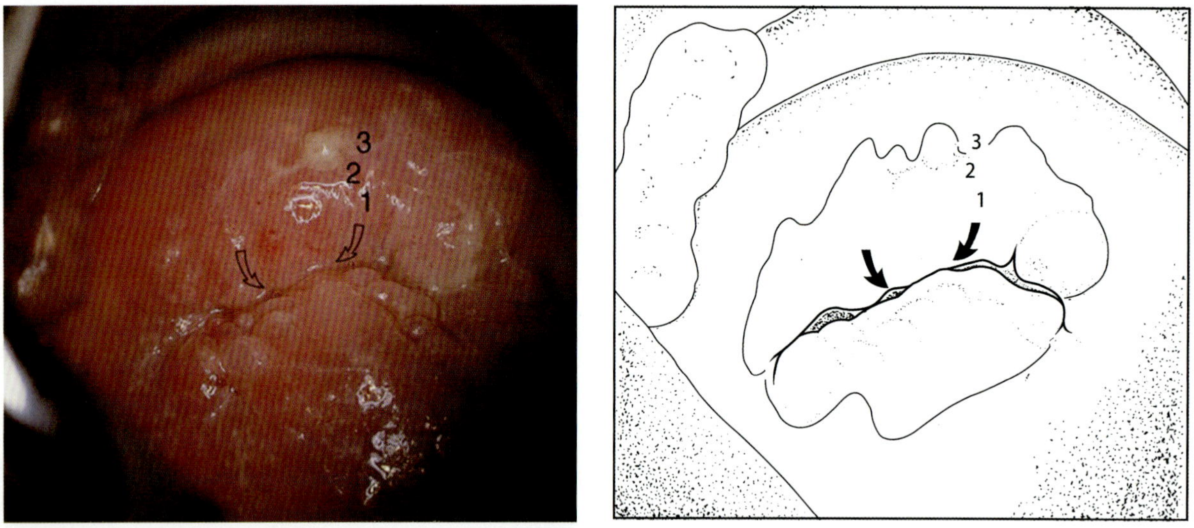

图6.29

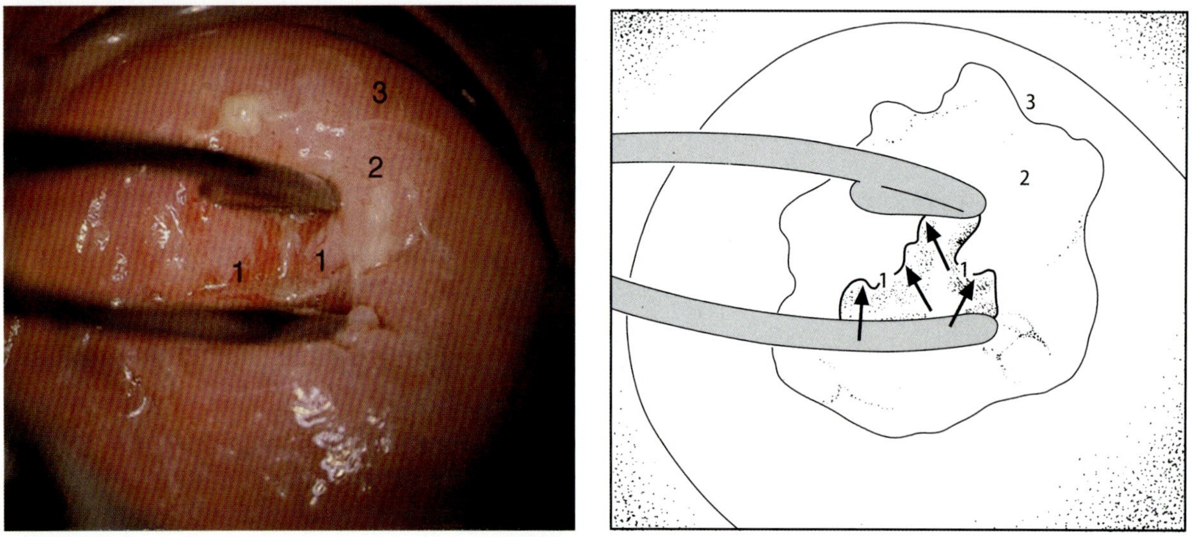

图6.30

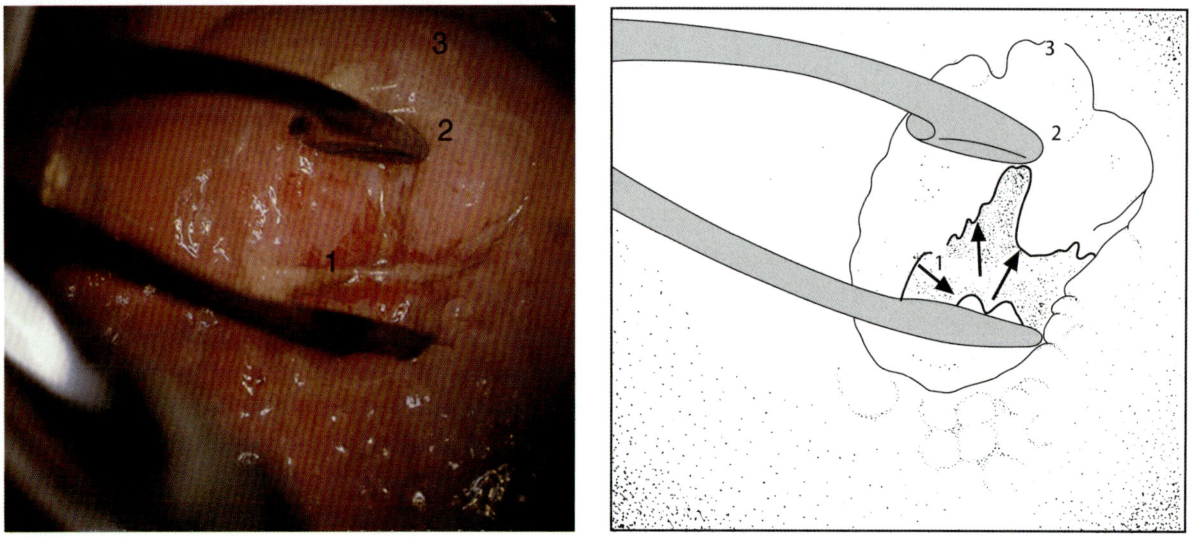

图6.31

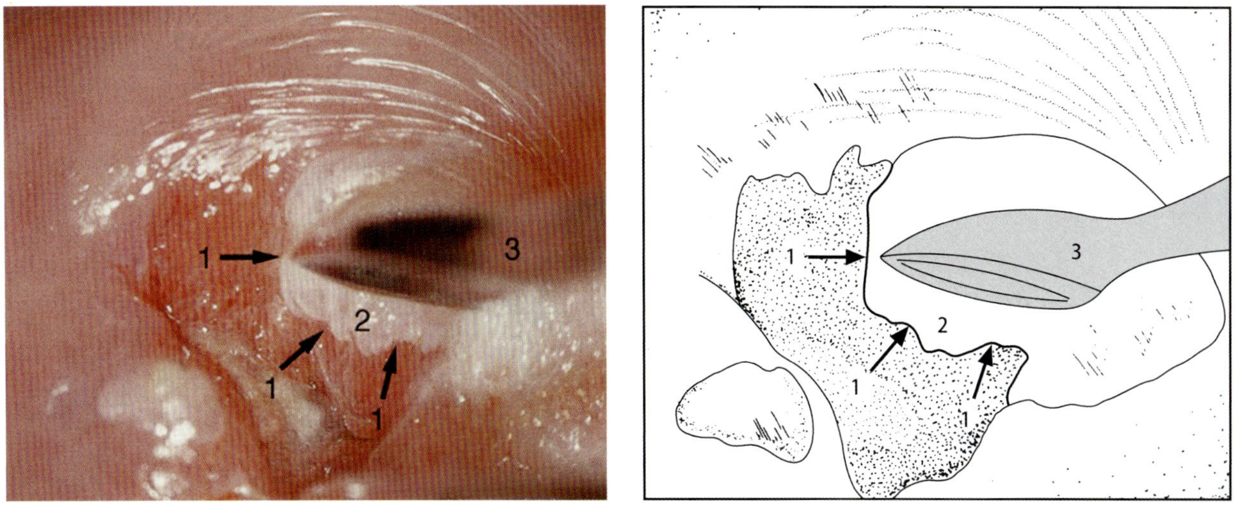

图6.32 Desjardins胆囊钳（3）用于暴露异常（不典型）上皮（2）位于宫颈管内的上界（即新鳞柱交界），此病变边界清晰（1，箭头所示）。病变为1级，活检证实为CIN1和HPV感染。

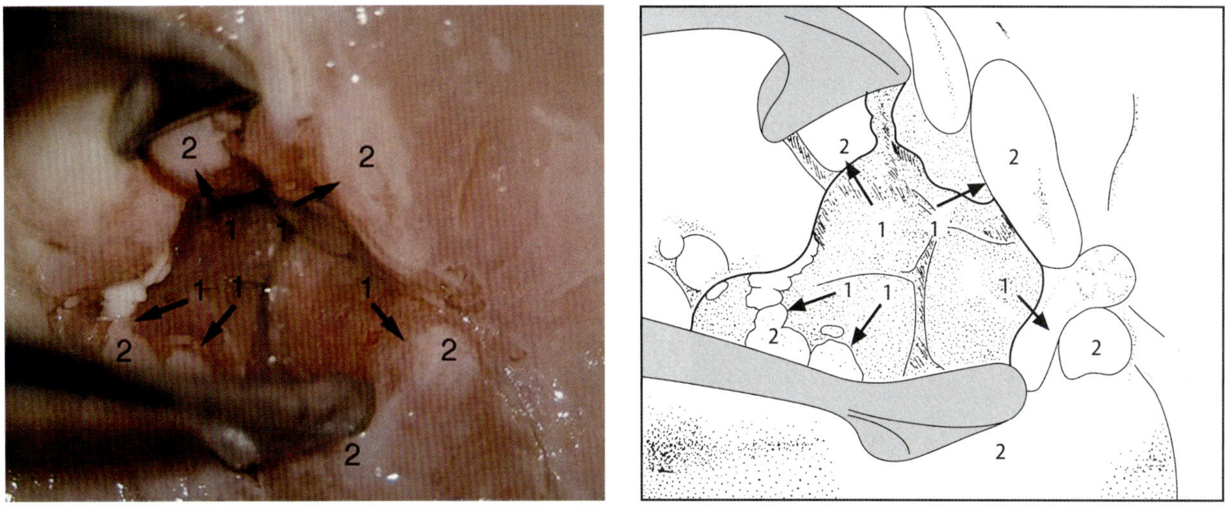

图6.33 2级醋酸白色异常（不典型）上皮（2）延伸至颈管内，使用Desjardins胆囊钳可暴露病变。（1）示病变上界，即新鳞柱交界，在宫颈管内，如箭头所示。

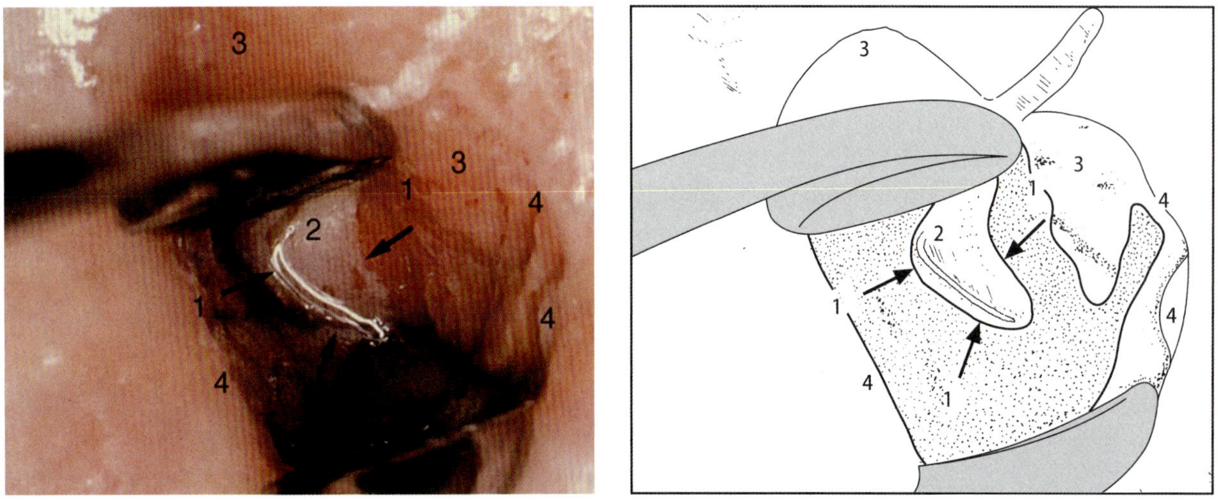

图6.34 异常（不典型）上皮（2）延伸至宫颈管内。使用Desjardins胆囊钳后，其上界清晰可见（1，箭头所示）。（3）示化生鳞状上皮，（4）示原始鳞柱交界。

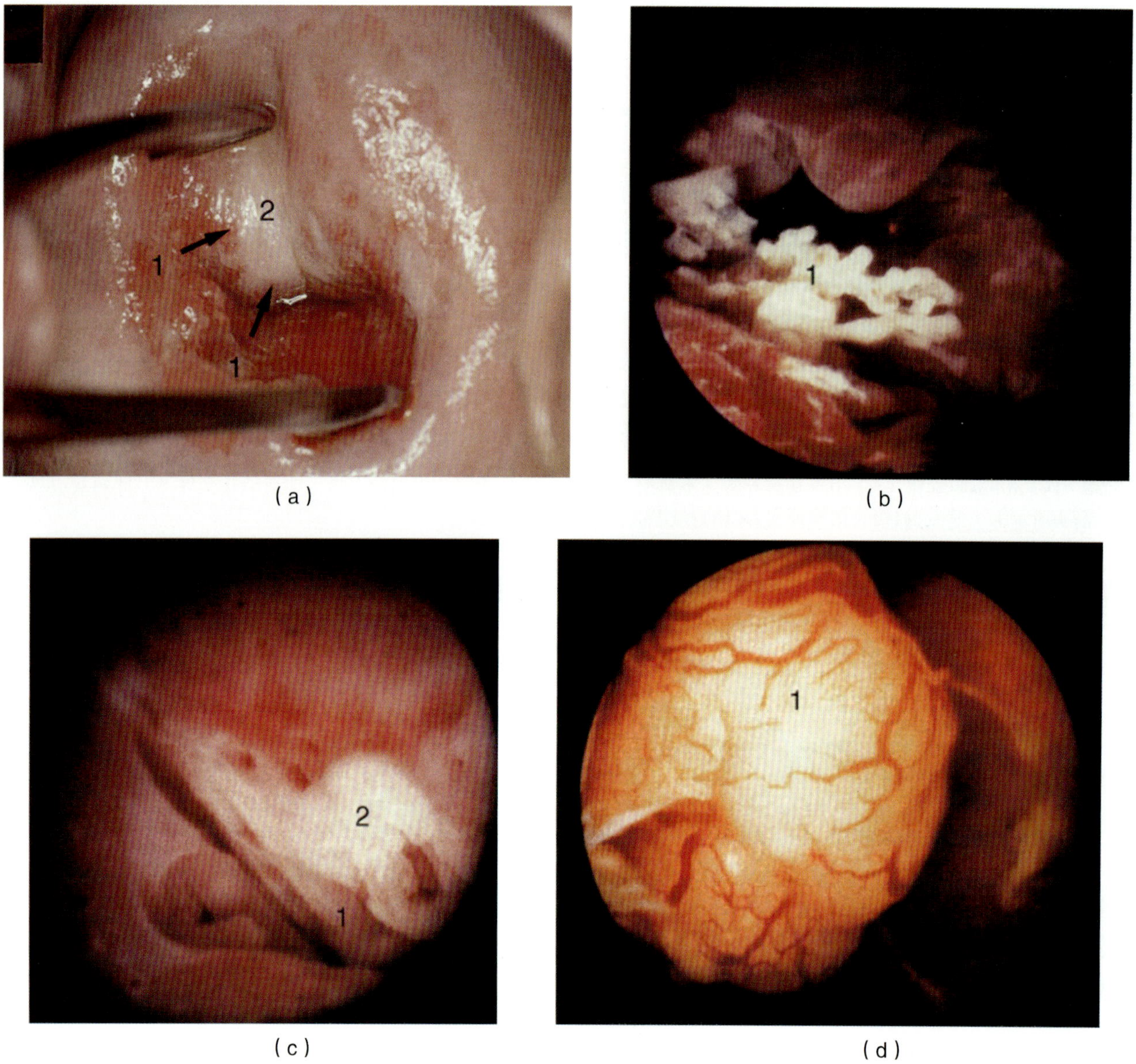

图6.35 （a）宫颈管内醋酸白色上皮（低级别病变）（2），组织学诊断为未成熟化生上皮，（1）示上界（箭头指示）。宫颈涂片提示轻度核异质（LSIL）。（b）20℃～30℃生理盐水灌注后，通过宫颈镜检查可见白色乳头状突起（1），醋酸染色后出现厚醋酸白色可疑病灶，结合异型腺上皮细胞学结果行活检后发现早期乳头状腺癌。（c）宫颈镜检查发现宫颈管（2）有一小片醋酸白色上皮（3级病变）合并低级别上皮病变（1），后者自宫颈阴道部延伸入宫颈管。（d）宫颈镜可见宫颈管内的黄色结节状赘生物，伴有异型血管［树根状、柳枝状血管，Ueki（1985）］，组织学提示低分化管状腺癌。这一病例证实了宫颈镜对腺细胞异常而外宫颈无明显病变患者有诊断价值。

阴道镜活检

对于宫颈异常（不典型）上皮，若考虑做 CIN 的局部破坏性治疗，那么阴道镜活检是必不可少的。这些治疗方法通常包括冷冻疗法、深部透热疗法、激光汽化或电凝，适用于阴道镜检查或组织学均没有浸润性癌证据的患者。由经验丰富的专家进行阴道镜活检和阅片是进一步治疗前一项非常重要的操作。然而，需要指出的是，阴道镜点活检具有一定的主观性，其假阴性率在 41%～54%，且可能遗漏腺上皮病变（图 6.121）。

阴道镜活检部位应选在镜下高度怀疑病变的部位。在使用适当的牙科注射器局部麻醉阻滞下，由操作者决定多点活检策略。活检钳的外形和功能不尽相同，但在某些情况下，当宫颈唇表面极度弯曲，上皮取样会相当困难（图 6.41 和图 6.42）。这时可能需要使用 Iris 拉钩或持钩来固定活检组织。一些带有齿状钳口的活检钳能更好地咬合组织。

活检完成后，需要止血药处理创面出血。可以立即将 Monsel 液（碱式硫酸铁）涂抹在活检区域，或者使用更为简单的方法，即硝酸银棉签局部压迫 1～2 分钟。

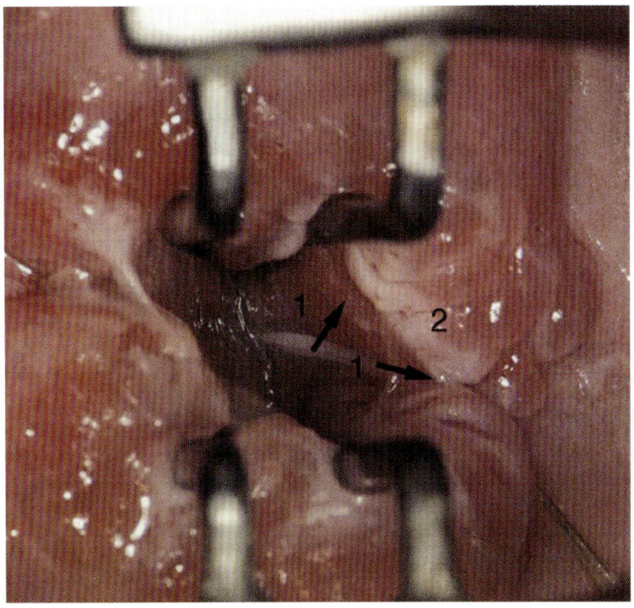

图6.36 使用Kogan颈管钳可见一小部分异常（不典型）上皮（1级）（2），新鳞柱状交界，即病灶上界如（1）箭头标示。其余是9个月前因HSIL行冷冻治疗后的残留上皮。

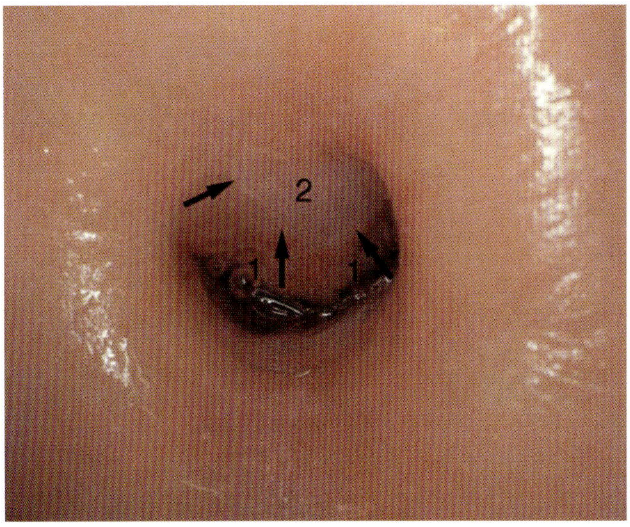

图6.37 （2）示低级别病变，其上界在宫颈管内可见（1，箭头所示）。该患者12个月前曾接受过宫颈激光汽化治疗。治疗前病变为CIN3，病变深入到宫颈管内。

点活检

- 通常阴道镜指示下活检。
- 妊娠女性或可疑腺上皮病变患者不宜点活检。
- 多点活检对诊断高级别 CIN 敏感性较高。
- 通过宫颈管搔刮可以获取宫颈管组织，这种方法在美国比较普遍，但在欧洲较少应用。
- 宫颈管搔刮可用于新鳞柱交界上方宫颈管内未预料到的异常，整体敏感性可达 56%。

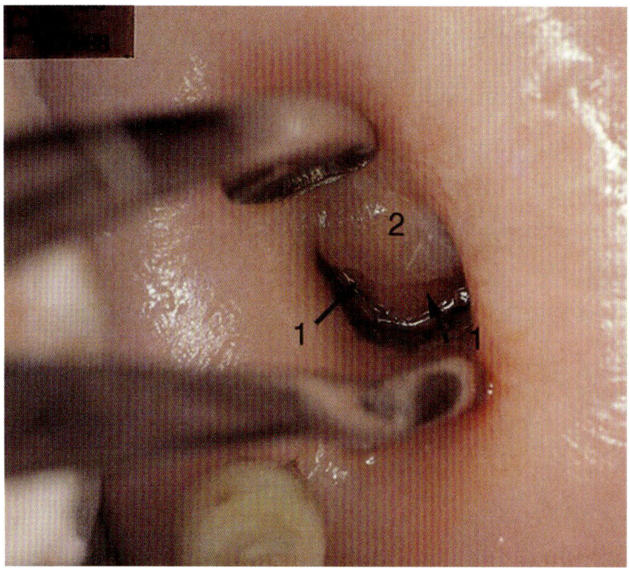

图6.38 宫颈管内低级别病变（2）及其上界（1，箭头所示）。使用Desjardins胆囊钳能完整暴露此宫颈管内病变。患者2年前因高级别病变行激光汽化治疗。

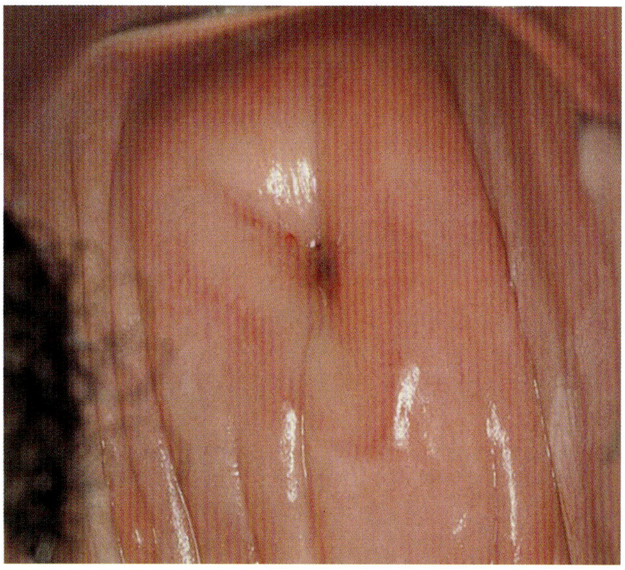

图6.39 患者12个月前因CIN3行宫颈激光锥切活检。宫颈外口缩窄只能容许颈管刷通过来获取脱落细胞。局麻后，使用单爪钳轻轻扩张宫颈管。需要注意的是，麻醉针头应从宫颈后唇注入，并平行于宫颈外口，以免注射针孔处流血进入宫颈管污染细胞学样本。

指征

- 需要破坏性治疗的 CIN。
- 细胞学和阴道镜表现存在诊断不符。
- 诊断高级别 CIN 要优先于切除性活检(选择治疗)。

使用环形电切来获取病变组织样本，这种方法在20年前由法国的Rene Cartier推广，见图6.43和图6.44。

活检标本的处理

获取宫颈活检标本后，必须正确处理以便获得足够的信息。活检应包括至少3 ~ 4mm厚的上皮下间质，宫颈上皮宽度约5mm（图6.42）。作者更倾向于把标本放入福尔马林中。活检组织被从阴道取出时，有时活检钳上仍有组织残留。当活检标本送至实验室，需要对标本进行描述、测量及包埋，用于显微镜切片。选择三个切面进行切片，首选最具代表性的部分。常规染色是苏木精和伊红。镜检5%~10%的切面。

显微子宫阴道镜

这种仪器无法在现代阴道镜诊疗中站稳一席之地，它很难用于宫颈评估及活检。

其他宫颈镜表现和病理发现

宫颈镜是一项通过正常生理盐水灌洗来检测宫颈管的技术（图6.25和图6.35）。在欧洲仍有一些临床医生使用。宫颈管内的病变可与外宫颈病变一起进展，或者不常见情况下，仅仅是宫颈管瘤变。

第一种类型，宫颈阴道部CIN：病变上皮有一半表现为醋酸白色，仅1/4病例呈斑点状。有异型血管的角化并不常见，病变扩展至宫颈管时也少见点状血管和镶嵌。然而，病灶部位有时能见到黏膜白斑和异型血管。这些特殊变化的具体原因仍不清楚。

第二种类型，病变只在宫颈管内发展，醋酸白色是常见的表现。点状血管和镶嵌并不常见，或因病变在宫颈管内很难通过阴道镜进行评估。宫颈管内浸润性癌可表现为表面突起、溃疡和乳头状突起，如图6.45所示。病变通常与黏膜白斑和点状异型血管相关，提示此处病变由癌前病变转变成浸润性癌。

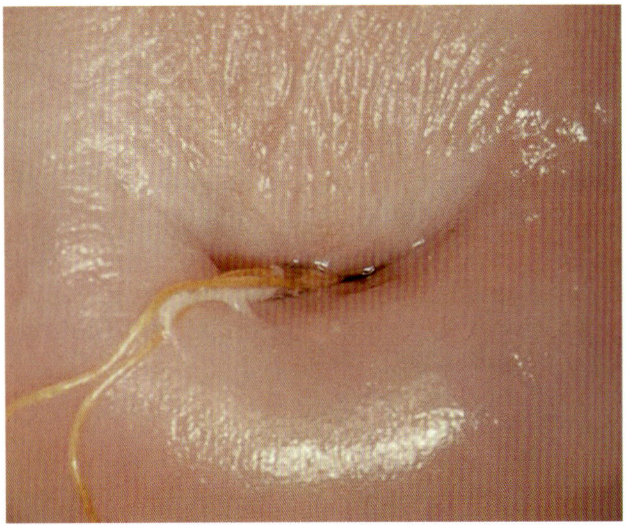

图6.40 患者18个月前因高级别病变行宫颈电疗，宫颈口缩窄成一狭小水平开口。当需要宫颈管取样时，不能被Desjardins胆囊钳或Kogan钳所打开。宫内节育器的尾丝仍清晰可见。宫颈管扩张器（如图7.77b所示）会有所帮助。

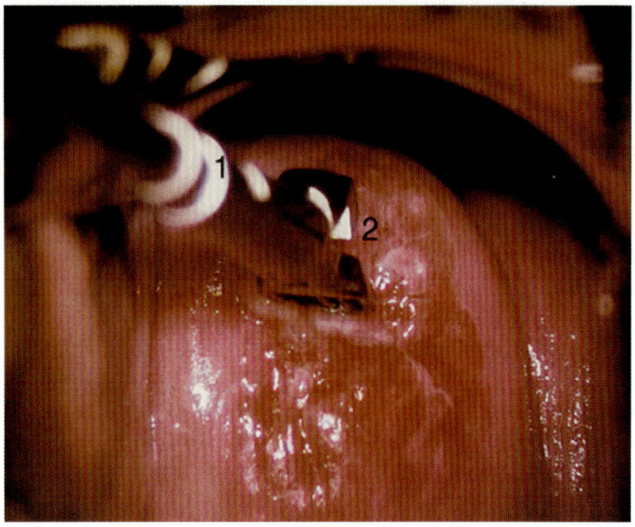

图6.41 带有长25cm可旋转操作杆的Eppendorfer钳（1）被用于取宫颈上唇异常（不典型）上皮（2）活检。

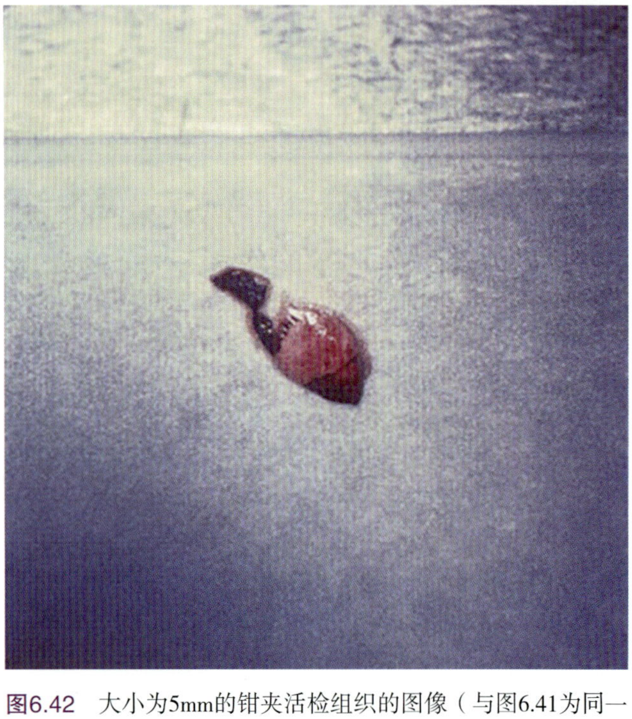

图6.42 大小为5mm的钳夹活检组织的图像（与图6.41为同一患者），上皮向上置于滤纸上。

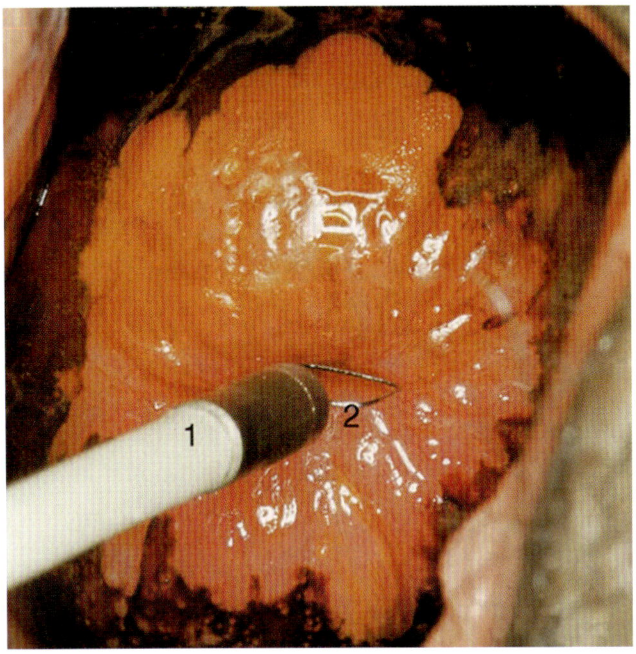

图6.43 小的电环活检设备（1），由Rene Cartier发明，用于低级别异常（不典型）上皮病变（2）处活检。

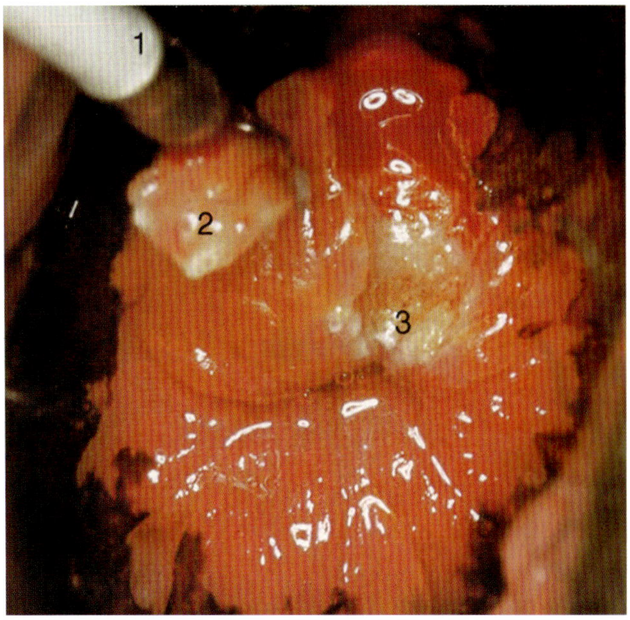

图6.44 如图6.43所示，电环活检设备（1）已取下一小块组织（2），可见到自宫颈管至外宫颈的缺损（3）。宫颈管切缘可看到小的腺体开口。通过这种方法可获取满意的活检。

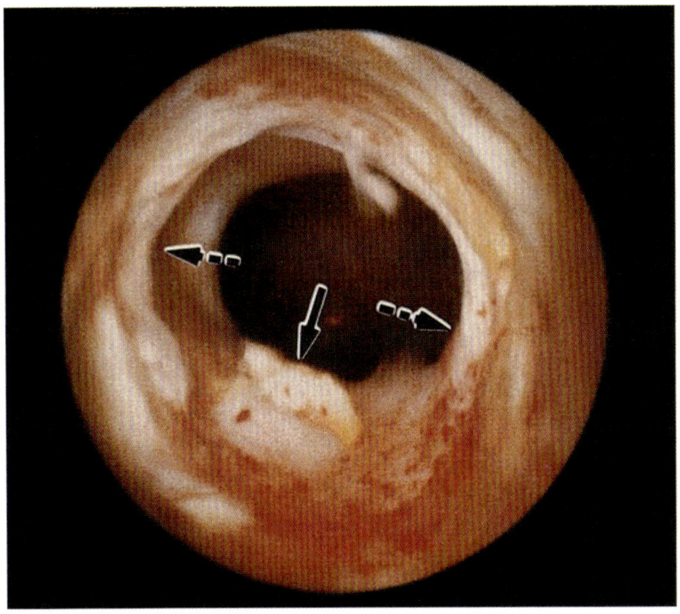

（a）

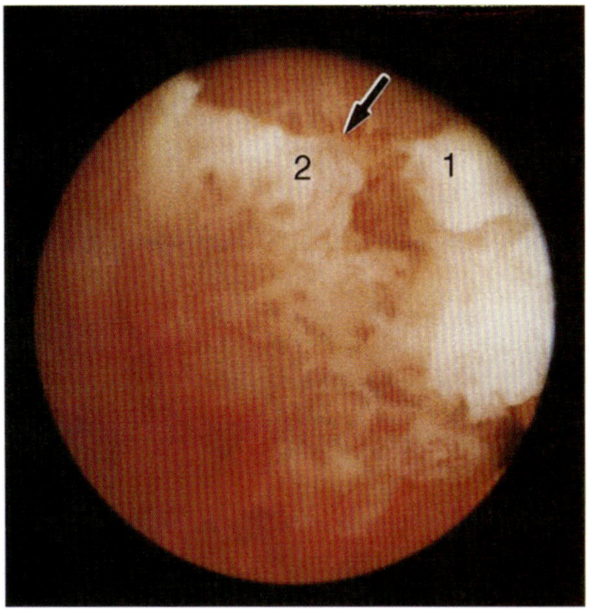

（b）

图6.45 （a）一位61岁经产患者的宫颈管腺癌图像，细胞学显示腺上皮异常。宫颈镜显示病变局限在宫颈管内，距外口有一定距离。可见角化（箭头所示）和环状白色上皮（虚线箭头所示），11点钟方向可见树根状和发夹状血管。（b）图a放大后可见乳头状病变(2)，内含Ueki（1985）描述的小球状、发夹状和螺旋状血管。(1)示角化区域。病理提示为早期高分化乳头状腺癌。

宫颈管搔刮

宫颈管活检可通过宫颈管搔刮（图6.46）来实现。虽然这项技术在美国被广泛应用，但在欧洲则较少使用。对于那些没有确切证据提示宫颈管内新鳞柱交界存在病变的患者，使用宫颈管刮匙尚存在争议。它可用于在癌前病变治疗后宫颈部分缩窄、无法看到新鳞柱交界的患者。然而，随着宫颈细胞刷的广泛应用，宫颈管搔刮术似乎受到了限制。

限制宫颈管搔刮广泛应用的一大原因是其只能

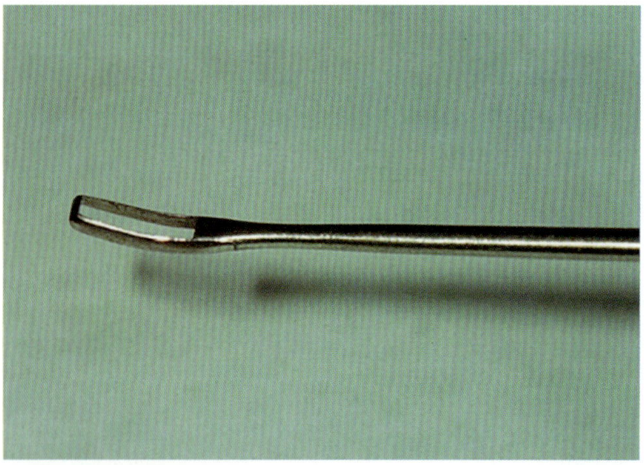

图6.46 宫颈管刮匙。

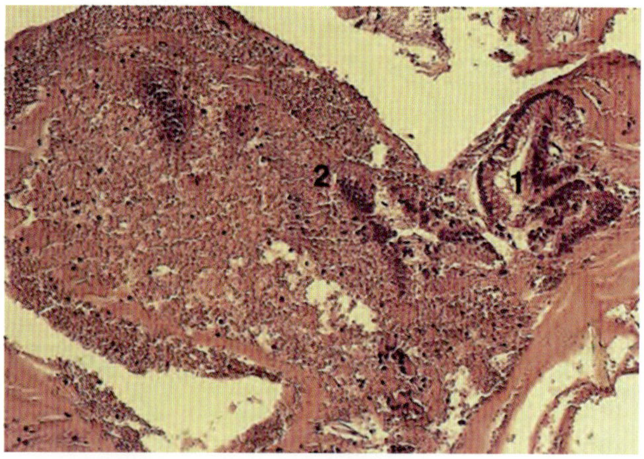

图6.47 宫颈管搔刮组织的显微图像，可见宫颈管上皮片段（1）和不规则出血块（2）。

获取一部分组织（图 6.47 至图 6.51），因此对评估上皮与间质的关系造成了困难，尤其当组织破碎的时候。不能评估病变上皮组织在间质中浸润的深度，即不能诊断微小浸润性癌。另一个原因是在无麻醉的情况下操作，患者会有痛感。

宫颈管搔刮使用尖锐的勺样或略弯曲的刮匙（图 6.46），以便通过狭窄的宫颈口。刮匙置入宫颈管内，绕颈管搔刮，而后取出刮匙，刮匙上残留的组织碎片洗入固定液中。剩余宫颈内外组织活检，可以用活检钳完成，同时组织固定。

临床操作时，医生需要注意宫颈壁的质地。如果宫颈管搔刮时感觉组织紧致规则，那么是浸润性癌的可能性不大。然而，如果组织比较松脆且易出血，则很可能是浸润性癌。

宫颈管取样的准确率如何？

不管采用细胞刷还是刮匙取样，都很难回答其敏感性和特异性这个问题。大多数研究要么病例数太少，要么是回顾性分析，这些病例中不管阴道镜检查是否满意，最终的组织学结果由点活检或锥切活检获得。在其他一些病例中，经点活检诊断 CIN 后进行了病灶破坏性治疗。多数研究未获得足够的组织学样本。对于宫颈管搔刮的阴性结果有何意义，以及阴性结果对于阴道镜检查不满意患者的治疗方案是否有影响，尚缺乏足够的信息来评判。

宫颈管取样的总体敏感性可达 56%，假阴性率为 44%，阴性结果预测率可达 26%。

不应过于依赖宫颈管取样。即使在阴道镜检查不满意的情况下，宫颈管取样结果仍不宜影响最终的治疗方案。

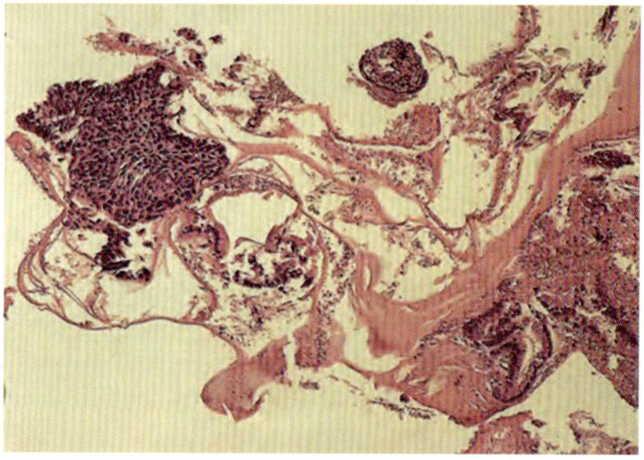

图6.48

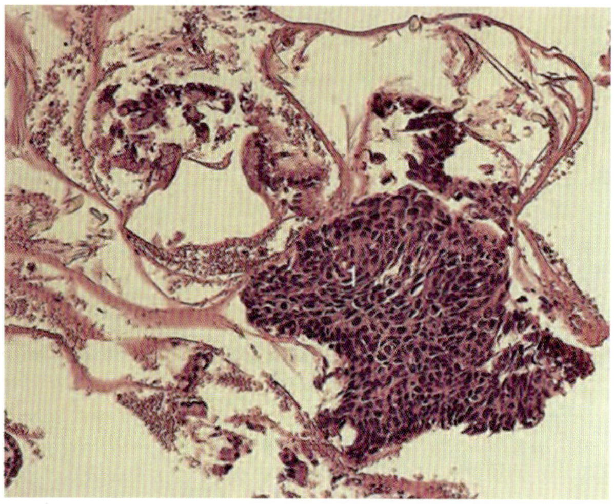

图6.49

图6.48和图6.49 宫颈管搔刮组织切片的低倍和高倍图像，可以看到高级别病变的鳞状上皮片段（1）。

异常（不典型）上皮的鉴别：Schiller碘试验

Schiller 碘试验最早由 Schiller 在 1929 年提出，

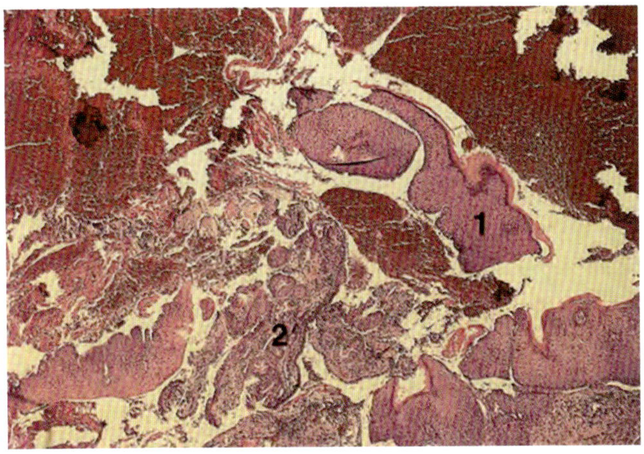

图6.50

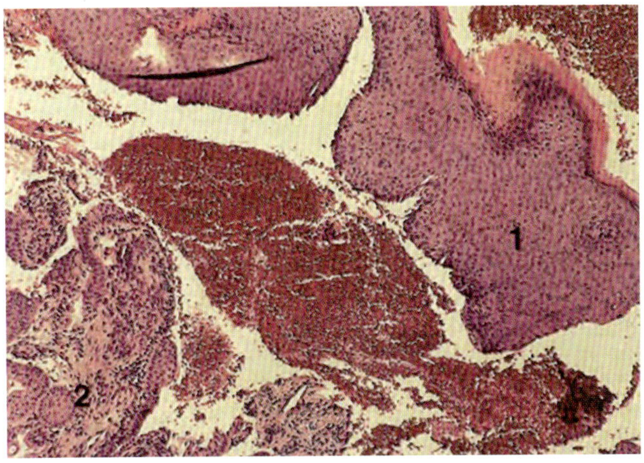

图6.51

图6.50和图6.51 宫颈管搔刮组织切片低倍（图6.50）和高倍图像（图6.51）。这些组织中包含了鳞状上皮片段。由于缺少间质成分，故无法排除宫颈浸润性癌。图6.51中可见分离破碎的不典型上皮(1)中混杂着柱状上皮和不成熟化生上皮(2)。

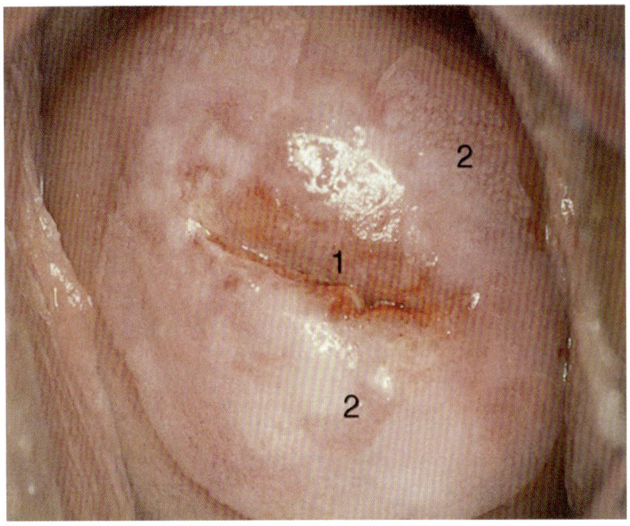

图6.52

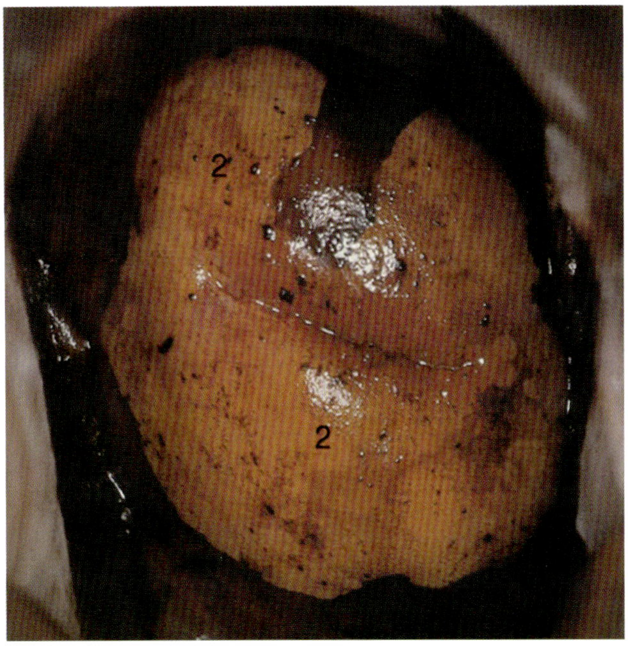

图6.53

被用来描记宫颈可能有癌前病变的区域。富含糖原的鳞状上皮通常完全分化,可被碘着色,产生碘阳性。其他碘不着色的上皮称为碘阴性，这些组织包括柱状上皮、未成熟化生鳞状上皮和浸润性癌。

Lugol 碘溶液是 Schiller 碘试验的原料，合成 1% 碘溶液需要将 2g 碘、4g 碘化钾溶于 200g 蒸馏水中。试验的基本原理是基于碘和糖原的反应。绝经前女性的阴道上皮因富含糖原，可吸收碘并呈深棕色。这就和不含糖原且不能被碘染的区域形成了对比，这些属于碘阴性或 Schiller 阳性区域。

异常(不典型)上皮或含有过量角蛋白的上皮(棘样上皮)是不含糖原的，和碘溶液反应呈特征性的黄色。这些异常的区域在图 6.52 至图 6.55（2）中被清晰地标记出来。绝经后，由于体内雌激素水平下降，碘溶液会使阴道产生斑点状棕色外观，而宫颈则呈淡棕色或黄色(图 6.56 碘试验前，图 6.57 碘试验后)。

Schiller 碘试验有许多假阳性结果，这种情况并不罕见；尤其可能出现在宫颈有许多未成熟化生上皮时，如近期怀孕后。同样，在先天性转化区发现的大片棘样上皮，也提示 Schiller 阳性和碘阴性。这种情况可能覆盖宫颈较大区域并延续到阴道。

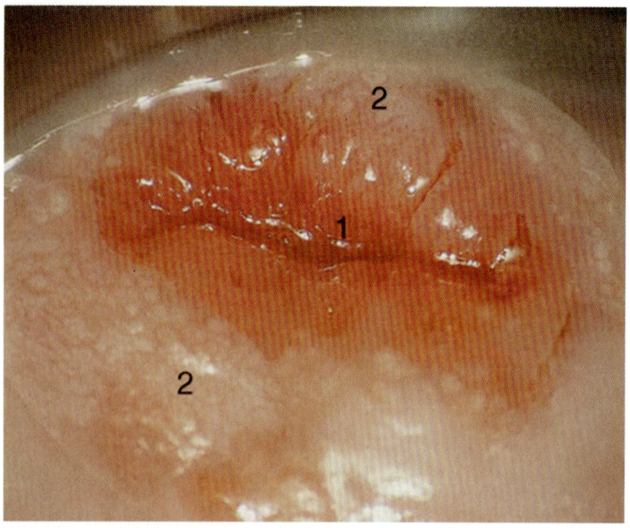

图6.54

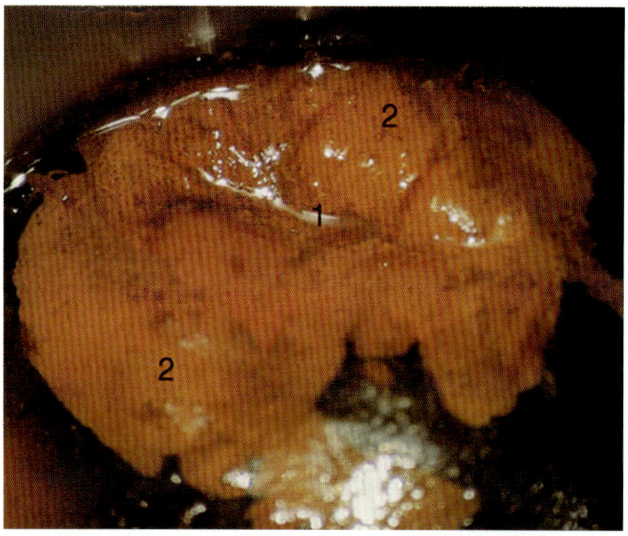

图6.55

图6.54和图6.55　阴道镜下低级别病变的碘试验，表现为碘不染区域呈现典型的黄色外观。（1）示宫颈管，（2）示异常（不典型）上皮（图6.52和图6.54示碘试验前）。

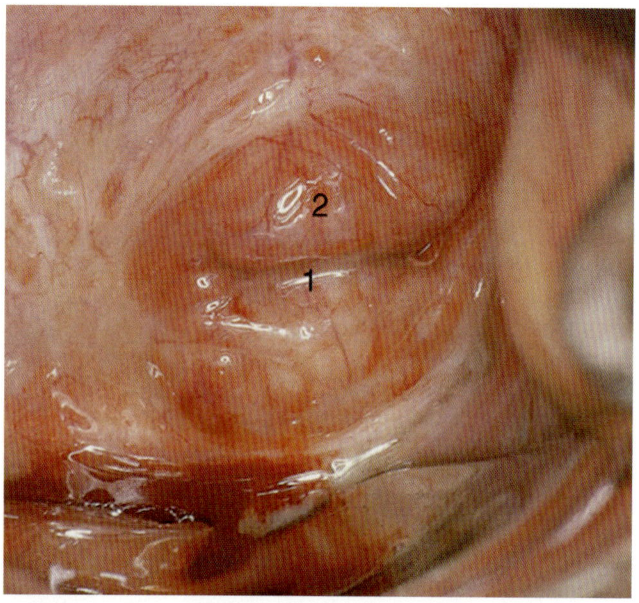

图6.56

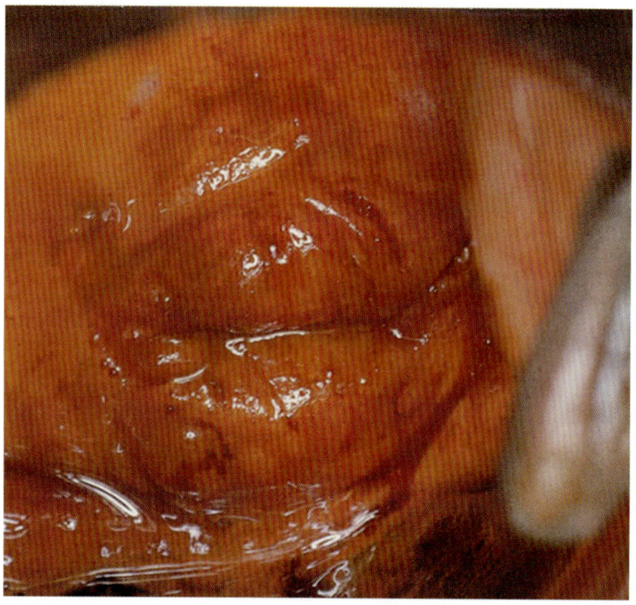

图6.57

6.8 宫颈良性湿疣

HPV 感染宫颈会导致两种不同的病变。一种是高危型 HPV 导致的癌前病变，另一种是 HPV6 和 HPV11 导致的不同形态的湿疣。其中以“乳头状湿疣”最为常见，其上皮增厚形成赘生物；根部为纤细延长的间质干茎，并富含血管（图 6.58）。宫颈湿疣表面的角化程度不一。其鳞状上皮类似正常宫颈上皮，由突起的基底层和厚层棘细胞构成。棘细胞层上部可见一胞质透亮的细胞区，这类细胞核周晕扩大，胞质致密，常有双核或多核，称作挖空细胞（图 6.59）。

第二种类型为“穗状湿疣”，特点为具有无数纤细的指状上皮突起。细胞内糖原含量不一，可见挖空细胞。

第三种类型为“扁平湿疣”（图 6.60），可位于原始鳞柱交界外侧的原始鳞状上皮（图 6.61）。上皮浅层及中层的细胞可见核周空泡、核多形性、胞质致密。

第四种罕见的类型为“内生型湿疣”，其特征为生长于宫颈腺体内，表面突起伴有明显角化。

仅仅通过组织学无法鉴别扁平湿疣与低级别

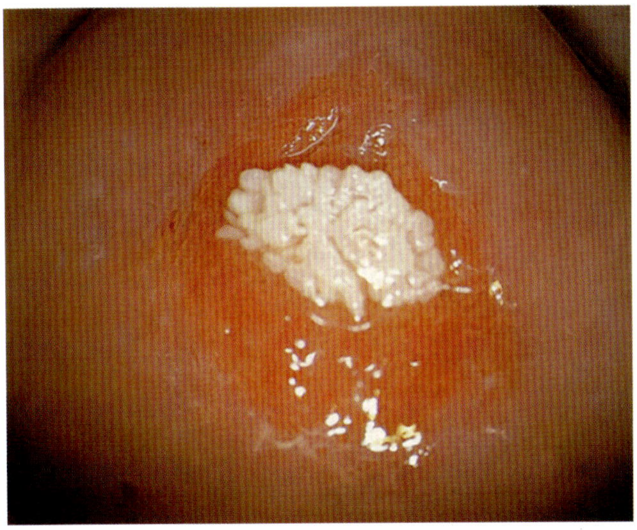

图6.58

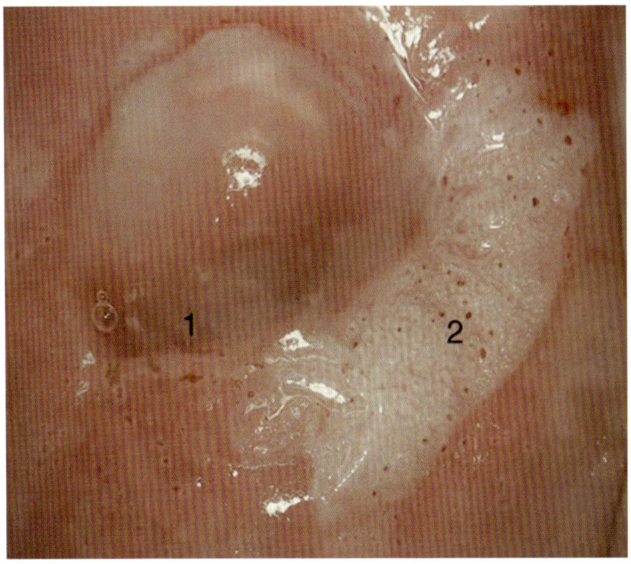

图6.60 （2）示局灶性扁平湿疣的微乳头样结构，其中可见明显的腺体开口。雪白色上皮是HPV感染的典型表现。局灶性病变点活检结果为扁平湿疣，伴角化过度和轻微上皮基底层改变，符合CIN1。（1）示宫颈管。

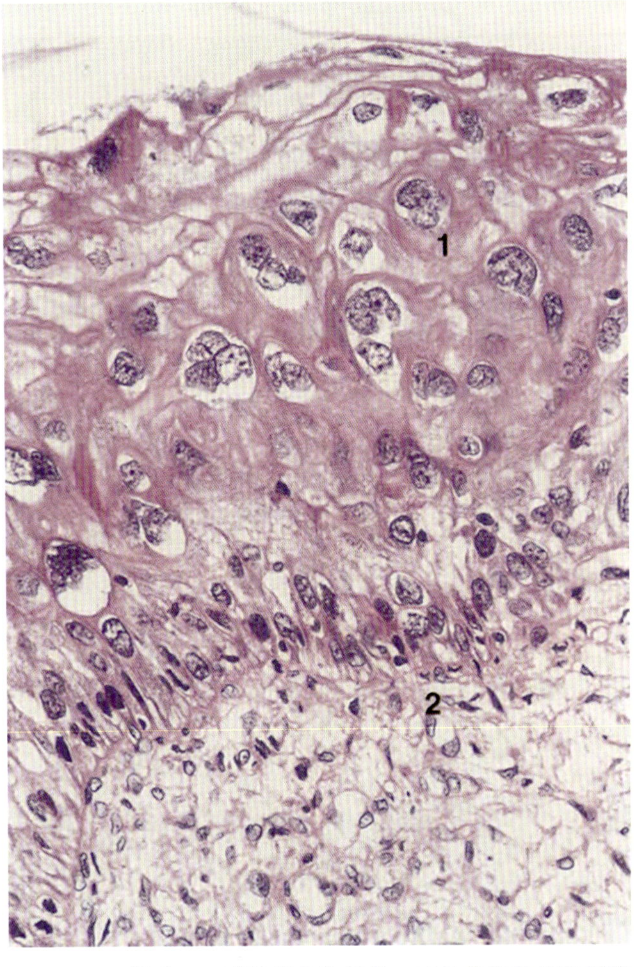

图6.59 于提示HPV感染部位取活检，可见典型的挖空细胞和多核现象（1），特别是上皮的中层与浅层。基底层可见核多形性与核深染，细胞增生过度。（2）示间质。

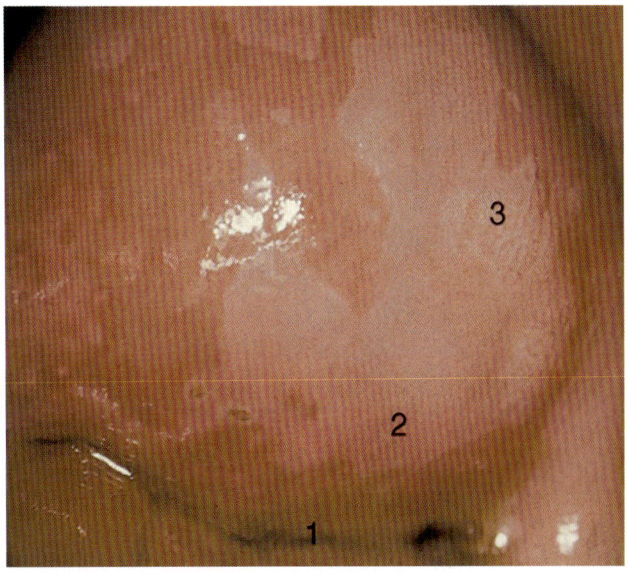

图6.61 低级别HPV感染表现为特征性的地图样改变。（1）示宫颈管。雪白色模糊的醋酸白色上皮是扁平湿疣的典型表现，（3）处可见微乳头样改变。（2）处点活检示扁平湿疣伴有极小的不典型改变。

CIN。图 6.62 所示病变与 HPV 感染相关，但是无法判断 HPV 型别或病变的自然史。

湿疣病变的阴道镜表现

上述湿疣病变大部分为良性的可逆性病变，但是临床上有时很难与恶性疾病相鉴别。阴道镜下湿疣典型的表现为富含血管的微乳头或羊齿状表面。其病理将在下文中进行介绍。涂抹醋酸后，湿疣表面会变白，而且这种醋酸白色变化会持续存在一段时间（图 6.63 和图 6.64）。

病灶可以单发或多发，其范围可以超过转化区外缘。随着角化程度的增加，病灶表面可出现隆起或积聚，形成类似大脑皮层的结构，称为“脑回样”或“微卷曲样”病变（图 6.65 至图 6.67）。这种表现往往很难与早期疣状癌相鉴别，因为这两种病变均可出现疣状赘生物。因此，只有通过活检才能做出最终诊断。

图 6.65 至图 6.68 显示了这些病变某些容易混淆的特征。在图 6.68 中，宫颈阴道部被雪白色病变覆盖（2），并且病变因涂抹醋酸而变得模糊不清。（1）示病变突入宫颈管内。宫颈表面可见明显的微乳头状结构，边缘模糊、棱角分明，甚至呈锯齿状。病变完全位于转化区之内，邻近鳞柱交界。但是部分

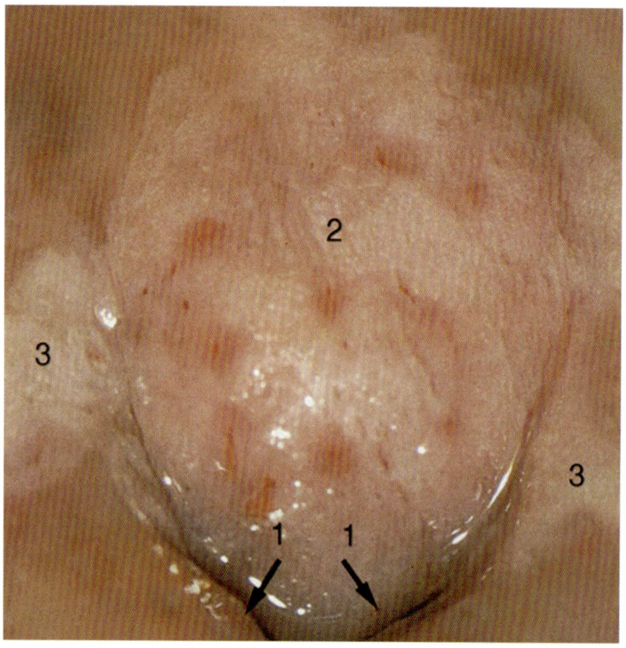

图6.62 人乳头瘤病毒（HPV）感染导致的多灶醋酸白色上皮（2），边缘模糊且不规则，伴有明显的卫星灶（3）。病变于（1）处（箭头所示）延伸入宫颈管，看不到病变的上缘，因此阴道镜结果不满意。增大倍数仔细观察，（2）处可见微乳头样改变。于（2）处取活检示HPV感染/CIN1。

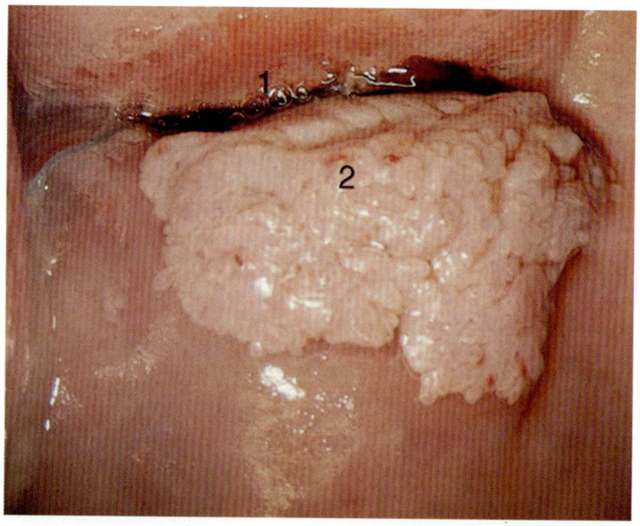

图6.63 涂抹醋酸后，乳头样结构变白且更易分辨（2）。大部分血管，如图6.69所示，被白色上皮覆盖。醋酸能够使乳头缩小并相互分离，变得短而圆，便于观察单个乳头的改变。病变于（1）处延伸入宫颈管。

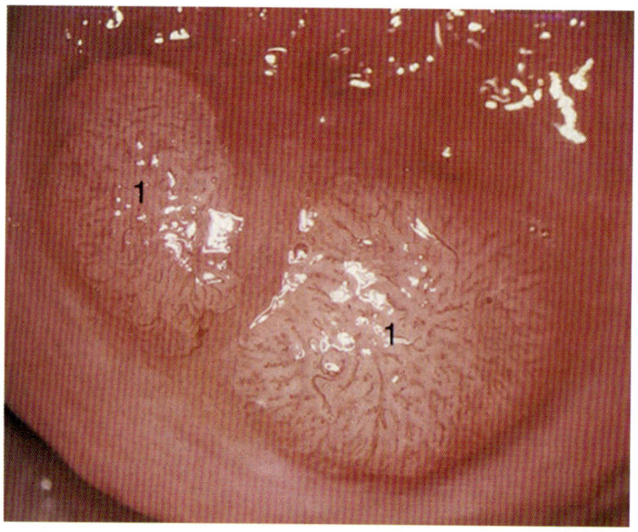

图6.64 位于宫颈后唇的两处湿疣样病变（1），表面可见异型血管。阴道镜下观察血管形状奇特而不典型，且管径大小不一。有些血管呈鹿角状外观，这种改变常见于炎性病变。虽然病变边缘锐利，但是它们可能会与早期浸润性癌相混淆。醋酸白试验后，湿疣外观见图6.72。

病变突入宫颈管内，给阴道镜下的诊断造成了困难。通过活检可与高级别病变相鉴别。实际上，该部位切除活检结果示伴有轻微基底改变的扁平湿疣，符合 CIN1。

图 6.65 至图 6.67 示典型的脑回样、微卷曲、排列紊乱的上皮，与 HPV 感染有关。图 6.65（2）处可见此改变，在图 6.66 和图 6.67［图 6.65（1）示宫颈管］

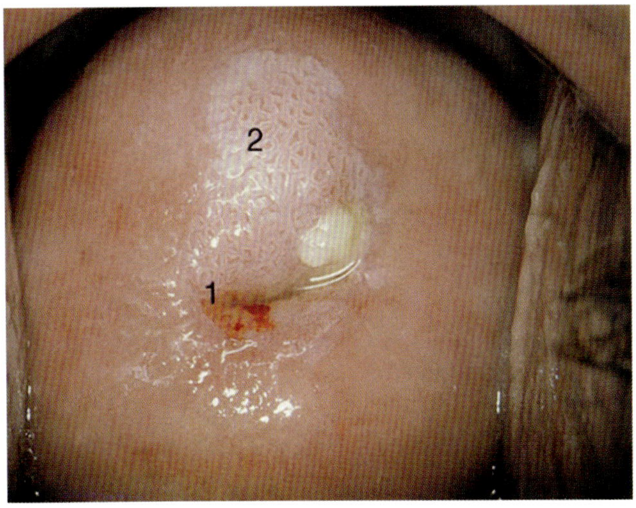

图6.65

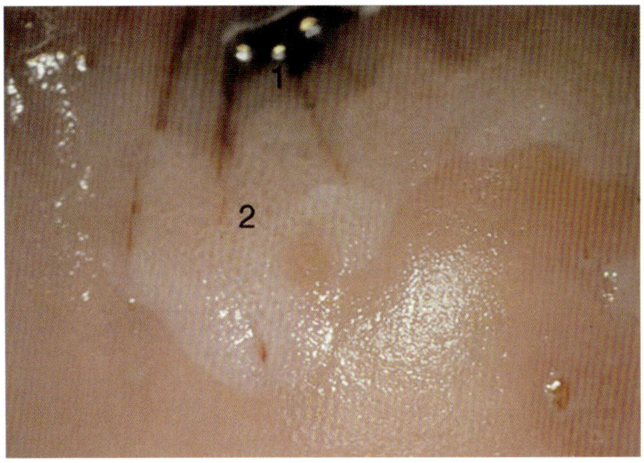

图6.68

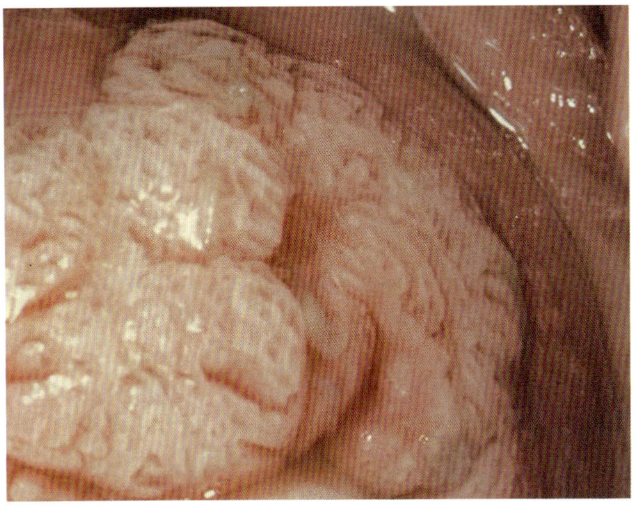

图6.66

中更加清晰。这种改变源于表层下存在许多细小且管径一致的血管，这些血管之间存在角化过度现象。组织学可见明显延长的乳头，内含一根或多根管径不同的血管。由于上皮增厚、间质乳头延长，最终导致了这些亚临床 HPV 感染病变在阴道镜下表现与异常（不典型）上皮的阴道镜下改变相似，但更加粗糙。

阴道镜下鉴别湿疣与恶性病变

通过阴道镜检查可以鉴别湿疣和浸润性病变。涂抹醋酸前，湿疣表现为质软、色暗红、难以辨认的类肿瘤样病变。乳头聚积在一起难以分辨，但是其中血管清晰可见（图 6.64、图 6.69 至图 6.71）。这些血管形态迂曲且不规则，有时呈逗点状（似鹿角状），甚至呈螺旋状。这些血管表现与浸润性癌的血管表

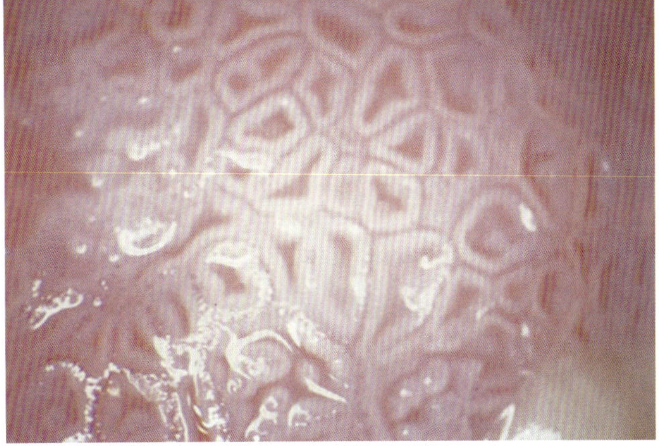

图6.67

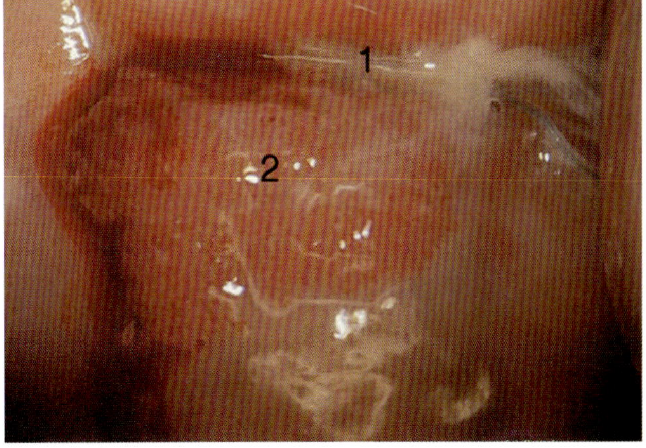

图6.69 涂抹醋酸前，可见湿疣伴有逗点状、鹿角状血管（2）。这种情况下不能排除早期颈管内乳头状癌。（1）示宫颈管。

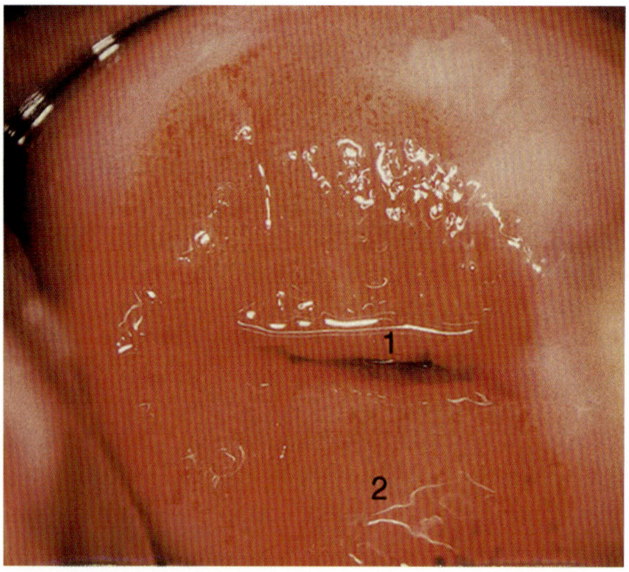

图6.70

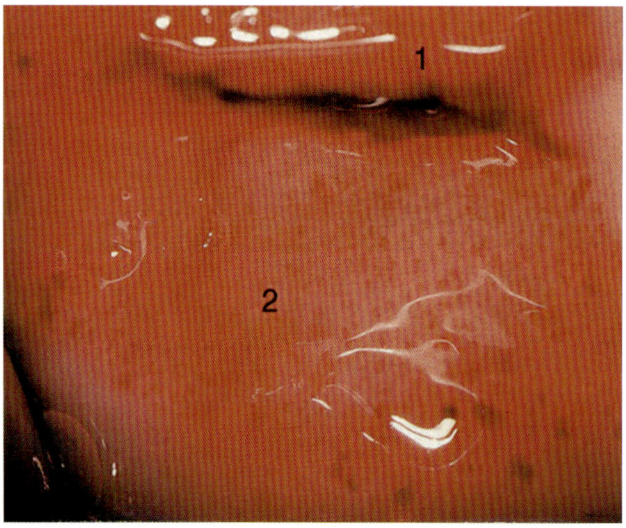

图6.71

图6.70和图6.71 涂抹醋酸前，半透明的鳞状上皮内（2）可见大片血管分布。图6.71示高倍镜下，可见这些血管如指状突起，中央毛细血管袢清晰可见。醋白试验前（图6.73），这种血管形态非常可疑，因为部分血管，特别是图6.70中的血管外观不典型。（1）示宫颈管。

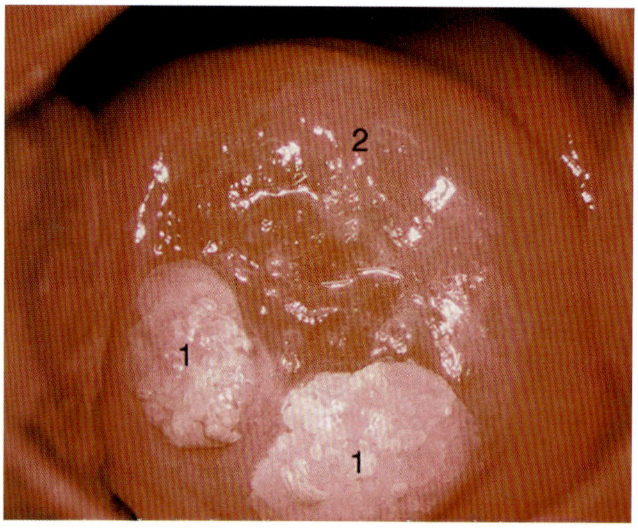

图6.72 图6.64中病变涂抹醋酸后，可见两处湿疣样病变（1）明显变白，病变边缘的乳头状外观清晰可见。血管被醋酸白色上皮完全覆盖，醋酸使病变面积缩小。宫颈前唇可见一片边缘不规则的醋酸白色上皮（2）。这是HPV病毒亚临床感染的典型表现。宫颈内没有瘤样病变形成。

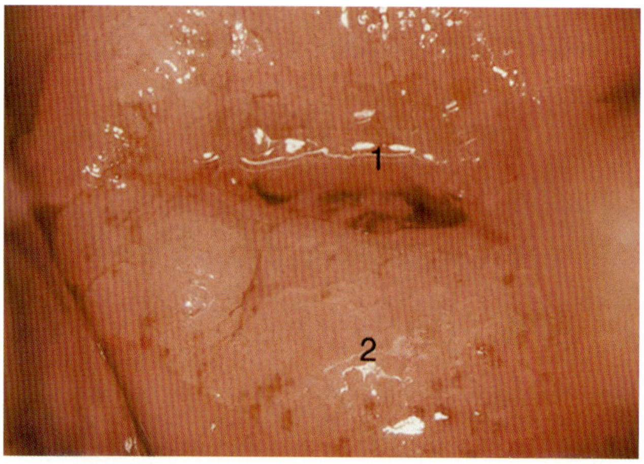

图6.73 图6.70和图6.71所示病变涂抹醋酸后，出现明显的扁平湿疣状外观。（2）处仍可见部分血管，状如深色的点状病变。单个乳头变短、变圆，清晰可见。（1）示宫颈管。

现极为相似，特别是乳头状癌或疣状癌。这种现象并不奇怪，因为这两种病变的新生毛细血管均位于结缔组织内，为良性或恶性上皮生长供给营养。

涂抹醋酸前，半透明的鳞状上皮内可见不规则血管。涂抹醋酸后，鳞状上皮变得凝固、不透明，覆盖了血管的轮廓（图 6.63、图 6.72 和图 6.73）。但是，可以更清晰地看到每个乳头。

HPV感染和HPV感染/CIN相关病变的病理学表现

前文已经描述了 HPV 感染的各种病理学特征。在阐述宫颈癌前病变的各种诊断方法之间的联系及其导致的问题之前，需要进一步了解 HPV 感染或 HPV 感染/CIN 相关病变的病理学特征（图 6.74 至图 6.79）。

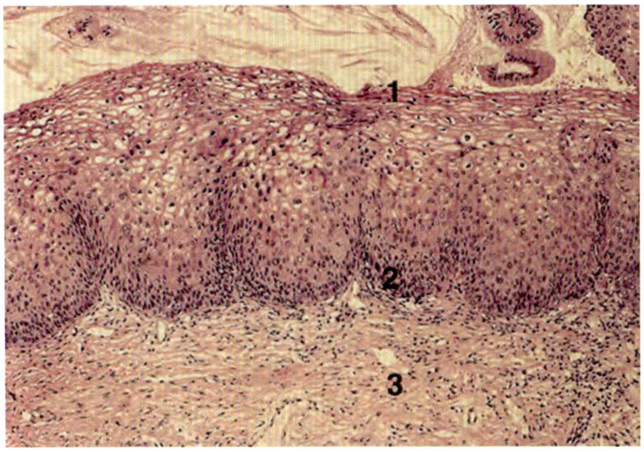

图6.74　鳞状上皮有HPV病毒感染的表现，病变表面（1）下方细胞可见典型挖空细胞。基底细胞（2）可见核异型性。病变诊断为扁平湿疣（亚临床HPV感染）。间质（3）有轻微炎症细胞浸润。

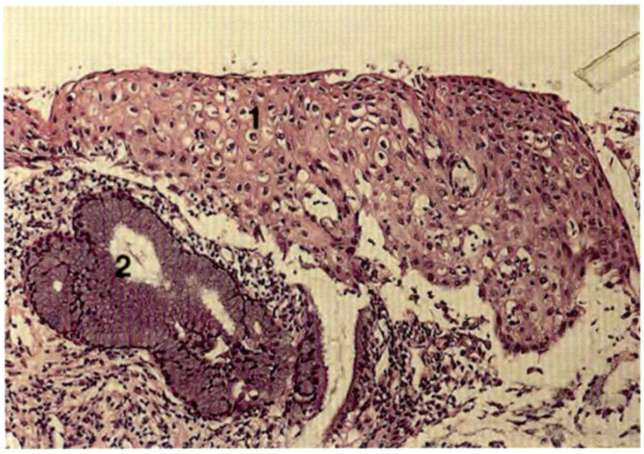

图6.75　化生鳞状上皮伴有HPV感染征象（1）。（2）处可见其下柱状上皮及腺体。

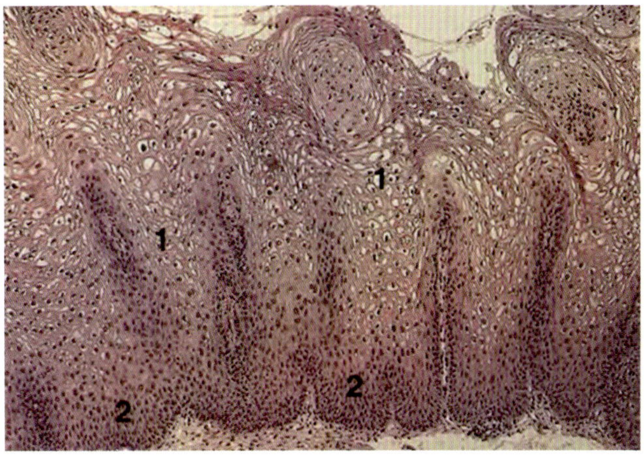

图6.76　乳头状湿疣。（1）示大量挖空细胞；（2）示正常间质。

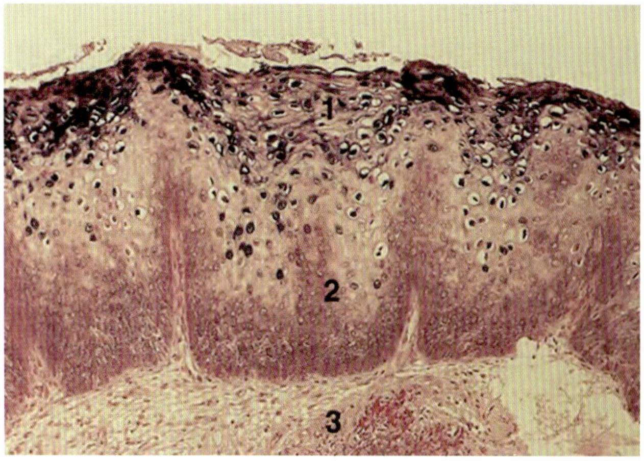

图6.77　病毒抗原染色（原位杂交）示挖空细胞核强阳性（1）。基底细胞轻度异型性（2），间质正常（3）。诊断为低级别上皮病变。

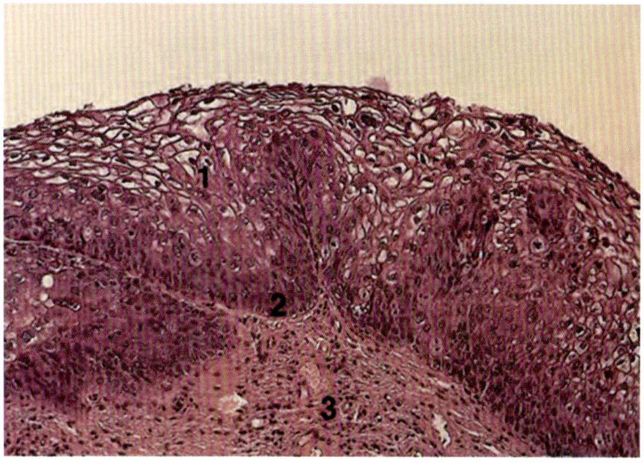

图6.78　上皮HPV感染，可见大量的挖空细胞和少量散在的异常核分裂象。

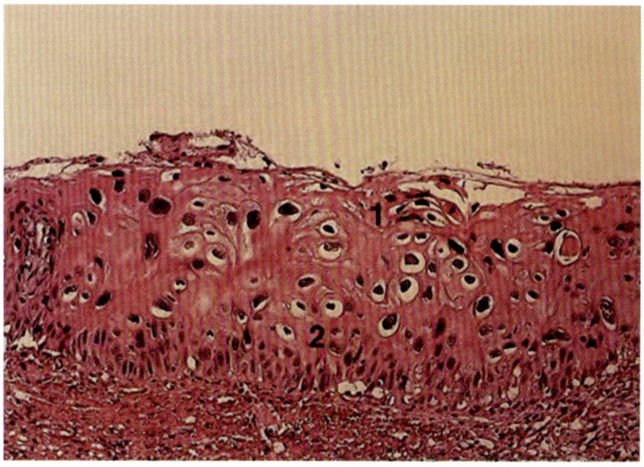

图6.79　在该显微图像中，非常平整的上皮内存在大量挖空细胞，示HPV病毒感染（1）。这类细胞核大、深染。基底细胞核（2）异型。没有异常核分裂象，所以最终诊断为低级别上皮内瘤变。

6.9 各种诊断宫颈鳞状上皮癌前病变的方法之间的关系

宫颈细胞学检查和阴道镜检查是诊断宫颈鳞状上皮癌前病变的主要方法。然而，这两种方法都有一定的误差。通过阴道镜检查有可能发现某些细胞学检查失败的原因，尤其是假阴性率方面。CIN 病变级别越高，被异常（不典型）鳞状上皮覆盖的病变区域就越大。此外，相同级别的 CIN 患者中，病变大小，包括面积和深度，均随着患者年龄的增长而增加。不同级别的 CIN 可同时存在，但是宫颈涂片只能体现一种细胞类型，通常是病变面积最广泛的一处。图 6.80 示 CIN 级别与病灶大小的关系。由图可见，病变越严重（级别越高），病变范围越大。这种现象将会明显影响细胞学结果。

细胞学级别与 CIN 病变范围的密切联系非常重要。细胞学提示，重度核异质 HISL 患者约 2/3 为 CIN3，其余 20% 为 CIN2，10% 为 CIN1 或单纯 HPV 感染，小于 5% 的患者未能检出病变。同样，中度核异质 HSIL 患者 1/3 为 CIN3，1/3 为 CIN2。提示中、重度核异质 HISL 是高级别 CIN 病变的良好预测因子，即使无法完全反映确切的组织学级别；无论如何，这种方法容易发生判断误差。重度核异质 HISL 伴浸润性癌的风险很高，即使细胞学认为可以排除浸润性癌，也不能忽视这种可能。一些研究证实 20% ~ 40% 的轻度核异质 LSIL 患者最终经阴道镜或切除活检证实为高级别 CIN，其中高达 25% 的患者为 CIN3（图 6.81）。

潜在的微小 CIN3 癌前病变常常难以发现，因为其通常伴有大面积的 CIN1 病变，而细胞学刮取所得到的细胞多来自大面积病变，因此可能提示轻度核异质（LSIL）。在许多病例中，如果重复进行细胞学检查，最终会发现重度核异质细胞，从而发现 CIN3 病变。

在判断病变是否伴有浸润性癌风险时，细胞学、阴道镜和病理学检查结果有一定的相关性。阴道镜结果示低级别癌前病变可能原因为 HPV 亚临床感染或 CIN1。阴道镜下这类病变一般较小，与低级别细胞学异常（LSIL，如临界性或轻度核异质）相关。小部分患者会自然消退，病变为浸润性癌的风险极低。另一方面，高级别病变具有典型 CIN2 或 CIN3 的特征，可通过细胞学、组织学和阴道镜检查确诊，并且浸润性癌风险较高，治疗后复发率高。而且，病灶中 CIN3 成分的大小、相对应的 HSIL 细胞学（中度或重度核异质）与发生浸润性癌及治疗后复发密切相关。

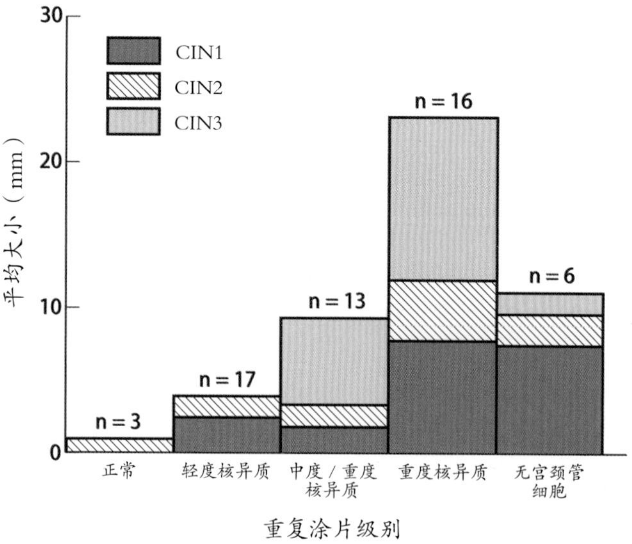

图6.80　宫颈上皮内瘤变（CIN）级别与病变大小之间的关系。（Adapted from Jarmulowicz MR，Jenkins D，Barton SE，Singer A. Cytological status and lesion size: a further dimension in cervical intraepithelial neoplasia. *Br J Obstet Gynaecol* 1989;96:1061.）

高级别上皮内瘤变（CIN3）与低级别癌前病变之间存在交集，即 CIN2 和微小 CIN3 病变。这些微小病变可能会进展变大，但是伴有浸润性癌的风险不高。其宫颈涂片可以有许多种结果，大多数细胞学示低级别病变但组织学示高级别 CIN3 的情况均为这种微小病变所致。

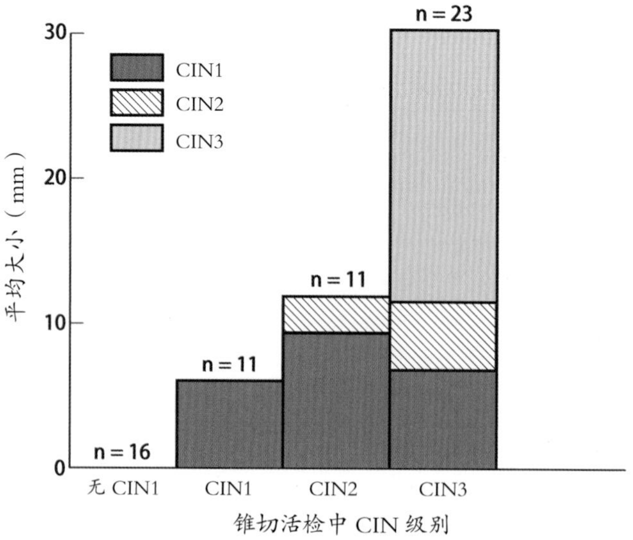

图6.81　宫颈涂片级别与切除活检后CIN病变大小（mm^2）之间的关系。（Adapted from Jarmulowicz MR，Jenkins D，Barton SE，Singer A. Cytological status and lesion size: a further dimension in cervical intraepithelial neoplasia. *Br J Obstet Gynaecol* 1989;96:1061.）

诊断方法相关实例

HPV感染/CIN1/LSIL病变

病例1

一位22岁女性，宫颈涂片（图6.82）示低级别（轻度核异质/LSIL）病变，偶见角化不良、双核的挖空鳞状细胞，无其他特征（视野中心细胞）。细胞核变化包括细胞核直径相对增大。

宫颈后唇转化区（图6.83）内可见明亮、半透明的醋酸白色上皮，边缘模糊，下缘邻近原始鳞柱交界（虚线所示），向上延伸至新鳞柱交界（箭头所示）。图6.84高倍镜所示包围在原始柱状上皮（1）外的上皮。（2）处点活检结果示HPV感染，基底上层细胞增殖提示基底细胞增生或CIN1（图6.85）。

综合分析细胞学、阴道镜结果和组织学结果为HPV感染/CIN1/LSIL。

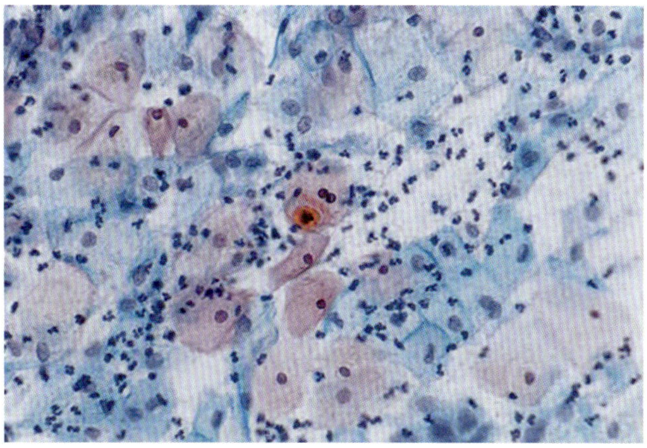

图6.82

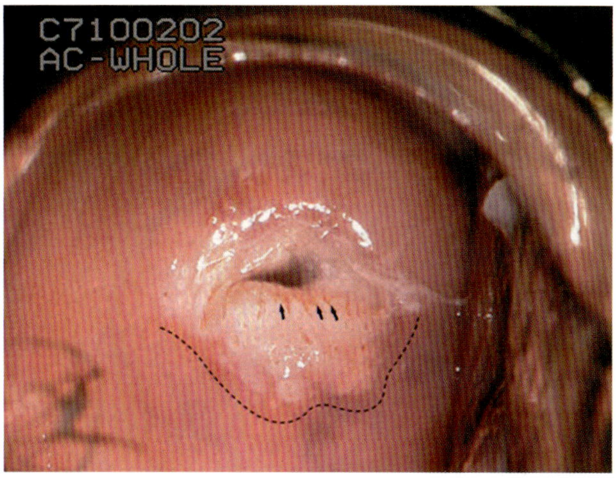

图6.83

病例2

一位24岁女性，宫颈涂片示典型挖空细胞和轻度核异质细胞（LSIL），强烈提示HPV感染（图6.86）。图6.87示宫颈镜检查结果，宫颈后唇一块不典型（异常）上皮（1）与宫颈其他部位的不成熟化生改变（2）相关。图6.88为不典型（异常）上皮的高倍镜图像，显示规则的镶嵌上皮（1），与（2）处的不成熟化生上皮相毗邻，箭头示新鳞柱交界。（1）处点活检结果示HPV感染的典型特征，伴或不伴CIN1（LSIL）（图6.89）。上皮浅层（1）内可见挖空细胞，伴有基底细胞增殖（2）。细胞核异型改变非

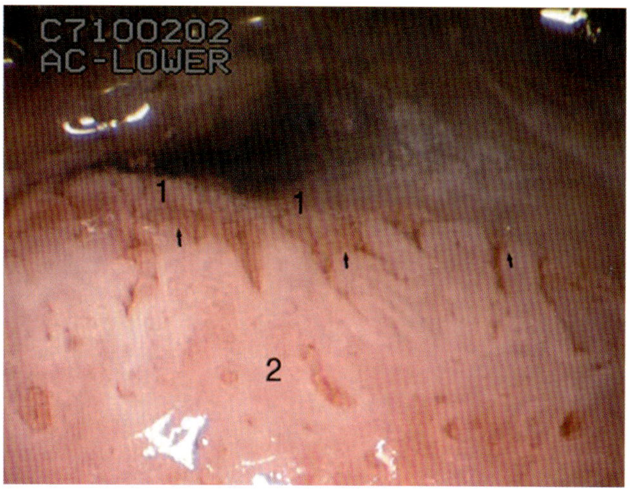

图6.84

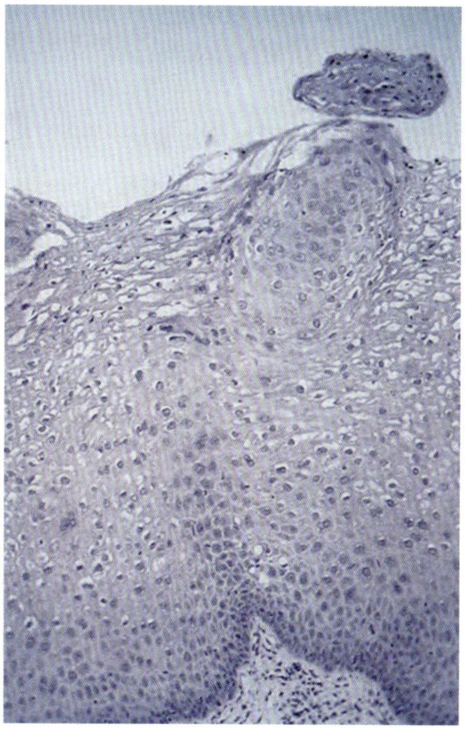

图6.85

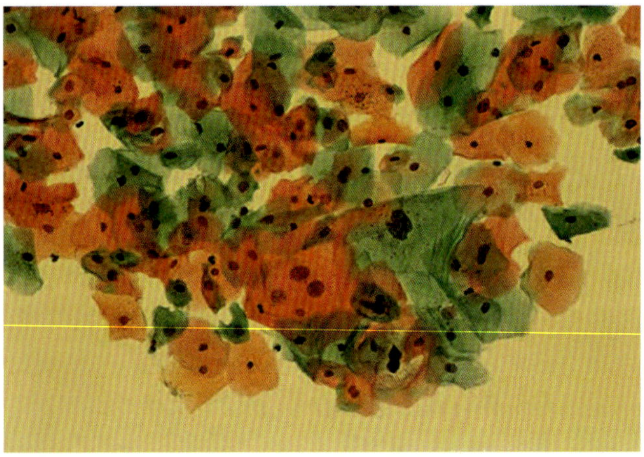

图6.86

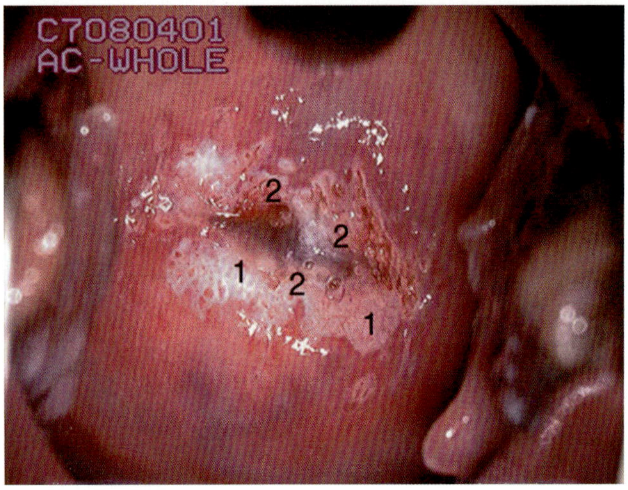

图6.87

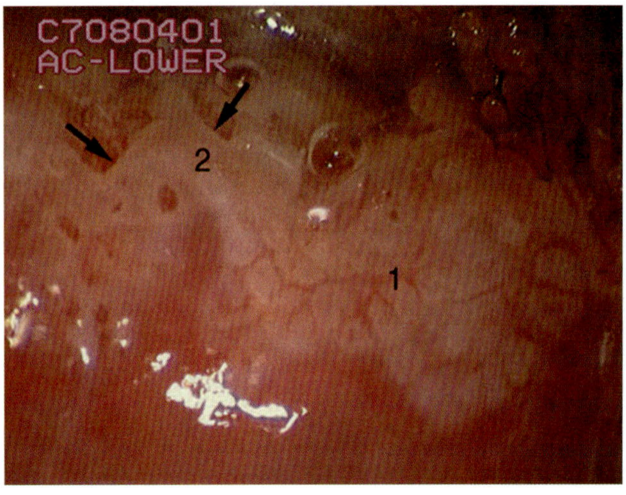

图6.88

常轻微，但可见明显的多核细胞。(3)处的间质正常。

病例3

图 6.90 为另一个低级别病变的病例，26 岁女性的细胞学结果见挖空细胞和核异质细胞，提示 CIN1 和湿疣病毒感染（LSIL）。图 6.91 为阴道镜检查结果，（1）处示明亮的醋酸白色上皮，边缘模糊不规则（2），同样提示低级别病变。图中左侧可见卫星灶（3）。（1）处点活检结果（图 6.92）示扁平湿疣，伴有大量挖空细胞。不典型细胞贯穿上皮全层，中层和浅层部分细胞分化，伴基底层异常改变。这种改变与 CIN1/LSIL 病变表现一致。

中度上皮病变

一位 29 岁女性的宫颈涂片结果提示 CIN2（图 6.93）。这些中间型细胞有明显核异质改变，部分为双核，伴有挖空细胞。阴道镜（图 6.94）显示与高级别病变一致。涂抹醋酸后，转化区广泛变白，病变表面轮廓轻微隆起。醋酸白色变化没有之前的

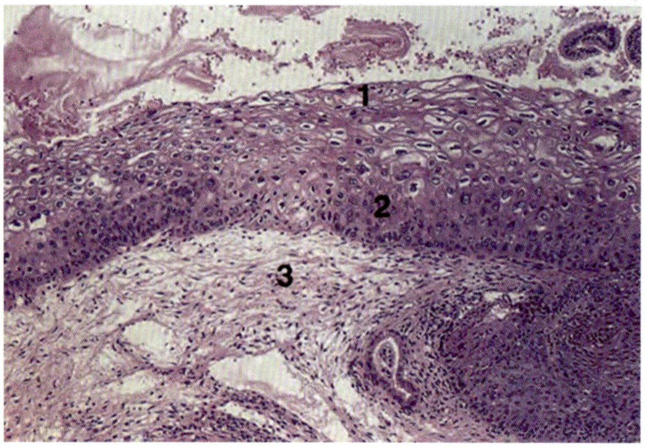

图6.89

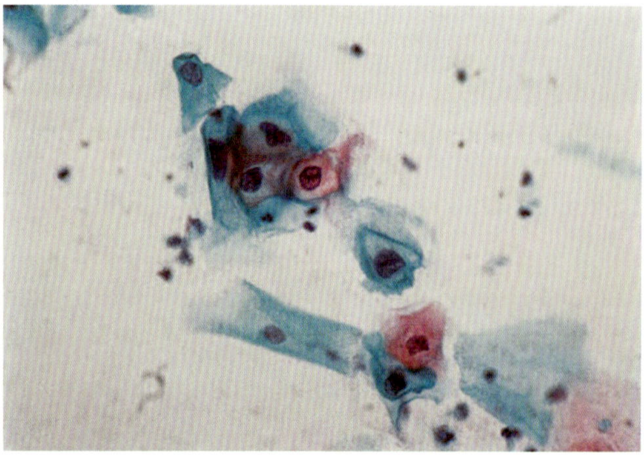

图6.90

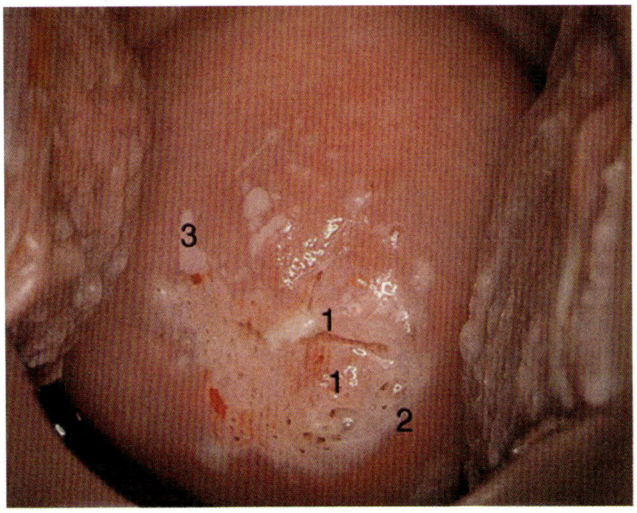

图6.91

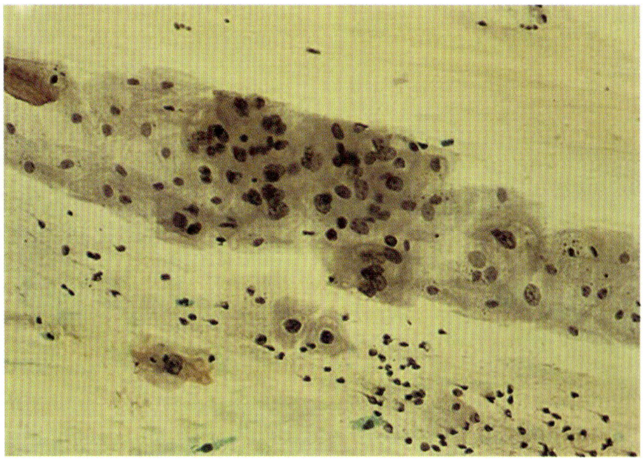
图6.93

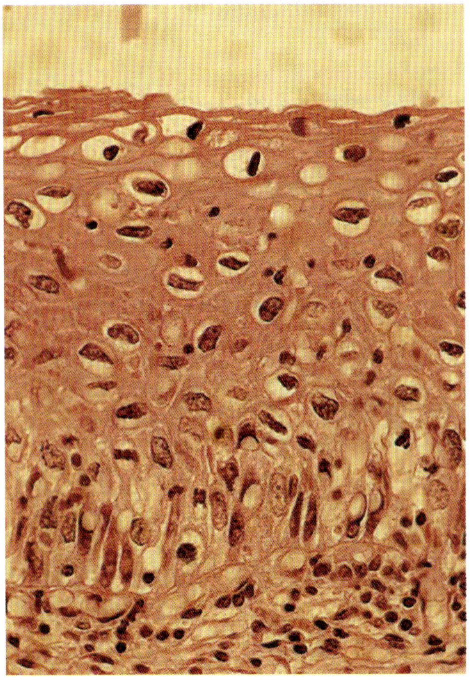
图6.92

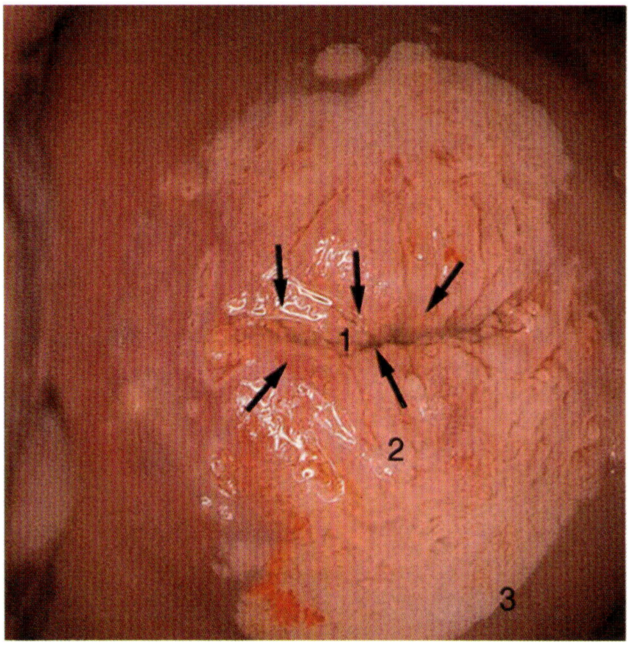

图6.94

低级别病变明显，而是呈暗白色。（3）处病变的下缘边界锐利，这是阴道镜下鉴别低级别和高级别病变的重要标志。原始鳞状上皮与异常（不典型）上皮改变在阴道镜下的色泽差异显著，高级别病变比低级别病变更加明显。（2）处的异常（不典型）上皮延伸至（1）处的宫颈管，箭头所示为上皮上缘。

宫颈后唇（3）点活检（图6.95）结果示上皮浅层CIN2（1），不典型的基底层细胞增加（2），范围侵及上皮厚度的1/2。存在核异型性和核深染。多核细胞常见，具有核分裂象的细胞延伸到上皮中层。

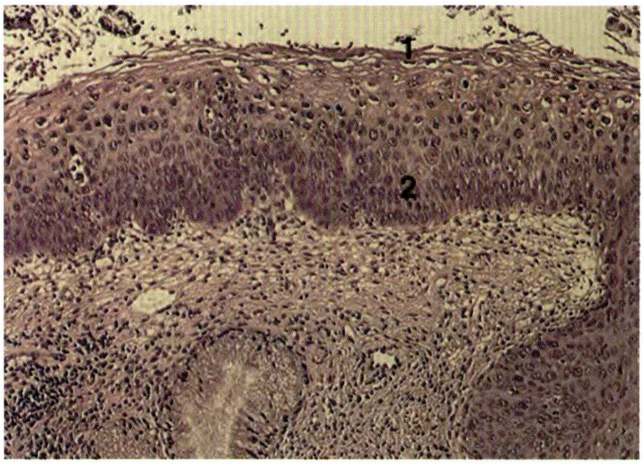

图6.95

最终组织学诊断为 CIN2。

高级别上皮病变

一位 31 岁女性患有重度核异质(HSIL)(图 6.96)。细胞核和胞质均出现异常，核大、深染，且大小不等、形态不规则。胞质表现多样，宫颈涂片结果提示典型的高级别病变。

图 6.97 示阴道镜检查结果，转化区内，尤其是宫颈前唇（1）处可见厚醋酸白色上皮。(2)示病变内侧缘，(3)处醋酸白色较浅。(4)处宫颈管外侧缘，其他部分可见不明显、无可疑病变的上皮，但(5)处可见明显的异常上皮。新鳞柱交界上缘在宫颈前、后唇均清晰可见（箭头所示），但是在实际的阴道镜操作中（当窥器置入阴道的情况下），这种异常(不典型)上皮会回缩至宫颈管内。(6)处区域表层上皮缺失是高级别病变的特点之一；本例患者是由于检查操作损伤引起了上皮缺失。切除活检（图 6.98）显示该患者为中央型 CIN3 损伤，周围伴有 CIN1 和 CIN2。

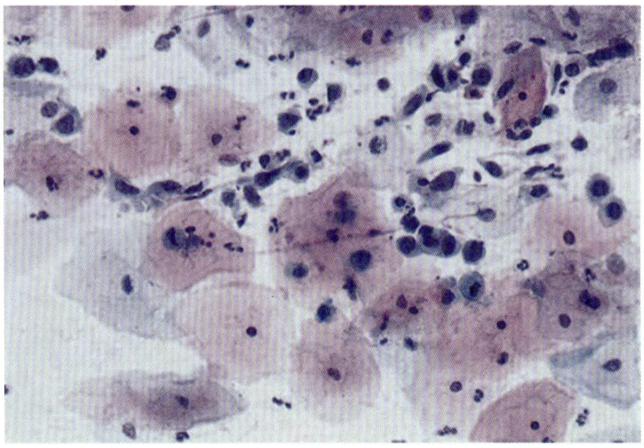

图6.96

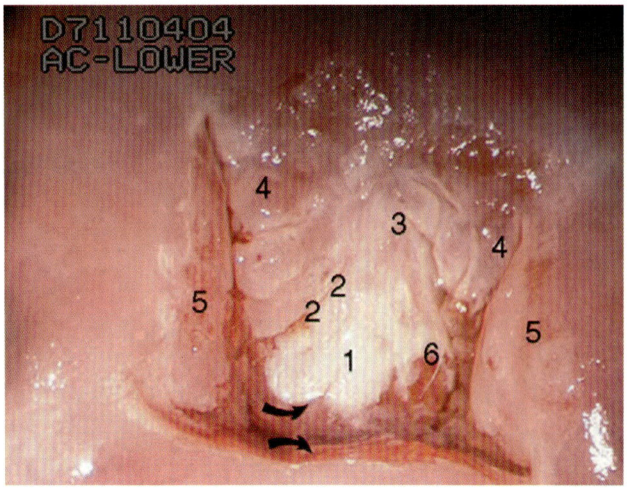

图6.97

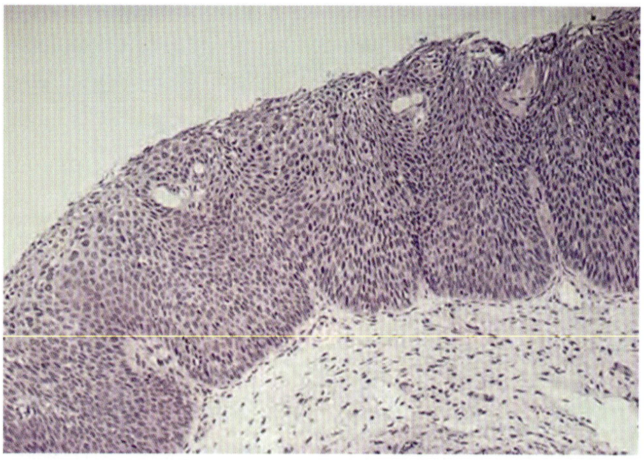

图6.98

6.10 不同诊断方法之间缺乏一致性

在之前的章节中，我们列举了不同诊断方法结果一致的例子。但是，在很多病例中，往往会出现不同检查手段得出不同结论的情况，这种情况常常因为 CIN3 病灶过小。本节我们将讨论 4 个相关病例及其缺乏一致性的原因，其中 3 个病例为小范围 CIN3 病变伴有大面积 CIN1 病变。所有病例的宫颈涂片结果均为轻度核异质（LSIL）。只有通过仔细的阴道镜检查和点活检才能发现虽小但级别更高的病变。

微小 CIN3 病变的生物学意义不明。它可能代表 CIN3 病变发展的较早阶段，也可能代表缓慢进展为浸润性癌的病变。既往许多研究所纳入的均为细胞学诊断为重度核异质（HSIL）的患者，这些患者很可能伴有广泛 CIN3 病变，因此发展为浸润性癌风险大。

如前文所述，CIN 病变的大小对于确定宫颈涂片假阴性风险也非常重要。若阴道镜下病变范围较大（超过两个象限的宫颈），往往宫颈涂片不会出现假阴性；但是若阴道镜下病变较小，细胞学假阴性率可超过 50%。1/3 的细胞学假阴性患者病变所占面积小于转化区的 10%。转化区中不同大小病变所占的比例及其对相应细胞学的影响，提示小病变可能很难进行细胞学取样。在细胞学检查时，只有异常细胞的数量占正常细胞的比例超过某一阈值时才能被检测出。下面 4 个病例可能就是这种情况。

图 6.99 为一位 34 岁女性的阴道镜图像，该患者既往每年定期宫颈涂片检查结果均为阴性。此次宫颈涂片示轻度核异质（LSIL），遂行阴道镜检查。阴道镜下可见一小块醋酸白色上皮（2），位于宫颈管

的边缘（1）。病变区域的边缘锐利，未发现相关血管异常。色泽与周围正常上皮有所区别，表面略隆起。然而，点活检结果示 CIN3（高级别病变）。推测宫颈前唇可能存在较大面积的异常（不典型）高级别病变上皮，但是在分娩期间因生理性糜烂而被破坏。

图 6.100 为一位 27 岁女性的阴道镜图像，该患者存在轻度核异质（LSIL）。阴道镜检查发现宫颈前唇（2）和（3）之间大范围醋酸白色上皮。颜色亮白，边缘模糊不规则（3），提示 HPV 感染。醋酸白色上皮的上缘位于宫颈管内（1），箭头所示。

在图中虚线圈处，阴道镜医生发现了一些异常血管。这些异型血管分支杂乱无规则，仔细观察可发现血管分支粗细不一。虽然这并不是典型的异型血管，但是此处点活检结果示 CIN3（高级别病变）。这是另一例转化区内小范围 CIN3 病变，伴随广泛低级别病变。

图 6.101 为一位 29 岁女性的阴道镜图像，宫颈涂片显示轻度核异质。镜下可见宫颈口周围有一片醋酸白色上皮，(1) 处边缘模糊不规则，符合低级别 CIN 的典型改变。宫颈后唇内侧缘有一片厚醋酸白色区域 (2)，外部边界 (3) 锐利隆起。新鳞柱交界位于 (4) 处，因此阴道镜检查结果满意。多点活检结果示 (1) 处为 CIN1，(2) 处伴有 CIN2~3。该病例描述了另一个小范围高级别病变，周围伴随广泛低级别病变，只有通过阴道镜引导下的精确活检才能发现。

图 6.102 为一位宫颈涂片轻度核异质（LSIL）的患者。（2）处可见一小的湿疣凸向颈管（1），宫颈口见节育器尾丝。（3）处可见非常细的镶嵌，累及大部分宫颈阴道部。（4）处边缘模糊不规则。这些均为 HPV 亚临床感染的特征性表现，提示低级别

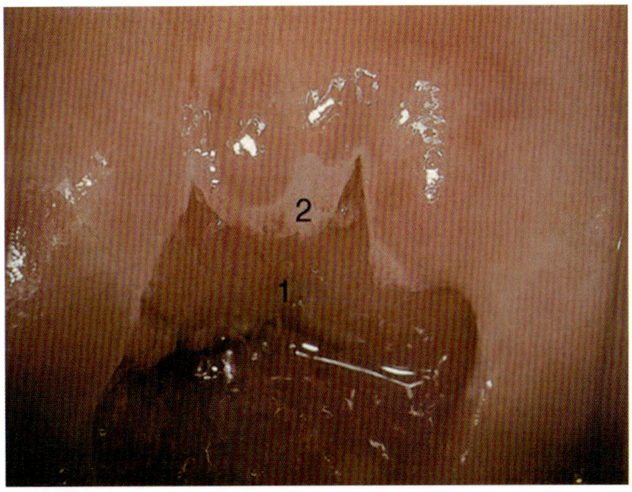

图6.99

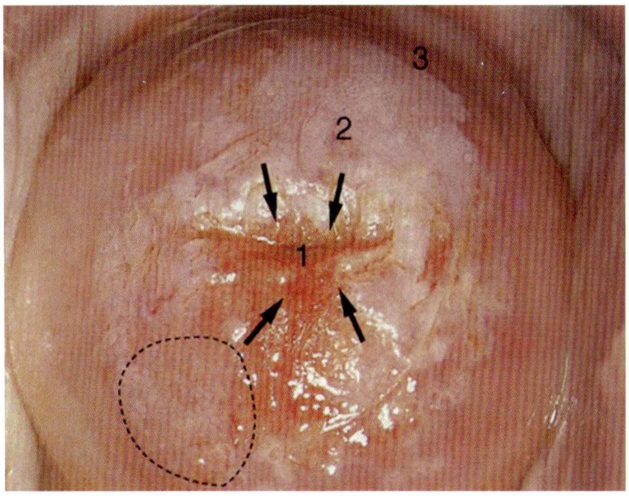

图6.100

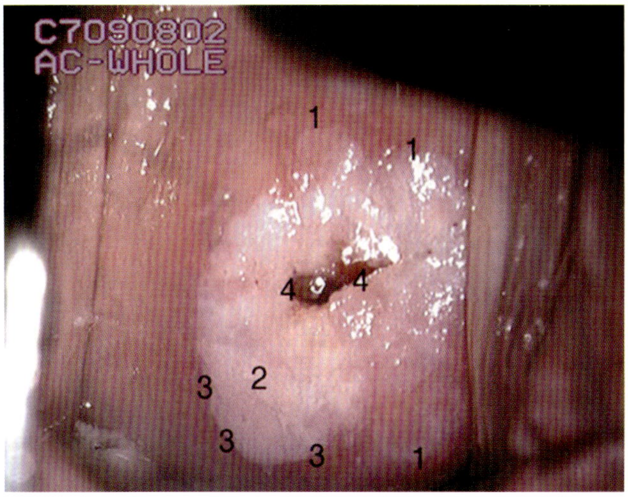

图6.101

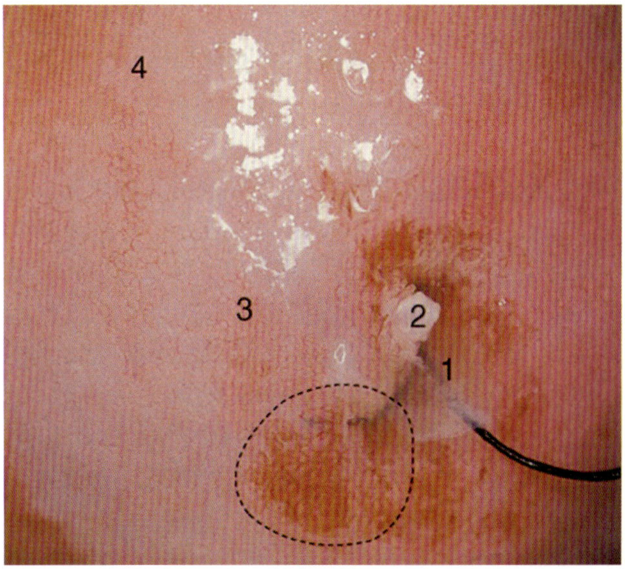

图6.102

病变。然而，阴道镜医生发现虚线圈出的区域中，血管呈粗镶嵌改变。这种表现也与 HPV 感染相关，但该病例点活检结果表明，患者有 CIN3 病变。提示细胞学检查所取样本大部分来自面积较广泛的低级别病变区域，而相对宫颈上皮其他区域而言，小面积的高级别病变获取的细胞少，容易被忽视。

6.11 早期浸润性病变的诊断

早期浸润性鳞状细胞癌：阴道镜诊断

阴道镜通过一系列特征性表现来诊断早期浸润性癌。除了前文所述与高级别上皮病变相关的表现外，早期浸润性癌还有一些特殊的改变。包括：

1. 病变大小。
2. 病变内同时存在不同类型上皮细胞。
3. 血管密度增加。
4. 溃疡形成。

早期间质浸润深度仅几毫米，在阴道镜下很难诊断。许多来自宫颈腺体的病灶同时伴有 CIN3，阴道镜下观察到的只是浸润灶从基底部延伸出来的表层上皮。病灶大小是早期浸润性疾病的重要指征。异常（不典型）上皮的面积越大，越可能存在早期浸润性病变。许多研究表明，伴有基质浸润的 CIN3 病灶面积比没有发生浸润的 CIN3 病灶大数倍。

上皮和间质血管增多也提示浸润性病变，前文所述的毛细血管间距增宽、异型血管、表面不规则等都是高级别病变的特征性表现。然而，许多文献中报道并不是所有的早期浸润性病灶都与异型血管相关。某些病例中可见更复杂的上皮异常，如醋酸白色上皮增厚、点状血管、镶嵌、不规则点状表面隆起、病变范围面积大，这些改变较异常血管更常见。

上皮表面溃疡在早期浸润性病变中并不少见。因此，诊断早期浸润性病变需要联合阴道镜检查和病理学指征。国际妇产科联盟（FIGO）发表的相关声明规定了一系列形态参数，并划定了早期浸润性病变的范围。FIGO 将宫颈早期浸润性癌归为Ⅰa 期，此期只能在显微镜下诊断，又进一步分为Ⅰa1 期和Ⅰa2 期。Ⅰa1 期定义为显微镜下浸润深度不超过 3mm，Ⅰa2 期定义为显微镜下间质浸润深度不超过 5mm，浸润深度是指被覆上皮或腺上皮突破基底膜深入间质的垂直距离。对于Ⅰa 期病变，另一个重要的参数是病变水平浸润范围不能超过 7mm。同时应注意观察其他特征，例如毛细血管（内皮）间隙浸润和特定的组织生长模式，如融合状、喷射状或指状浸润。早期浸润更高级别的病变有时称为阴道镜下可疑 / 明显浸润性癌。很多病变浸润深度超过 5mm。

下面我们来看一个病例，患者阴道镜检查怀疑为早期浸润性病变。涂抹醋酸和生理盐水后，可见病变的不同特点。图 6.103 示涂抹醋酸后，（2）处血管不明显，而涂抹生理盐水时血管明显可见（图 6.104）。在图 6.103 中，上皮变白非常明显，于（2）和（3）处可见厚醋酸白色上皮。（3）处表面不规则。（4）处病变边缘锐利。图中异常（不典型）上皮的色泽与正常上皮有明显差异。病变范围广泛，几乎累及整个宫颈阴道部，应高度怀疑早期浸润。病变上缘，也就是新鳞柱交界，位于宫颈管内（1，箭头所示），阴道镜下无法看到。

图 6.104 中可见明显异常的血管。尤其是宫颈前唇（2），可见粗点状血管和镶嵌。轻轻涂抹生理盐水时，宫颈管（1，箭头所示）即有出血。这种接触性出血

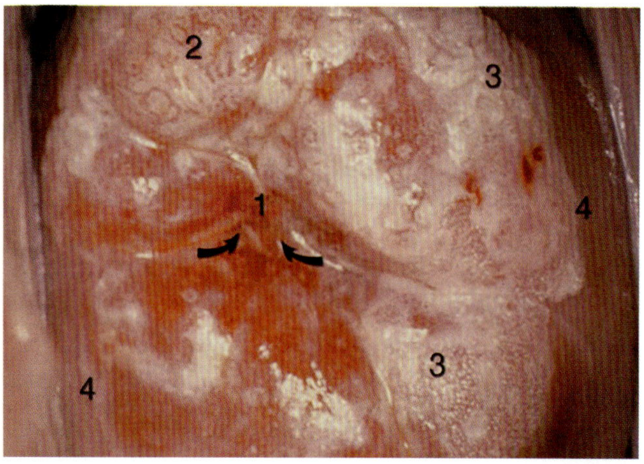

图6.103

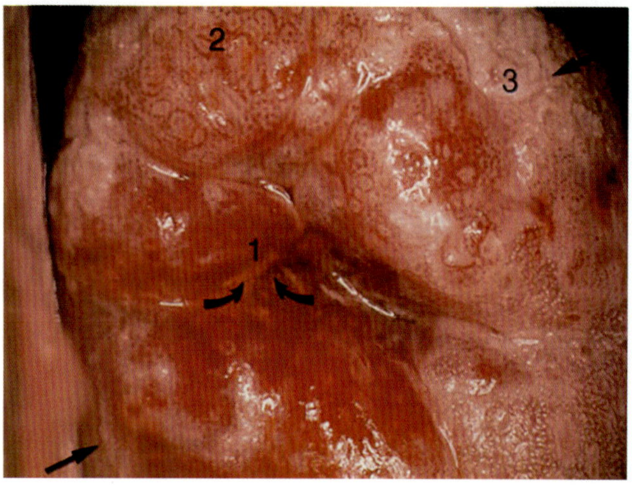

图6.104

是高级别上皮病变的另一个可疑特征。

病变部位可见不同类型的上皮同时存在。于（2）处点活检（图6.105），结果示CIN3（1），但没有侵犯间质（2）。然而，隐窝内可见高级别病变（3）。整个病变区域切除活检示早期间质浸润。图6.106示活检标本的一部分，其中（1）处为CIN3病变，（2）处可见早期浸润性病变侵入间质约2mm，间质（4）内有大量炎性细胞浸润（3）。

阴道镜下高级别病变有一个特征性表现，可能与早期浸润相关。异常（不典型）上皮内出现簇状腺体。在这种病例中，异常（不典型）上皮环绕腺体的分泌管，形成袖套样结构，并伴有不同深度的浸润。涂抹醋酸后，表现为比周边病变更白的圆点，中央可见深色的小孔或裂隙。偶尔表现为环绕腺开口隆起的边缘。某些良性病变中也可见明显的腺体开口，例如当上皮正常或为棘样上皮时，腺开口周边的环不太明显，且较相对应的高级别病变薄。在图6.107中，可见数个腺体裂隙(箭头所示)。周边(2)处可见粗镶嵌，与较远处的细镶嵌之间有锐利的边界。可以看到病变上缘于（1）处突入宫颈管。切除活检示（2）处为早期间质浸润性癌(Ⅰa1期),(3)和(4)之间的区域为CIN2~3。

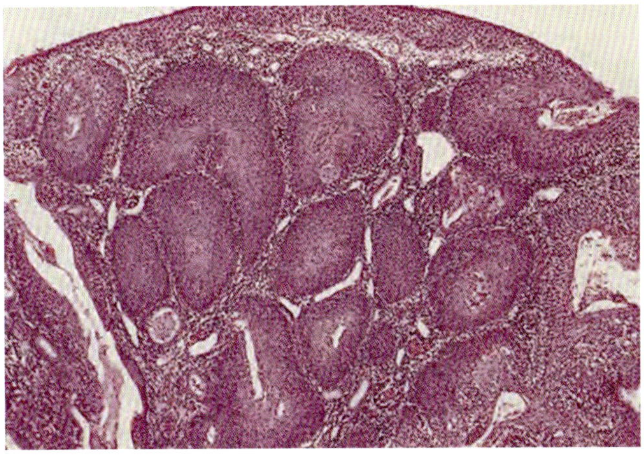

图6.105

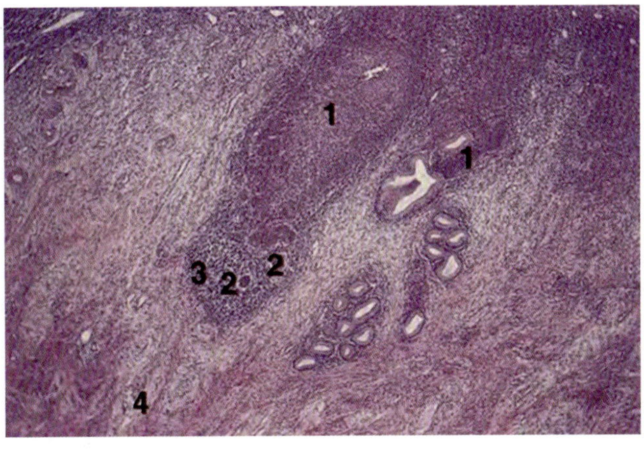

图6.106

在某些病变中，腺体隐窝位于上皮下，可能没有明显的开口。如图6.108中，可见非常广泛的异常（不典型）上皮（3），点活检结果示高级别病变，广泛累及宫颈前唇并延伸入（1）处的宫颈管中。活检后（2）处可见暴露的腺隐窝，有黄色黏液渗出。异常上皮表面未见腺体开口。必须重视这种现象，因为它意味着异常（不典型）上皮可通过腺体裂隙延伸入间质深部。图6.109示（2）处点活检的组织学结果，上皮病变为CIN3（1），累及腺体（2）。异常（不典型）上皮切除活检示早期浸润性癌（Ⅰa2期）。

更多早期浸润性癌的阴道镜表现见图6.107、图6.108、图6.110、图6.111和图6.112b。这些病例的临床表现均不典型。然而，阴道镜检查可迅速识别这些早期浸润性癌的亚临床改变。

病理学在诊断中的重要性

如前文所述，阴道镜下评估早期浸润性癌非常困难，只有通过组织学才能最终确诊。早期浸润镜下表现为微小的芽状浸润（1）穿过基底膜（2），进入间质(3)(图6.112ai)。这些细胞来源于CIN3病变，且与其表现一致。当浸润发生时，这些细胞与CIN3病变细胞相比差异较明显。常伴有局部淋巴细胞引起的间质反应。肿瘤组织侵入间质也会造成组织水肿。

随着病灶的进一步浸润，淋巴管道会受累，之后广泛侵入宫颈周围的间质和组织（图6.112aii）。除非连续薄切片镜检，否则很容易漏诊超出范围的早期浸润性病灶。为了明确诊断，需要将组织块切成25～40片。若切片过少，细微病灶就会被忽视，这种错误在临床操作中很常见。举例来说，图6.112c示一位47岁患者的宫颈涂片，提示鳞状细胞癌。(1)处为宫颈管(箭头所示)。宫颈阴道部（2）有一片灰白色病变，基底不规则。病变周围有一圈沟槽，表面轮廓明显不规则，提示浸润性病变。此区域与周围组织的色泽明显不同，凹陷区域的基底部可见异常血管。宫颈外口上方及周围区域(1)同样有明显异常改变，提示高级别病变。

宫颈多点活检病理标本示病变的内部可见癌组织，浸润深度3mm。然而，病变外侧（灰白色区域）示大量癌症细胞侵犯淋巴管。正确诊断对于选择合适的治疗方案是极其重要的。只有多处取材切片才能确保一些微小的高度浸润性病变(如淋巴受累)不被忽视。

图6.113示广泛的高级别病变。病变中心红色区

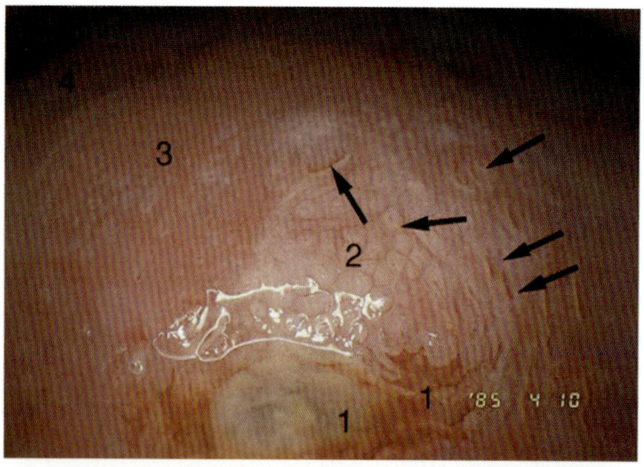

(a)

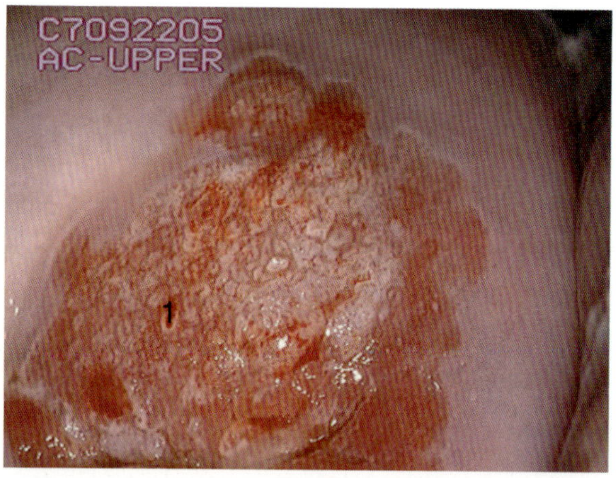

(b)

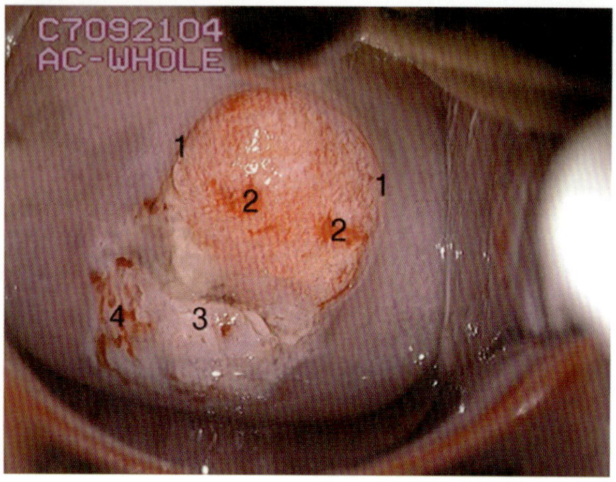

(c)

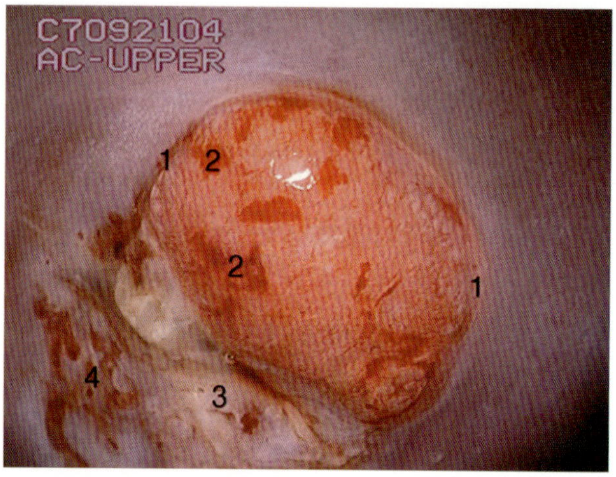

(d)

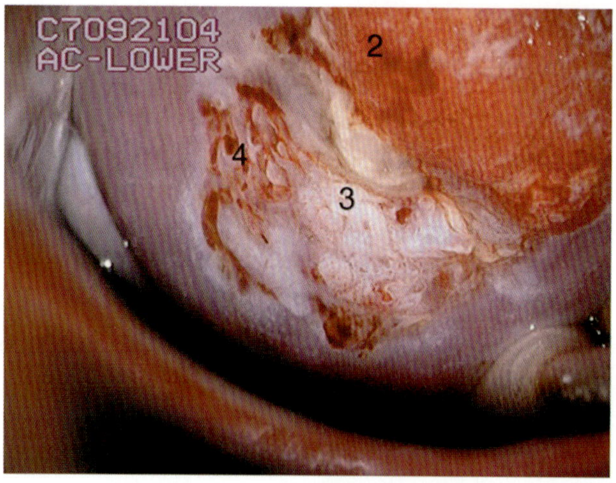

(e)

图6.107 （a）一位25岁患者的阴道镜检查示重度核异质。（b）异常（不典型）上皮侵入宫颈管，因此阴道镜检查不满意。宫颈前唇可见粗点状血管和镶嵌。异常（不典型）上皮和周围组织色泽差异明显。（1）处可见袖套征（簇状腺体），不典型（异常）上皮占据整个转化区。切除活检示早期微浸润性病变。（b～d）大面积的不典型（异常）转化区病变高度提示早期浸润性癌。（1）示边缘卷曲，宫颈前唇处病变可见明显异常血管，（2）示浅表上皮缺失，伴接触性出血。（e）宫颈后唇（3）可见厚醋酸白色上皮，表面有乳头状结构。（4）示上皮缺失。切除活检结果为浸润性癌，浸润深度达5.6mm，伴淋巴脉管侵犯。该患者为Ib1期，关于此期特征见章节6.12。

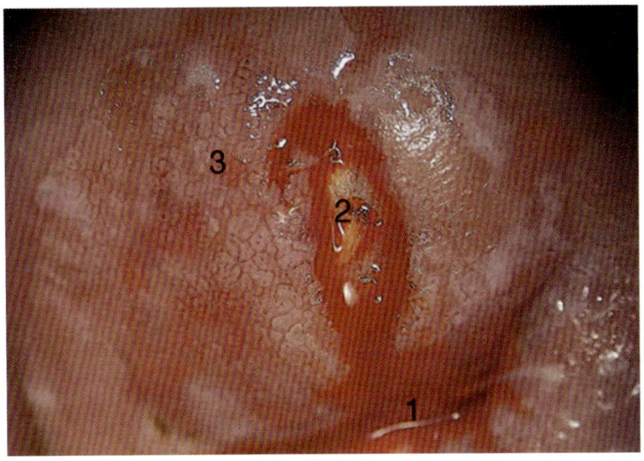

图6.108

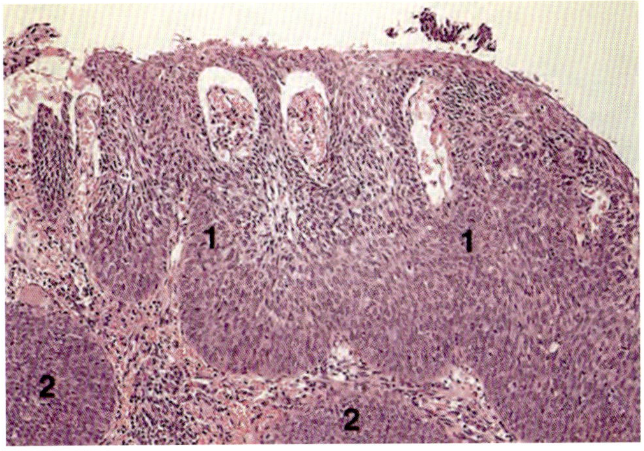

图6.109

域提示浸润性癌。宫颈锥切后送病理，虽然做了 34 张切片，但是只在三张切片中发现了微小的浸润性病变（浸润深度 3.5mm），其余部分为 CIN2 或 CIN3。阴道镜检查估计病理可能为广泛早期浸润性病变。

图 6.114 示同一个宫颈不同部位的病变浸润深度可能不同。切除活检结果示浸润深度为 2 ~ 5mm（图 6.115），而阴道镜很难预测浸润深度。

6.12 临床前浸润性癌（阴道镜诊断/疑似）：阴道镜及病理学检查

有很多早期浸润性癌无法通过传统的检查方法发现，如宫颈触诊、宫颈探查及宫颈管搔刮。这些病变称为临床前浸润性癌，而使用阴道镜放大检查后大多数病变清晰可见，也称为阴道镜疑似 / 诊断浸润性癌。此前，这类病变被看作Ⅰb 期隐匿性宫颈癌，特指间质浸润大于 5mm 的单一病灶或融合灶。这些病变在阴道镜醋酸染色后有明显的形态特点：病灶边缘明显隆起；表面轮

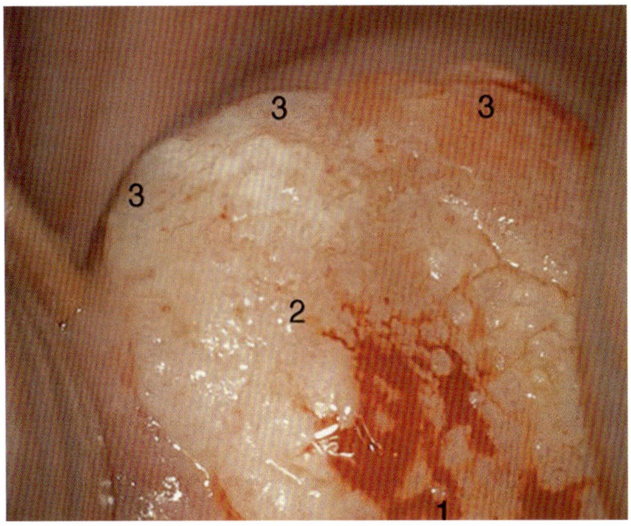

图6.110 转化区内见隆起的乳头状病变（2），高度提示早期浸润性癌。宫颈管（1）上方可见接触性出血。转化区边缘（3）可见异型血管的轮廓。虽然这种表现可能会误诊为宫颈柱状上皮外移，但是宫颈涂片结果为重度核异质（高级别鳞状上皮内病变），结合异型血管，提示可能存在早期浸润性癌。切除活检结果为早期浸润性癌（Ⅰa2期）。

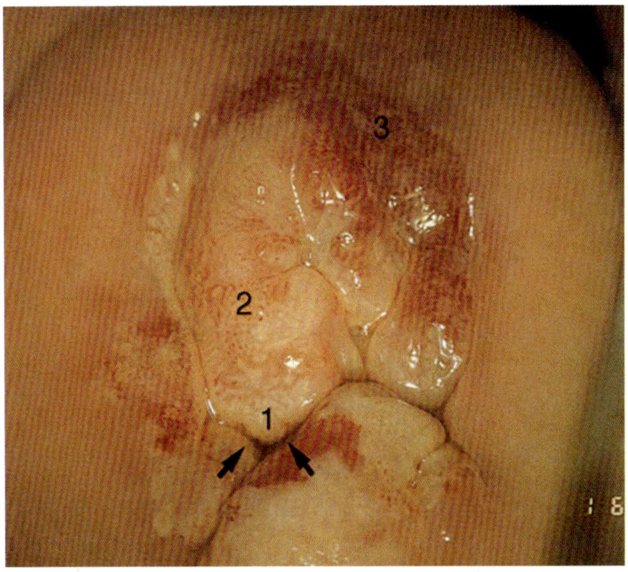

图6.111 异常（不典型）上皮侵入宫颈管（1，箭头所示），因此阴道镜检查不满意。（2）示粗点状血管，但是宫颈左外上缘可见异常血管。病变区域与周围组织色泽差异明显。管径扩大的血管高度提示早期浸润性癌。宫颈后唇，即宫颈管外口处还可见一处极小的溃疡灶。切除活检示早期浸润性癌，Ⅰa2期。

廓不规则，呈“山脉样”表现；血管明显异常，直径、大小、形状、走行和分布多样（图 6.10b ~ e）。必须强调的是，前文所述的微小浸润性癌（Ⅰa1 期和Ⅰa2 期），也被认为是临床前浸润性癌和早期浸润性癌如Ⅰb1 期。

图 6.116 至图 6.118 为三个经阴道镜和病理学确

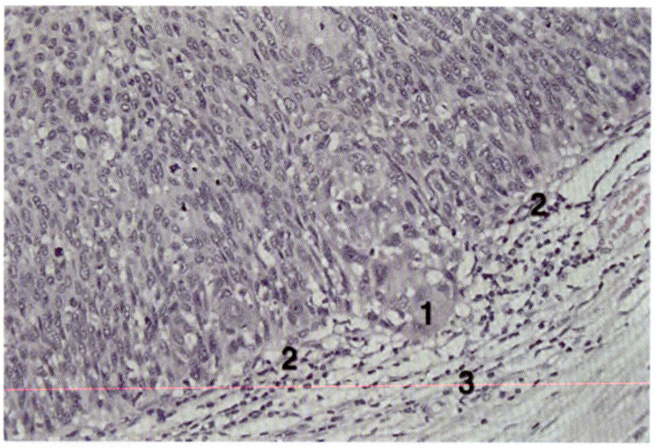

i
（a）

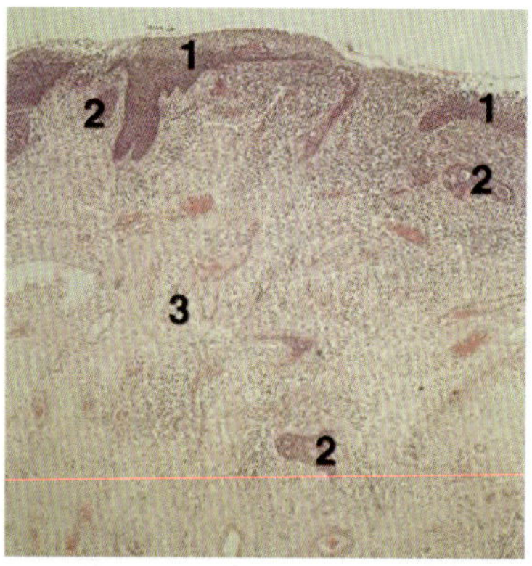

ii
（a）

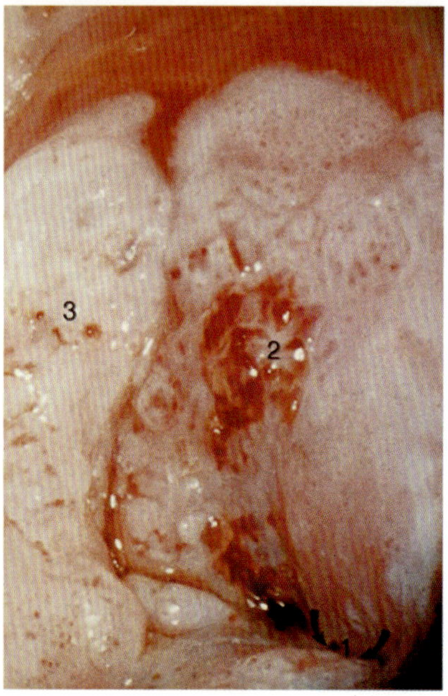

（b）

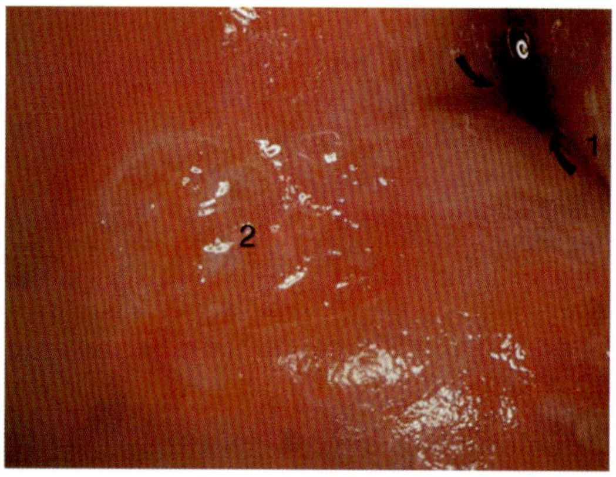

（c）

图6.112 （a）ii示CIN3病变（1）伴有舌状浸润性鳞状细胞癌（2），间质（3）浸润深度达3.3mm（FIGO分期Ia2）。（b）示病变与周围正常上皮色泽差异明显；并累及宫颈管（1，箭头所示）。（2）处可见异常血管带，为粗点状血管；（3）示血管异常更明显。切除活检结果示早期浸润性癌，Ia2期。

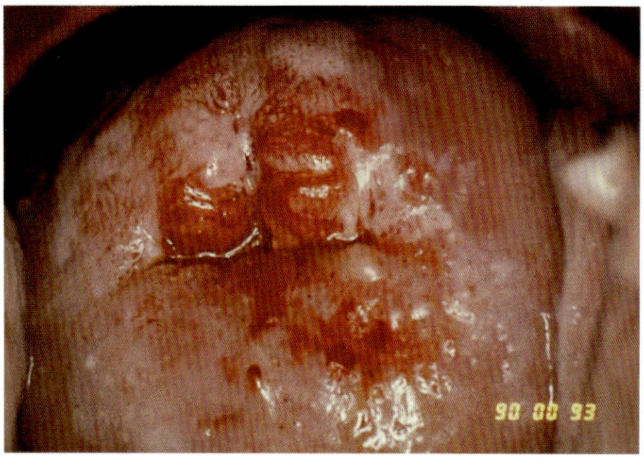

图6.113

诊的早期浸润性癌患者的病理标本，患者没有明显的浸润性癌的临床表现。后面3个病例也同样是在行阴道镜检查后才发现的浸润性癌，病变局限于宫颈，且阴道镜下测量病变范围大于Ia期，因此分期为Ib期。图6.119的患者行宫颈涂片提示高级别病变，遂行阴道镜检查，进而才诊断为癌。（2）示小的肿瘤内的异型血管。（3）示肿瘤边界锐利。（1）示宫颈管。该病变最终诊断为宫镜内生型早期浸润性癌Ib1期。然而，肉眼观察宫颈基本正常，直到做阴道镜才发现异常，患者无任何临床症状或体征。

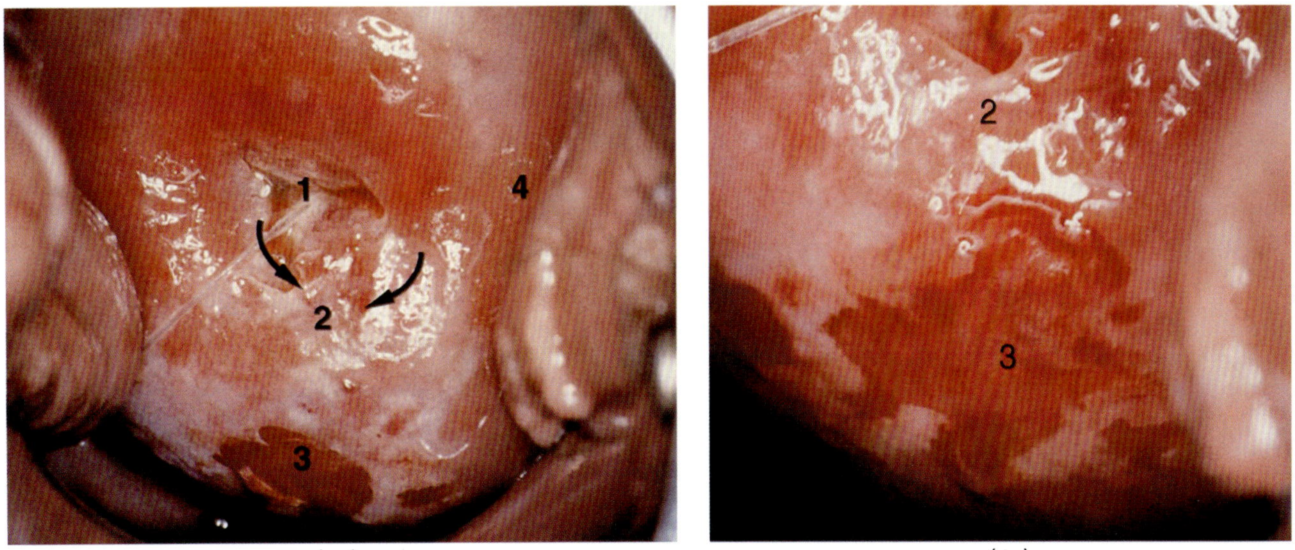

（a）　　　　　　　　　　　　（b）

图6.114　（a，b）42岁女性，宫颈涂片示重度核异质（HSIL）。宫颈前唇和左侧阴道穹隆的广泛充血（4）。（a）宫颈管周围的组织轮廓不规则（1，箭头所示）。（2）示异常（不典型）上皮，（3）处可见溃疡。（b）高倍镜下，宫颈后唇病变更加清晰可见。早期浸润性病变中，异常（不典型）上皮由于质脆、连接不紧密，因而在检查过程中或阴道创伤时容易脱落。该种外观高度提示早期浸润性癌。图6.115示宫颈切除活检的病理结果。

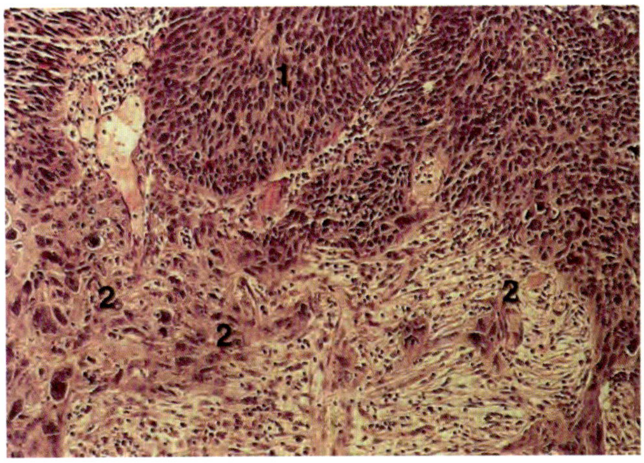

图6.115　图6.114病变的切除活检的病理结果。(1)示CIN3病变，（2）示肿瘤细胞侵袭间质，浸润深度达5mm，伴淋巴间隙受累。图6.114a中(4)位置的组织切片示浸润深度达2mm。

图 6.120 示外生型病变，最初诊断为“柱状上皮异位伴接触性出血”，行阴道镜检查后确诊为恶性病变。（1）示宫颈管区域的异型血管；（2）示病变的外缘。不幸的是，当病变侵犯大部分的宫颈后，患者才出现临床症状。此例为临床Ⅰb2 期宫颈癌(病变大于4cm)，两次脱落细胞学结果均不满意。

图 6.121 所示病例，起初诊断为“良性息肉伴接触性出血”，行阴道镜检查后发现了延伸至自宫颈管（1）的异型血管（2）。（3）示阴道穹隆。与前一个病例一样，细胞学结果不满意。

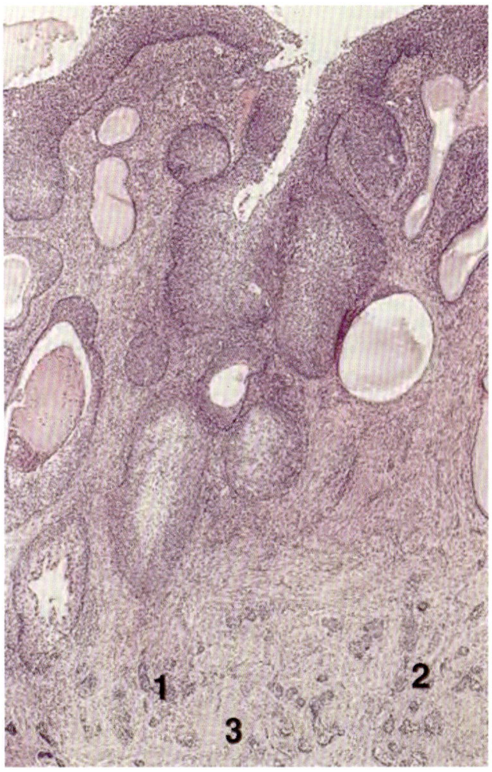

图6.116　（1，2）示肿瘤细胞线样浸润间质（3）达7mm。诊断为Ⅰb1期鳞状细胞癌。

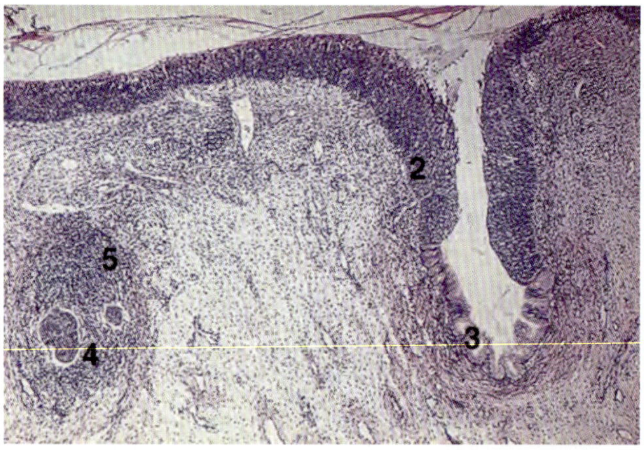

图6.117 宫颈CIN3病变（1）累及腺体（2）；腺体（3）本身深入间质5.5mm。（4）示局部微浸润灶，（5）可见大量小圆细胞浸润。从不同方向测量浸润深度分别为4.5mm和9mm。

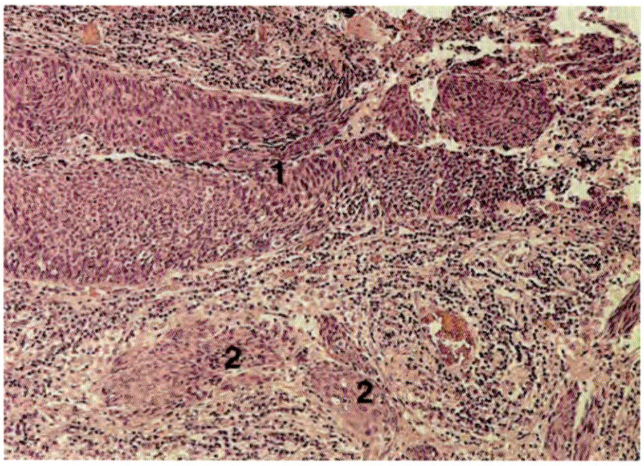

图6.118 (1)示宫颈CIN3病变；(2)示间质中的癌巢。病变浸润深度7mm，Ib1期。然而，图中所示切片浸润深度仅为1.5mm。

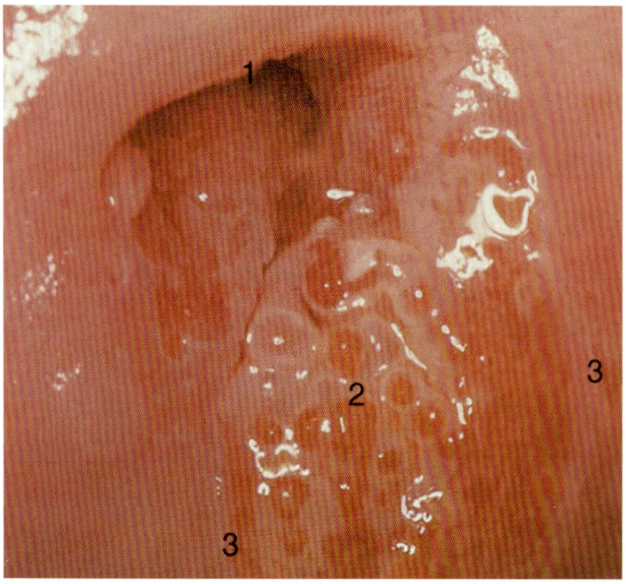

图6.119

细胞学结果异常以及宫颈外观可疑需要进一步做详细检查，均为阴道镜的指征。同样，若临床发现异常体征，如接触性出血，也是阴道镜的明确指征。

6.13 宫颈腺上皮癌前病变

流行病学

宫颈腺癌和宫颈癌前病变也属于HPV感染相关的生殖道病变。一系列研究证实了高危型HPV感染在宫颈腺癌和宫颈腺上皮癌前病变患者中占据很大比例。宫颈腺癌非常复杂，目前已知有许多不同的组织学类型。同样，AIS/宫颈腺上皮内瘤变（CGIN）也很难诊断。

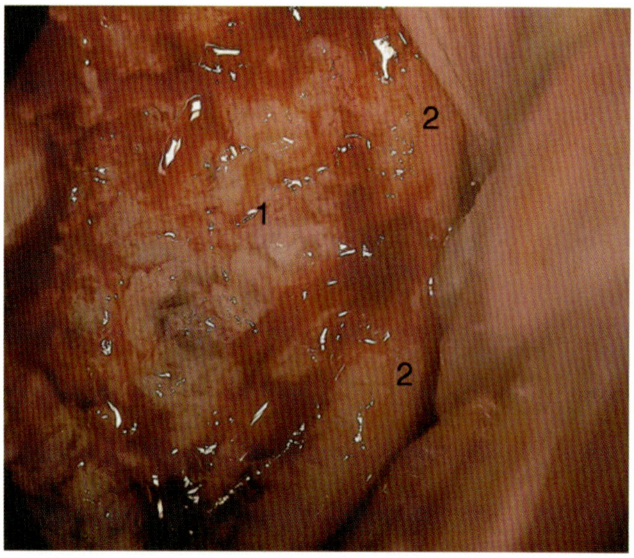

图6.120

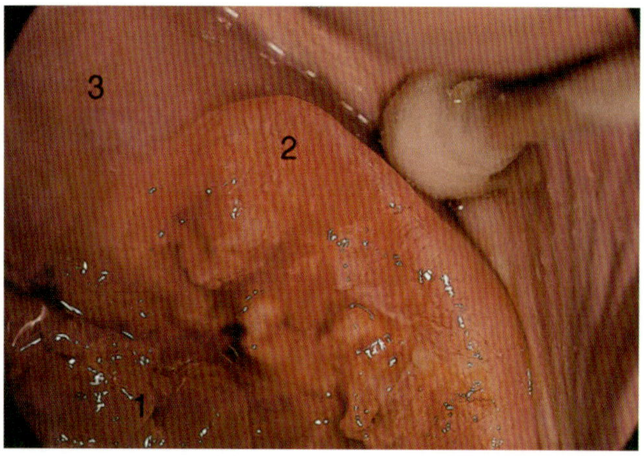

图6.121

与鳞状细胞癌相比，宫颈腺癌和腺鳞癌并不常见，仅占宫颈原发恶性肿瘤的10%。然而，来自不同国家的大量研究表明，宫颈腺癌的发病率近10年内逐年上升。不幸的是，年轻女性，尤其是35岁以下女性宫颈腺癌的发病率显著增加。文献报道的中位发病年龄为33～42岁，最年轻的患者为22～24岁。

宫颈浸润性腺癌的发展过程类似于鳞状细胞癌。然而，腺癌的癌前病变目前尚未充分明确，给阴道镜医生和病理医生的诊断造成了相当大的困难。诊断的难点在于：许多研究表明，宫颈腺癌涂片假阴性率高于鳞状细胞癌。更令人担忧的是，大多数宫颈腺癌以及高级别CGIN（AIS）或因鳞状上皮内病变活检而意外发现，或被长期归类为"临界性腺细胞"（英国阴道镜及宫颈病理分类协会）或"未明确意义的不典型腺细胞"（AGCUS；TBS），造成病情的延误。

阴道镜诊断

目前没有关于CGIN（AIS）确切的阴道镜下征象。在许多腺癌病例中，极少有患者仅根据阴道镜结果就诊断出CGIN。大多数病变起源于转化区内或转化区周边，病变区域见醋酸白色上皮，其内有单个或融合的非连续的绒毛，是CGIN的一个可疑特征（图6.122a～d），但是大多数患者周围绒毛可能表现正常，CGIN病变常常同时伴有CIN。腺体开口周围无白色簇状隆起，病变表面隆起、高低不平，以及坏死伴大量异常血管，可能是CGIN和早期腺癌的重要征象。

大多数阴道镜医生无法轻易辨认CGIN，因为这种病例罕见，缺乏明显特征。这可能是由于CGIN经常只表现为上皮轮廓的微小改变，而肿瘤腺体则被覆盖于表面上皮之下。尽管如此，Wright等人（1995）描述了一系列疑似原位腺癌（AIS）的阴道镜表现，包括8项病变表面或血管结构变化，描述如下。

1. 病变表现见隆起、高低不平的醋酸白色上皮，通常位于柱状上皮之上，但是不与鳞柱交界毗邻。这些病变可表现为一个单纯的隆起，边界清晰，表面不规则（图6.122e），或涂抹醋酸后表现为醋酸白色绒毛融合，呈斑块状分布，类似于未成熟的鳞状上皮化生。这些斑块可能与鳞状上皮边界无关，而高级别鳞状上皮内病变常常与鳞状上皮边界连续。

2. 阴道镜下发现大的腺体开口（图6.122f），分泌大量黏液，是另一个异常阴道镜表现。

3. 偶尔可见乳头状病变，与绒毛融合相关，形态类似早期鳞状上皮化生。亦可见上皮"出芽"现象（图6.122g）。

4. 上皮"出芽"（图6.122g）现象可能是由于组织增生形成的膨胀、圆润的突起。这种外观应与早期未成熟鳞状化生上皮相区别。基底非常宽，可同时伴有指状、乳头状突起。

5. 涂抹醋酸后，病变色泽红白相间，类似于未成熟化生上皮的表现。然而其上皮表面易碎，常有大的腺体开口（图6.122f, g）。

CGIN与浸润性腺癌（图6.122h）可同时存在异型血管结构（图6.15a）。最常见"废线头状""卷须状"血管，也可见单个或多个点状血管，以及其他异常血管改变（图6.122h）。

在典型情况下，腺上皮癌前病变阴道镜下表现与前文所述AIS类似。但是在某些情况下，病变表现极其轻微（图6.123a）。即使高级别腺上皮内病变（图6.123b）也可能缺乏阴道镜下特征。在某些情况下CGIN/AIS进展为早期浸润性癌后，阴道镜下也可能没有明显改变。

关于宫颈癌前病变的定位研究表明，病变受累腺体可能浸润间质深达5mm。浸润腺导管长度在0.5～25mm，平均长度为12mm。如果从宫颈外口开始测量，少数病变长度可达30mm。多灶性病变发生率约为15%。行切除活检时必须考虑到这些表现。

与治疗相关

对于CGIN同时伴有鳞状上皮内病变（如CIN）的病例（图6.122i），若行消融治疗（冷冻消融或CO_2激光消融），AIS的成分可能会和远端鳞状上皮病变一同被破坏，从而被遗漏。据报道，因CIN行常规宫颈环形电切术或转化区大环形电切术（LLETZ/LEEP）的患者，CGIN的患病率为2%。据估计一半的CGIN患者同时伴有鳞状上皮异常（如CIN），而且常为高级别病变，阴道镜下清晰可见，但CGIN病变常常接近甚至位于宫颈管内，或者隐匿于化生上皮以下，或位于不典型（异常）转化区内，阴道镜下不可见（图6.122f）。这种情况下细胞学只能发现病变中异常的鳞状上皮成分，从而影响阴道镜医生对腺上皮病变的处理。事实上，阴道镜下点活检仅能发现鳞状上皮病变，而CGIN病变只有在切除活检或子宫切除后才会被发现。

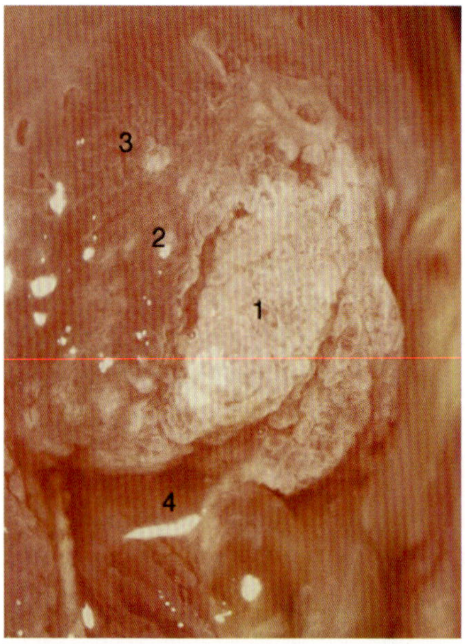

(a)

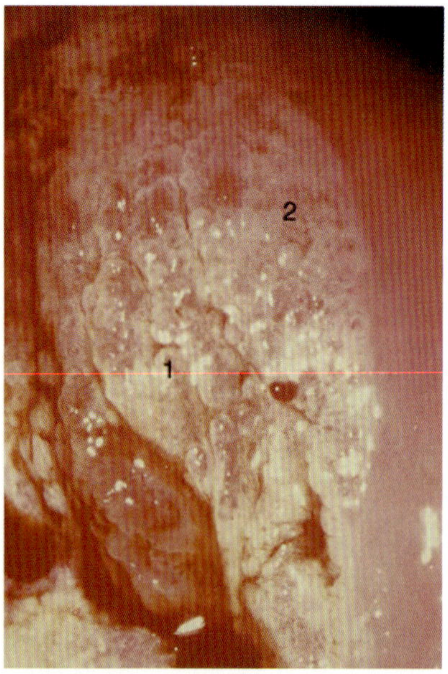

(b)

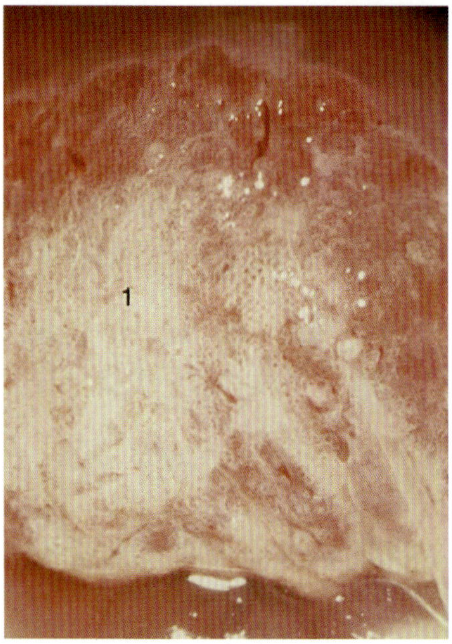

(c)

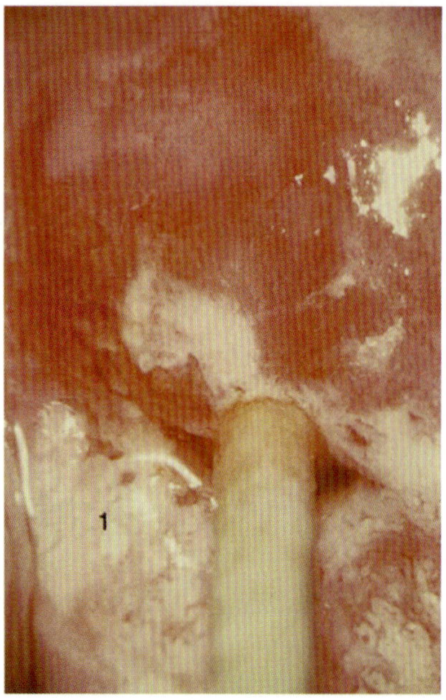

(d)

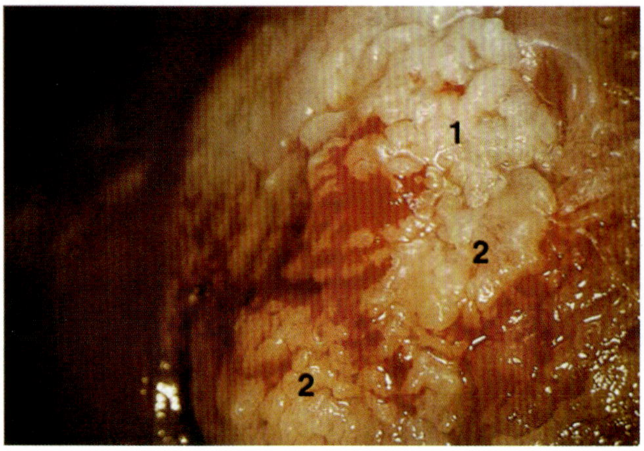

(e)

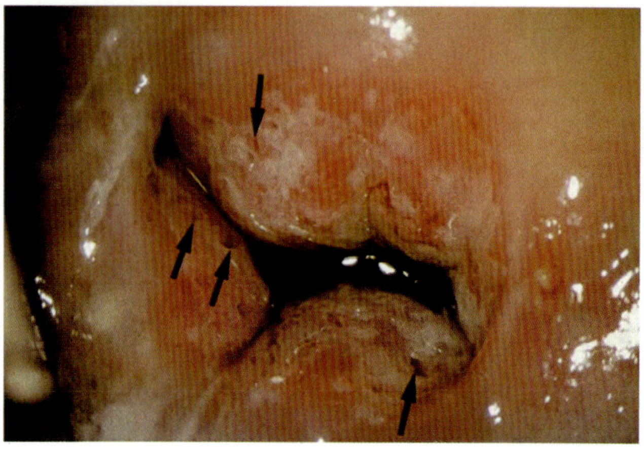

(f)

图6.122 （a）乳头状醋酸白色上皮（1）位于化生上皮（2）中；（3）示原始柱状上皮。涂片中可见异常腺细胞，（1）处点活检和组织学检查确认诊断。切除活检确诊为原位腺癌（AIS）。（4）示宫颈管。（b）致密的乳头状醋酸白色上皮（1），同时可见化生的鳞状上皮（2）。（1）处切除活检发现AIS。（c）（1）处见AIS病变，绒毛形态不规则、数量不均等，醋酸染色后表现为致密的白色区域，表面可见大量黏液渗出。转化区可见扩大的腺体开口。（d）AIS病变表现为典型的厚醋酸白色上皮（1），延伸至宫颈管，可以看到一个小拭子条。宫颈前唇也有相似的致密的白色上皮。（e）（1）示致密的乳头状醋酸白色病变覆盖正常柱状上皮。（2）示乳头状结构。病变活检结果为早期浸润性腺癌。（f）箭头所示扩大的腺体开口，醋酸染色后表现为红白相间。（1）示宫颈管处的AIS病变，长度为15mm。（待续）

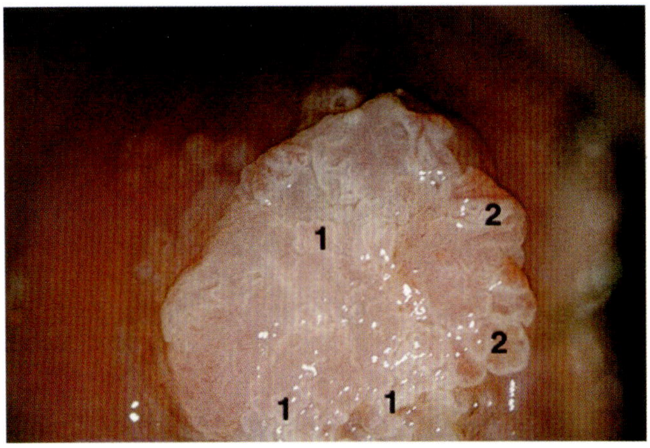

（g）

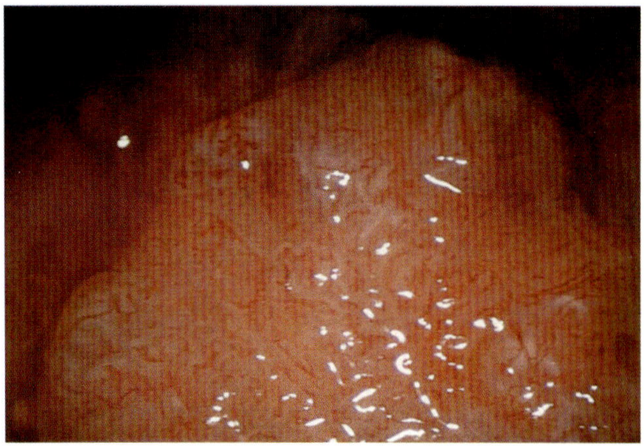

（h）

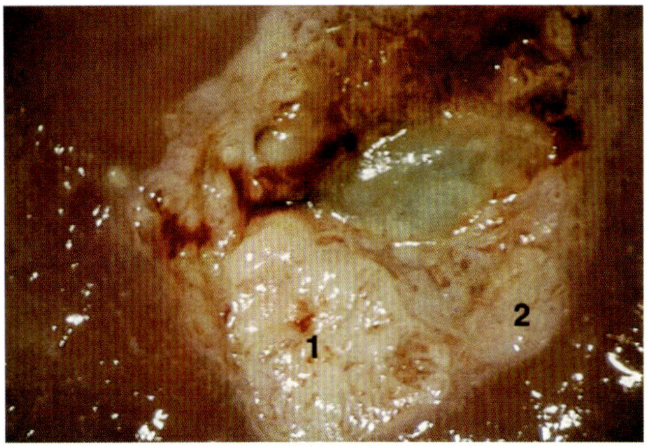

（i）

图6.122（续） （g）示醋酸染色后AIS病变的上皮“出芽”现象（2），形成小的乳头状赘生物（1）。（h）AIS病变处可见异常血管以及融合的绒毛结构。11点与1点位置血管呈“废线头状”“字符样”改变。这种血管改变也可见于腺癌。（i）醋酸染色后，6点和10点位置之间（1）可见含AIS的混合病变，2点和5点位置之间（2）可见不明显的CIN3病变。

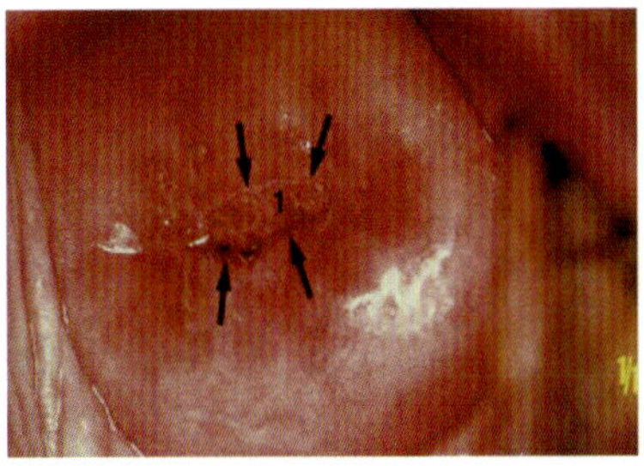

（a）

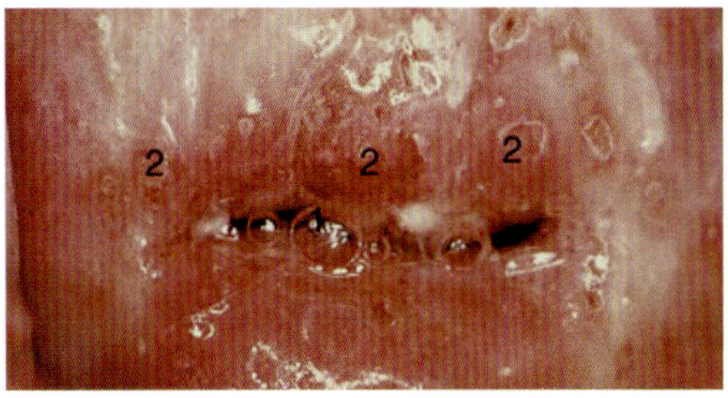

（b）

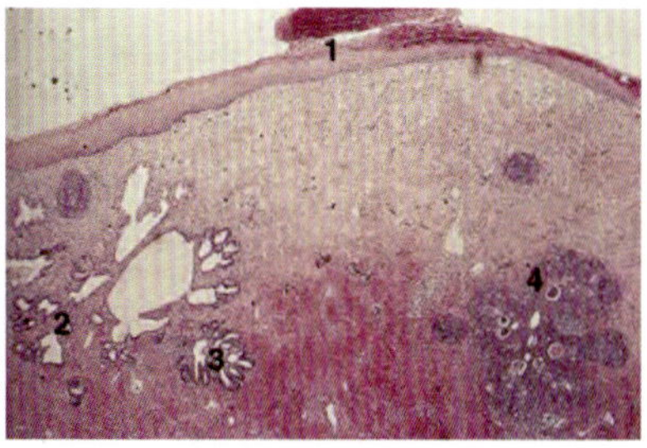

（c）

图6.123 （a）一位42岁患者，宫颈涂片发现不典型腺细胞。阴道镜检查后切除活检结果为不典型腺上皮伴原位腺癌（AIS）。(1)示宫颈管。箭头指示新鳞柱交界。（b）一位32岁患者，宫颈转化区正常，但细胞学提示鳞状上皮和腺上皮瘤变。（1）示宫颈管，（2）示小的柱状上皮岛。切除活检诊断为原位鳞癌（CIN3）伴早期浸润性腺癌（c）。（c）示（b）中宫颈病变组织的切除活检。(1)处为正常鳞状上皮，(2)为上皮下方的几个正常腺体，(3)为AIS病变，(4)为早期浸润性腺癌的病灶。

6.14 阴道镜下诊断早期宫颈腺癌

图 6.122 示一些宫颈 AIS 典型特征。镜下可见厚醋酸白色上皮，绒毛融合呈斑块状，位于转化区内。然而，许多腺癌患者阴道镜下表现不具有特异性，如之前讨论过的两个病例（图 6.123）。另外一个相似的病例（图 6.124 和图 6.125）也发现了镜下早期浸润性腺癌的证据。因此，当腺上皮发生早期浸润性病变时，可能不会出现明显的特征性改变，临床医生极易漏诊。

早期腺癌有一些典型的阴道镜下表现。涂抹醋酸前，柱状上皮内出现的乳头状结构，色淡黄，偶尔伴有出血而呈红色。涂抹醋酸后，病变变为奶白色。每个乳头均增大，但是大小不均一，上皮内可见大的腺体开口。见图 6.126 至图 6.130、图 6.140、图 6.142 至图 6.145。腺体开口形态类似前文所述 AIS。

第二种类型的早期腺癌，转化区内上皮增厚、灰暗、呈淡橘色，血管形态异常。阴道镜下可见其由异型血管组成（图 6.132 至图 6.135、图 6.139 至图 6.141）。

某些外观并不常见，如表面组织颗粒状，伴有异常血管或病变分泌大量黏液。后者宫颈增大，质硬，表面覆盖大量渗出物，如图 6.138 和图 6.139 所示。

图 6.128 所示宫颈管大息肉最终诊断为早期腺癌。同样，图 6.126 和图 6.127 所示早期乳头状腺癌可能被误认为大片的宫颈柱状上皮异位。图 6.129 和图 6.131 所描绘病变同样易被误诊，病理结果见图 6.130。若细胞学或临床可疑腺癌，必须仔细进行阴道镜检查，可疑部位应行切除活检。

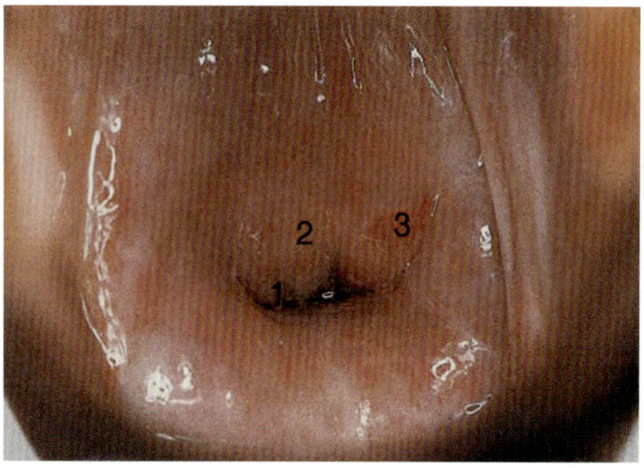

图6.124　一位54岁的经产妇，宫颈涂片发现异常的腺细胞。宫颈检查结果正常，宫颈管内鳞状上皮变白（1），宫颈外口可见少量腺体开口（2）。2点位置为棉拭子擦拭后形成的小片真性糜烂（3）。切除活检结果示早期浸润性腺癌（图6.125）。

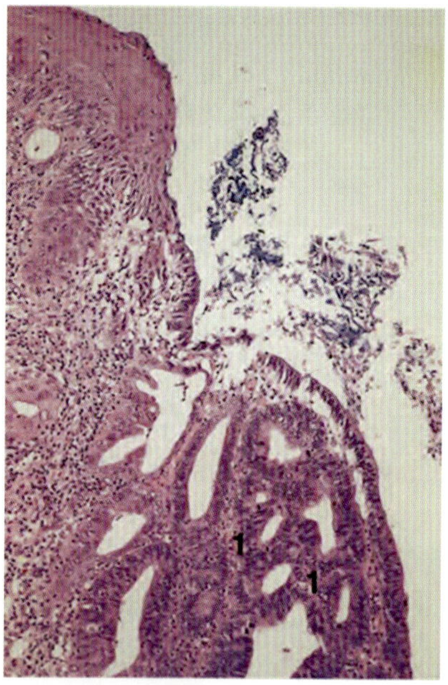

图6.125　图6.124的宫颈病变切除活检示小病变累及腺体，并伴有染色质增多。（1）示一些腺体出芽，并出现“背靠背”现象，高度提示原位腺癌。活检样本的其他区域也有早期浸润性癌的证据。

以上病例提示我们，某些早期和晚期腺癌可能不具有任何临床前表现，甚至在阴道镜下也不具有可疑外观。图 6.132 至图 6.135 示另外 3 个病例，在外观良性的宫颈病变中存在浸润性病灶。图 6.132 是一位 44 岁患者的阴道镜图像，仅有轻度腺体异常。转化区（2）和正常原始鳞状上皮（3）之间有一片色泽异常的区域。（1）为宫颈管。放大宫颈后唇（图 6.133）发现异型血管（2）和几处溃疡灶。血管分支增多，分布形态不典型，特别是在照片的右半部分更为明显。进一步检查宫颈管（图 6.134），发现一片白色的乳头状上皮（1），以及有接触性出血的异常血管（2）。宫颈切除活检（Van Gieson 染色），病理结果（图 6.135）提示腺癌（1）侵入间质（2）。

图 6.136 和图 6.137 所示宫颈管内小息肉也可能包藏有内生型腺癌。图 6.136 可见宫颈外口出现小肉芽（箭头所示），宫颈涂片提示腺细胞异常。宫颈切除活检提示早期腺癌。第 2 例患者（图 6.137a）是一位 60 岁女性，15 年前曾行子宫次全切除术。该患者曾每日口服双烯雌酚 5mg，最近一次宫颈涂片提示鳞状细胞癌，遂行阴道镜检查。涂抹醋酸后，宫颈外口（1，箭头所示）出现一片小的醋酸白色上皮。切除活检病理（图 6.137b）示宫颈管内（1）有 CIN3 病变，但是（2）处宫颈管内有一处明显的腺癌病灶。

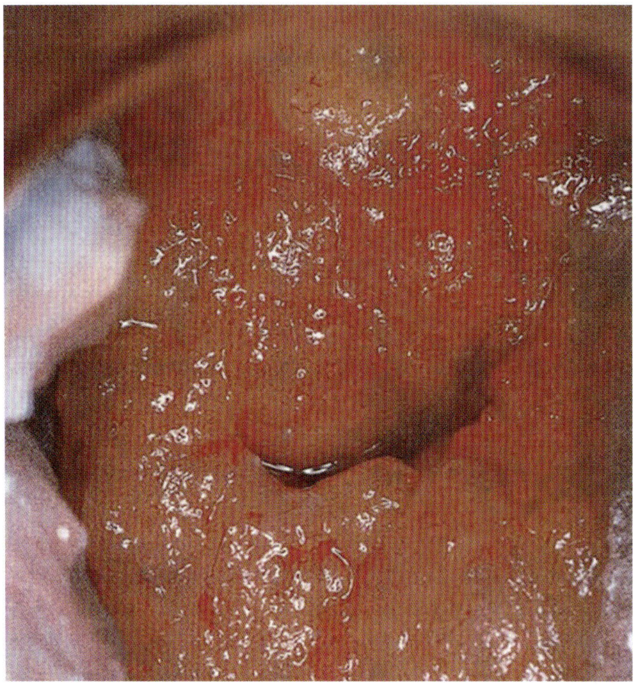

图6.126

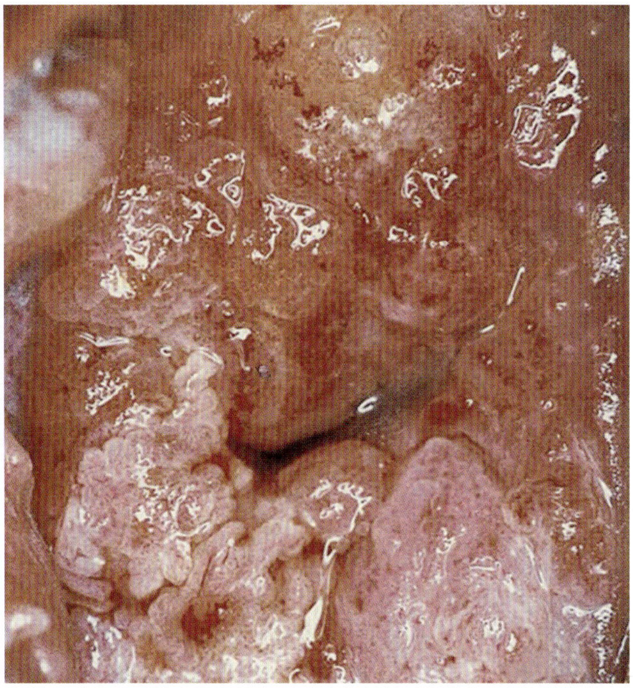

图6.127

图6.126和图6.127　可见分化良好的早期乳头状腺癌，其易被误诊为宫颈柱状上皮重度异位。仔细检查可见宫颈水肿呈菜花样外观。宫颈表面糜烂、不规则并呈淡黄色，宫颈后唇的右外侧存在乳头状赘生物，醋酸染色后更加明显。其他区域亦有颗粒状改变，可见Ueki（1985）描述的异常血管。在图6.127中，醋酸染色后病变呈白色乳头状突起，大小、形状各异。

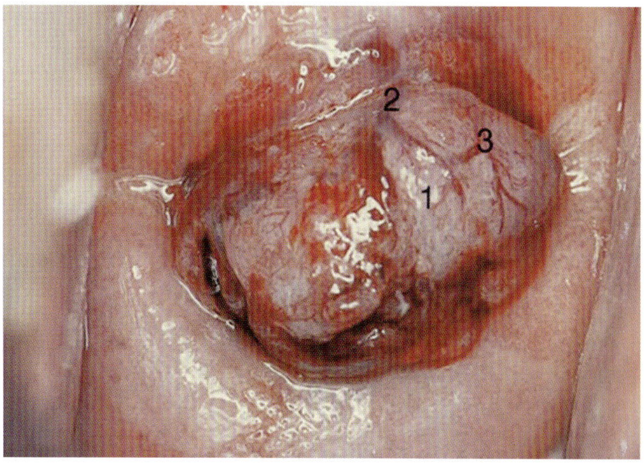

图6.128　图中可见宫颈管有一个大息肉，其上有树枝状血管。仔细检查可见一束小的异型血管呈树枝状、网格样结构，也可见Ueki（1985）描述的“柳枝状”和“废线头状”血管。活检示早期腺癌。醋酸染色后异常血管不如正常血管明显（2、3），但出现明显的醋酸白色上皮（1）。

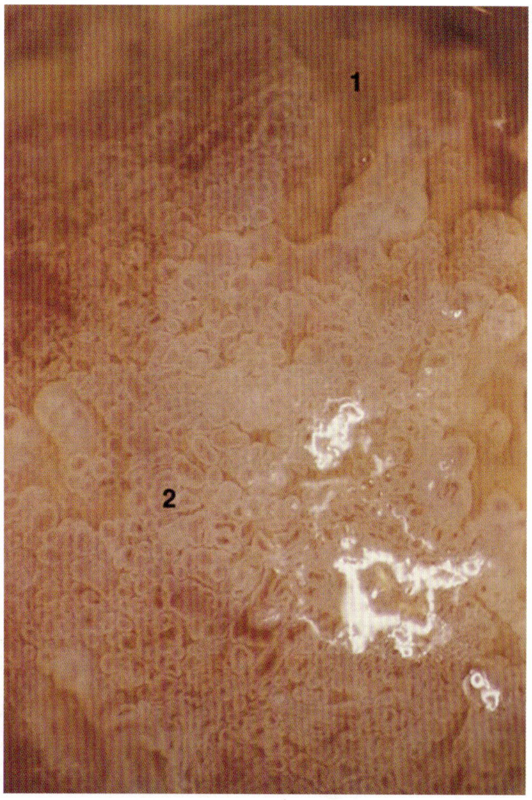

图6.129　乳头状腺癌易被误诊为宫颈柱状上皮异位。一位34岁患者，宫颈接触性出血，没有其他临床症状提示早期腺癌。仔细检查可见大量不规则的、大的乳头状结构。（1）示宫颈管，（2）示腺癌特有的绒毛。活检结果见图6.130。

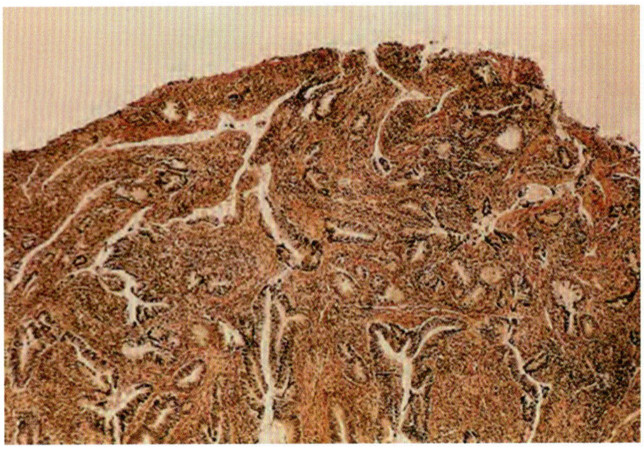

图6.130 图6.129病变的显微图像，Van Gieson染色示浸润性腺癌。

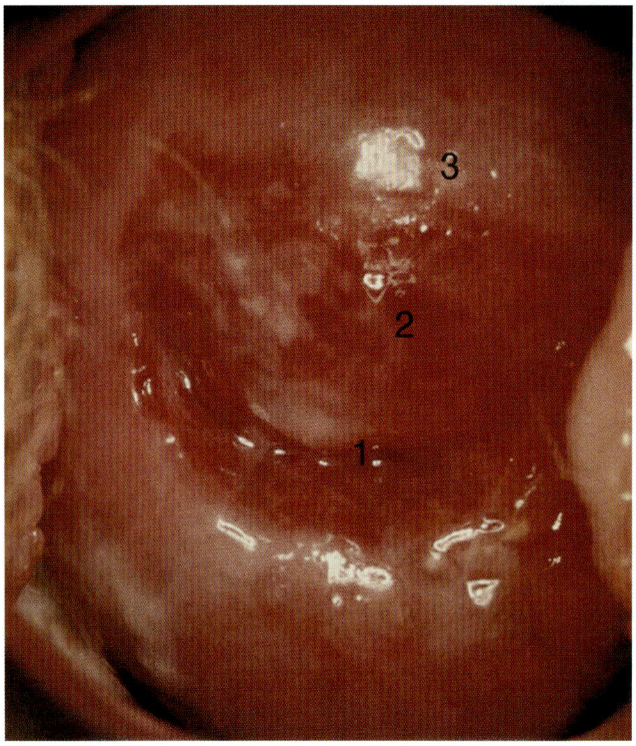

图6.132

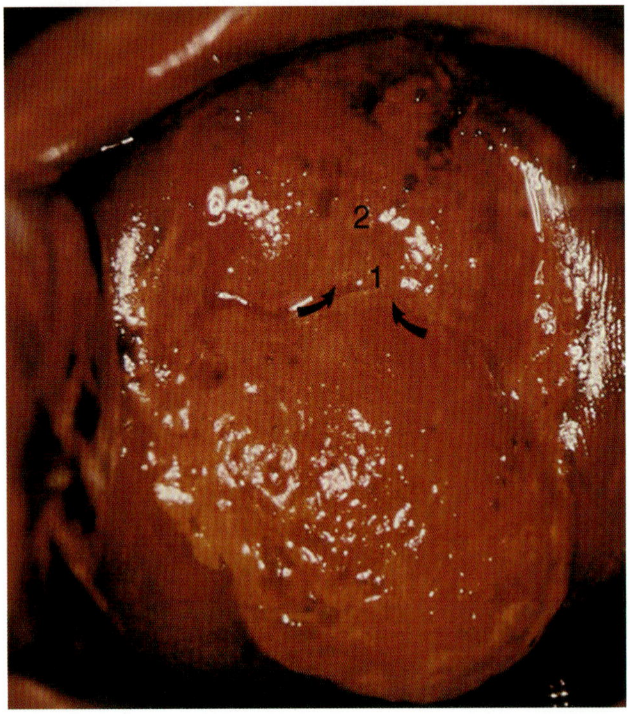

图6.131 宫颈后唇见不规则、肿胀的乳头状病变，涂碘后基本不染色。不过，宫颈前唇有部分碘染，提示（2）处具有鳞状细胞。这个部位和后唇的异常（不典型）上皮延伸至宫颈管（1，箭头所示）。于可疑乳头状病变处行切除活检，结果为早期腺癌。

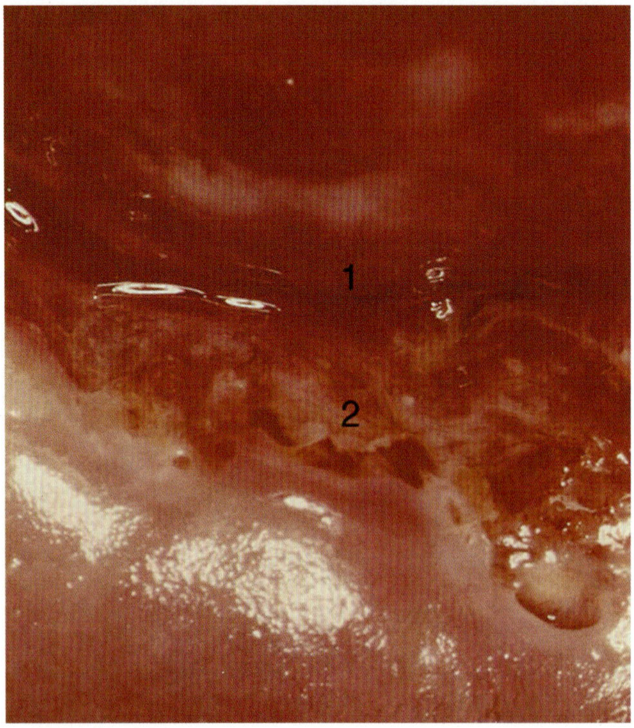

图6.133

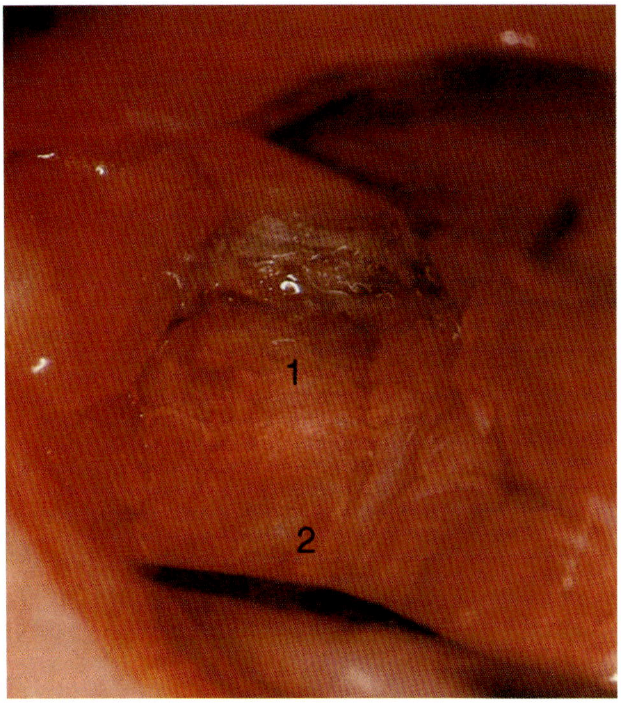

图6.134

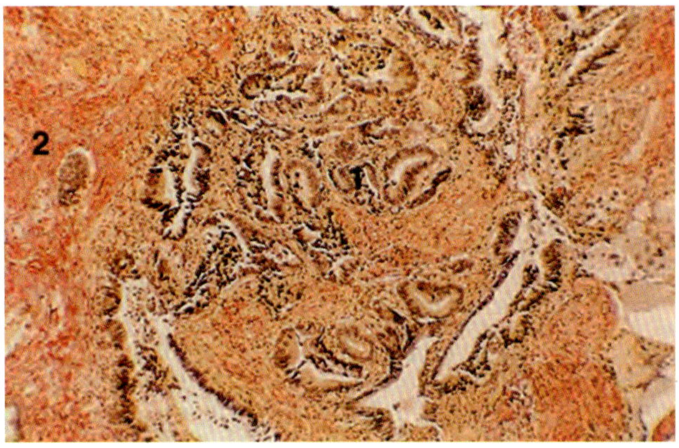

图6.135

（3）示切除病变的上缘。不幸的是，这位患者已经出现了髂淋巴结转移。这两个病例显示，宫颈管涂片对于转化区回缩至宫颈管的患者具有很好的监测价值。第二个病例也提示细胞学监测对于子宫次全切除后保留宫颈的患者是有益的。

图 6.138 至图 6.145 示不同的浸润性腺癌的病例，其中某些病例同时合并有鳞状细胞癌。这些病例旨在对上述所讨论的意见加深印象，即腺癌的诊断相当困难，尤其是与良性疾病如宫颈柱状上皮异位的鉴别诊断。

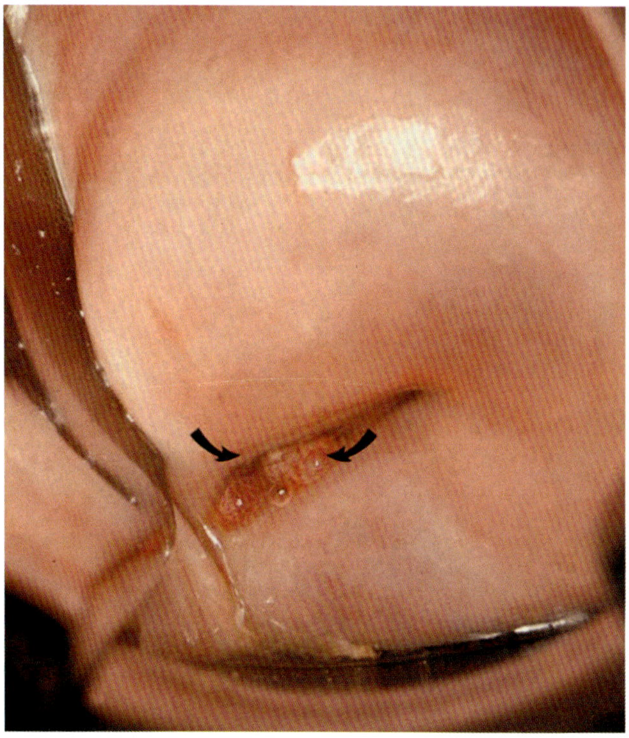

图6.136

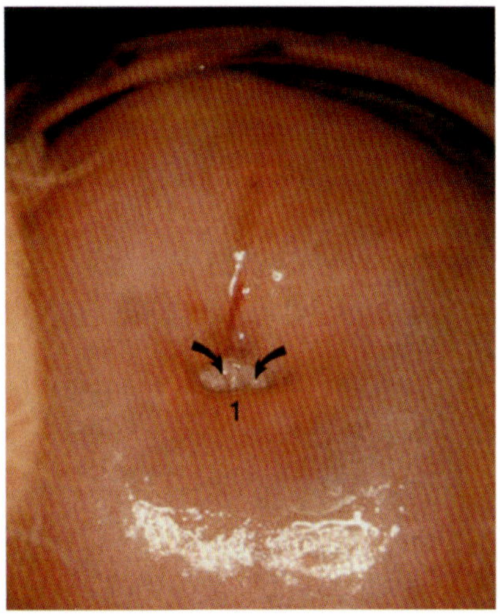

（a）

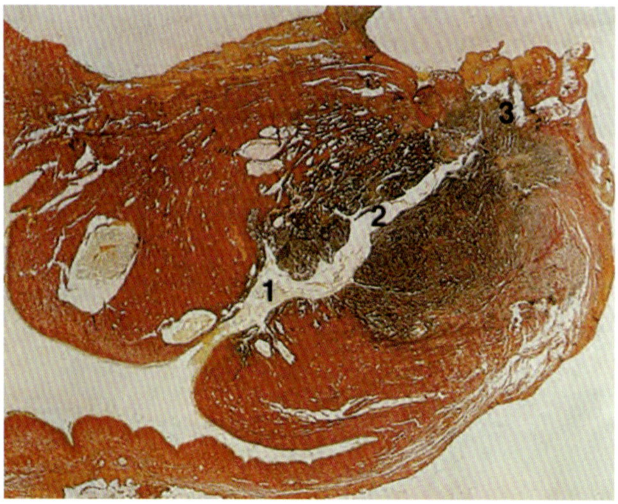

（b）

图6.137

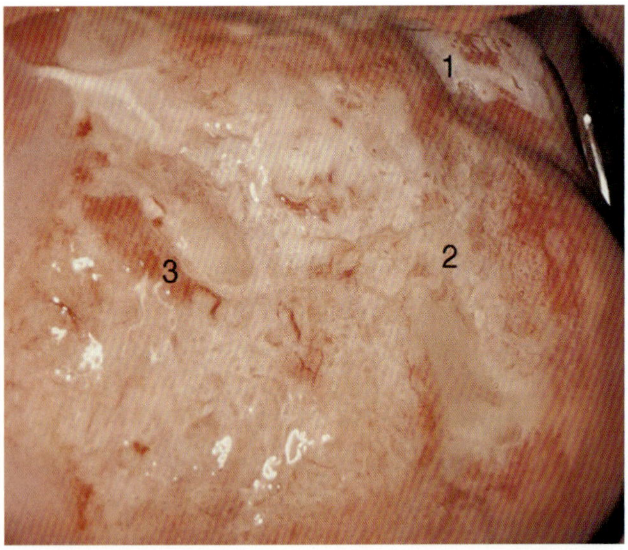

图6.138 宫颈口内外可见大的混合性、颗粒状、光滑的上皮病变，伴有异型血管。（1）示宫颈前唇一侧的厚白上皮，（2）示肿胀、不规则、大小不一的绒毛。（3）处的血管与Ueki（1985）描述的树根状、卷须状和螺旋状改变相符。图6.145为后唇中部的高倍镜图像。醋酸染色后，病变上皮轻微变白，呈浅黄色外观。

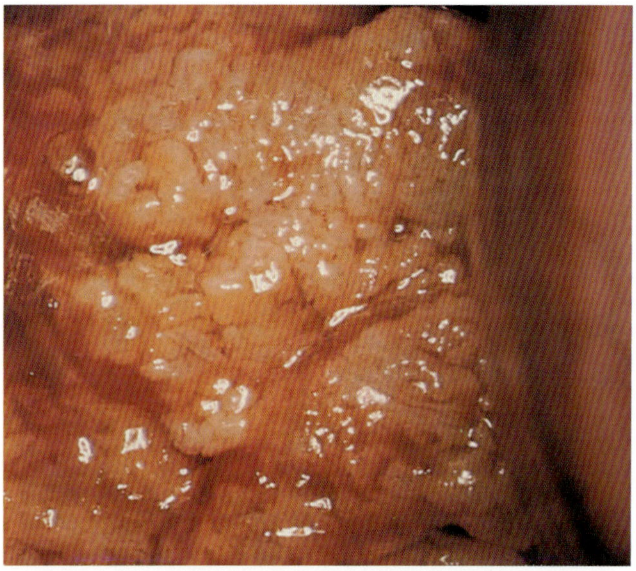

图6.140 乳头状病变，呈浅黄色，边界清楚；伴有腺癌特有的表面出血，易与良性柱状上皮异位混淆。

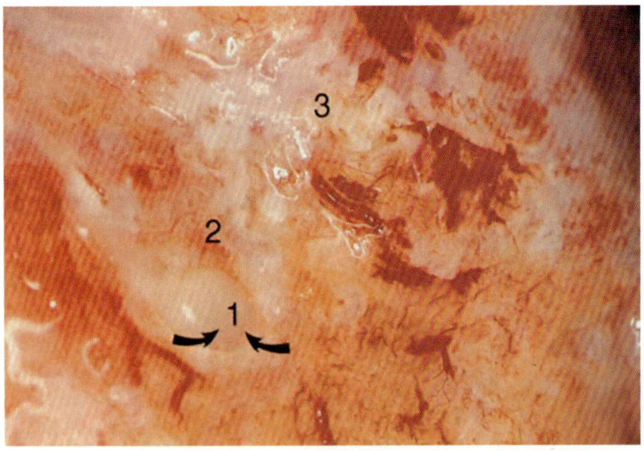

图6.139 图6.144中（2）与（3）之间区域的高倍镜视野，可见异型血管（图6.144所述）和接触性出血。病变与其周边切除活检结果示腺鳞癌。

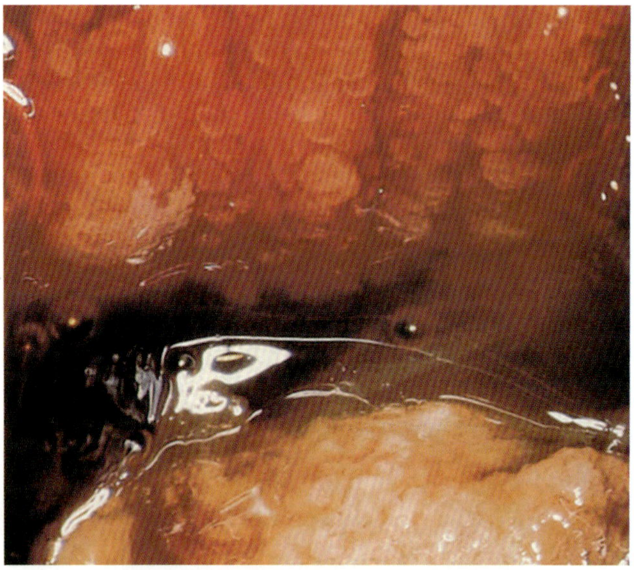

图6.141 宫颈管内可见单一的绒毛，大且不规则。宫颈前唇组织广泛出血。仔细观察可见每个异常乳头状结构内均含异常血管，血管形态类似Ueki（1985）和Ueki/Sano（1987）曾描述的小球样或发夹样。

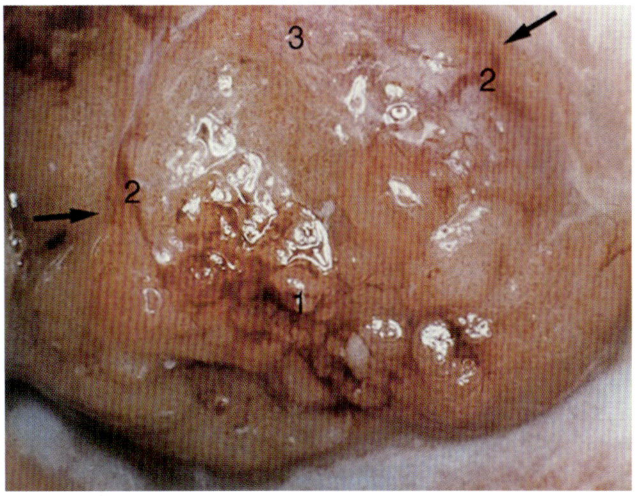

图6.142 45岁的经产妇，宫颈后唇见大片外翻区域。仔细观察发现该处组织呈突起的乳头状（2），表面不规则，呈浅黄-红色。（2）处箭头所示大的树根状血管，亦可见柳枝状、废线头状和血管球状血管（3）（如Ueki所述，1985）。未使用醋酸染色。

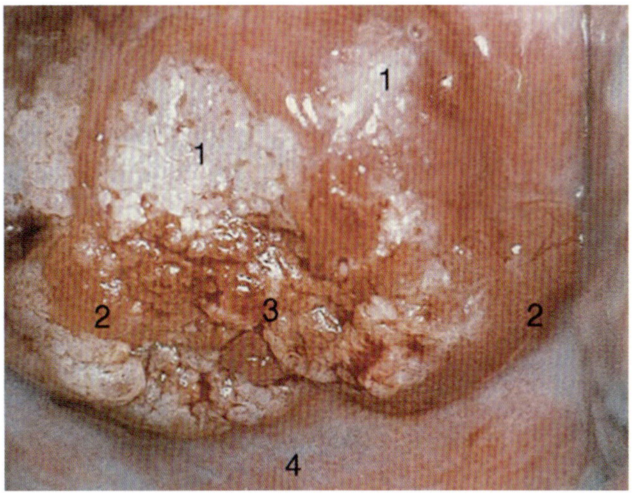

图6.143 图6.142经醋酸染色后。（1）处见乳头状结构部分变白，比正常柱状上皮（2）更大、颜色更白。柱状上皮近端（3）较生理性柱状上皮更不规则。（4）示阴道后穹隆。该处病变的组织活检结果为高分化腺癌。

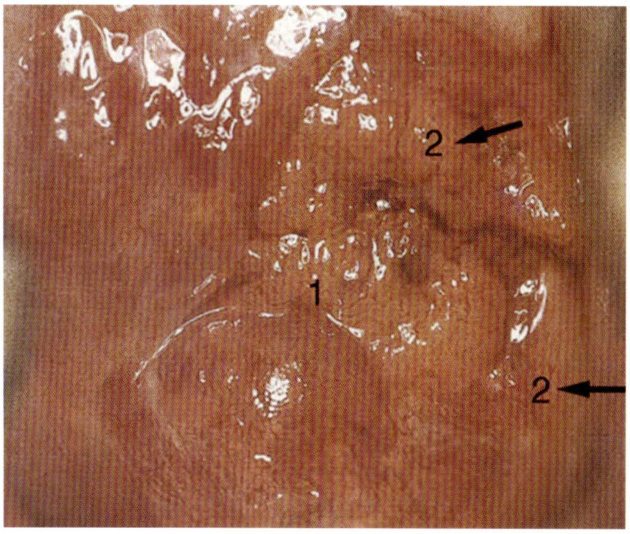

图6.144 一位48岁经产妇，有性交后出血病史。阴道镜检查发现浅黄色乳头状区域（1），为接触性出血的病灶。仔细观察单个乳头，发现有线状、废线头状或血管球状异常血管。（2）处箭头所示周边区域的其他异常血管。本图像为醋酸染色前。

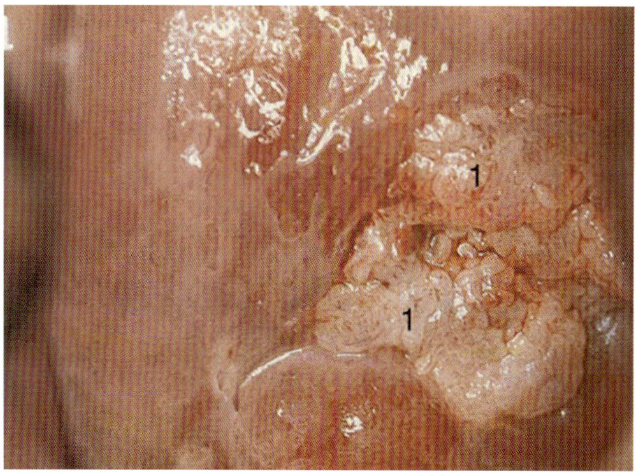

图6.145 图6.144经醋酸染色后。宫颈外口（1）的乳头状区域变白。乳头大小各异并互相融合。宫颈管处的白色上皮呈颗粒状外观。此处切除活检结果示低分化管状腺癌合并中分化鳞状细胞癌。

总结

- 阴道镜能够识别、定位、描述宫颈和阴道或外阴上皮内瘤变。
- 满意的阴道镜检查定义为镜下可见新鳞柱交界及全部的异常（不典型）上皮。
- 不满意的阴道镜检查指新鳞柱交界不可见或无法确定病变上限。
- CIN 治疗前必须行阴道镜检查。
- 一系列分级系统（Reid 阴道镜评分指数、Swede 评分系统）能够增加阴道镜分级的客观性，减少检查者自身和检查者之间的差异。

（张梅莹 王酉 黄文倩 陈婷婷 张玉敏 袁航 译
邱丽华 张师前 审校）

6.15 扩展阅读

Bornstein J, Bentley J, Bösze P, *et al.* 2011 Colposcopic Terminology of the International Federation for Cervical Pathology and Colposcopy. *Obstet Gynecol* 2012;120:166–72.

Bowring J, Strander B, Young M, *et al.* The Swede score: evaluation of a scoring system designed to improve the predictive value of colposcopy. *J Low Genit Tract Dis* 2010;14:301–5.

Coppleson M, Pixley E. International colposcopic terminology. In: Coppleson M (ed.) *Gynaecological Oncology*, vol. 1, 2nd edn. Edinburgh, UK: Churchill Livingstone, 1992, p. 309.

Ferris DG, Litaker MS; ALTS Group. Prediction of cervical histologic results using an abbreviated Reid colposcopic index during ALTS. *Am J Obstet Gynecol* 2006;194:704–10.

Jarmulowicz MR, Jenkins D, Barton SE, Singer A. Cytological status and lesion size: a further dimension in cervical intraepithelial neoplasia. *Br J Obstet Gynaecol* 1989;96:1061.

Herfs M, Yamamoto Y, Laury A, *et al.* A discrete population of squamocolumnar junction cells implicated in the pathogenesis of cervical cancer. *Proc Natl Acad Sci USA* 2012;109:10516–21.

Kolstad P, Stafl A. *Atlas of Colposcopy*, 3rd edn. Edinburgh, UK: Churchill Livingstone, 1982, p. 84.

Reid R, Scalz P. Genital warts and cervical cancer. An improved colposcopic index for differentiating benign papillomavirus infections from high grade CIN. *Am J Obstet Gynecol* 1985;153:611–18.

Strander B, Ellstrom-Anderson A, Frazen S, *et al.* The performance of a new scoring system for colposcopy in detecting high-grade dysplasia in the uterine cervix. *Acta Obstet Gynecol Scand* 2005;84:1013–17.

Ueki M (ed.). *Cervical Adenocarcinoma: A Colposcopic Atlas*. St Louis, MO: Ishiyaku Euro-America Inc., 1985, p. 18.

Ueki M, Sano T (eds). *Endocervical Carcinoma: A Cervicoscopic Atlas*. St Louis, MO: Ishiyaku Euro-America Inc., 1987, p. 9.

Wright VC. Colposcopy of adenocarcinoma in situ and adenocarcinoma of the uterine cervix. In: Mayeaux EJ, Cox JT (eds) *Modern Colposcopy: Textbook and Atlas*, 3rd edn. Philadelphia, PA: Lippincott Williams and Wilkins, 2012, pp. 325–6.

Wright VC, Lickrish GM, Shier R. *Basic and Advanced Colposcopy: A Practical Handbook for Diagnosis*, 2nd edn. Houston, TX: Biomedical Communications, 1995, p. 12.

第7章

宫颈癌前病变的治疗

7.1 引言

在过去40年里，宫颈涂片异常的患者的治疗经历了一系列显著变化。在20世纪60年代末，所有宫颈细胞学“阳性”患者的标准治疗均是切除术，包括宫颈锥切术及适用于无生育要求、年龄较大患者的各种形式的子宫切除术。这些手术常常带来较多并发症，例如锥切术后流产风险增高，甚至较广泛的子宫切除术还有死亡风险。

在20世纪70年代初，阴道镜检查被再次引入欧洲及北美，更加适当、精确以及损伤更小的治疗技术出现了。这些应用技术包括了最初阴道镜引导对任何可疑宫颈病灶活检，英美澳地区和欧洲大陆地区应用阴道镜最根本的不同在于前者将阴道镜检查作为活检及治疗的指导，而后者则将阴道镜检查作为诊断及筛查的主要手段。然而这些差异正在逐渐缩小，阴道镜现已广泛用于确认由宫颈细胞学及HPV检查等筛查手段发现的异常病变。

7.2 治疗依据

宫颈上皮内瘤变（CIN）的癌前性质已经在第1章和第6章讨论过。近年来，出现了一大批质疑所有级别CIN治疗的意见，本章将对其进行讨论。有证据表明，基本上所有的高级别病变［CIN2、CIN3、高级别鳞状上皮内病变（HSIL）］均应该治疗，虽然利用新的病毒检测方法来识别高危型HPV，可帮助我们判断低级别病变［CIN1、低级别鳞状上皮内病变（LSIL）］是否有进展的风险以及在低级别病变中是否同时存在高级别病变，但是低级别病变的处理仍应该更为保守。

在过去的20年中，CIN的处理方法愈发趋于保守，尤其注重局部破坏性治疗技术。然而保守治疗方式的适用性是需要考虑的，尤其是很多经过保守治疗的女性CIN患者进展为宫颈癌，这也牵涉到阴道镜引导宫颈活检的准确性。这时候也引进了环形透热切除技术［转化区大环形电切术(LLETZ)或环形电切术(LEEP)］及电针技术。一项涵盖13 000多次治疗的大型多中心研究记录了经保守治疗的患者在初始治疗数年后，仍存在较小的进展为浸润性癌的风险。

虽然保守处理的适用性需要考虑，但它仍广泛应用于治疗CIN，并且实际上保守治疗与切除治疗的成功率是相似的。在本章，我们将探讨治疗的适应证、新方法、随访机制以及失败的原因。首先，我们将详细阐述治疗的必要条件，即CIN的阴道镜和病理学特征。

7.3 宫颈上皮内瘤变的阴道镜和病理学特征：治疗的必要条件

阴道镜在CIN的个体化治疗选择上发挥了重要作用。在第4章、第6章、第7章已经提到，宫颈转化区包含了阴道镜下可识别的异常（不典型）上皮内的CIN病灶。治疗前，阴道镜医生必须检查病灶的3种必要特征：①异常（不典型）上皮的界限及性质；②腺体受累的风险及范围；③宫颈管内CIN的范围。

异常（不典型）上皮细胞的界限及性质

经过初始的肉眼检查，阴道镜医生便能判断位于原始鳞柱交界处的病灶外界以及位于新的鳞柱交界处的病灶内界。病灶通常位于两种鳞柱交界处的边界之间。如果新的鳞柱交界处因其位于宫颈管内而无法看清，这样的阴道检查被视为不满意。

一旦确定了病灶的边界，则需要考虑病灶的性质。在第4章和第6章中也阐述过，低级别病变和高级别病变现已被收入阴道镜术语中。低级别病变通常较其对应的高级别病变更小，且本质上位于宫颈表面。SIL/CIN病变越严重，病灶范围也越大，并且表面病灶范围越大，发生宫颈腺体隐窝受累的概率越大。

腺体受累

从图 7.1a 中可看出 CIN 经常累及宫颈管隐窝及腺体，并且范围大小不定。阴道镜下，发现袖口状腺体（图 6.106）以及在腺体或隐窝入口周围出现醋酸白色上皮提示 CIN 累及隐窝（图 7.1a）。然而阴道镜不能确定腺体受累的深度。已经有许多研究显示腺体受累的深度范围与 CIN3 相关。

腺体受累深度的完整组织学评估需要切除活检，即锥切活检。然而，阴道镜医生行阴道镜下宫颈点活检已经能够确定隐窝受累的深度及范围，提供了重要的预后指标。

从图 7.1b 中可看出病理评估 CIN 累及隐窝范围的重要性。图 7.1b 显示了一例病灶主要位于宫颈管内的锥切标本的纵切面（1），宫颈管腺体延伸至间质内数毫米（2）。虽然宫颈表面（3）及间质（2）切缘没有病灶，但宫颈管切缘（4）不能确定是否有病灶。确定 CIN 累及腺体的实际深度较为困难，某种程度上，受限于激光汽化或冷冻治疗这一类的保守治疗技术的应用。随着"保守性"治疗方法的发展，目前公认无论是切除治疗还是组织破坏性治疗，距表皮垂直深度 6 ~ 7mm 应该可以达到最佳的清除率。

目前认为腺体扩张或受累腺体中央变性或坏死预示着浸润性癌的发生。尤其在切除不完全的病例中这一改变值得关注。

宫颈管延伸

国际宫颈病理和阴道镜联盟（IFCPC）在 2012 年公布了一项有关阴道镜检查分类及术语的修订（表 6.1）。其中一项主要的建议是根据病灶大小、转化区上界位置及转化区上界的可视性，将转化区定义为三种类型。转化区的分型有助于术者施行个体化治疗，确保完整清除病灶（图 7.2）。

•1 型转化区。病灶全部位于宫颈表面，可大可小。阴道镜检查满意或充分。破坏及切除治疗均适用。

•2 型转化区。病灶有一部分在宫颈管内，但在阴道镜下仍然完全可见（阴道镜满意或充分）。通常，上界只有在使用颈管钳或棉签外翻宫颈前后唇等额外的阴道镜操作下才能看见。宫颈表面的病灶范围可大可小。破坏性治疗技术可以治疗 2 型转化区，但切除术是推荐的治疗方法。

•3 型转化区。病灶有一部分在宫颈管内，阴道

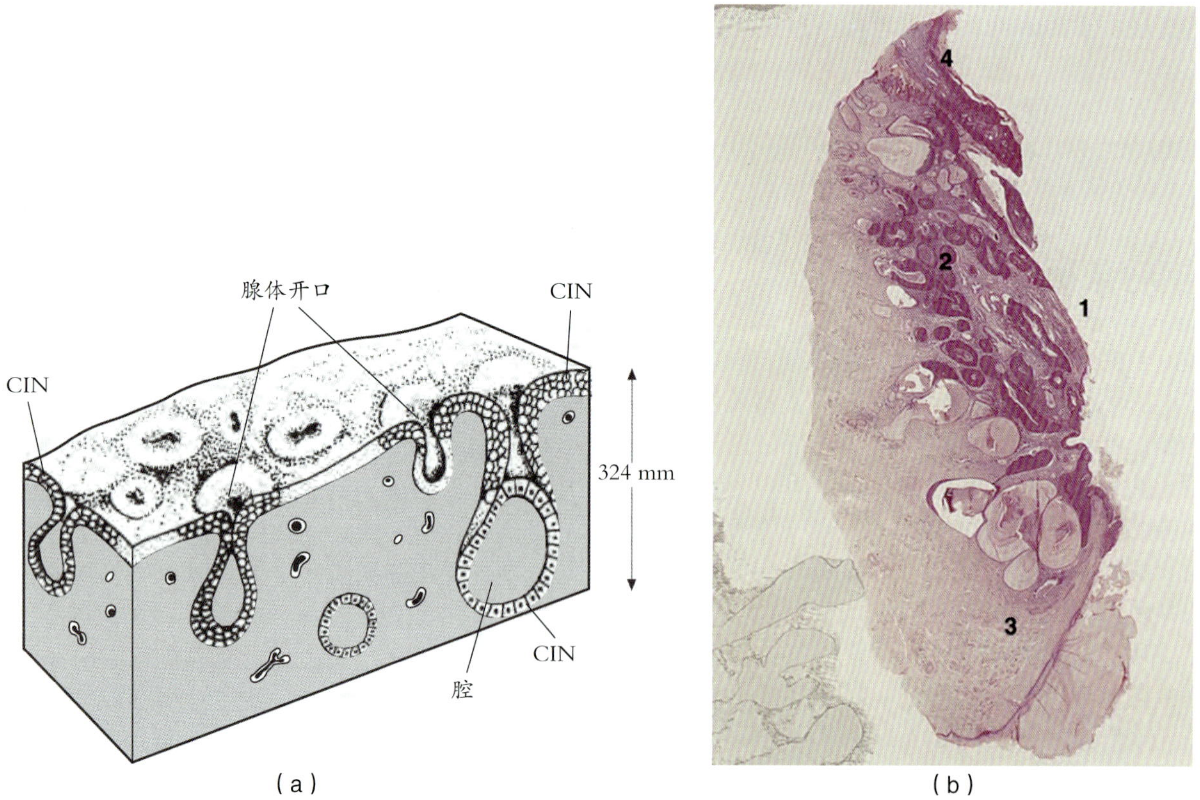

图7.1 （a）宫颈上皮内瘤变（CIN）病灶累及腺体及隐窝的图示。阴道镜下在腺体开口周围可见袖口状腺体（1）；提示CIN累及腺体。（b）锥切活检样本的纵切面。

镜下不能完全看见病灶上界（阴道镜不满意或不充分）。宫颈表面的病灶范围可大可小。这种情况下，切除治疗十分重要，不能用破坏性治疗。

图 7.3 显示了治疗方式可以进行多样化的调整以处理广泛的范围不定的位于宫颈表面，尤其是位于宫颈管内的 CIN 病灶。在图 7.3a 中，异常（不典型）上皮（阴影部分）的全部边界均可在阴道镜下暴露，治疗上可使用保守方式（消融）破坏病灶，或进行小范围穹顶状锥形切除，破坏或切除深度为 6 ~ 10mm。以上为 1 型切除。当病灶延伸至宫颈管内并且上界不完全可见（图 7.3b），必须使用切除治疗（使用冷刀、激光、电切环或电针进行锥切活检或切除），形成圆柱状切除范围；以上为 3 型切除。当广泛的宫颈表面病灶合并宫颈管内病灶（图 7.3c），可同时使用表面组织的破坏性治疗（1）及更大范围的切除治疗，在这种情况下包括了中心区域的切除（2）。中心区域的切除为 2 型切除。

之前我们已经提到过延伸至宫颈管内的病灶难以完整去除。显微阴道宫腔镜及宫颈镜等技术已经被用于评估 CIN 宫颈管受累程度。不幸的是，没有

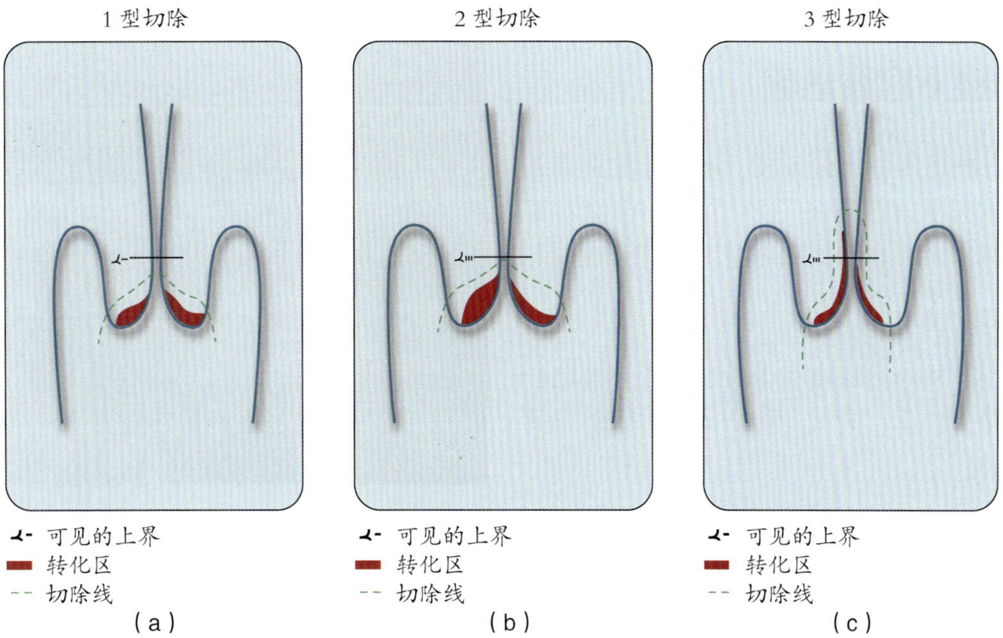

图7.2 根据转化区类型而定的各种切除活检范围大小。［Adapted from Prendiville（2009），with thanks.］

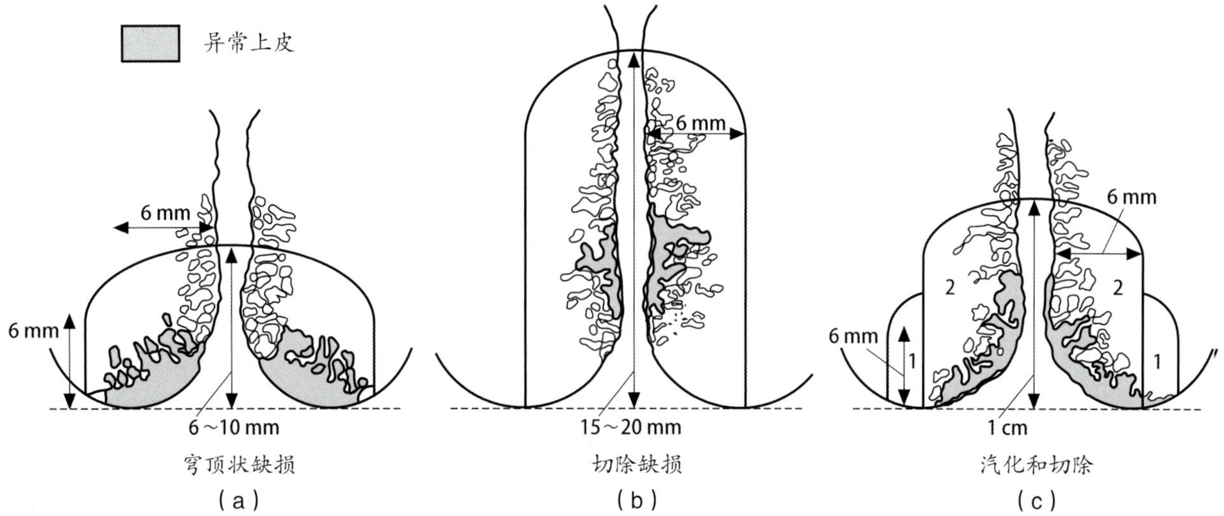

图7.3

任何一种方法是有效的。当 CIN 延伸入宫颈管的范围超过了阴道镜检查的范围，就必须采用去除整个宫颈管的切除方式。图 7.4 显示了宫颈管病灶（阴影部分）及切除病灶后产生的缺损，此图也代表 3 型切除术。图 7.5 显示了一例更严重的相似病例；异常（不典型）上皮（高级别）位于（1）宫颈管，病灶范围的上界用箭头标出。这些上皮所在的宫颈，在 2 年前因 CIN3 进行了局部破坏性治疗。这些病灶只进行“量身定制”的圆柱形切除活检就能有效去除病灶，无需行宫颈表面的大块切除。的确，图 7.4 中，切除后缺损的长度为 15 ~ 20mm，深度为 6mm；这一切除范围也适用于去除图 7.5 中残留的 CIN3 病灶。在适合的切除术前预先评估宫颈管情况有助于病灶的完整去除。

7.4 阴道镜下宫颈活检

随着保守性治疗技术的发展，在治疗前必须了解宫颈病灶的组织学性质被广泛认可。首先应对宫颈进行阴道镜评估，在最显著的异常区域取活检。我们只有全面理解了异常上皮的所有形态学表现，才能掌握判断异常区域的技巧。

建议经验尚浅的阴道镜医生通过活检来确定任何可疑上皮是否病变。有时，存在多样化的阴道镜表现适合进行多点活检。这些都必须在认真指导和记录下完成。即便如此，阴道镜诊断的准确性通常需要组织学的确认，活检部位的选择则依赖于阴道镜本身（表 7.1）。有学者研究了阴道镜下宫颈点活检的有效率，发现癌前病变的漏诊率高达 10%。显然，阴道镜医生的专业水平决定了活检的准确性。作者认为阴道镜下点活检仍是安全的手段，但必须采取多点活检的方法以降低漏诊早期浸润性癌的概率。然而，前文关于活检的保留意见也必须加以考虑。

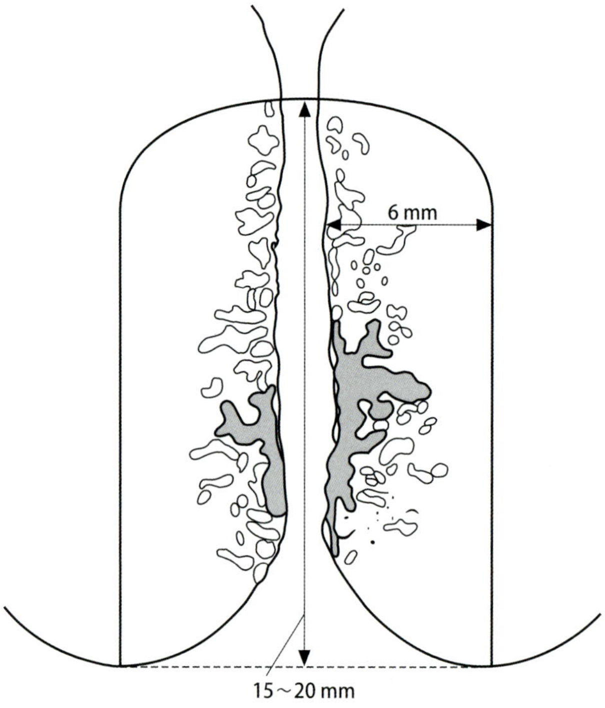

图7.4

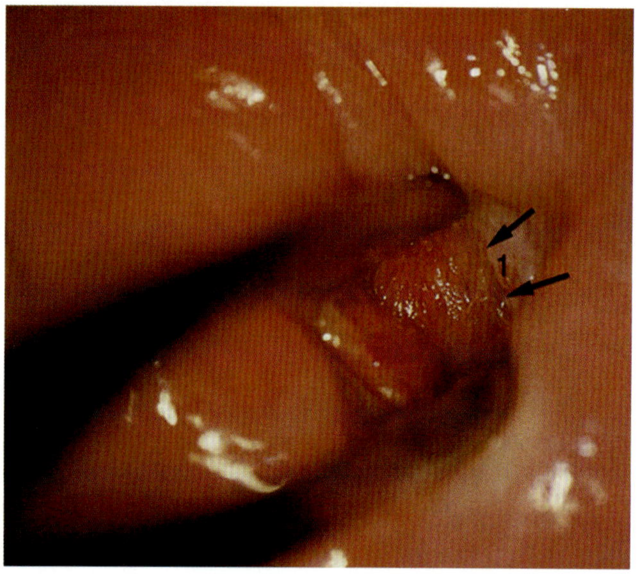

图7.5

表 7.1 宫颈活检的适应证

细胞学	阴道镜	活检
ASCUS/LSIL	低级别	点活检
ASCUS/LSIL	高级别	点活检
ASCUS/LSIL	正常	细胞学随访 ?HPV DNA
ASC-?H	按 HSIL 处理	
HSIL	高级别	即诊即治 切除活检
HSIL	低级别	点活检
HSIL	正常	MDT，检查阴道 ?HPV DNA
HSIL	微浸润	总是切除活检
HSIL	浸润	大块活检
AGC	未见明显癌灶	扩大切除

AGC，不典型腺细胞；ASC-?H，不能排除高级别病变的不典型鳞状上皮细胞；ASCUS，未明确意义的不典型鳞状细胞；HPV，人乳头瘤病毒；HSIL，高级别鳞状上皮内病变；LSIL，低级别鳞状上皮内病变；MDT，多学科会诊。

7.5 细胞学异常如何处理

细胞学为未明确意义的或临界性核异常的处理

持续的未明确意义的不典型细胞（ASCUS）或临界性核异常的不典型细胞（BNA）的女性患者发展为高级别 CIN 的风险较高。如果 HPV 没有用于 ASCUS/BNA 细胞学分诊，有权威（欧洲与英国筛查项目组）建议对连续三次 ASCUS/BNA 样本的女性进行阴道镜评估。检查的间隔时间应为 6 个月，以便异常情况有足够的时间消退。只有间隔 6 个月以上的至少 3 次细胞学检查阴性或阴道镜未发现异常的女性才能回归到常规筛查程序。如果仅进行细胞学监测，则 10 年以上出现临界性样本不得超过 3 次，否则需行阴道镜检查。

立即转行阴道镜检查性价比不高，并且可能会被认为是过度处理。阴道镜选择性地应用于 CIN 治疗后细胞学为 ASCUS/BNA 的病例或随访依从性较差的患者是合理的。

现在的观点认为处理此类病例最有效的方法是高危型 HPV DNA 检测。细胞学结果为 ASCUS/BNA 的女性若高危型 HPV 阳性则必须进行阴道镜检查。如果阴道镜检查未发现异常或活检未发现 CIN，可以 12 个月后再次复查 HPV DNA。相似的，高危型 HPV DNA 阴性的 ASCUS/BNA 女性也可以在 12 个月后重复细胞学检查。

未明确意义的 / 临界性核异常的不典型细胞的处理（欧洲与英国筛查项目组的建议）：三种选择

1. 6 个月后重复细胞学检查：
   - 阴性，则 6 个月后重复细胞学检查。
   - 2 次阴性，则进入常规随访。
   - 阳性（≥临界性），则行阴道镜检查。
2. 立即行阴道镜检查：
   - 如果正常，1 年后重复细胞学检查。
3. HPV DNA 分诊：
   - HPV 阳性：阴道镜检查。
   - HPV 阴性：1 年后重复细胞学检查。

美国阴道镜检查与宫颈病理学会（ASCCP）对 ASCUS 的处理意见见图 7.6。

图 7.7 为 ASCCP 对不能排除高级别病变的不典型细胞（ASC-H）的处理意见。

不典型鳞状细胞的处理：不能排除高级别（ASC-H）

- 行阴道镜检查。
- 如果阴道镜检查阴性，复查细胞学。
- 如果阴道镜检查及细胞学复查均阴性。
  - 6 个月后重复细胞学检查。
  - 在多学科小组会议上讨论。

低级别鳞状上皮内病变的处理（轻度核异质）

这组情况的处理有两种选择：①重复细胞学检查；②行阴道镜检查。

重复巴氏涂片检查是一种被认可的策略，尤其对于年轻的未经产的女性。在这种情况下，必须间隔 6 个月重复一次涂片检查，至少持续到获得连续 2 次阴性的涂片结果。如果一次涂片结果显示任何级别的异常细胞学或核异质，建议患者行阴道镜检查是明智之举。

处理临界性和其他低级别的异常涂片的临床实验（TOMBOLA）研究是英国筛查项目中针对 LSIL（轻度核异质）女性的一项研究。研究发现立即行阴道镜检查的女性较使用细胞学监测随访的女性发现 CIN2+ 的例数更多。立即行阴道镜组中 CIN2+ 退出研究的概率更低。相似的研究结果被其他荟萃分析及大型临床研究所证实。考虑到 LSIL 较 ASCUS 出现高级别 CIN 的概率更高，阴道镜检查可作为 LSIL 的首选处理方式。当阴道镜检查结果满意且未发现任何病灶时，欧洲指南建议 12 个月后重复涂片或行高危型 HPV DNA 检查以保证宫颈癌筛查项目的质量。

细胞学结果持续为 LSIL 或一次细胞学异常伴 HPV 阳性的女性需要行阴道镜评估。对于这种情况最好避免治疗，除非阴道镜下行点活检显示高级别 CIN。为了避免过度治疗，不能根据“即诊即治”的原则来处理患者。然而，我们也必须考虑到随着随访时间延长，进展为高级别病变的风险也逐渐增加，并有潜在的失访风险。

低级别鳞状上皮内病变 / 轻度核异质的处理

- 行阴道镜检查：
  - 如果阴道镜正常。
  - 重复细胞学检查。
  - HPV DNA 检测。
- 重复细胞学检查。

ASCCP 对 LSIL 的处理意见见图 7.8。

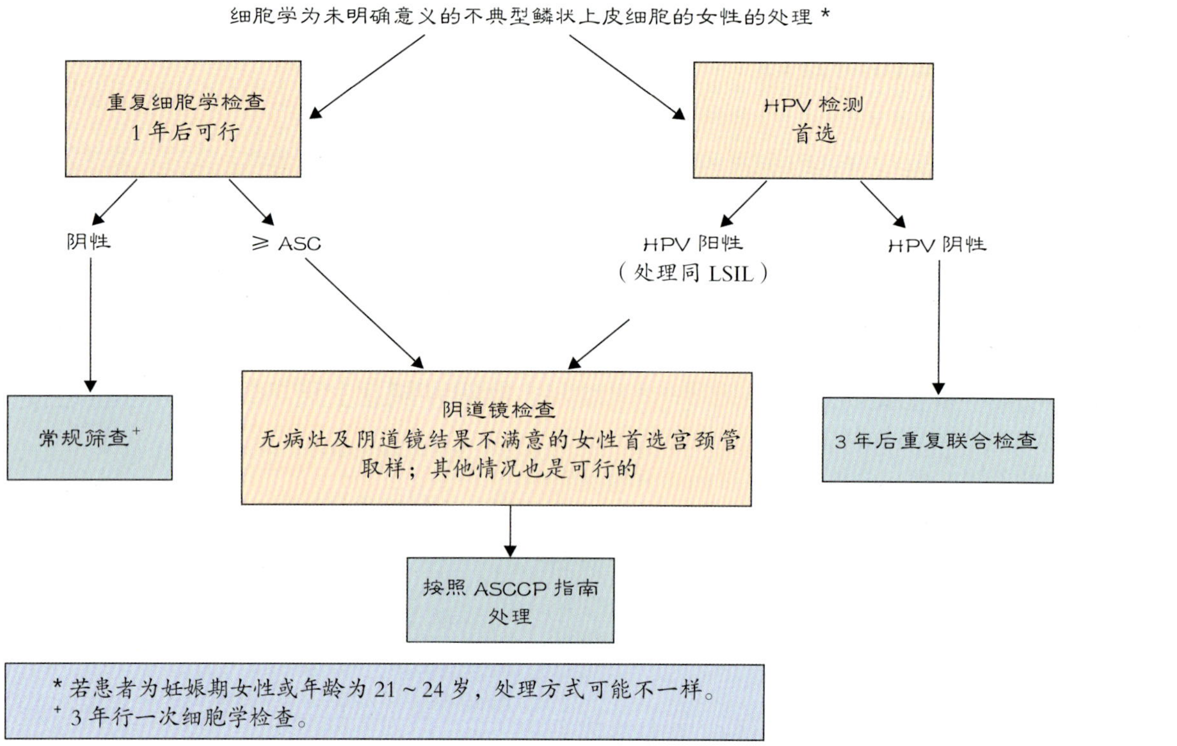

图7.6 Reprinted from *The Journal of Lower Genital Tract Disease*，Volume 13，Number 5，with the permission of ASCCP © American Society for Colposcopy and Cervical Pathology 2013.

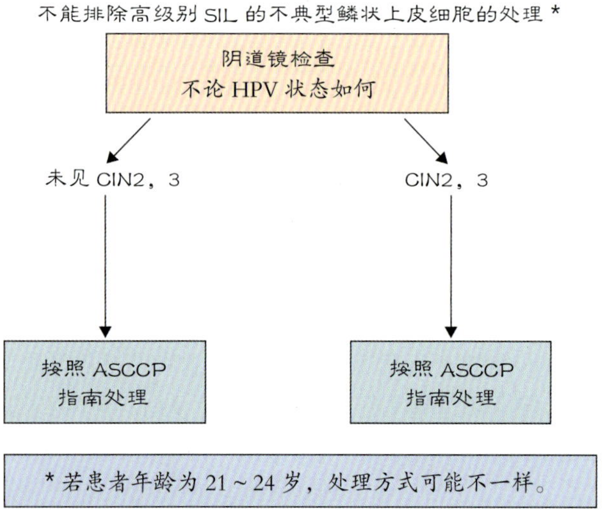

图7.7 Reprinted from *The Journal of Lower Genital Tract Disease*，Volume 13，Number 5，with the permission of ASCCP © American Society for Colposcopy and Cervical Pathology 2013.

高级别鳞状上皮内病变的处理（中重度核异质）

这组病例进展为浸润性癌的风险较大。因此，重复细胞学检查或行 HPV DNA 检测进行分诊不可取。世界上所有的专业团体均建议立即（在英国是 4 周内）行阴道镜评估。若阴道镜检查结果满意且病灶呈高级别表现，则可同时进行转化区的切除治疗（即诊即治）；此外，也建议行阴道镜检查和活检来排除高级别病变。处理方式需根据点活检结果、细胞学及阴道镜表现来决定。

高级别宫颈上皮内病变（HGCIN）的处理（欧洲与英国筛查项目组的建议）

- 行阴道镜检查。
- 利用重复细胞学检查及 HPV DNA 检测进行分诊不可取。
- 如果阴道镜检查满意且阴道镜检查和活检未发现 HGCIN:
  - 检查阴道以排除阴道病变。
  - 复查细胞学及组织学（多学科会诊）。
  - 若细胞学复查结果确定为高级别鳞状上皮内病变，切除转化区。
- 若阴道镜检查满意且表现为高级别病变，可施行“即诊即治”。
- 若阴道镜检查不满意：
  - 宫颈管病灶？
  - 切除转化区。

ASCCP 对 HSIL 的处理意见见图 7.9。

腺体异常的处理

是宫颈管内膜细胞还是子宫内膜细胞?

- 建议行:
  - 阴道镜检查 + 宫颈管评估。
  - 诊断性锥切活检。
- 若是子宫内膜细胞异常:
  - 超声。
  - 宫腔镜?
  - 子宫内膜活检?
- 重复细胞学检查。

细胞学为不典型腺体核异质的处理

宫颈细胞学检测腺上皮内瘤变或浸润性腺癌的概率很低。然而，巴氏涂片检出不典型腺细胞的概率高，通常与潜在的高级别宫颈管内病变或其他类型的恶性肿瘤相关。

因此，建议患者直接行阴道镜评估，也建议行宫颈管和（或）子宫内膜的检查。若阴道镜检查未发现任何异常，则应该行诊断性锥切活检。

当腺体病变来源于子宫内膜或患者年龄为 35 岁以上或 35 岁以下女性出现不明原因的阴道出血，建议除阴道镜检查外还应行阴道超声、宫腔镜及子宫内膜活检以排除子宫内膜癌。宫颈管搔刮并不是检测或排除宫颈管病变的敏感手段，也不被英国筛查项目组或欧洲阴道镜联盟推荐，但是被 ASCCP 推荐采用。

ASCCP 对不典型腺细胞的处理意见见图 7.10。

7.6 哪些病变需治疗

低级别和高级别病变的概念在 1990 年由 Richart 引入并形成一项正式观点，在一段时间内病理学家及临床医生对此有所保留，即上皮改变似乎有一个疾病谱，从轻度的上皮病变向未分化的浸润性癌进展。

许多研究结果显示低级别病变（LSIL/CIN1）进展率低。然而，LSIL 的进展率随着随访时间延长而升高。LSIL 在 6 个月内进展为 HSIL 的总概率为 6%，而 24 个月的进展率为 20%。近来，已经有学者开始研究与不同类型 HPV 感染相关的 CIN1 的自然进程。感染非高危型 HPV 的 CIN1 的女性可在 4 ~ 5 年后恢复为正常细胞学。大部分低级别病变会消退，而高级别病变有发展为浸润性癌的潜在风险。理解这一点才能做出以下有关 CIN 治疗的建议。

高级别病变：宫颈上皮内瘤变2 ~ 3级/高级别鳞状上皮内病变

在第 6 章及第 7 章的基础上，治疗所有的这类严重病变似乎都是合理的。治疗的紧急性尚不明确，

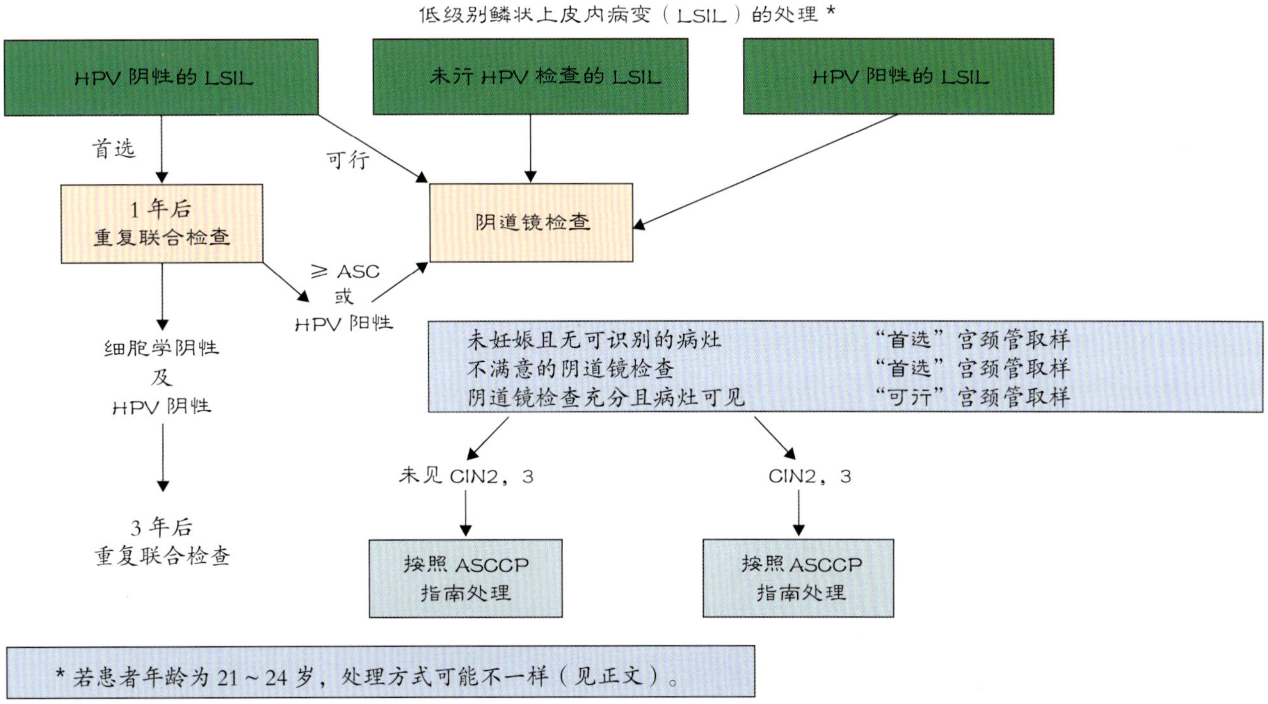

图7.8 Reprinted from *The Journal of Lower Genital Tract Disease*, Volume 13, Number 5, with the permission of ASCCP © American Society for Colposcopy and Cervical Pathology 2013.

目前还没有方法能帮助临床医生判断哪例病变会发展为浸润性癌。毫无疑问，CIN3因其有发展为浸润性癌的显著风险而必须治疗，一些研究着眼于CIN2的自然病程。有研究显示CIN2是介于CIN1和CIN3之间的中间体，虽然恶变风险不及CIN3，但也有一定的恶变风险。其他研究则显示CIN2更接近CIN1或良性病变，所以并没有实际的恶变风险。CIN1或CIN2的诊断在观察者间变异很大。相比CIN1和CIN3，CIN2的阴道镜诊断与组织学诊断的相关率较低，似乎有50%～70%的显著消退率。

低级别病变：宫颈上皮内瘤变1级/低级别鳞状上皮内病变

现有证据显示这组病例发生进展的风险低且可能发生显著消退。利用细胞学及HPV检查进行观察和监测（无论是否行阴道镜），已被证实是检测出现高级别病变的有效手段。消退会明确显示，病灶进展为高级别病变时应及时识别，以便开始合适的治疗。病毒检测确定高危DNA型在治疗方案中的作用也已经被认可。

前文已经提到点活检的准确率有限，因此活检诊断CIN1的女性患者有患更高级别病变［CIN2/3或原位腺癌（AIS）］的风险。所以也要考虑行细胞学检查。

如果巴氏涂片结果显示LSIL（轻度核异质/BNA）或BNA-腺体，且阴道镜检查结果不满意，则建议行切除治疗。若阴道镜检查结果满意，实施治疗或6个月后行细胞学和阴道镜随访都是可行的。此外，也可以复查细胞学、组织学及阴道镜。

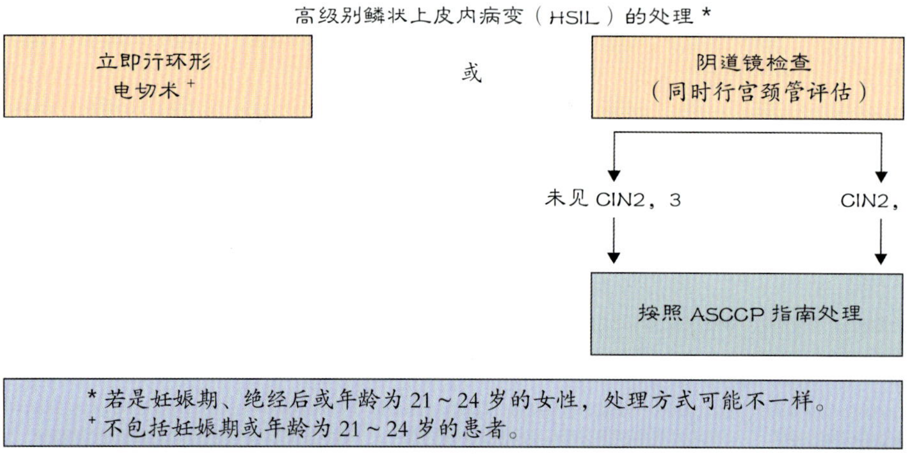

图7.9 Reprinted from *The Journal of Lower Genital Tract Disease*, Volume 13, Number 5, with the permission of ASCCP © American Society for Colposcopy and Cervical Pathology 2013.

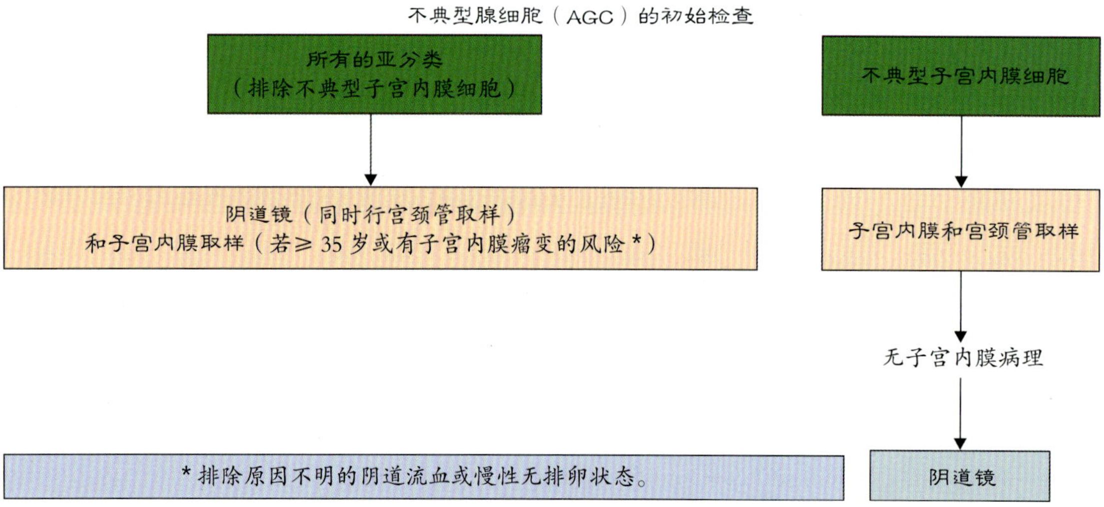

图7.10 Reprinted from *The Journal of Lower Genital Tract Disease*, Volume 13, Number 5, with the permission of ASCCP © American Society for Colposcopy and Cervical Pathology 2013.

宫颈腺上皮病变/原位腺癌

宫颈腺上皮内瘤变（CGIN）及宫颈腺癌的发生率在过去的几十年里逐渐上升。然而，对腺上皮癌前病变的自然病程的记录并不像鳞状上皮癌前病变（CIN）那么完美。腺体异常大致被分为低级别（较AIS病变轻的不典型/异常腺上皮）和高级别（AIS）。腺癌大约占所有宫颈癌的15%～20%，但AIS只占所有上皮内病变的2%。这也许说明AIS在很短的时间内便进展为浸润性癌，或者很多AIS病例被漏诊。利用巴氏涂片进行筛查已显著降低了宫颈鳞状细胞癌的发病率，但在腺癌发病率方面并无显著作用。虽然AIS的研究已很充分，也已经确定了很多治疗方案，包括LEEP/激光锥切活检、冷刀锥切活检和全子宫切除等，但是AIS的处理仍存在争议。由于病例数较少，已发表的研究往往患者数很少且大多是回顾性研究。目前明确的是破坏性治疗不可取，所有的AIS都应接受切除治疗。既往AIS是通过简单的子宫切除来进行治疗。然而，有很多患AIS的女性没有完成生育，因而采取了保留子宫的治疗方法。

7.7 治疗必要条件

阴道镜医生在对宫颈进行评价后，对于宫颈病变，将面临两种选择，即完全切除病灶，或在有术前活检病理的情况下进行局部破坏性治疗。选择何种治疗方法需考虑以下因素。

1. 在异常转化区中有无浸润性癌存在的可能？如果有此迹象，就应选择完全切除。由于病灶范围广泛的CIN3最有可能发生浸润性癌，因此，任何范围大的高级别宫颈病灶也必须作为完全切除的指征。

2. 阴道镜检查是满意（充分）的，还是不满意（不充分）的？如病灶向宫颈管内延伸，则必须认真对待，且不宜选择局部处理。

3. 细胞学和阴道镜结果是否一致？例如，阴道镜检查是低级别病灶而细胞学则显示有高级别病灶的存在，此种情况应选择宫颈病灶完全切除。

4. 转化区是否完全可见？病灶大或小？Prendiville在2003年首次提出将转化区按病灶分布进行分类，并依据转化区类型选择治疗方法（表7.2）。

总之，对于1型转化区病灶，可选择任何治疗方法（切除或破坏），而对于2型转化区，则更倾向切除治疗。然而，更大的转化区需要更大的电切环。

表 7.2 转化区类型及备选治疗方案

类型	大/小	位置及可见度	备选治疗方法
1型	小	完全位于宫颈阴道部，全部可见	LLETZ/LEEP，局部破坏性治疗
1型	大	完全位于宫颈阴道部，全部可见	LLETZ/LEEP（更大的电切环），局部破坏性治疗，SWETZ/NETZ
2型	小	部分位于宫颈管，全部可见	LLETZ/LEEP（更大的电切环），SWETZ/NETZ
2型	大	部分位于宫颈管，全部可见	LLETZ/LEEP（更大的环），SWETZ/NETZ、激光锥切活检
3型	小	部分位于宫颈管，非全部可见	LLETZ/LEEP（更深、更长的电切环），SWETZ/NETZ，激光锥切活检
3型	大	部分位于宫颈管，非全部可见	LLETZ/LEEP（更深、更长的电切环），SWETZ/NETZ，激光锥切活检，冷刀锥切活检

LEEP，宫颈环形电切术；LLETZ，宫颈转化区大环形电切术；NETZ，转化区的电针切除；SWETZ，转化区直线电切术。

处理3型转化区时，则必须使用手术切除，且切除不全的可能性较大。

重要的是，阴道镜医生要有参考细胞学结果的意识，如细胞学报告中是否提到任何提示宫颈腺上皮内瘤变或腺癌的不典型腺细胞。宫颈管搔刮及其对治疗选择的影响已在前文讨论。

7.8 治疗方法

一旦确认有治疗指征，即可做出完全切除或局部消融治疗的选择。一项针对不同治疗方法（包括LLETZ/LEEP、激光锥切活检、冷刀锥切活检、激光汽化及冷冻疗法）的荟萃分析显示，这些治疗方法的失败率无显著差异，作者认为“对于CIN的治疗，在治疗失败率或手术并发症发生概率方面，没有哪一种手术方法展现出明显的优势。”

局部破坏术

以下保守方法都是基于物理破坏对局部病灶的清除作用。需注意的是任何一种保守疗法，其破坏深度均在宫颈腺体范围内，更准确地说是在宫颈腺体深度内的宫颈上皮内瘤变。因此，尤其当宫颈上皮内瘤变累及腺体时，这些方法必须破坏至少深达6～7mm的组织才可完全有效。具体方法如下：

1. 冷冻疗法，或是用探针冷冻病灶，通常不需要麻醉。

2. 冷凝疗法，通常不需要麻醉或需要局麻。

3. 电凝疗法，局麻或全身麻醉。

4. CO_2 激光汽化，通常使用局麻。

近年来，宫颈局部破坏术的受欢迎程度有所回升，因为人们发现诸如 LLETZ/LEEP、冷刀锥切活检及激光锥切活检等切除技术与不良妊娠相关。局部破坏术通常破坏更少组织，因此对宫颈造成的形态学损伤更小。然而，要充分获取组织病理，即使提前行点活检，也无法评估是否所有病灶都已被治疗。

冷冻疗法

冷冻疗法是在资源有限的情况下，治疗宫颈癌前病变最经济可行的方法。它有效、副作用少、不需要电与其他备选治疗方法相比更加便宜，且技术上更为简单，因此可以由非专业的医护人员完成。

原理

冷冻疗法的原理是当液体汽化或气体膨胀时，热量会被周围环境吸收。曾经的冷冻疗法设备使用液氮或氟利昂气体，而现在几乎所有机器使用的都是 CO_2 或液氮。医用级别的 CO_2 和用于制造碳酸饮料的商用级别 CO_2 的效果并无显著差异。

设备

设备（图 7.11）包含一个手持探头（1），其末端是一个中空的尖端（2）；可以替换以适应宫颈的尺寸及轮廓。气体从一个较细的管子（3）输送到操作部位，然后通过较粗的管子抽出。放置在治疗区域的冷冻探头的尖端通过气体膨胀过程被冷却，宫颈的表面被冷冻，导致细胞死亡（图 7.12）。

方法

理想情况是患者曾行初始阴道镜评估，并有活检病理报告。当患者再次就诊时，告知患者检查结果及治疗方案，并进行相关咨询交流沟通，对于手术过程、并发症及后遗症进行充分解释。然而在很多资源匮乏的机构，可能不能获得阴道镜和活检病理结果。这种情况下，冷冻疗法可能是唯一可行的选择，并且成为宫颈病变“即查即治”方案的很有价值的部分，即快速筛查［醋白试验视检（VIA）］并对筛查阳性女性即刻进行治疗。而对于高度怀疑宫颈恶性病变者，则不宜即刻治疗。“即查即治”方案可能导致了一定程度的过度治疗，但由于冷冻疗法的并发症极低，总体的风险收益比还是“利大于弊”。使用冷冻疗法治疗较大病灶能否成功引起人们的关注，因此，多推荐对于病灶超过宫颈 3/4 或冷冻探头不能完全覆盖病灶的患者，应选用其他治疗方案，如 LLETZ/LEEP。还有另一种情况不适宜冷冻疗法，就是病灶已扩展到宫颈管，这种情况应推荐手术切除治疗。

具体方法：患者取截石位，置入窥器，暴露宫颈。注意避免宫颈及探头尖端触碰阴道壁，以免损伤阴道壁。然后选择一个合适的探头，在直视下插入阴道进行治疗（图 7.13）。

规范标准的操作技术是冷冻—解冻—冷冻：3 分钟冷冻，5 分钟解冻，3 分钟冷冻。目的是在病灶周围形成一个直径约 4mm 的“冰球”（图 7.14）。即冷冻深度大约为 4mm，与前文提及的推荐治疗深度相符。在治疗结束后旋转探头以解冻，轻柔地从宫颈移开。冷冻范围（1）完全覆盖病灶和边缘 3mm 的正常组织（2）。在图 7.15 中，宫颈冷冻面覆盖抗生素软膏；然而是否应用抗生素尚有争议。

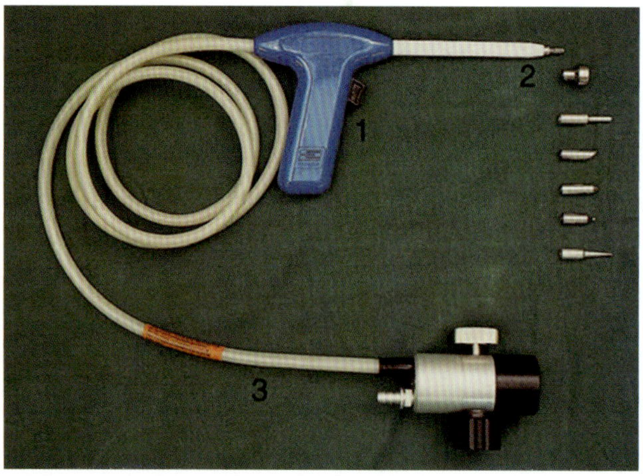

图7.11

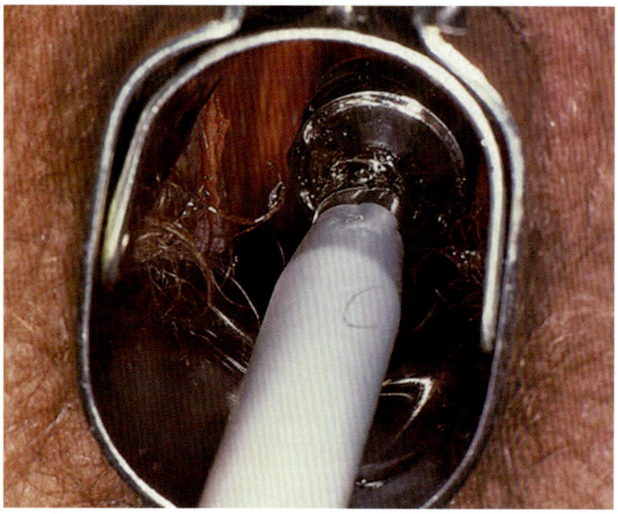
图7.12

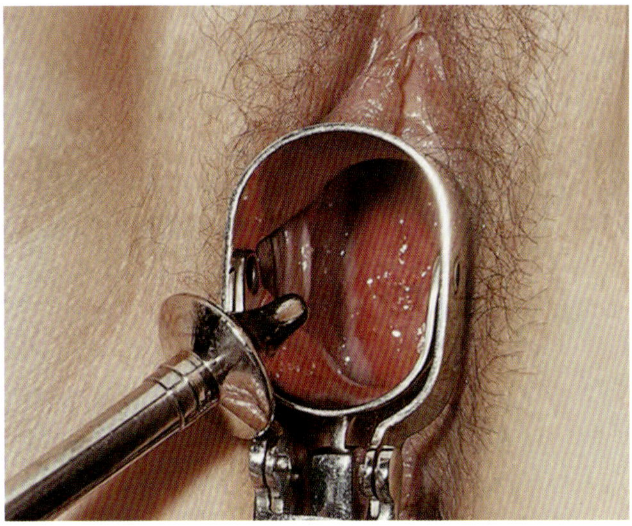
图7.13

愈合

治疗后，宫颈会经历组织损伤后的正常修复过程。这个区域会和周围相区分，形成坏死组织。在图 7.16 中，可以看到这样的坏死组织。通常 10 天左右结痂脱落。此时可能会有少量出血或排液，排液通常是清亮的黏液成分。之后，新的鳞状上皮会从周围向内迁移覆盖冷冻创面。

治疗后注意事项及患者指导

1. 患者 4 周内应避免性生活。
2. 治疗后的第一个月经周期应避免使用卫生棉条。
3. 4 周内应该避免过重和长时间的体力活动。
4. 治疗后会出现一些问题，应提前告知患者：

(a)会出现较多的阴道排液，可能持续 2 ~ 3 周，必要时需使用卫生用品。

(b) 在坏死组织结痂脱落时可能出现少量出血。这是正常现象。如显著超过经期出血量，为非正常现象，通常是感染的征象，应当寻求医生诊治。

(c) 阴道排液有异味，通常提示感染，应进行阴道局部清洁并且在适当情况下使用抗生素。

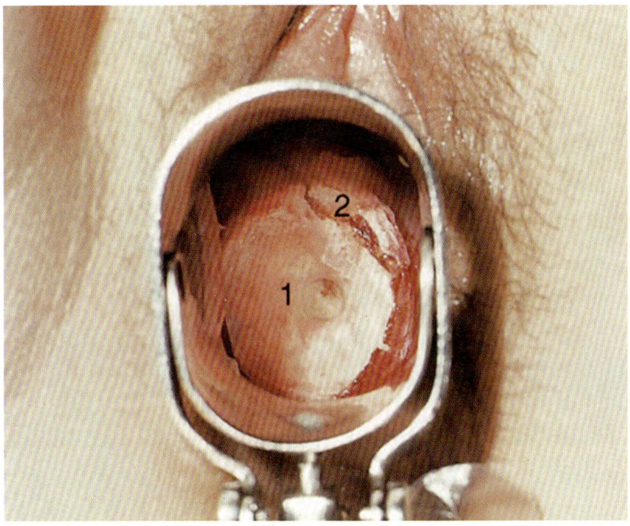

图7.14

并发症

冷冻疗法是所有保守治疗中最易被患者接受的，因为它可以在门诊完成且几乎没有痛苦。最坏情况下，患者感到中度的经期痉挛性疼痛。

最常见的并发症是持续 2 ~ 3 周的大量水性排液。出血相对少见。如果确实发生，往往是混有排液的少量出血，且往往出现在坏死组织结痂脱落时。宫颈愈合良好，留下特征性的辐射状突起。鳞柱交界处通常恰在宫颈管口内。一些专家认为这是一个优势，

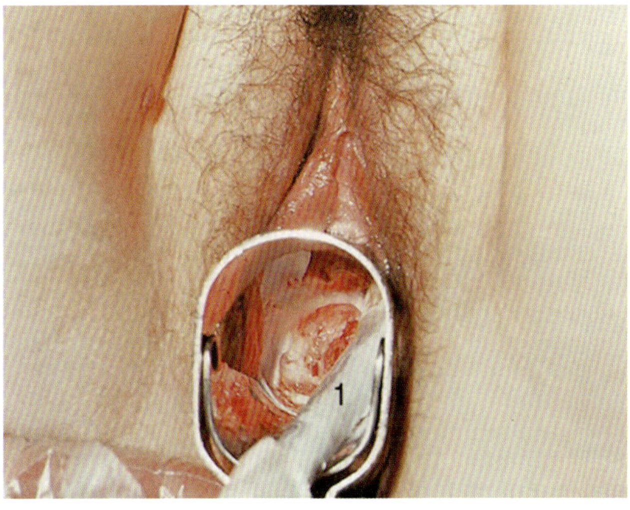

图7.15

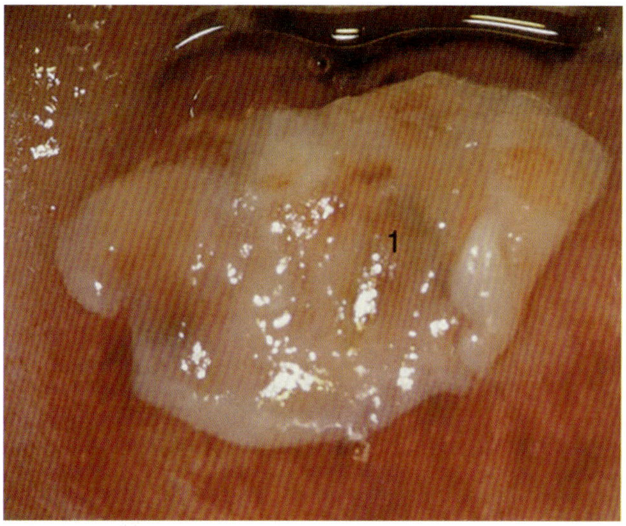

图7.16

因为它减小了新生病灶的风险。而另一些人认为这是缺陷，因为其使得阴道镜进入及监测变得更为困难。

坏死区域可能会出现感染，短期应用抗生素及局部清洁治疗效果良好。

尽管患者的接受度很高，但冷冻疗法相比其他保守治疗，病变清除率更低。有些作者报道清除率在 95% 左右。然而，一般经验中清除率多为 85%。和其他局部破坏方法一样，病灶大小和 CIN 的分级不影响成功率和完全清除率。

冷凝疗法

1966 年，Semm 冷凝机开始用于妇科临床。它最初被用作良性宫颈病变的局部破坏性治疗，目前广泛用于宫颈癌前病变的治疗。该设备（图 7.17）包含了一系列不同尺寸的特氟龙包裹的可以被电迅速加热的探头。该设备相对便宜，在欧洲和英国很受欢迎。

方法

患者接受规范的阴道镜检查，确认病灶部位及范围。取活检，如果满足安全进行局部破坏性治疗的基本条件，患者回到诊所做进一步治疗。活检后的即刻治疗即“即诊即治”的策略在一些临床试验中被尝试。然而这种方案依赖高水平的阴道镜检查，因此，通常不被推荐。只有在病灶全部边界完全可见，且不提示有浸润性病灶时才可使用。通常要取 2 ~ 4 个活检部位。

探头放到病灶处，需要进行 2 ~ 5 次重复电凝以充分破坏病灶（图 7.18）。探头加热组织至 120℃，在 120℃时持续 30 秒可以使宫颈内的破坏深度达到至少 4mm。止血是自发的过程（图 7.19）。多个研究的证据显示冷凝治疗的初始清除率超过 90%，10 年后则高于 80%。作者不推荐重复使用冷凝法治疗持续存在或复发的 CIN3 病灶，该方法成功率不高。

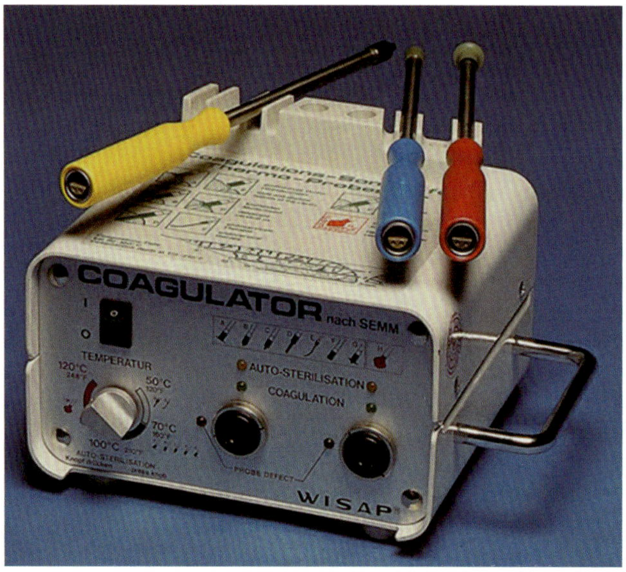

图7.17 Semm冷凝机及3个热探头。

随访

像其他保守技术一样，最初通过细胞学检查进行随访（在一些机构通过行宫颈摄影监测外宫颈外观）。仅当细胞学持续或反复异常时才进行阴道镜检查。

宫颈病变治疗后妊娠

证据显示，像其他保守治疗技术一样，冷凝不会对妊娠产生不利影响。冷凝的主要优势是相对便宜且广泛适用。与其他保守治疗技术的缺点相同，损害的组织无法进行病理分析，难以确定治疗深度并且在单次来访情况下，其治疗效果依赖于高水平的阴道镜检查。有研究报道，其产科并发症（如早产、

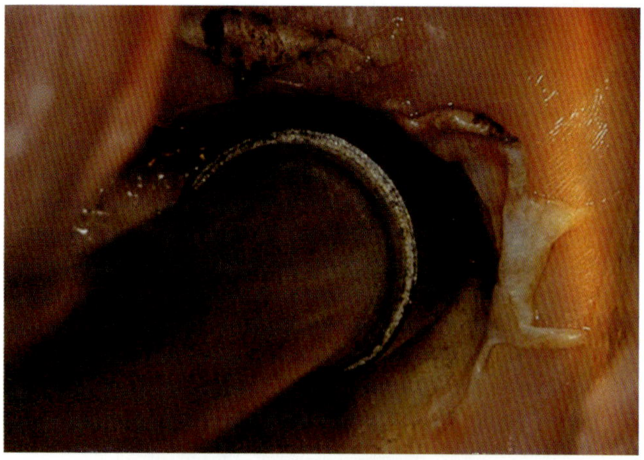

图7.18 在宫颈处放置热探头并激活，探头周围可见结痂形成。

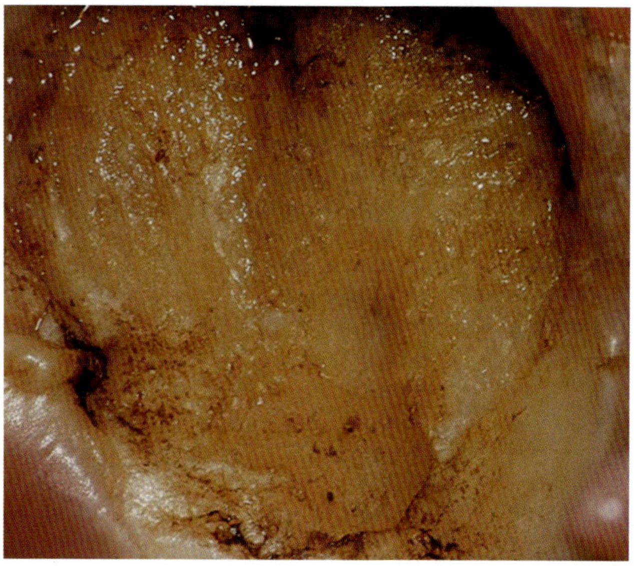

图7.19 治疗后的宫颈是干燥的，中心发白的区域是被破坏的组织。

流产、剖宫产等）发生率低。

射频电凝疗法

该方法简单而有效，在世界范围内被广泛用于治疗 CIN。治疗设备相对便宜且所有手术中心都已配备。一些研究报道射频电凝疗法比冷凝或 CO_2 激光对大范围的病变更加有效。为增加医疗安全，建议进一步行活检和（或）宫颈管搔刮，以便更好地评估延伸到宫颈管的病变。然而该技术受限于延伸至阴道的病变。激光手术的精确性及对治疗深度的控制，使其在病变延伸至阴道时更具优势。射频电凝治疗通过凝固并破坏上皮和腺上皮而发挥作用。然而腺上皮所产生的分泌物的绝缘作用影响破坏的深度，因此为达到需要的破坏深度，需要加热直到没有黏液产生为止。宫颈管黏膜皱襞和腺体数量及分布的不同，应使用相应不同的热源持续时间及深度。一般 4 周内即可痊愈。主要缺点是引起疼痛，并且常需要短时间的全身麻醉，尽管一些报道成功使用了局部麻醉。

方法

所有患者都应通过阴道镜和恰当的活检进行初步评估。在进行射频电凝治疗前，应该了解所有的活检结果。可选用局麻或者全麻，尽管非必需，但可以先将宫颈扩张以减少术后狭窄的风险。之后应用 Lugol 碘溶液对宫颈进行染色。电凝设备包括 40 ~ 45W 的标准导热原件；可以进行一系列超出碘染阴性区 2 ~ 3mm 的放射状切割的针状电极。宫颈切除深度为 5 ~ 7mm。针状电极能够放射状切割宫颈纳囊，准确处理延伸到纳囊部位的上皮内瘤变。然后使用球状电极去除切割的部分（图 7.20）；留下一个至少 7mm 深的锥形坑（图 7.21）。

操作过程中，临床医生应小心不要将透热设备触碰到阴道，这会导致电烧伤。推荐术后使用冷水冲洗手术部位，但作者发现其并非必要。澳大利亚的一项大型研究报道通过单次治疗能够根除 97%CIN，这与激光治疗和冷冻治疗的结果相近，电凝治疗失败似乎与病变程度或缺乏应用电凝治疗的信心相关。

术后

在电凝治疗后，患者会面对激光治疗后同样的问题。也许会继发出血，这常与感染有关。电凝治疗后瘢痕形成及颈管狭窄更加常见。大多数宫颈愈合后有明显的鳞柱交界处产生；常出现冷冻治疗后出现的边缘脊皱和皱褶（图 7.22）。有报道显示宫颈电凝治疗后，胎膜早破和早产的发生率会升高，与后文将会讨论的切除治疗后产科并发症的发生率相同。

CO_2激光汽化

CO_2 激光作为治疗 CIN 变最有效的方法之一，得到广泛应用。尽管目前环形电切术更受欢迎，但是没有证据显示 CO_2 激光汽化与环形电切术的结果有显著差异。两项技术的优缺点将会在后文讨论。

激光转化能量如热能、光能、电能为辐射形式的能量，不同种类的激光会产生不同波长的能量。例如，CO_2 激光会产生波长为 10.6mm 的能量；它属于红外光谱范围并且为不可见光。通过光学系统，这种能量可

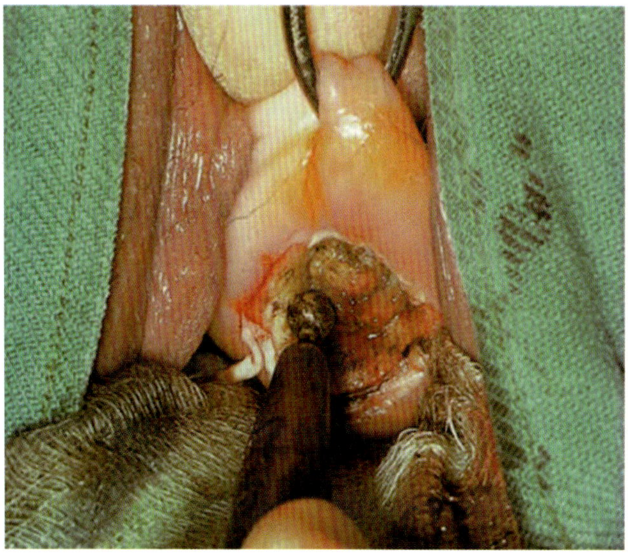

图7.20　用于凝固异常（不典型）上皮的球形电凝设备。毁损宫颈管和一部分宫颈阴道部至少10mm深，范围超过病变轮廓。一定要保持透热针的压力，因为分泌的黏液会把组织和热量隔绝开。

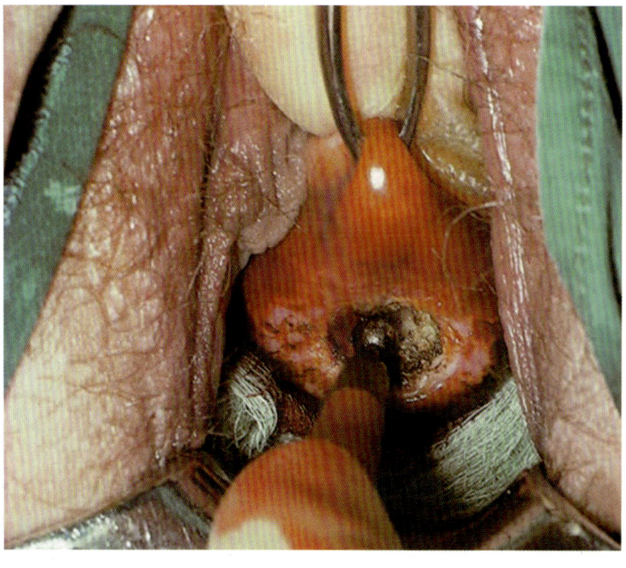

图7.21　宫颈上可见一个锥形坑。

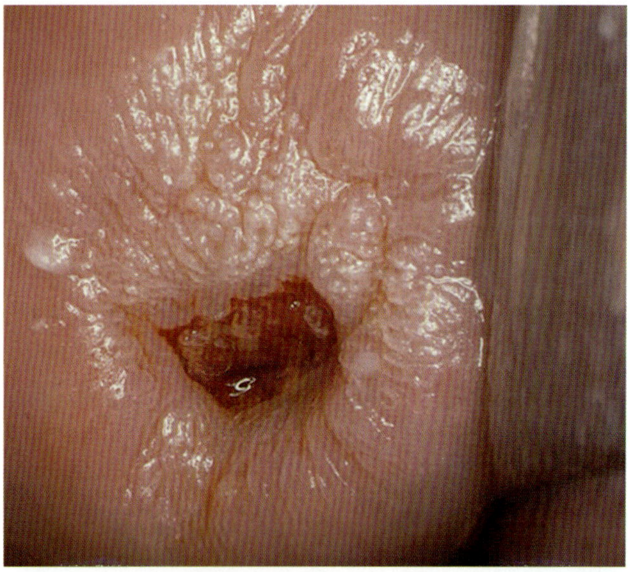

图7.22 电刀法后洗皮革样外观。可清楚地见到宫颈管的鳞柱交界处。

以被聚焦到特定部位，直径为 1.5 ~ 2mm，而且激光聚焦的点将会释放出巨大能量。任何聚焦点的组织将会以光速蒸发。激光治疗可以与在阴道镜检查指导下进行，激光手术术者能够时刻在直视下损毁病变区域。

设备

多数激光器（图 7.23）可独立移动，并且有一个装有混合氦气和氮气及能够产生连续光束管道的机箱。光束通过一系列的关节臂传导，每个连接处都有一个反射镜。关节臂装在一个能够上下移动的圆柱体上，控制面板可以设定不同能量和时间。关节臂的终端可装一个手持装置，可便捷地利用光照射病变区域如外阴，更多情况下是装在可固定于阴道镜头上的微操作器上。后者能够使光经终末镜反射，通过微操作器能够控制角度，它连在阴道镜（1）的前端（图 7.24）。通过自由移动 360° 的弧形物，上部的微操作器（2）能够精确地控制传出的激光束。调节激光束使得光能够聚焦在一个特定的波长，能最大化能量密度，从而增强设备的切割和汽化能力。现代激光器有可变聚焦点大小装置[通过调节圆环(3)来改变]，变化范围为 0.2 ~ 2mm，这使得激光器可以在各种模式中使用，例如切割、汽化或者凝固。

步骤

将不典型转化区内的 CIN 通过醋酸勾勒出来。病变的外侧边可以通过 Lugol 碘溶液轻松地标记出来；使得正常区域和异常区域有明显的对比，给予术者以精确的指导。在进行所有局部破坏操作前，上述步骤是必需的。病变也可以通过激光束标记出来(图 7.29)。

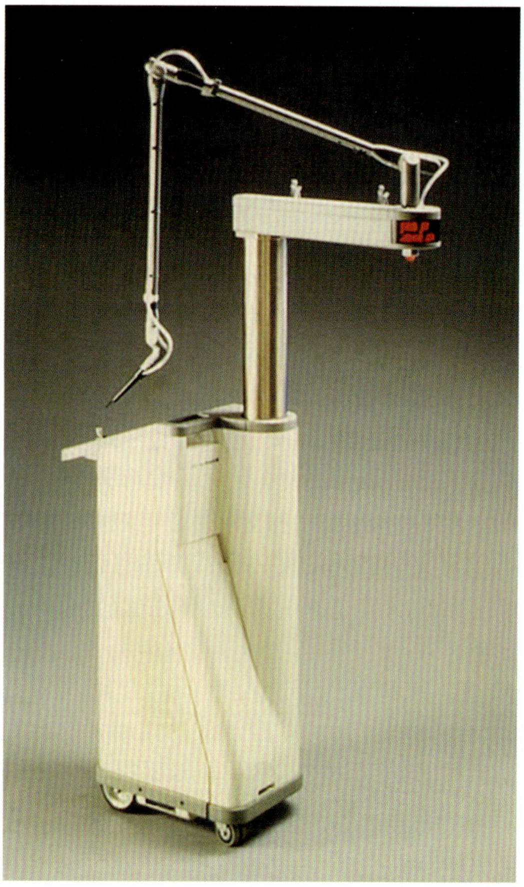

图7.23 可以自由移动的CO_2激光器，它的关节机械臂连接着一个装载了阴道镜的微操作器。图中机械臂的终端连接着一个手持器。

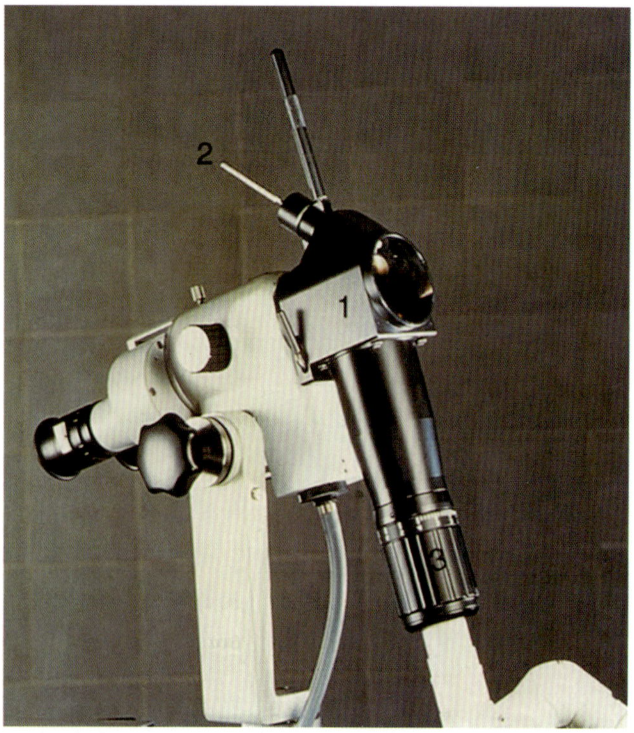

图7.24

从前，激光治疗不需要麻醉，但现在普遍认为联合使用麻醉和血管加压药可以使患者的依从性和接受度更高。在图 7.25 中，用一个细小的牙科注射器及针头（1）对宫颈阴道部病变（2）周围的四个位置进行注射（12 点钟、3 点钟、6 点钟及 9 点钟方向），大约注射 4mL 溶液。在图 7.26 中，当溶液注射到大约 5mm 深时，可以明显看到黏膜变苍白。一旦注射完局部麻醉剂，要在激光器上选择合适的模式（图 7.27）。许多激光器都有超脉冲模式，通过设定光束的几何形状，组织损伤更小。激光汽化的目的是去除组织块，因此可以设定去除的尺寸以确保病变完全被破坏。这将会产生一个包含宫颈内外腺体的拱形缺损(图 7.28)。

手术从宫颈 6 点钟方向超出不典型转化区 3 ~ 4mm 的位置开始进行，激光束要在组织上快速移动。快速移动减少了组织的热传导并将潜在的瘢痕形成最小化。同时，也减少了热量在组织中的积聚，从而减少子宫收缩，否则会增加患者的紧张感。术者应使用最高的能量密度，因为光束与组织接触的时间越长，将会损坏越多的周边组织，同时也会延缓愈合过程。

治疗区域确定后，目前汽化可通过以下两种方法进行。第一种方法，从宫颈下唇区域（1）开始进行，可以看到病变（2）（图 7.29）。

激光最先汽化宫颈下唇区域，可以避免血液流淌到手术区域。光束以多个方向移动——对角线、水平或者垂直，以避免沟壑形成。第二种方法，也是作者使用的方法，通过垂直移动，从臀侧开始，光束移动到宫颈管之后再从下开始，损毁的沟痕要与上一次的重叠，与“割草”非常相近。

一只手操作微操作器,另一只手拿着小棉签或拭子。一旦发生出血，将棉签压于出血点以减少血的污染，因为出血会立即吸收激光束而减低光束的效能。使用垂直的方法，一旦出血，很容易辨认位置。下唇损毁结束后，使用相同方法处理腹侧。垂直的方法是有条理的，并且可以实现深度均一的损毁。通常深度至少达到 6mm，并且应能充分解决任何宫颈隐窝内的 CIN。

该方法见图 7.30 至 图 7.33；点活检提示存在 HPV 感染，且为 CIN2 ~ 3。在图 7.30 中，可以看到明显的不典型转化区的轮廓；多点活检显示外周区域（1）存在亚临床病毒感染；在该点（2）向宫颈管方向取活检，显示存在 CIN2 ~ 3。病变的上限能够清楚地看出。在外周区域 2 ~ 3mm 深行汽化（图 7.31），中心区域（图 7.32）损毁深度达 8mm。大约 6 个月后，这个区域的外观如图 7.33 所示；（1）为汽化边界，一些化生的再生上皮位于（2）。病变的上限，新的

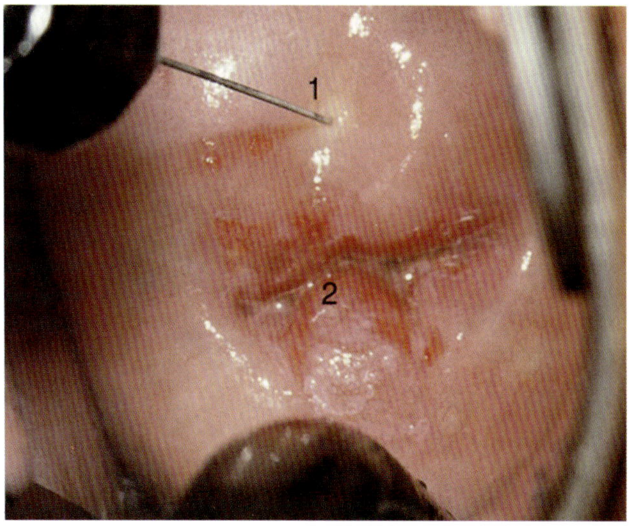

图7.25

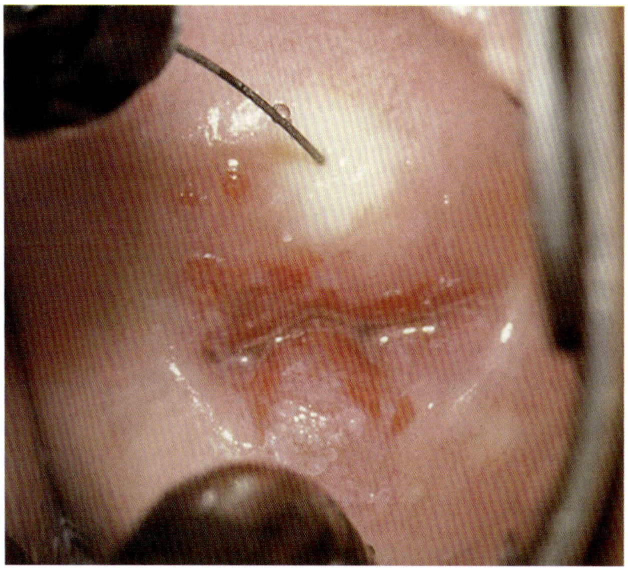
图7.26

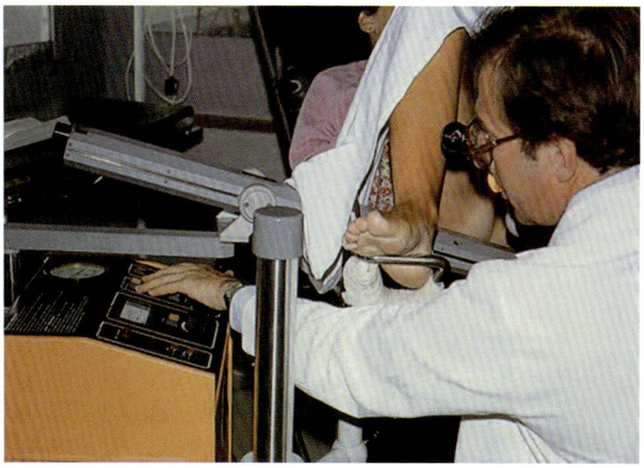
图7.27

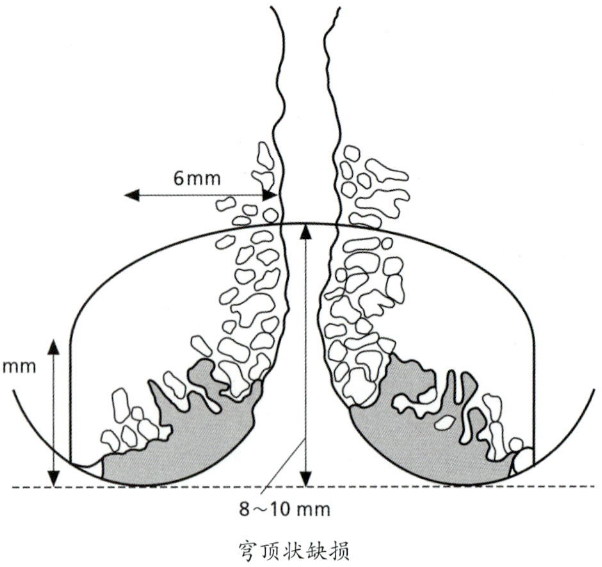

图7.28

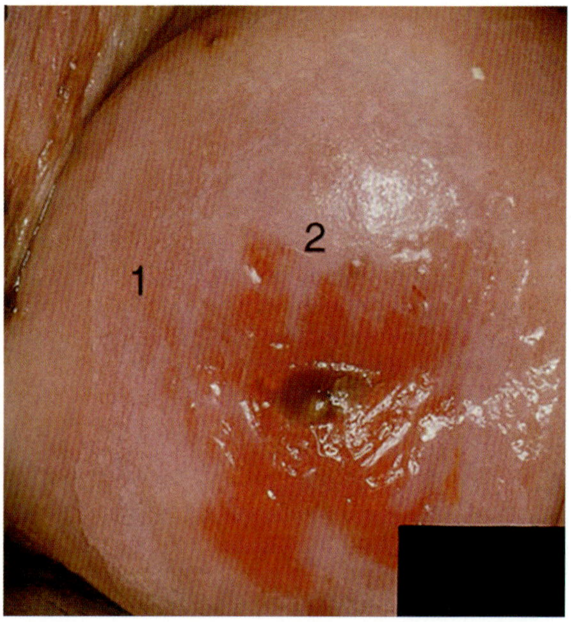

图7.30

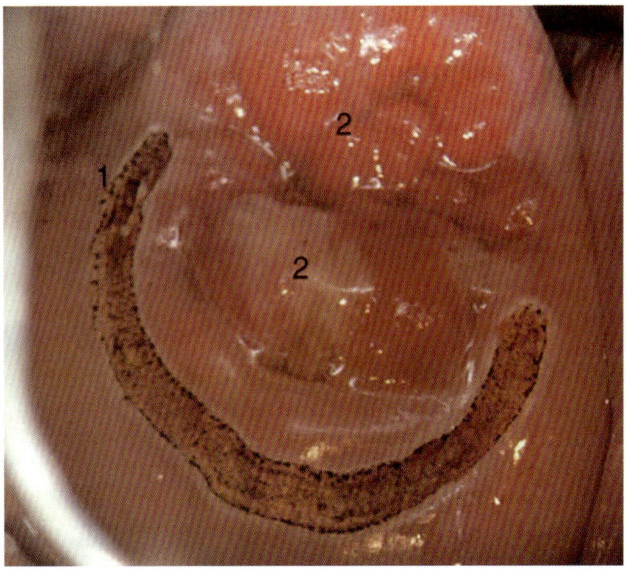

图7.29

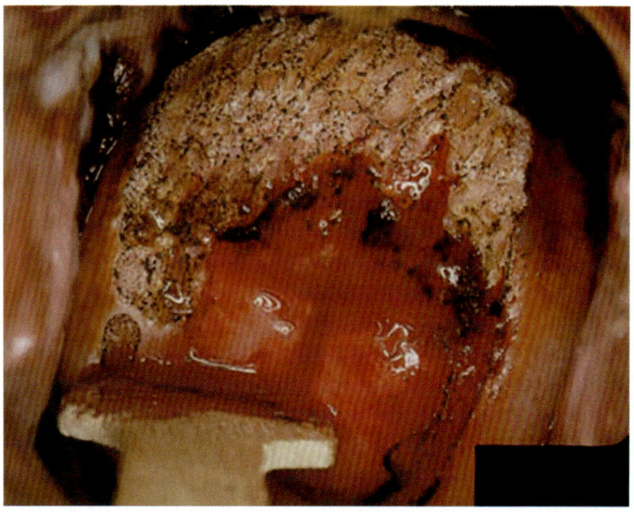

图7.31

鳞柱交界处可以清楚地看到。激光汽化的结果非常令人满意。治愈率高达 90% ~ 95%。这似乎不会增加类似切除手术中产生的妊娠并发症，如胎膜早破或早产。

7.9 治疗宫颈上皮内瘤变的切除性技术

很多年来，使用切除性技术是处理宫颈不典型增生和原位癌（之前的命名）的基本方式，包括子宫切除术和宫颈锥切活检，后者属于相对保守性手术。然而，由于存在一定的并发症，很多年轻女性对采用宫颈锥切活检感到不安，因此，如前所述的局部毁损性治疗得到广泛应用也就不难理解了。这些治疗方法可用于病灶全部位于宫颈阴道部且无浸润迹象的病例，在 7.3 节治疗的必要条件中已有所描述。局部毁损性治疗的主要缺点是不能对整个病变区域进行组织学检查，以及不能及时发现早期浸润性癌。

对于细胞学检查、阴道镜检查和活检这些手段均不能完全排除浸润性癌的情况下，采用局部毁损性治疗而不使用锥切活检的做法，一直以来都是被

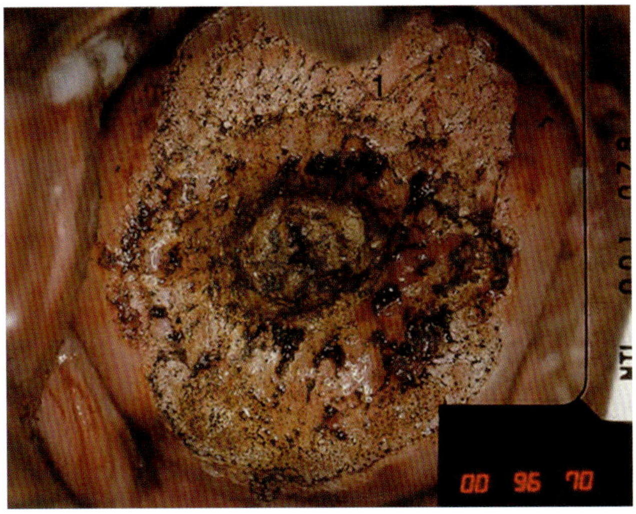

图7.32

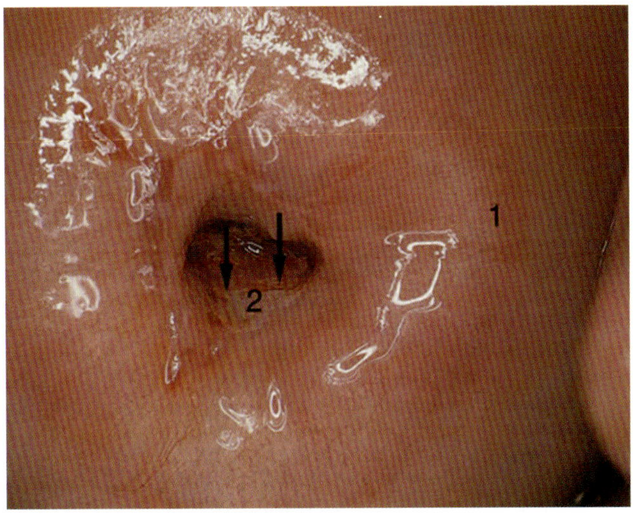

图7.33

批判的。20 世纪 90 年代的一些研究表明，接受激光汽化局部毁损性治疗而漏诊的微小浸润性病变可被切除性活检成功发现。这些研究的作者提倡使用切除性技术而非局部毁损性方法。当时，必须由医生来选择技术可以达到最好的治疗结局的手术方式。

切除性技术如下：

1. 大环形电切术。
2. 激光锥切活检。
3. 转化区电针切除 / 直线切除（NETZ/SWETZ）。
4. 冷刀活检。
5. 子宫切除术：经腹或经阴道。

然而，在单独讨论这些技术之前，考虑 CIN 向宫颈内延伸这一特殊问题是非常重要的。

患者评估与治疗方案的形成

通常情况下，患者是由于发现细胞学异常而转诊阴道镜检查的。阴道镜检查按照常规流程进行，对发现的任何异常病变进行图像记录。一些保守性的做法推荐仔细选择有代表性的部位活检，当需要进行治疗决策时让患者再次回到门诊。环形电切术使得活检和治疗同时进行成为可能，因此对于有些患者可以选择性地采用“即诊即治”策略。必须强调的是，患者必须得到充分的知情同意，并且向患者仔细地解释操作过程，否则存在相当大的心理创伤的风险。很明显，“即诊即治”策略有利于减少不必要就诊次数及其所造成的心理创伤，但也要避免对于轻微病变的过度治疗。

近 20 年来，应用大环形电切术去除 CIN 病灶得到广泛应用。这一简单设备受到青睐意味着局部毁损性治疗的有效性受到质疑，特别是激光汽化和冷凝。有必要指出，尽管环形电切术确实可在标本中发现早期浸润性病变，但并不意味着毁损性技术是多余的。也有一些争议认为现在使用切除性手术发现的很多微小浸润性病变可以通过局部毁损性治疗得到有效破坏。

环形电切术和锥切活检

金属丝电切环多年来一直用于切除宫颈大 / 小病灶。20 世纪 80 年代早期，著名的法国阴道镜学家 Rene Cartier 在巴黎广泛推广使用小型电切环获取子宫颈病变活检组织。后来，Prendiville 等发现，使用大电切环在有效活检的同时可以完成治疗。除了具有其他微创保守治疗的优点外，环形电切术还可以取得用于病理评估的大块组织。环形电切术可以有效去除整个转化区，患者接受度高，并发症少。许多研究已证实该技术成功率高（95% ~ 96%）。术后第一年和第二年病变复发率和残留病灶的发生率分别为 5.0% 和 0.6%。

设备

这一系统是一个切割和电凝相结合的设备（图 7.34）；用一个环形器械即可达到混合切割和电凝的效果（图 7.35 和图 7.36），这种环形器械有各种形态和大小。该器械包含一个绝缘套管，可以插入到手柄，与手术室使用的标准电切系统很相似。该套管在金属环部终止，其绝缘的可变范围取决于不同的生产厂家以及医生的需求。金属环可以细巧有弹性，也可以粗厚而刚硬。坚硬的金属环更容易使用，但会对标本产生更多的热损伤。细巧有弹性的金属环（图 7.35）需要轻柔的操作且需术者对将切除组织的三维立体特征有更好的理解。

电切大块标本后，会留下组织缺损（图 7.37）；需要用球状电凝棒仔细进行烧灼（图 7.36），从而封闭缺损组织。

方法

像其他保守性治疗操作一样，首先要告知患者准备进行阴道镜评估和可能的治疗方式。患者取截石位，阴道置入连接有排烟系统的 Cusco 或 Graves 窥器。暴露宫颈，进行阴道镜标准操作；识别病变范围，图 7.38a ~ c 显示的是异常（不典型）上皮区域（高级别）（1），其外界和内界（新鳞柱交界处）可见。应用 Lugol 碘溶液（图 7.38c）的优点在于可以更清晰地勾画出病变范围，特别是局部麻醉注射后的出血会使醋酸白色边界模糊。当患者符合“即诊即治”策略时，便可告知患者行后续的治疗（如图 7.38 中的病例）。

将一个绝缘的电极片置于患者大腿部，阴道置入连接有排烟设施的窥器，宫颈局部注射麻醉剂（图 7.39）。使用带有细针的牙科注射器，局部注射伴或不伴血管加压素的麻醉剂，仔细注射在病灶外周。一些作者

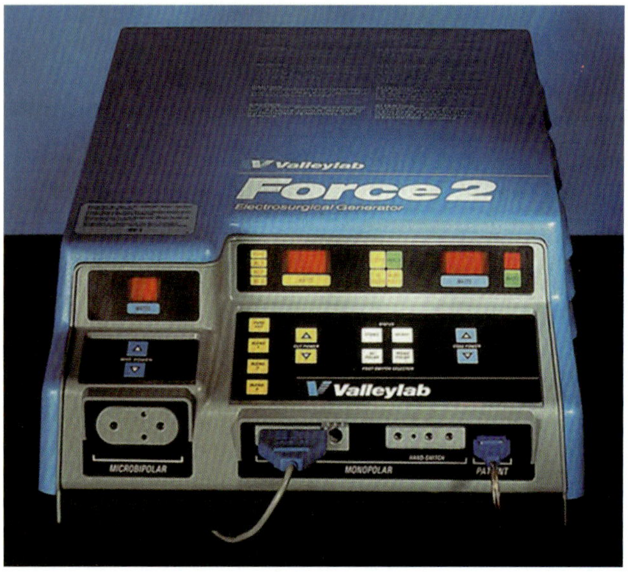

图7.34　Valley Lab Force电切仪，可提供可变功率用于电切和电凝；所需功率通过一个简单的手动开关便可切换。使用一次性胶垫粘贴于患者大腿部实现接地作用。该仪器可以实现高质量的切除，电凝或热效应造成的组织损伤非常小。止血快速简便。当该设备用于现代阴道镜检查中时，对电视不产生干扰显得非常重要。

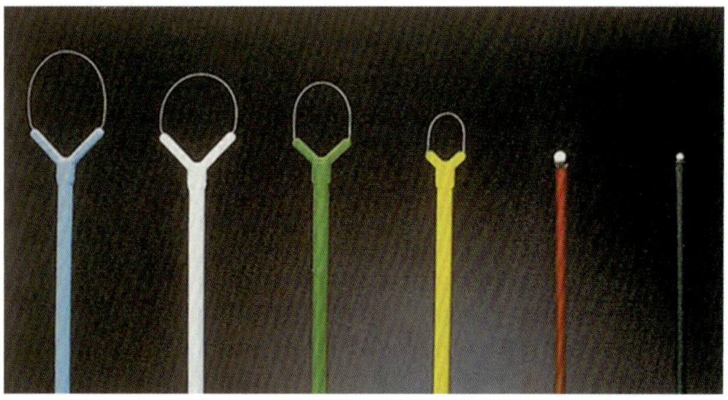

图7.35　四种尺寸的细金属环和两种球状电凝棒（Utah Medical Products, Inc.）。（Courtesy of Professor W. Prendiville, Dublin, Ireland.）

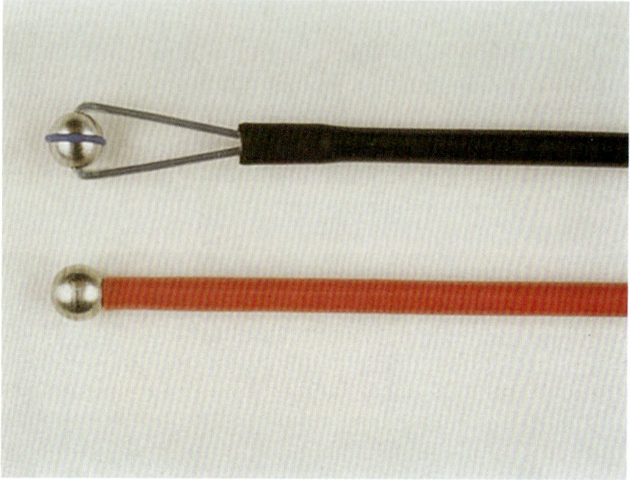

图7.36　两种电凝器械，固定的球（上），可移动/滚动的球（下）（Utah Medical Products, Inc.）。（Courtesy of Professor W. Prendiville, Dublin, Ireland.）

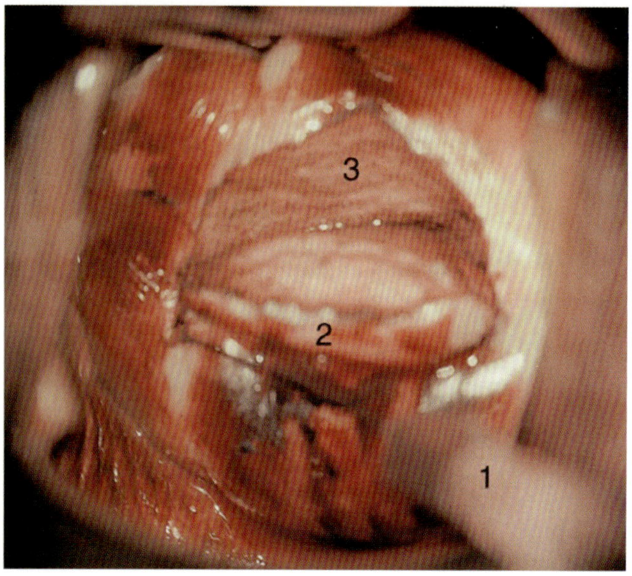

图7.37　大环形电切术后的缺损；基底部需要小心烧灼以封闭表面。出血少完全是因为注射血管加压素的缘故。热损伤少是因为使用高频电切设备。应用球状电极完全封闭表面至关重要。否则，当血管加压素作用消失后，表面会大量出血。图中环形电极手柄（1）与金属环相连接，从宫颈前唇切下小块锥形组织（2）。（3）的位置为锥底。

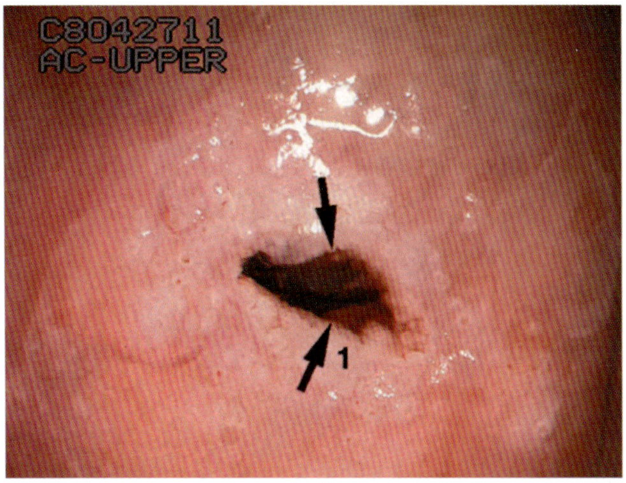

（a）

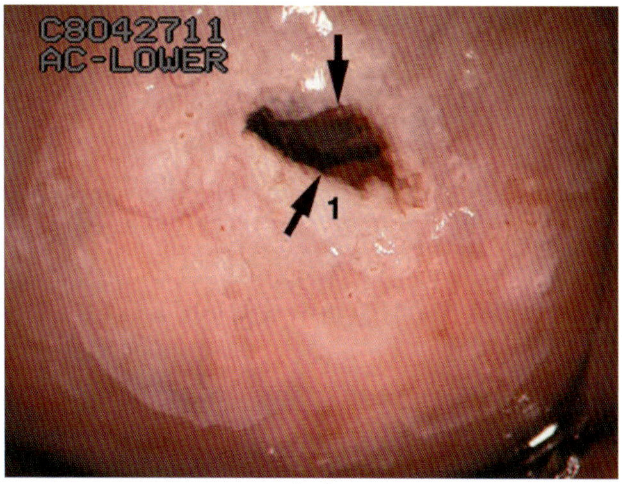

（b）

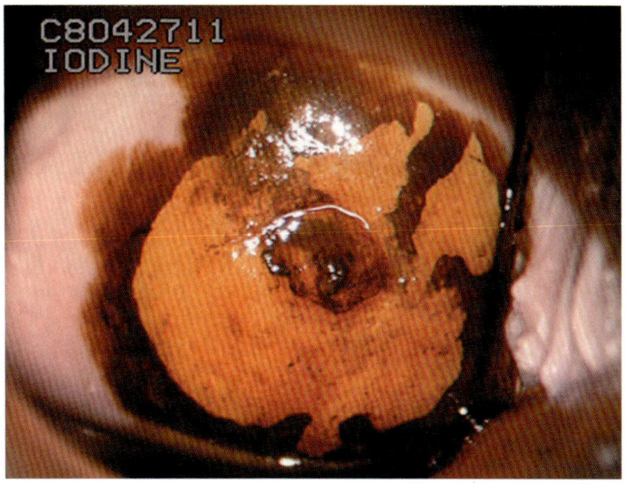

（c）

图7.38 （a，b）内外界限清楚的高级别病变（箭头所指为新鳞柱交界处）。

建议主要注射四个点：前、后和两侧。然而，作者更偏好围绕着转化区外周连续注射。此外，如果所需切除的范围较深，则宫颈的前唇及后唇也需要注射更深。注射应轻柔、浅表，首先引起宫颈变白，随后，轻轻地逐渐深入注射，但注射方式不同于宫颈旁阻滞。重要的是要避免静脉内麻醉，因此必须要注意注射时有阻力感。理想的局麻部位在宫颈组织的间质，应该有一定的阻力感。针头插入不应超过 5mm 深。

根据使用的电切设备型号，进行相应的电切和电凝的设置（参考制造商使用说明）。最好的效果是采用电切和电凝相混合的设置。选择一个适当尺寸的电切环切除包含整个病变的一块组织。作者的经验是很少需要电切环多次切割。在电切环进入宫颈前，按下手柄上的“切割”按钮（图 7.40）。电切线顺势

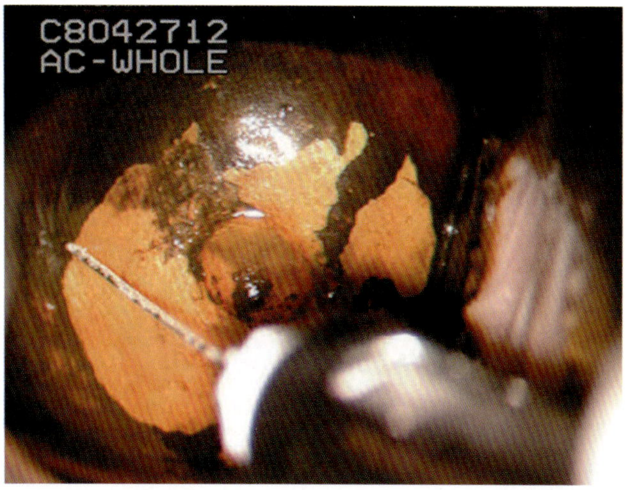

图7.39 应用牙科注射器局部注射麻醉剂（含3%苯赖加压素的盐酸丙胺卡因）。

切割，而非施压，经过宫颈，在病变另一侧的边界外退出（图 7.40，箭头所示）。让环轻松地通过宫颈组织非常重要，对于细的金属环，可能需要等待几秒钟以使其顺利切割。如果对细金属线环施加过度的压力，电切环会变弯，导致切除的范围将比预计得更浅。切除方式根据术者的偏好可从顶部到底部、底部至顶部或从一侧到另外一侧。通常，切下来的组织块在宫颈上，可用小棉棒或钳子取下（图 7.41）。如果血管加压素注射得当的话，手术出血很少。

环形锥切组织取下后，即用球状电极仔细电灼缺损部位。特别要注意边缘，这里经常发生出血（图 7.42）。完成治疗后，会在宫颈上留下一个浅的勺型缺损，其表面完全被封闭（图 7.43）。如果还有出血，可用 Monsel 溶液（碱式硫酸铁）涂于缺损部位的基底部（图 7.44）。窥器轻柔闭合以释放暴露视野时窥器叶片对阴道前后穹

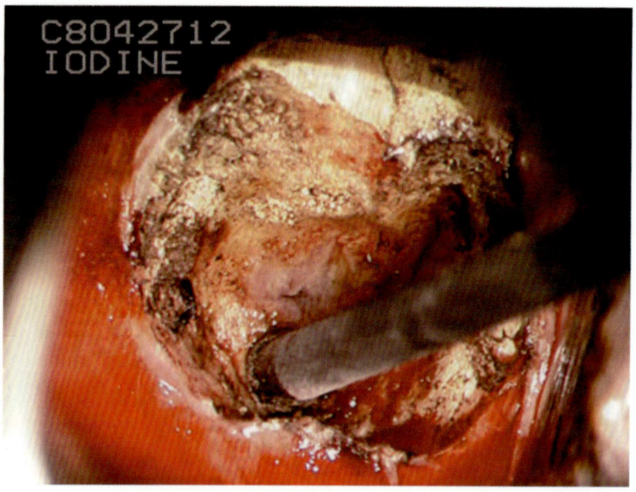

图7.42 使用球状电极烧灼基底部。

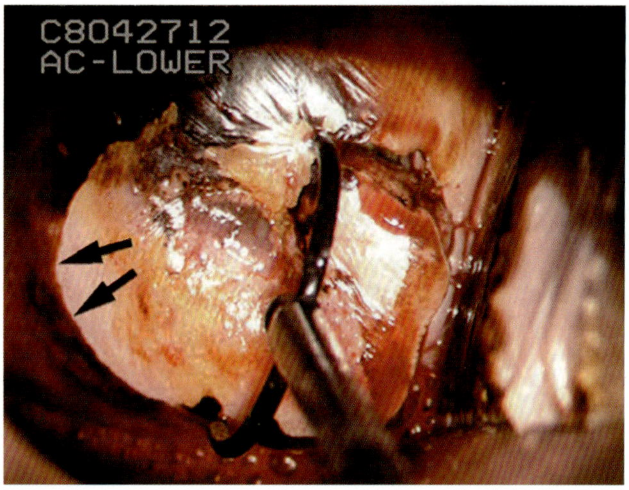

图7.40

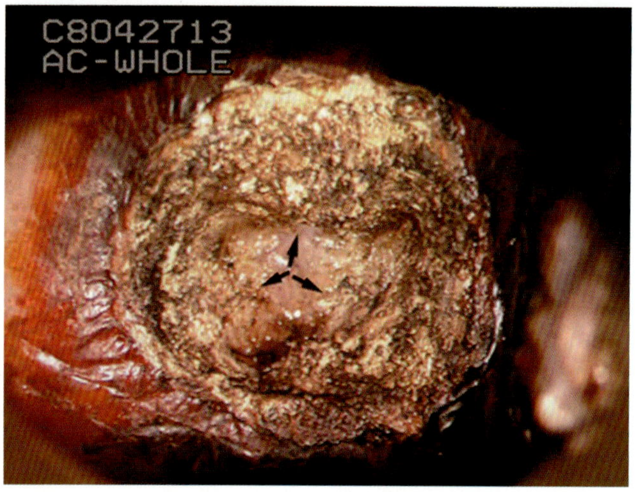

图7.43 治疗完成后，用球状电极封闭治疗部位的基底部。箭头所示为宫颈管内组织。

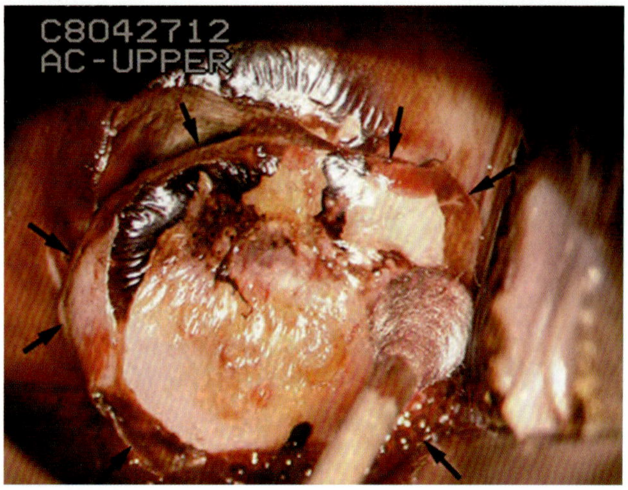

图7.41 环形锥切活检后，切除的组织块位于原位（箭头所示）。

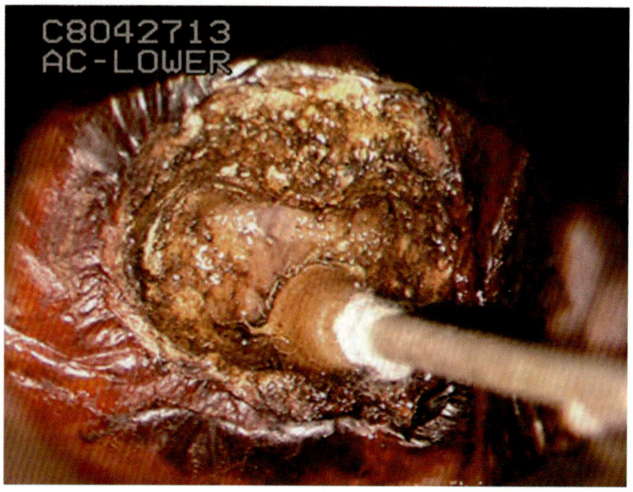

图7.44 应用Monsel溶液（碱式硫酸铁）帮助止血。

隆施加的压力（图 7.45）。这一操作经常会暴露潜在的出血点，需要进一步烧灼止血。环形电切术或锥切活检后的愈合过程同其他保守性手术方式类似，通常可见宫颈的鳞柱交界处（2）被窄的瘢痕环包围（1）（图 7.46）。图 7.46 为图 7.40 至图 7.45 术后三个月愈合后的宫颈。如同激光手术后，柱状上皮（3）常见于环形电切术后的中心区域。患者之间差异很大的原因并不清楚。切除大病灶后，通常会发生较大范围的柱状上皮外翻，而不像切除小病灶一样经常出现宫颈自然重塑。

激光锥切活检

CO_2 激光不仅是一种优良的汽化工具，而且当光斑直径缩小至 1mm 或更小时，可作为缓慢切割的设备。该设备通过缩小光斑尺寸来增加光束的功率（功率强度），为手术医生提供了一种精准切除宫颈和外阴等部位病变的仪器。在许多治疗中心，激光锥形活检因其治疗精准、出血相对较少、并发症发生率低，以及重塑宫颈的潜力，而有效地取代了冷刀锥切活检；这也使得在多数病例中更容易评估鳞柱交界处。

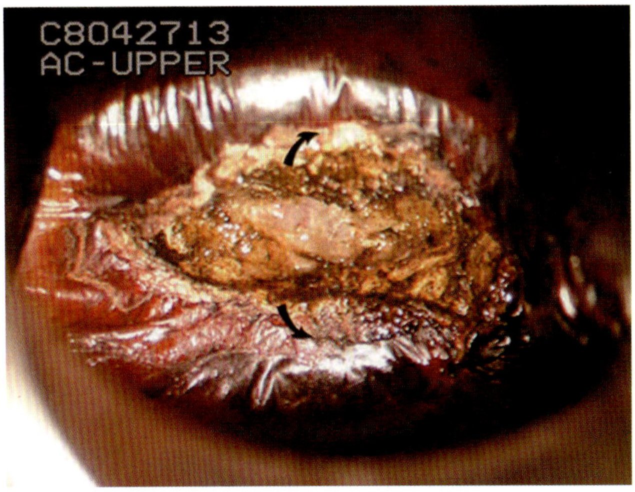

图7.45 部分放松窥器后观察宫颈。这一做法可以显示接近"真实"状态的带有切除边缘（箭头所示）的宫颈。

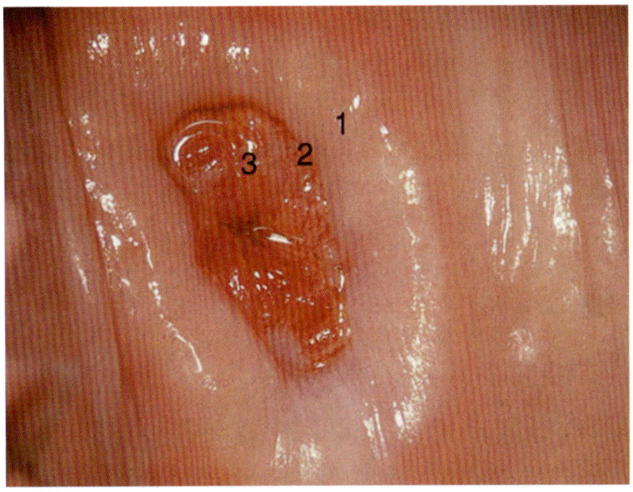

图7.46

该操作可以徒手进行，也可以使用带有阴道镜的显微操作仪，后者是最常使用的。

设备

激光仪具有大小可变的光斑和合适的排烟设置很重要。需要足够光照窥器以利于激光锥切组织的操作及激光束照到宫颈表面。Allis 组织钳或多爪皮钩可用于抓取锥切组织（图 7.47）。

方法

在许多治疗中心，该操作在门诊局麻下进行，尽管很显然全身麻醉也是可以的。

使用含排烟系统的 Cusco 或 Graves 窥器暴露宫颈。阴道镜下观察宫颈病变范围。可以注射血管收缩剂以减少操作时的出血。如同标准激光消融，首先用激光斑画出转化区和宫颈病变范围，距离病变边缘 3mm。这一切割大约深 3mm，锥切组织块边缘用皮钩抓取，向下方和侧面牵拉（图 7.48 至图 7.51）。然后用激光在周围加深直至切除所需深度，然后可以直接从其中间部位切开以切断组织块的上边界。可以通过皮钩抓持组织，并从一侧向另一侧牵拉，以使得激光束自锥体顶端切断。另一种切除锥体顶端的方法是使用直角剪刀或扁桃体套环，该方法的优点在于不会产生热损伤的人工假象。

如果必要，移除锥切标本后，在锥形缺损的底部进行活检以确定宫颈管内是否有病变残留（图 7.52）。在操作结束后，可用简易测量仪测量残留的圆柱形缺损（图 7.53）。有时可能必须在基底部延伸治疗范围。

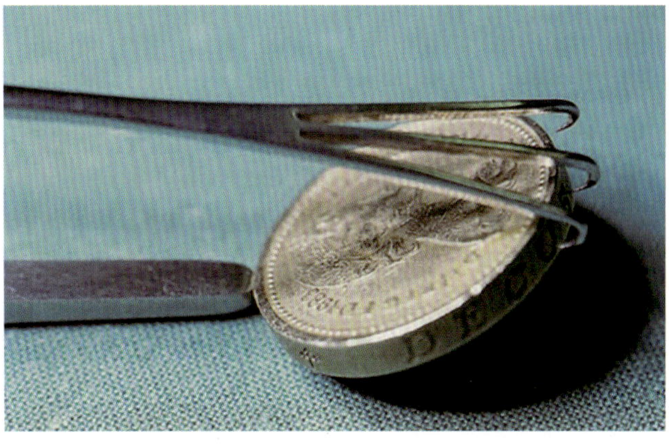

图7.47 多爪皮钩（Singer爪；manufactured by Rocket, of London）。

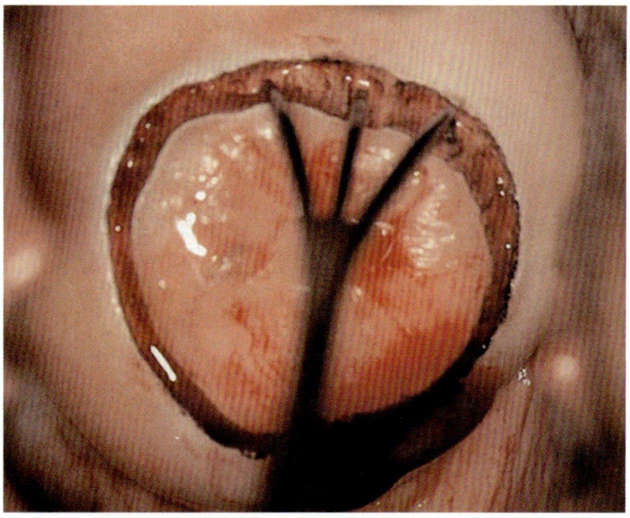

图7.48 锥切活检标本通过皮钩钳夹和牵拉。操作时，给予一定压力，以利于激光束从表面进行切割。通过在锥体外缘移动皮钩，平稳垂直切割，可形成圆柱形组织块，大约深20mm。

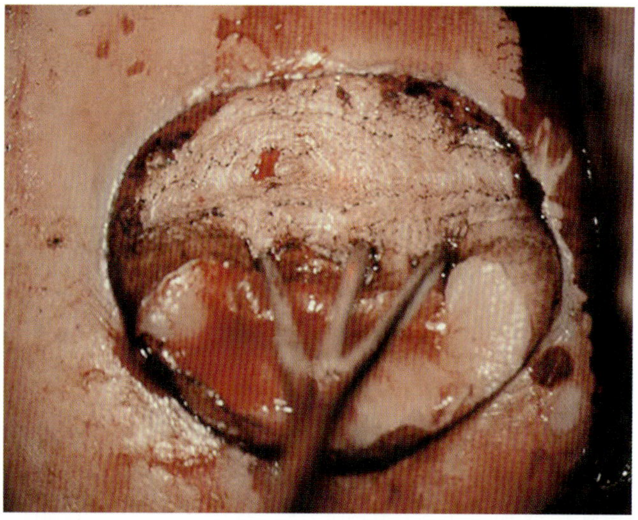

图7.49

也有医生推荐在基底部多切除一个小凹，激光切割部位就在宫颈内的切割边缘的末端。这会导致宫颈内上皮外翻，并且这一简单的操作可最大限度地减少宫颈狭窄的风险。

在切除标本后，通过增加光束的光斑大小，以降低功率、移动光束通过出血点来止血。使用电极球止血也是一种可选的有效技术，特别是在出血较多时。

转化区的电针切除

NETZ是一种改良的环形电切术。由钨丝制成的直线电极可以像刀一样使用。电切环是一种不可弯曲、固定直径为1.2 ~ 2.5cm的器材。切除组织的大小和形状取决于所使用环的大小和形状。因不可能看到电切环深部切缘，可能导致宫颈管内病变的残留。较大的病变通常可多次切除或利用激光锥切活检或冷刀锥切活检，但这些操作较昂贵而且比NETZ操作风险大。

电针切除的组织大小与冷刀和激光切除相同。然而，可更高效地止血。

据报道，再次锥切的标本显示NETZ手术切除后，可提供更好的内外切缘阴性率。

方法

患者的准备与LEEP术相似。然而，完成电针操作需要设置更低的功率。一些作者使用15W切割和15W电凝的1级混切水平。另一些作者则建议仅设置高功率水平的电凝即可。根据所使用电针的类型进行功率调整。

当电热装置处于1级混切水平（同时使用切割和电凝），激活的电针自宫颈转化区外12点钟或3点钟位置插入宫颈组织。缓慢移动电针，顺时针方向完成环形切割。宫颈可能需要向中间推移或通过皮钩推向另一侧以完成整个圆形切除。直线电丝在宫颈近端1/3和远端2/3交界处可以弯曲成30°角切入。电针由12点钟位置再次插入，缓慢逆时针方向移动到6点钟位置，形成锥体并完成切除。用同一电针可以进行有效地电凝止血。

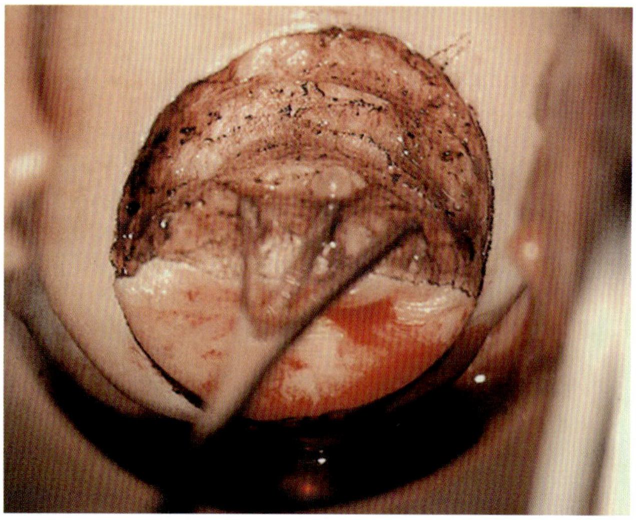

图7.50

锥形切除标本的处理

根据锥形切除标本的大小应完整浸泡入中性缓冲的福尔马林中24小时以上。经处理后的标本纵向切开以评估宫颈内外切缘。如果宫颈口是圆形或开放

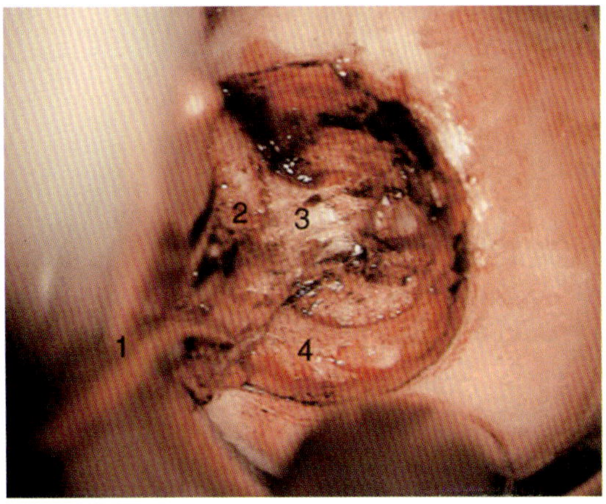

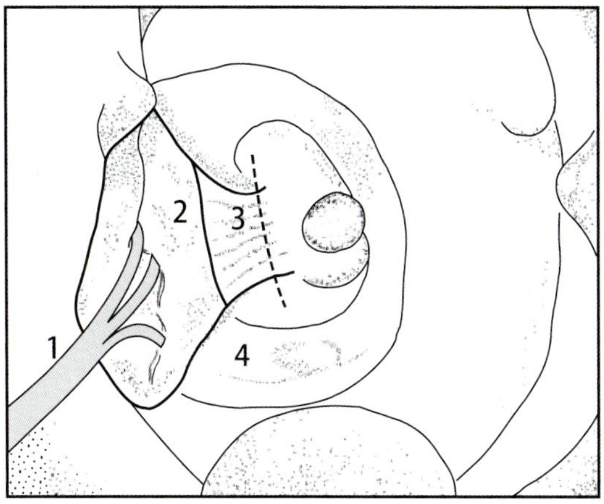

图7.51

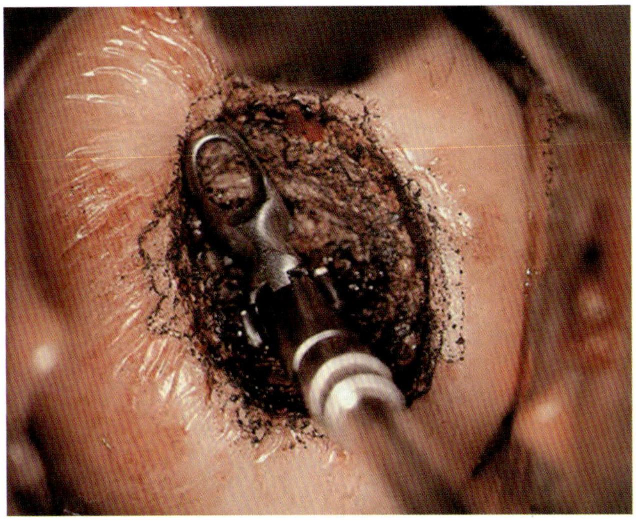

图7.52

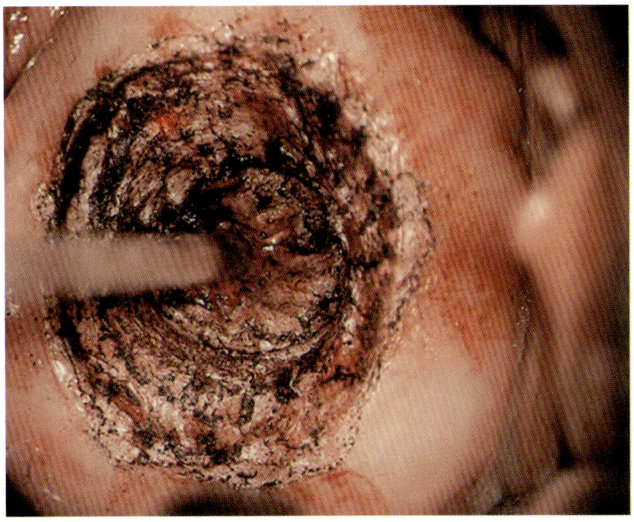

图7.53

的，有时需要放射状处理组织标本，但这一操作的缺点是组织块是楔形切下来的，会造成包埋和切片的问题。锥切标本的切缘会难以判读。发现两处热损伤也并非不常见。该区域位于切割的边缘，厚约 50μm，其特点是广泛的碳化和烧焦。其他区域的特点是组织凝固，但无烧焦，其厚度更多变。凝固区可延伸 130 ~ 750μm 厚。图 7.54 显示了锥切活检边缘的热损伤区域（1）。在标本的顶端使用剪刀或扁桃体套环切除可以避免热损伤。

环形电切术取得的标本质量较好。图 7.55 至图 7.58 显示了标本切缘的热损伤假象很小，很容易判读标本内外切缘组织学改变。CO_2 激光锥切术和环形电切术的组织学标本的生物学特点或热损伤延伸的范围无显著差异。

图 7.55 显示一个长的、热损伤很小的环形锥切标本（1）；高质量的包括病变部位的标本（2）可见病变延伸至宫颈管（3）。图 7.56 中更高倍图像显示热损伤（1），腺体受累（2），以及表面病变（3）。图 7.57 显示的是另一个很好的 CIN3 病变标本（范吉森染色）（1），箭头间所示为宫颈外界限，“清晰的”腺体（2）和宫颈内外切缘。

图 7.58 中（1）显示的是不完整的切除，高质量的标本有利于进行这一重要诊断。组织学报告采用 LLETZ 不完全切除的 CIN 并不等同于有残留病变。LLETZ 治疗成功率高意味着对所报道的不完全切除应进行密切的阴道镜和细胞学随访以识别小部分女性治疗后残留的 CIN。

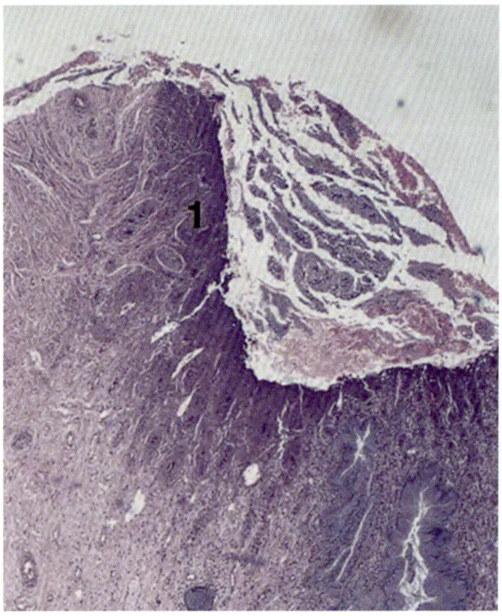

图7.54

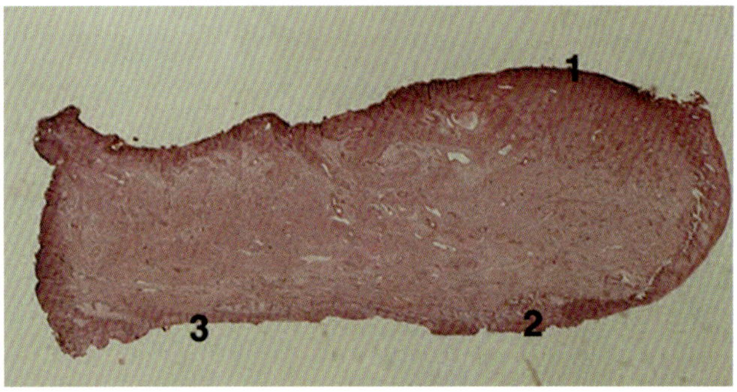

图7.55

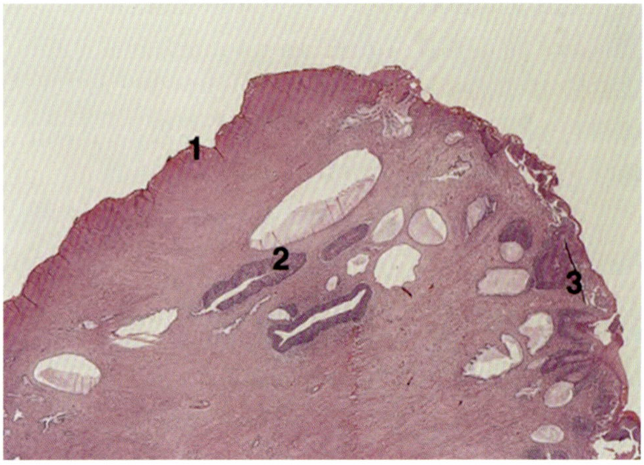

图7.56

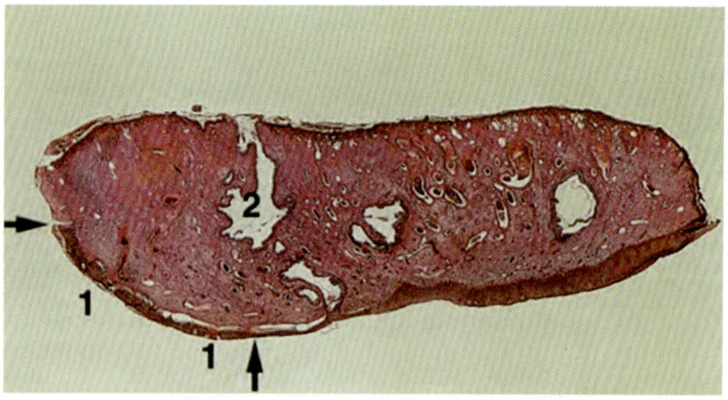

图7.57

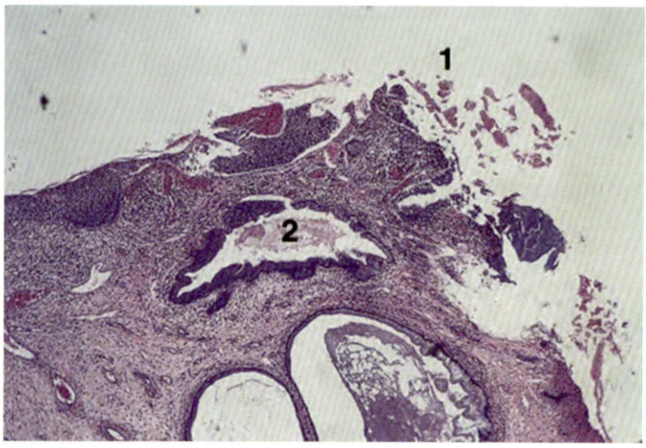

图7.58

冷刀锥切活检

很多年以来，治疗 CIN 和保留宫颈的标准治疗为冷刀锥切活检，但这一宝贵技术在逐步被 CO_2 激光锥切活检和环形电切术（LLETZ/LEEP）所取代。在阴道镜广泛应用前，许多冷刀锥切活检就是“盲目”的锥切活检。因此，大量的不同大小的宫颈组织被切除，宫颈后续损伤非常严重。大的锥切活检对于有效治疗 CIN 有很好的“性价比”，但有较高的妊娠并发症风险。较小的锥切活检的创伤性小，但却有可能无法从根本上去除 CIN 的问题。阴道镜可准确评估病变大小，使得临床医生可以更准确确定和选取所需（切除）的锥体大小。

没有经过阴道镜检查的细胞学异常患者不应该接受治疗。

锥切活检的目的在于诊断和根治性治疗可以同时进行。切除的组织包括整个转化区以及延伸入宫颈管内的部分以取得整个完整病变。切除的深度范围依然难以评估，前文已经讨论了很多可以解决该问题的方法。以下是宫颈锥切活检的一些指征。

指征

宫颈锥形（切除）活检（包括冷刀、CO_2 激光或电切环）的指征如下：

1. 病变延伸入宫颈管，通过阴道镜或活检不能取得满意评估（不满意的阴道镜）。

2. 细胞学检查反复提示浸润性病变，但无阴道镜证据。

3. 细胞学、阴道镜检查或活检病理提示有浸润性病变。

4. 宫颈细胞学或阴道镜提示腺性病变。

5. 细胞学提示的病变较阴道镜和点活检结果更严重。

6. 宫颈管搔刮提示癌前病变或癌变。

一定要认识到，世界很多地方不具有诸如 CO_2 激光和环形电切术这些新式切除技术，冷刀锥切活检依然具有重要的地位。

方法

通过应用可逆的、短效止痛药，如咪达唑仑，在患者无痛和半清醒状态下完成广泛的外科操作成为可能。

患者呈截石位。阴道置入 Simm 或 Auvard 窥器，暴露宫颈。患者再次行阴道镜检查，确定宫颈病变部位。采用技术性方法减少操作过程中的出血是很常见的。最常用的止血方法是包括子宫动脉下行支在内的两侧缝扎或将血管加压素直接注射到宫颈间质。最常用的局麻药物是稀释肾上腺素或苯赖加压素，或丁哌卡因和苯赖加压素。应选择围绕宫颈外周病变边缘进行注射，避免直接注射病变处，因为理论上有将 CIN 种植于宫颈深部的风险。

一些临床医生建议使用 Lugol 碘溶液帮助定位宫颈外部病变的外缘，但是对于勾勒出新鳞柱交界处轮廓帮助不大。

使用组织钳钳夹病变外周，向下牵拉宫颈。宫颈外部病变使用持笔式拿刀（楔形）完全围绕转化区和病变进行切除(图 7.59)。通常从后向前切除会更方便，因为这样做出血不会干扰切除。用组织钳牵拉锥体，刀垂直切入并弯向宫颈管上部切除（图 7.60），以锥形切除组织（1）（图 7.61）。这种切除所需的深度非常难以估计。似乎 15 ~ 20mm 的深度可以清除大部分宫颈内的病变。如果病变在宫颈外部范围很大且向内延伸至宫颈管，但可以清楚看到上界，那么需要进行较浅的锥切。然而，如果宫颈外部病变很小且病变消失在宫颈管内不能看到（图 7.62），那么需要进行相对较长的锥切。幸运的是，后者很少发生

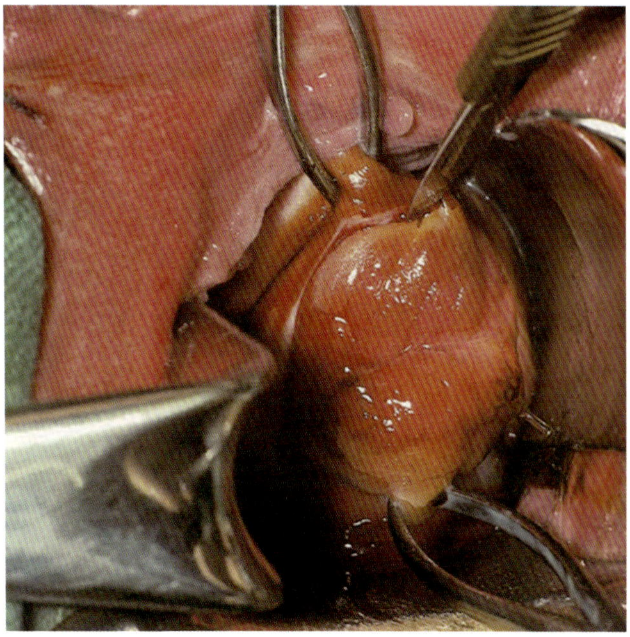

图7.59

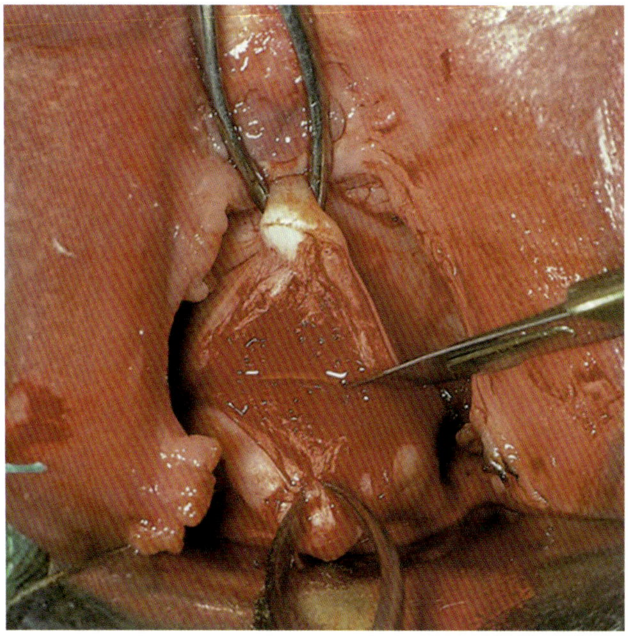

图7.60

在年轻女性中，所以不会出现由于宫颈功能受损而未来发生妊娠并发症的风险。

宫颈切口的修复

过去对于宫颈锥切活检后切口表面的修复已付诸相当多的努力。图 7.63 显示了一种之前常用的缝合技术（Sturmdorf），缝线从切除创面上引出，使得宫颈上皮未成形的皮瓣成形，手术当时就可以形成平滑外观（图 7.64）。然而，在愈合过程中形成的瘢

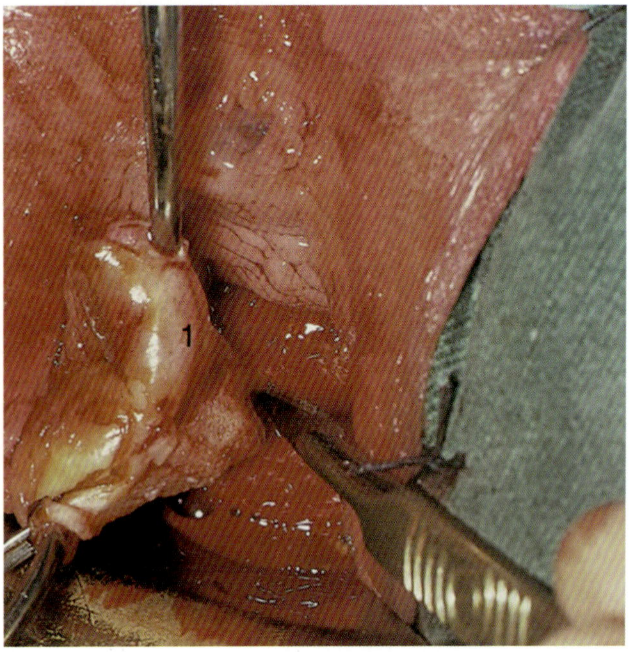

图7.61（a）

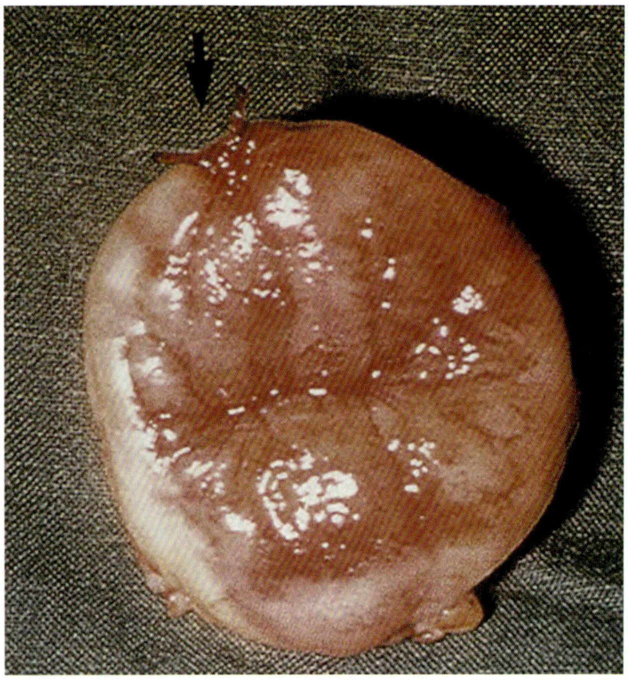

图7.61（b） 冷刀锥切活检大体标本外观，开口处固定，12点钟位置为缝线。

痕和形态变化增加了掩盖残留癌前病变的风险，使得后续满意随访困难或不可能达到，这必须要提前考虑到。因此只要可以实现局部止血，最好仅冷冻或烧灼锥形的底部，使其自然愈合。这也使得在细胞学和阴道镜随访中可以看到新鳞柱交界处。或者，简单地填塞纱布卷止血或止血棉塞也可起到同样目的。

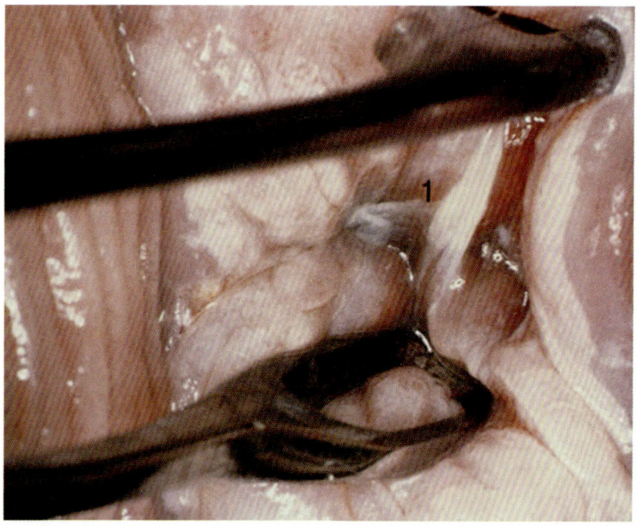

图7.62

7.10 广泛的异常（不典型）转化区的处理

少见情况下，不典型转化区面积广泛，直达宫颈边缘以及阴道。也可以延伸至宫颈管内（图7.65至图7.67），导致不满意的阴道镜结果。此前，这一广泛性病变通常采用手术治疗，切除宫颈的大部分和阴道穹隆。而如今，广泛的周边组织激光汽化、中心部更深的汽化或激光/环形电切术使得临床医生可以有效治疗整个病变区域而不必切除宫颈大部体积进而引起严重的手术创伤（图7.68a）。重要的是要认识到少部分情况下先天性转化区可以表现为典型的醋酸白色，并超出宫颈范围延伸至阴道穹隆，最常见的是向前后穹隆延伸。经常可见细镶嵌表现，很少有恶变倾向，无需治疗。该区域在进行任何治疗之前，应对相应区域仔细进行组织活检。

方法

整个操作在局麻或全麻下进行。在转化区外周区域进行活检。例如，在图7.67中，中心区域（1）阴道镜检查不满意在（2）和（3）的位置存在明显的低级别和“中等”级别病变。（2）和（3）处活检显示CIN3，中心区域（1）切除后活检显示早期微小浸润性癌；外周区域显示的CIN3可以进行激光汽化治疗。

当病变延伸入阴道穹隆（图7.66和图7.67），通常需在日间手术室全麻下谨慎操作，因为阴道皮肤极其敏感，使用局麻药物很难达到完全的麻醉。

患者呈截石位，阴道镜下对病变进行定位。用激光勾画出不典型转化区的外界很有帮助。首先用

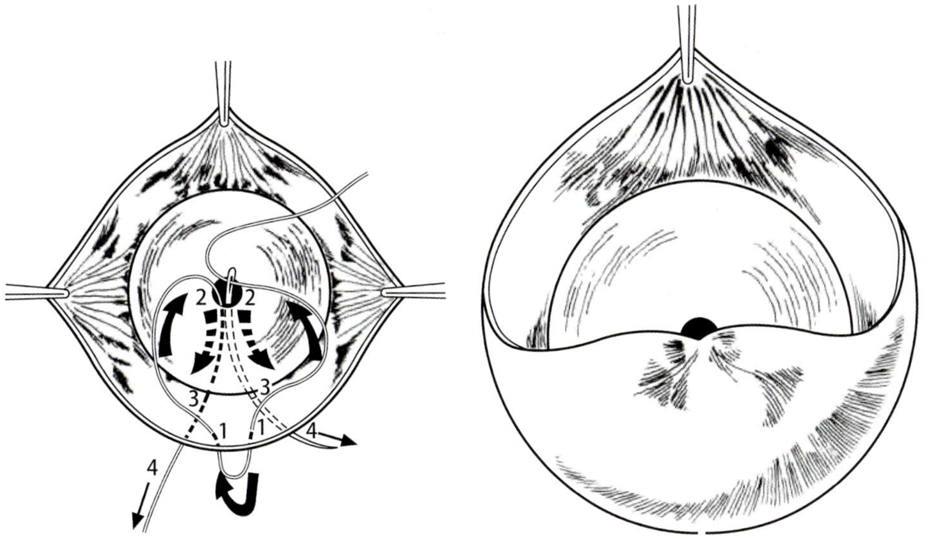

图7.63 显示了宫颈皮瓣成形和Sturmdorf缝合技术。Sturmdorf缝合的目的是用松弛的皮瓣覆盖在后方裸露的残留宫颈上。基本操作为双线牵拉皮瓣边缘中点到宫颈管位置，挂双线的针确保将皮瓣贴向残端。开始先用两头均留线的方法穿过断端后壁固定在宫颈管断端的后方；一根位于左边5点钟位置，另一根位于右边7点钟位置。（a）每根缝线末端的缝合路线是从后唇皮瓣边缘中点带入缝线，穿入点为1A，一些术者喜欢在该点两次牵拉或打结。在任何病例中，该点均是缝线长度的中点，两端的每一缝线都会按着模式图1 ~ 4的顺序依次缝合，然后另一游离端依此法缝合。（b）缝线被牵拉系紧时的效果。因两端缝线之间包含了宫颈残端的主要部分，具有如同止血剂样的作用，不必担心残端血管出血。

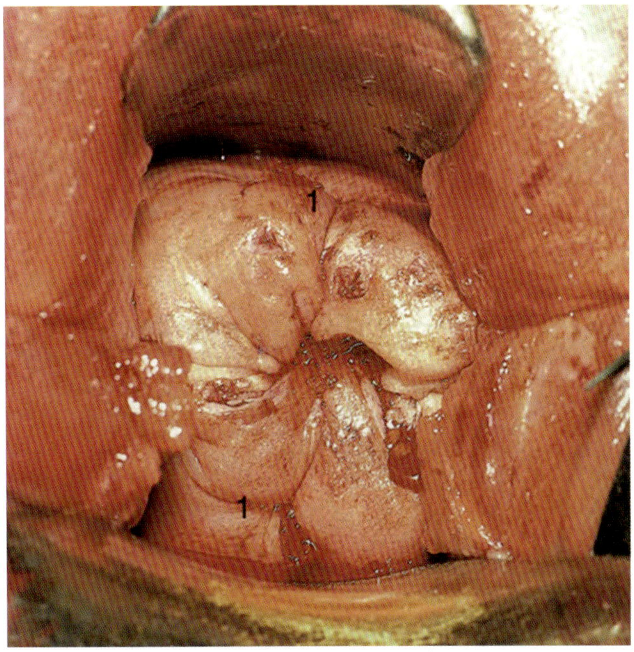

图7.64 在前唇12点钟位置（1）和后唇6点钟位置（1）采用Sturmdorf缝合宫颈。除了两侧的狭窄带以外，宫颈被皮瓣覆盖，当剪断提起的前唇缝线时这些会消失。

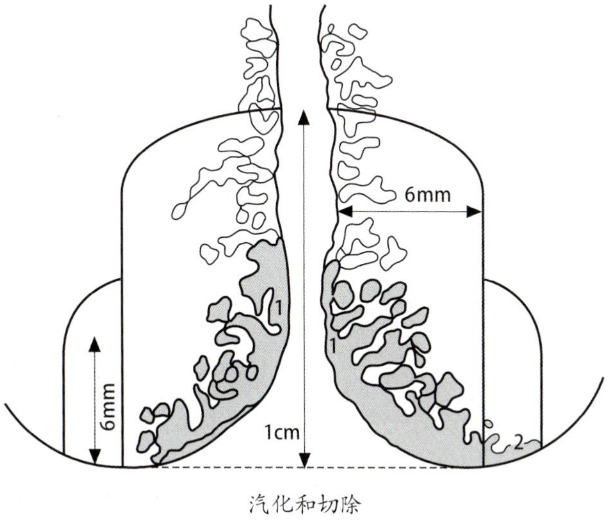

图7.65 该图显示为宫颈阴道部广泛的异常（不典型）上皮；需要汽化和切除的联合治疗。上皮延伸至宫颈管（阴影）(1)，需要手术完整切除。宫颈阴道部异常的（不典型）上皮（2）经活检显示为宫颈上皮内瘤变，需汽化治疗。箭头所示为汽化治疗的外缘。

激光或电环进行锥切活检。一旦中心区域被切除，外周区域可以进行5mm深的汽化（图7.68）。治疗区域基底部可见宫颈间质纤维及少量出血。在图7.68a中，CIN病变延伸至阴道穹隆（箭头），这与图7.67形成对比，后者延伸至阴道黏膜（3）。

在图7.66至图7.68a显示的病例中，在阴道镜诊室已经对外周区域进行点活检，提示为CIN3。如果阴道镜或病理提示为浸润性癌，则有必要应用激光脉冲模式对阴道穹隆或阴道的异常（不典型）上皮进行切割。这一技术将在第 8 章进行叙述。

“牛仔帽”激光切除技术的最终效果是将宫颈管内延伸的 CIN 病变切除，当然也可以进行激光汽化、环形电切术和环形电极锥切活检。图 7.68a 是一个很好的案例。

7.11 子宫切除治疗宫颈上皮内瘤变

最初治疗 CIN 的常规子宫切除术现在已很少使用。数以千计的文献报道显示，阴道残端再发生临床浸润性癌的概率极低。在大多数复发病例中，有一种怀疑就是在最初检查时没能识别出延伸至阴道壁的 CIN（图 7.66 和图 7.67）。

目前明确的子宫切除术的指征如下：

1. 已存在的良性妇科疾病，如功能失调性子宫出血、子宫肌瘤、子宫内膜异位症、子宫阴道脱垂或患者要求绝育。有一点需要注意，在进行治疗前，需要对宫颈病变进行点活检或锥切活检以明确组织学诊断。如果整个转化区和异常病变可见，可进行点活检。然而，如果阴道镜结果不满意，且病变延伸至宫颈管，有可能遗漏隐匿的浸润性癌，这时需要行锥切活检。

2. 组织学检查在锥切标本边缘发现上皮内病变。以前这是子宫切除的标准指征，但作者发现目前只有少数地区仍有应用。实际上，子宫切除治疗原位癌（CIN3）后发生浸润性癌的数量相当低。

3. 非常规操作的原因，如绝经后的小子宫涂片发现异常阳性细胞，行诊断性宫颈锥切术可能比较困难，此时行经阴道子宫切除术可能更有效。

4. 病变延伸至阴道穹隆，尽管可以如前文所述选择联合使用切除性和毁损性方式，但在许多情况下，子宫切除可能更适合。必须要应用阴道镜来确定病变范围和估计阴道断端切除的长度。如图 7.67 中所示的病变可以进行子宫切除性治疗。

5. 如果患者对保守治疗较为担心或对长期严密随访存在顾虑，也可以考虑这一治疗方式。

对于需要行子宫切除的患者，毫无疑问最佳的方式是采用阴式子宫切除术，或选择微创技术，如腹腔镜辅助阴式子宫切除术（LAVH）或腹腔镜下全子宫切除术（LTH）。这一手术方式可以准确判断和确定宫颈异常病变区，降低残留癌前病变的风险。对于病变从宫颈延伸至阴道穹隆的患者（2.4%）尤其具有价值。对于有持续细胞学异常的患者，应用标准的经腹部的子宫切除术还是有缺陷的，宫颈和阴道的细小残缘很可能包含有将来发展成浸润性癌的 CIN 病变。LAVH 或 LTH 明显的优势在于术者可以自如地对那些适合行卵巢切除的患者施术。

如果子宫切除术是在宫颈锥切术后进行的，似乎这一操作宜应尽早进行。对于这类患者的随访，作者的经验是在全子宫切除术后 4 个月和 12 个月后应用阴道镜观察阴道残端，之后 5 年内每年进行残端细胞学检查，5 年后则每 2~3 年一次。

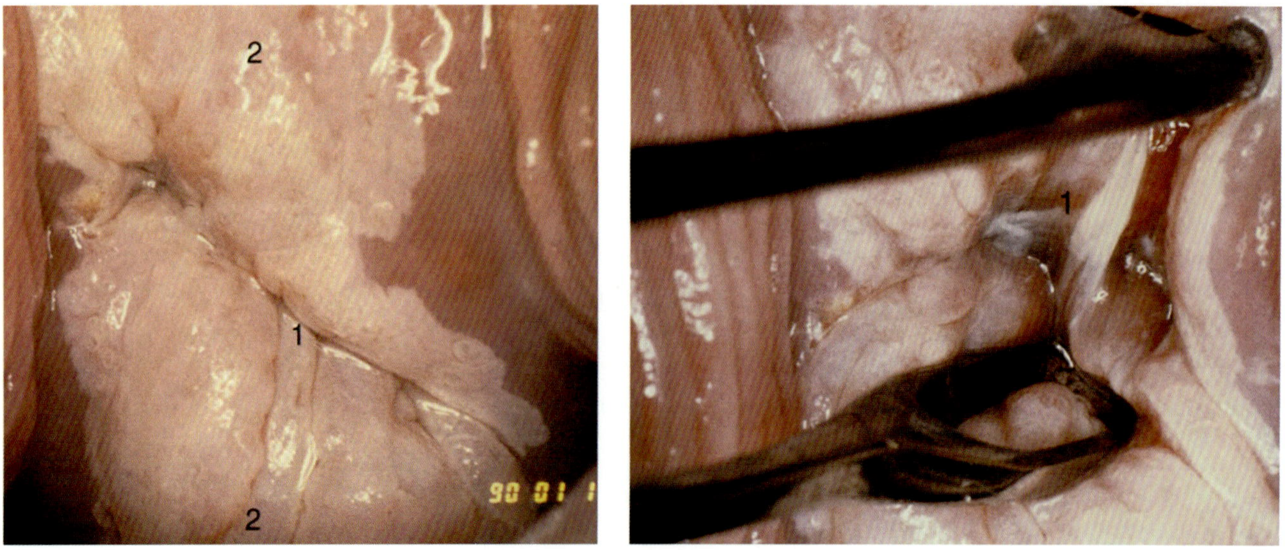

（a）　　　　　　　　　　　　　　　　（b）

图7.66 （a）大面积的异常（不典型）上皮（厚醋酸白色）延伸至宫颈管内（1）以及宫颈阴道部（2），中心区域（1）需要切除，外周区域（2）需要汽化。（b）显示寻找病变的上界较困难。

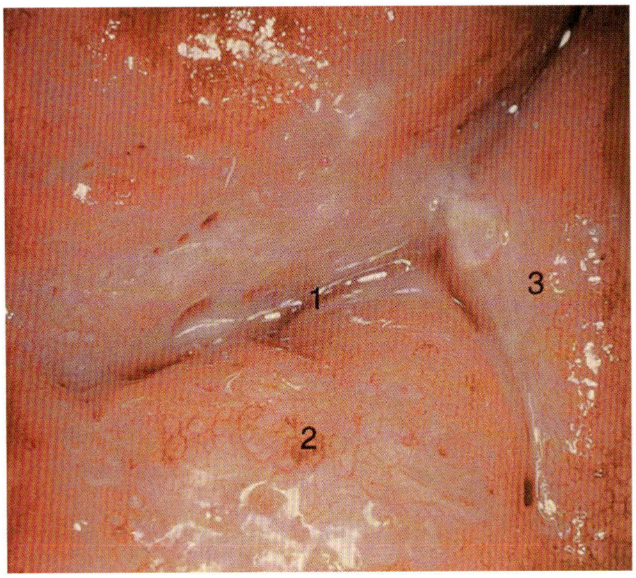

图7.67　大范围异常（不典型）上皮延伸入宫颈管内（1）、宫颈阴道部（2），以及阴道穹隆（3）。可以在（2）和（3）处进行点活检排除浸润性癌，之后可以在该区域进行汽化治疗。因中心区域本身性质（1）不满意而需要进行切除性治疗。

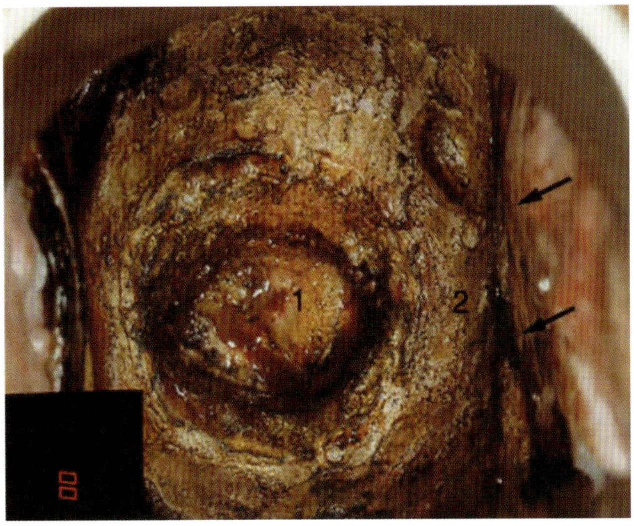

图7.68

7.12 CIN治疗后近期并发症

激光锥切术后出现的近期问题本质上和其他宫颈切除手术或者局部破坏性治疗一样。即使应用激光锥切术，也有可能发生出血，这可能是由于创面血管分离不完全，或者和缺损部位的继发感染有关。通常进行保守治疗即可，偶尔可能需要手术处理，更少见的情况下，可能需要给予输血支持。

分泌物增多是愈合过程中常见的并发症，往往持续数周。只要不发生明显的感染，一般不需要特殊处理。术后，甚至在术后早期，患者很少感到疼痛。

远期并发症是由于宫颈愈合过程中发生的各种变化所致。多数患者宫颈的转化区，可见到鳞柱交界处及较小区域的柱状上皮（图 7.69 和图 7.70）。然而，如图 7.71 所示的这种情况并不少见，可见到宫颈表面大面积的柱状上皮。这种情况可导致性交

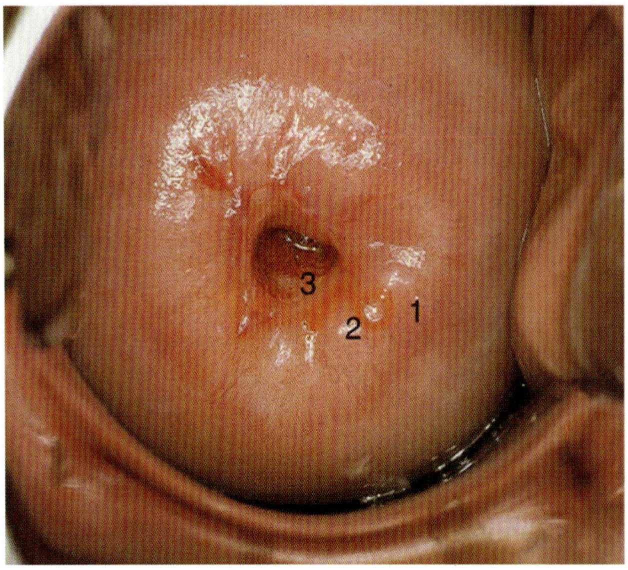

图7.69　激光锥切术后正常宫颈，该图显示的是治疗后6个月的宫颈。（1）为治疗区域的边缘，（2）为再生上皮，（3）为新鳞柱交界处。

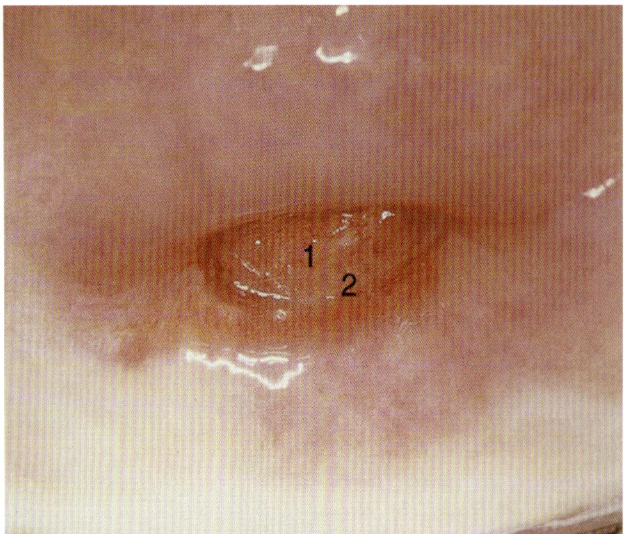

图7.70　宫颈病变经激光锥切和激光烧灼治疗后柱状上皮经常会出现明显“纽扣”样外观（1）。这种情况通常是在切除大量组织，留下大面积缺损后形成的。（2）为再生区域的边缘。

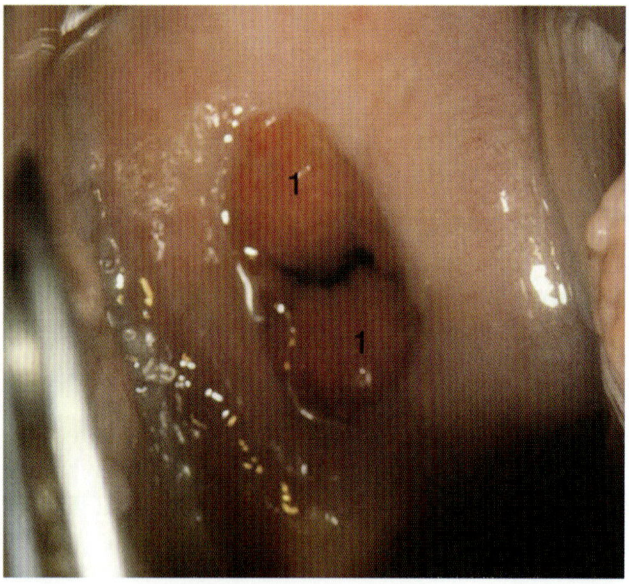

图7.71 CIN激光汽化治疗后6个月所形成的“宫颈柱状上皮异位”（柱状上皮暴露在宫颈阴道部）。

后和月经间期出血或分泌物增多。对于这类患者，有必要通过冷冻、烧灼甚至激光汽化等治疗方式刺激该区域的柱状上皮化生。但对于大多数患者而言，没有必要进行积极治疗。少数情况下，宫颈创面在愈合过程中可能形成瘢痕（图 7.72），引起宫颈口部分或完全闭锁。这种情况可在细胞学检查时偶然发现。有时，患者会出现经期延长或经量减少等症状，也可能发生痛经。机械性扩张宫颈口或激光削减瘢痕通常能有效处理这些并发症。

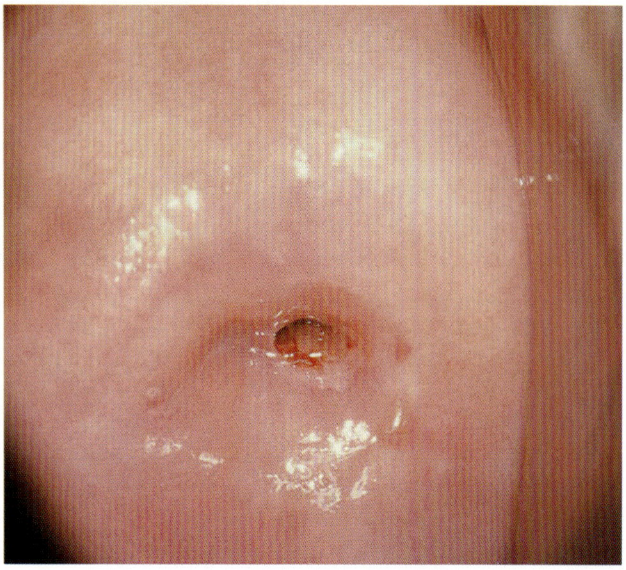

图7.72 激光锥切术后宫颈口部分闭锁，未见到鳞柱交界处。对于这种病例，有必要使用细胞刷或者颈管搔刮术进行适当的随访评估。

7.13 CIN治疗后远期并发症

妊娠相关并发症

在一项 2006 年的荟萃分析中，Kyrgiou 等人发现 LLETZ 或 LEEP 与早产（相对风险为 1.70，治疗组 11%，对照组 7%）、< 2500g 低出生体重儿（相对风险为 1.82）以及胎膜早破（相对风险为 2.69）有明显相关性。冷刀锥切活检与早产（相对风险为 2.59）以及 < 2500g 低出生体重儿（相对风险为 2.53）有明显相关性。有趣的是，虽然激光锥切术与上述两种方法的不良影响相似，但与早产相关的不良影响的程度较不显著。这项荟萃分析并没有发现激光消融治疗后产科结局的风险会显著增加。

更令人担忧的是，在另一项荟萃分析中，Arbyn 等人在 2008 年报道了冷刀锥切活检与围生期死亡（相对风险为 2.87）、< 32 周严重早产（相对风险为 2.78）、< 28 ~ 30 周极早早产（相对风险为 5.33）以及 < 2000g 低出生体重儿（相对风险为 2.86）的风险增加显著相关。LEEP 及破坏性治疗（如冷冻治疗及激光汽化治疗）并不增加严重不良妊娠结局。

宫颈口狭窄和收缩

外科手术治疗后，手术伤口通过胶原组织修复愈合；当修复过度时，就会形成瘢痕。宫颈形成瘢痕的时间较长，达到 6 ~ 12 个月或以上，会导致宫颈口狭窄，甚至完全堵塞（图 7.73 和图 7.74）。这种情况最常发生在绝经后或产后女性，甚至可发展为子宫积脓（图 7.73）。对于年轻女性，长期宫颈口狭窄引起的积血可能导致盆腔子宫内膜异位症。这种异常情况增加了诊断难度，以往只能通过手术才能诊断，但随着现代超声技术的发展，目前不通过手术也可以诊断。

采用上述任何保守治疗方法都可能导致宫颈瘢痕和宫颈口狭窄（图 7.75 至图 7.79）。图 7.75 显示冷冻治疗后宫颈上人为造成的对称的两个口。残余腺上皮可以产生如图 7.76 所示的异常外观，在这种情况下，可见到致密白色瘢痕，可能使临床医生误认为存在异常（不典型）上皮。

宫颈切除面积过大可能导致各种宫颈畸形（图 7.78 和图 7.79），但可保留宫颈功能。

当宫颈口发生狭窄时（图 7.75 至图 7.77a），患者经常出现痛经和经期延长等症状。最简单的处理方法可能是行全麻下宫颈扩张术。然而，宫颈局麻

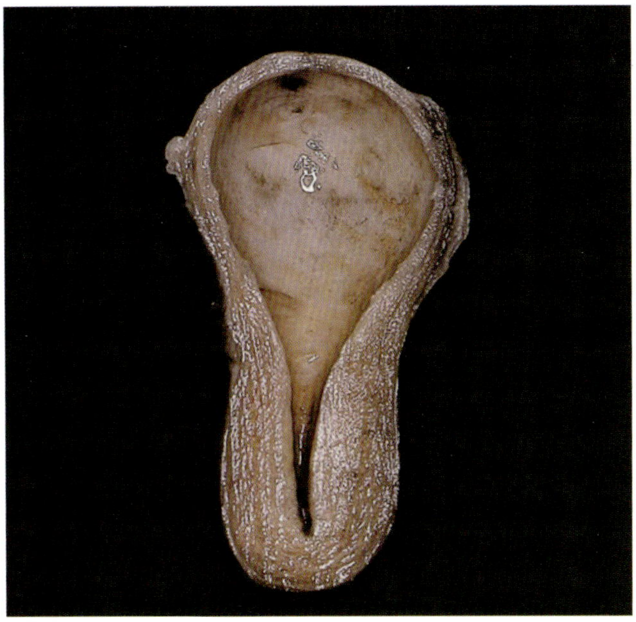

图7.73 该患者4年前曾行宫颈锥切术，子宫标本显示宫颈口完全闭锁。图示绝经后患者的子宫积脓。

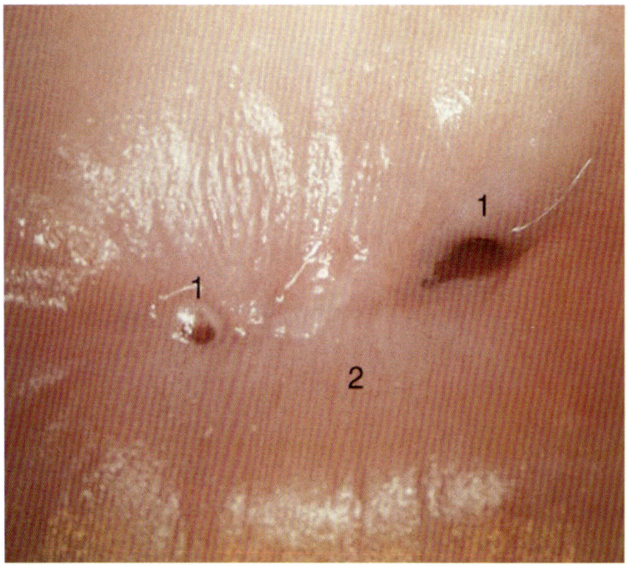

图7.75 冷冻治疗后，宫颈中心区域伤口愈合所致的两个孔(1)。冷冻治疗后，宫颈后唇存在的典型的放射状脊状隆起（2）。

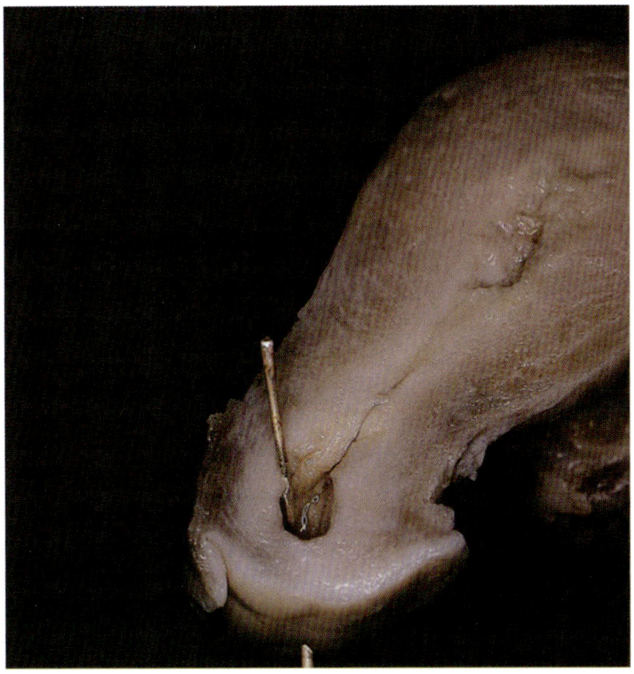

图7.74 图示探针强行穿过封闭的宫颈管。

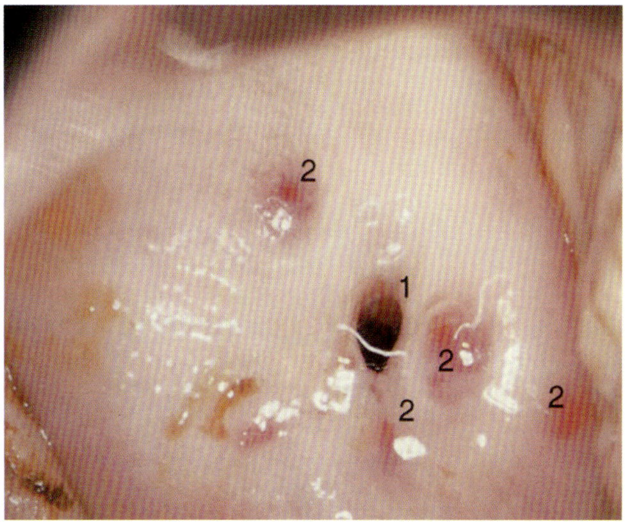

图7.76 激光治疗后，宫颈外口变狭窄并出现瘢痕（1），宫颈外口围绕着类似泪点的异常局灶性残余腺上皮（2）。此例为宫颈子宫内膜异位症。

下使用小号扩张棒也能暂时性地缓解症状，该技术由伦敦的 B.Mansell 医生发明（图 7.77b）。甚至使用细小的宫颈刷也可缓解症状。

宫颈狭窄的手术处理和重建

一般很少进行宫颈重建，但当宫颈瘢痕严重影响宫颈形态或者当患者定期出现严重不适时，则有必要重建宫颈。如图 7.80 所示，需要治疗的高级别宫颈管病变患者的手术外观。该治疗进行了深部中心微小浸润性癌的清除，效果满意。不幸的是，治疗后约 6 个月，颈口形成瘢痕致使患者经期出现严重不适。图 7.81 示宫颈口缩小到只有针孔大小。常用处理方法即定期扩张宫颈管（图 7.82）。

在宫颈口完全闭塞的情况下（图 7.83），局部浸

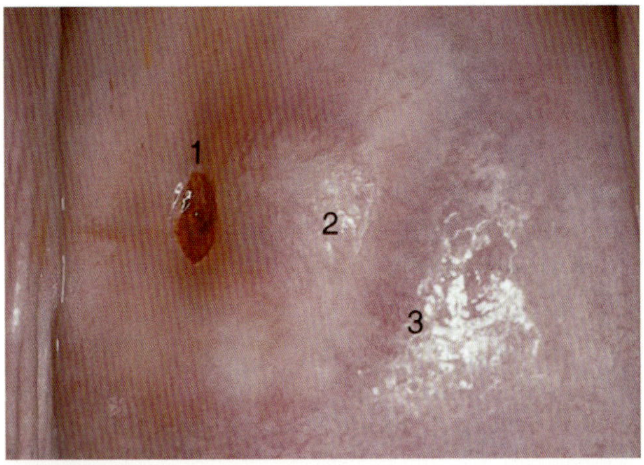

（a）

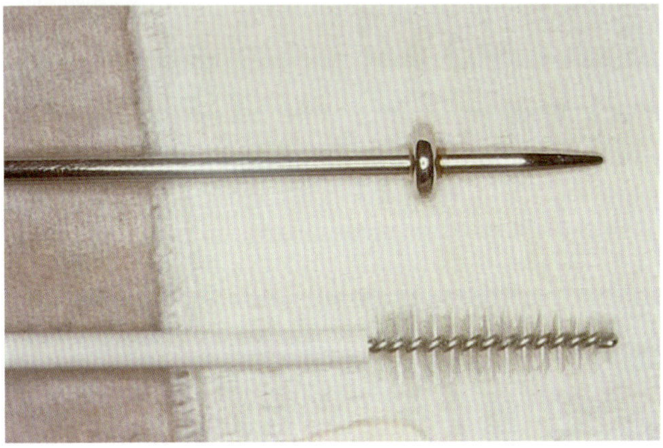

（b）

图7.77 （a）宫颈外口严重缩窄，使用宫颈扩张棒（b）破坏覆盖宫颈口表面的一层薄膜（1）。该患者曾行大锥切活检，（2）为瘢痕区域的边缘，（3）为残余宫颈。（b）示由伦敦的B.Mansell医生发明的扩张棒（1）和宫颈管刷（2），两者都可被用来扩张缩窄的宫颈管。

润麻醉宫颈后，用 21G 针轻轻探测（图 7.84），尝试抽吸潴留的经血，沿此方向探测宫颈管阻塞的位置（图 7.85）。如图 7.85 所示，在宫颈表面做一切口暴露宫颈管，使用宫颈扩张棒（Hegar 4）插入宫颈管，应用单爪钳牵引宫颈。

柱状上皮过度外翻（治疗后）

在 20 世纪 80 年代，使用激光初期，关于复发有说服力的一个原因是 CIN 病变破坏程度存在局限性，这会导致宫颈阴道部柱状上皮大面积的复发，该部位易受 CIN 的致病源反复感染。高复发率要求对 CIN 及其周围组织的破坏要处理得更加彻底，使患者结局得到明显改善。为了防止柱状上皮的此类区域发病，在去除转化区的异常（不典型）上皮时，建议采用“牛仔帽”形切除。图 7.68a 就是一个很好的例子。可对

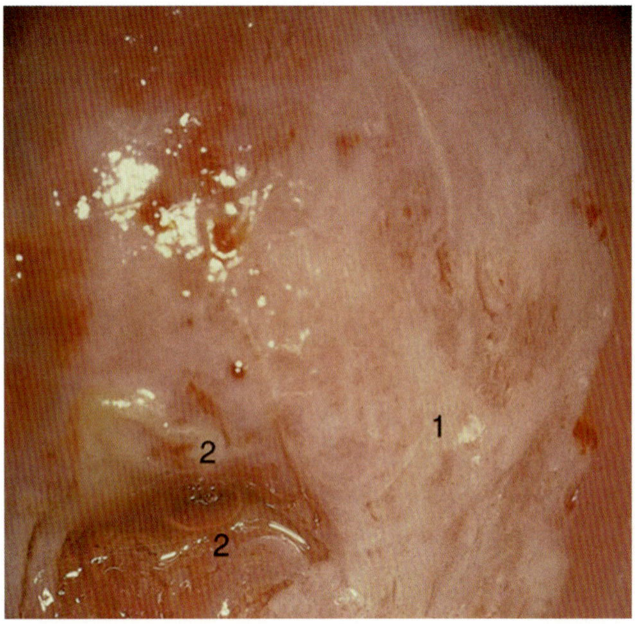

图7.78 宫颈阴道部（1）存在大面积的异常（不典型）上皮（Coppleson 3级）延伸至左侧阴道穹隆，在（2）可以清楚地看到上界。采用大面积宫颈切除术后，导致如图7.79所示的宫颈缩窄和畸形。

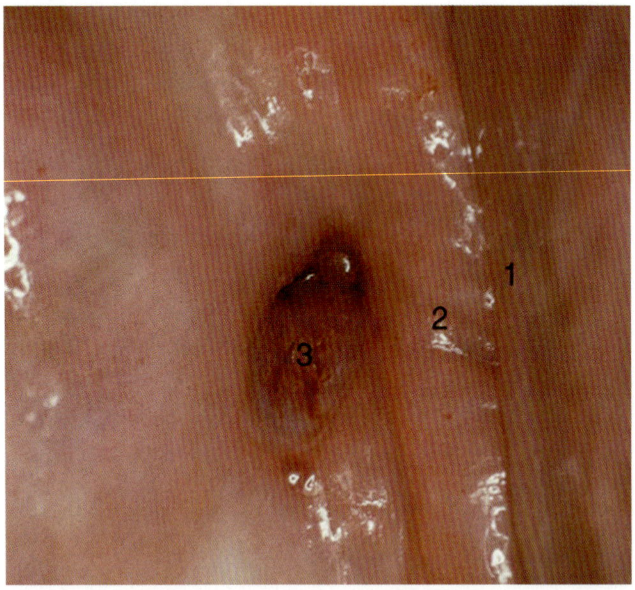

图7.79 图7.78所示的宫颈6个月后所见。宫颈左侧大面积缺失，致使宫颈紧靠左侧阴道穹隆（1）。（2）为左侧残余宫颈阴道部，（3）为宫颈管。虽然宫颈大面积切除（包含早期微小浸润性癌）致宫颈形态异常，手术后该患者仍然有2次正常的阴道分娩。

比图 7.86 和图 7.87 所示的宫颈，两者都是在治疗后 6 个月内。图 7.86 采用激光汽化，而图 7.87 采用大环电切术。在两图中，（1）为外翻暴露的柱状上皮，（2）为愈合（治疗后）的宫颈。建议对 CIN 病变新发风险增加的女性进行严密监测。

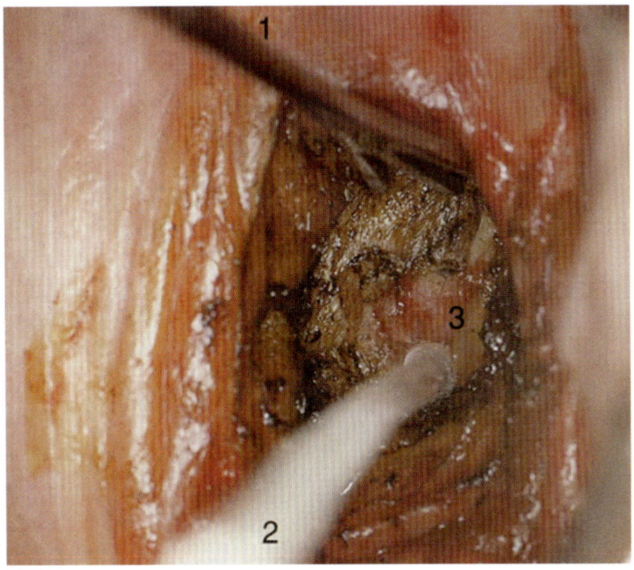

图7.80

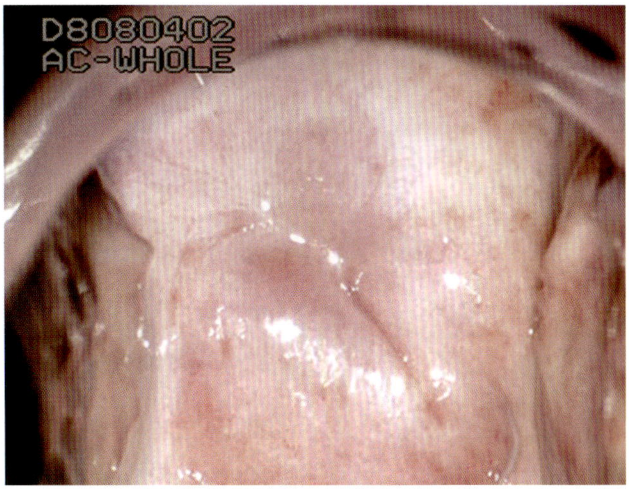

图7.83

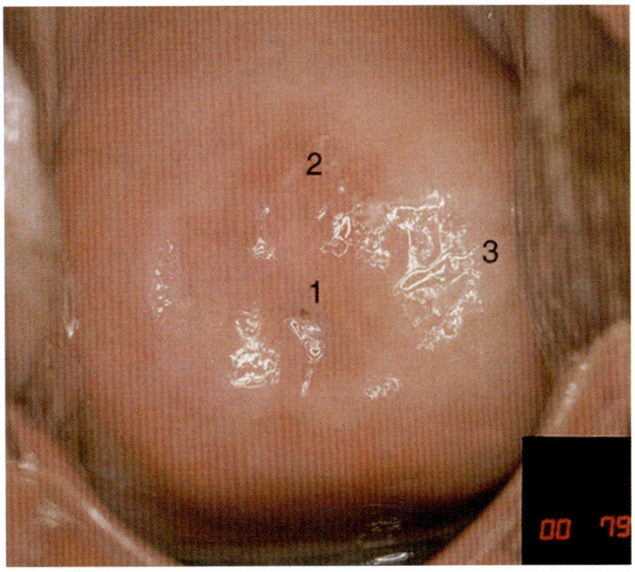

图7.81

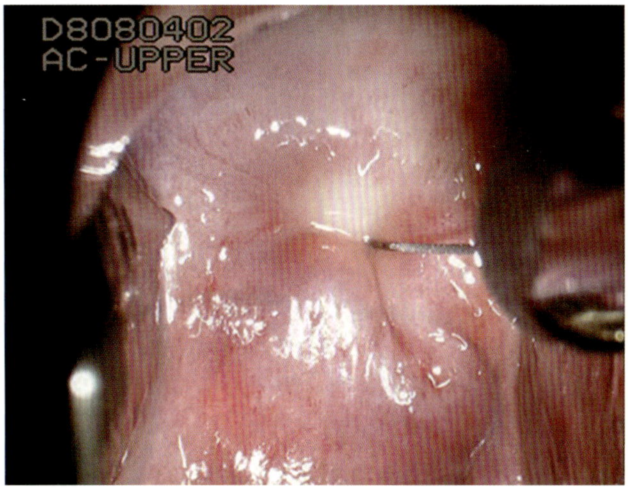

图7.84

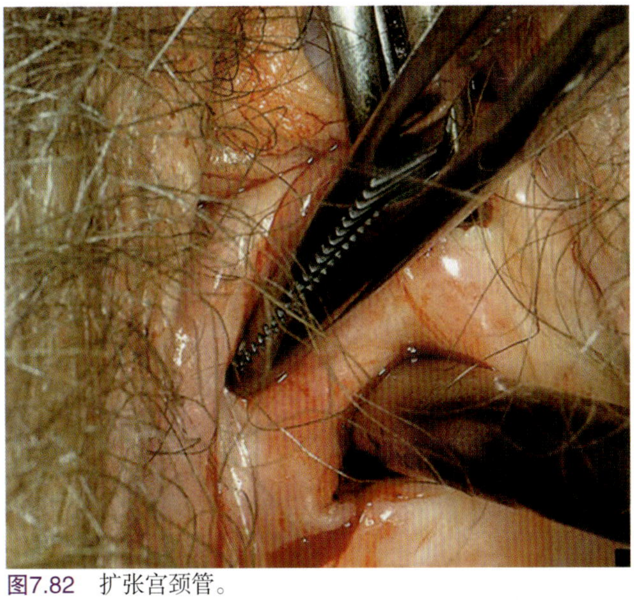
图7.82 扩张宫颈管。

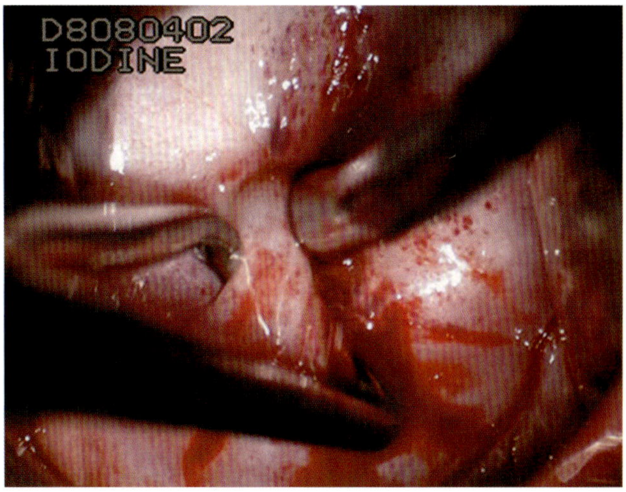

图7.85

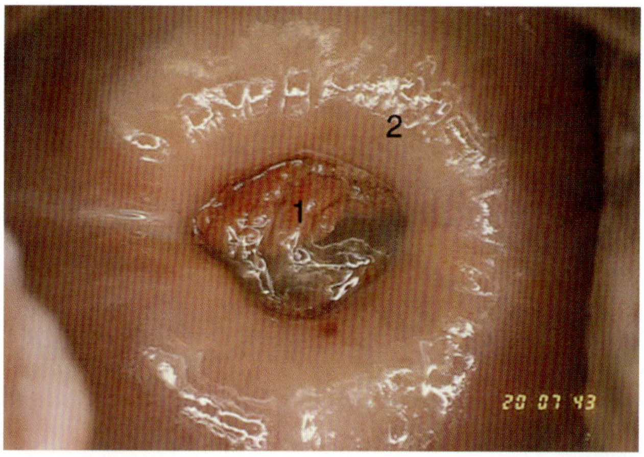

图7.86

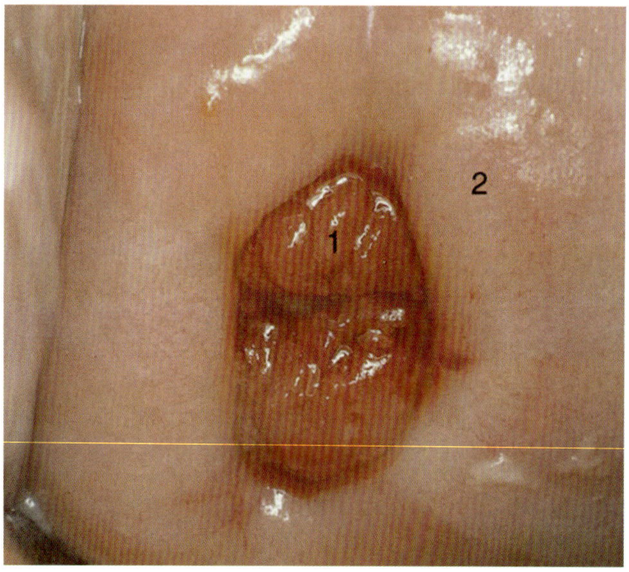

图7.87

7.14 CIN治疗后随访

尽管 CIN 的现代保守性治疗相当成功，疾病清除率达 95% 以上，但治疗后的女性发生宫颈癌的概率仍是普通人群的 2 ~ 5 倍。需要强调的是，必须对患者定期随访，以便早期发现残留或复发病变，并给予有效治疗。图 7.88 至图 7.93 展示了 6 例复发病例。传统上，采用宫颈细胞学检查对患者进行随访，必要时行阴道镜检查。英国和欧洲建议，CIN2 及以上的病变在治疗后应每年随访，至少持续 10 年阴性才能回归常规的筛查周期。对于 CIN1 的女性，建议治疗后细胞学检查 2 年阴性后可回归常规筛查。

宫颈环形电切术后细胞学异常的复发风险取决于是否存在残留病变，可通过切除标本的位置进行判断。标本切缘阴性的患者可以只复查细胞学，而那些宫颈内切缘阳性的患者需要复查细胞学或行宫颈搔刮术（取决于当地的诊治流程）。宫颈外切缘阳性的患者需要复查阴道镜和标准细胞学，而切缘阳性的患者需要复查阴道镜和细胞学检查和（或）宫颈搔刮术。

英国和欧洲随访计划建议

未行 HPV 联合检测：

- 对于高级别上皮内病变（CIN2、CIN3 以及宫颈腺上皮内瘤变）女性，建议治疗后 6 个月、12 个月以及 24 个月复查细胞学。
- 随后每年复查细胞学，至少持续 5 年才能回归常规筛查间隔。
- 治疗后 6 个月时可行阴道镜检查。
- 对于低级别病变的女性，建议治疗后 6 个月、12 个月以及 24 个月复查细胞学，如果结果均为阴性，建议回归常规筛查间隔。

联合 HPV 判愈性检测：

- 治疗后 6 个月，复查细胞学和 HPV DNA。
- 如果两者结果均为阴性，则建议回归间隔 3 年或 5 年的细胞学常规筛查。
- 如果细胞学高级别病变或者 HPV 阳性，建议行阴道镜检查。

治疗后采用HPV DNA检测随访

治疗失败的最常见原因是病变残留，这和高危型

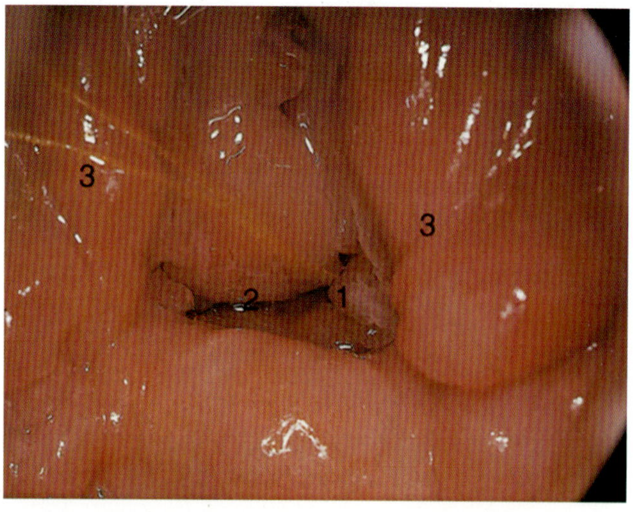

图7.88 CIN3冷刀锥切活检后5年，宫颈呈瘢痕状。在（1）可见宫颈管内不典型上皮，在（2）可见侧面瘢痕内较小区域的不典型上皮。行Sturmdorf缝合，（3）为锥切缝合所致的宫颈形态异常。需要切除病变并加以诊治。

HPV 感染有关。几项非随机研究报道提示，HPV 检测可提高对治疗失败的预测。复发主要发生在治疗后的第 1 年和第 2 年，因此建议在这段时间加强随访观察。并建议在术后 6 个月和 12 个月时进行两次检查。

第一次检查应包括阴道镜和细胞学检查，或者细胞学检查和 HPV 检测。尽管许多作者建议仅采用细胞学检查，因为细胞学检查能有效发现复发。但

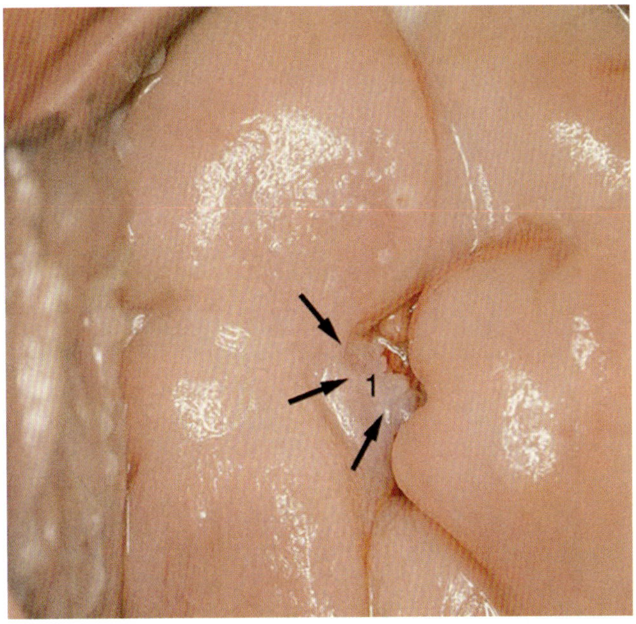

图7.89 CIN3锥切活检后4年，宫颈明显瘢痕。细胞学涂片连续3年阴性后，突然出现重度核异质。仅能在宫颈口看到异常（不典型）上皮（1，箭头所示），进一步切除（激光锥切活检）证实存在CIN3。

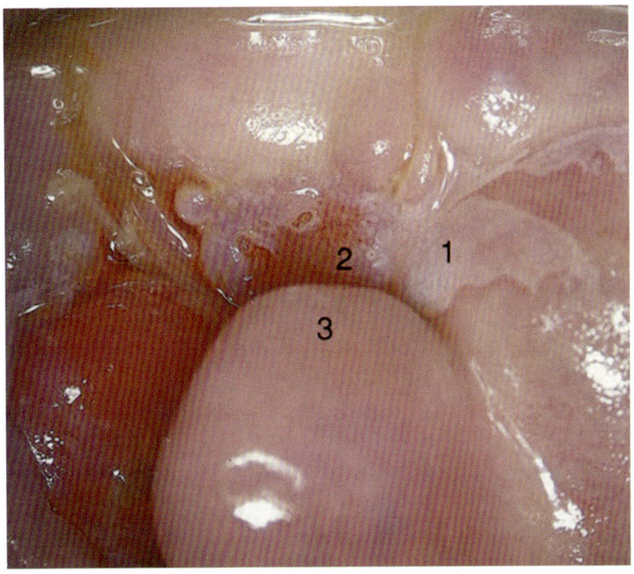

图7.90 CIN3锥切治疗活检后4年，宫颈呈现不规则瘢痕。（1）为残余病变延伸至宫颈管（2），经过仔细的细胞学和阴道镜活检评估，认为有必要再次切除。（3）为变形的宫颈后唇。

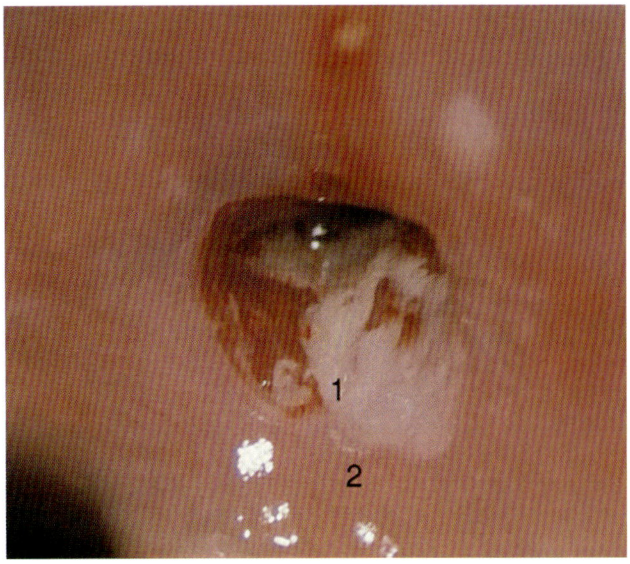

图7.91 阴道镜下可见高级别病变（1）延伸至宫颈管。3年前由于CIN3行激光汽化治疗，（2）为治疗后宫颈治疗（愈合）区域。

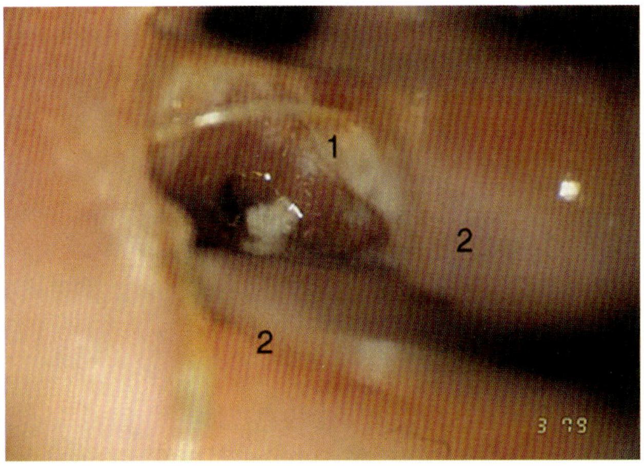

图7.92 激光汽化治疗后2年，阴道镜下可见宫颈管内残留的主要病变（1）。（2）为治疗后（愈合）的宫颈区域。需要进一步切除来确定诊断和治疗。

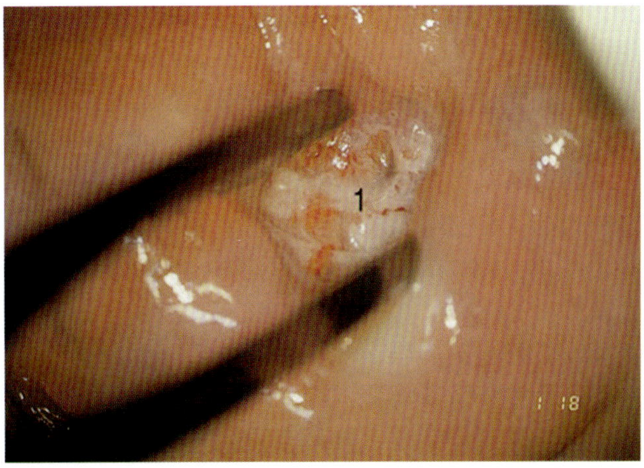

图7.93 激光汽化治疗后2年，（1）为宫颈高级别病变，不能看到病变顶部，切除活检后证实存在CIN3。

是阴道镜对于评估宫颈的缩窄程度是很重要的。

英国开展的治愈性检测研究表明，治疗后6个月，如果细胞学检查和HPV检测均为阴性，那么随后2年患CIN2+的风险不到0.5%。这些女性6个月后可回归正常筛查，不需行为期10年的每年1次的细胞学检查。在很多宫颈癌筛查计划完善的国家，已将HPV DNA检测纳入随访计划。

7.15 疑似复发的处理

治疗后再进行阴道镜检查很难判断高级别癌前病变或早期癌前病变。几项研究也特别提出了对于治疗后的患者，阴道镜难以识别这类患者早期浸润性癌的问题。特别是在前次治疗后，可能存在宫颈变形或早期浸润灶位于宫颈管内，而这些病灶会很轻易地被忽略。目前，公认的观点是当发生复发时，治疗应为切除性活检而不是重复汽化。

7.16 妊娠期癌前病变

在发达国家，妊娠期宫颈癌的发生相对罕见，主要因为出生率下降和筛查项目的广泛普及。宫颈癌是育龄期最常见的盆腔肿瘤，但其发病率还是较低的，据不同报道每10 000位女性中有1～13例患病，CIN3的发病率为每750位孕妇中有1例患病。目前许多发达国家中青少年妊娠率增加，女性较早成家，而年龄较小时肿瘤发病率也相对较低。

妊娠期宫颈浸润性癌的处理

总的来说，肿瘤（图7.94和图7.95）的管理应该与非妊娠期相似。但治疗时机与非妊娠期稍有差异，妊娠期肿瘤治疗时间的制订必须权衡尽可能生育可存活的新生儿和肿瘤治疗有效性这两方面。在妊娠中早期，肿瘤治疗的主要原则是积极治疗而放弃妊娠（图7.95）。当妊娠23～26周时，胎儿正常分娩后已具备存活可能，使处理出现困难，需要良好的判断。此时高水平母胎医学对治疗判断是必不可少的。推迟治疗1～2周来改善胎儿状态不会对母亲的生存率造成明显的影响。一旦分娩时机确定，可选择剖宫产同时行Wertheim根治性子宫切除术。可保留卵巢。应避免阴式分娩。

妊娠晚期，不必太担心胎儿的生存能力，一旦胎儿经手术分娩，肿瘤应根据分期进行适当的治疗。

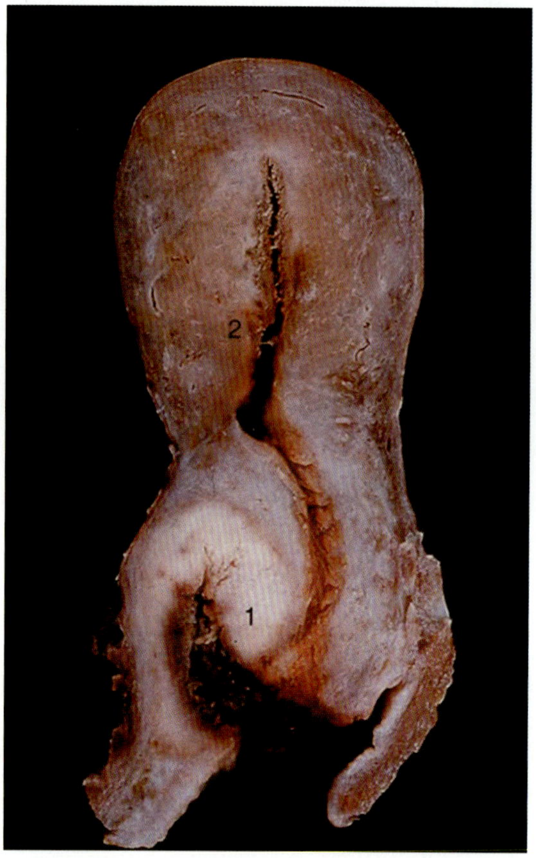

图7.94 早期妊娠子宫的冠状面；宫颈前唇可见一个大的Ib期肿物（1）。宫腔内可见蜕膜（2）。

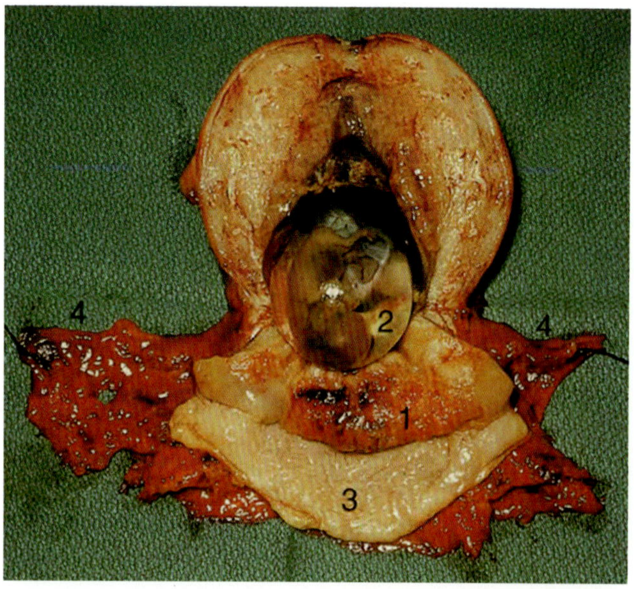

图7.95 矢状切开根治性子宫切除标本可见宫颈后唇外生型Ib期肿物（1）和一个小妊娠囊（2）。还可见一大片阴道壁（3）和宫旁组织。

妊娠期异常涂片的处理

妊娠期间宫颈上皮发生生理性改变，同时宫颈黏液增多，使得细胞学判读困难。这一时期，脱落细胞学的敏感性降低。出于这个原因，一些人主张避免在妊娠期间进行宫颈涂片检查，即使液基细胞学在很大程度上提高了敏感性。在1000位孕妇中，有10~15位在得知异常涂片结果后出现明显的焦虑，主要是担心自身、未出生的孩子和其他家庭成员。重要的是尽早给予她们就诊、建议和阴道镜检查，以明确告知患者她们并没有患浸润性癌，而且异常涂片的处理可以推迟到产后。如果女性在涂片结果异常后已妊娠，需要行随访涂片检查，除非有临床禁忌证，否则涂片检查不应被推迟，应该在妊娠中期进行。

若孕妇因既往治疗后复查（或CIN1未治疗随访）需要行阴道镜或细胞学检查，可以推迟到产后。若细胞学为高级别病变（包括CGIN），阴道镜检查应尽早进行（图7.96和图7.97）。在妊娠早期和中期实施阴道镜检查没有太大的操作困难，但在妊娠晚期，阴道壁松弛会给检查带来一定的困难；当胎儿头部入盆后，检查更加困难。

在妊娠期间，临床医生进行阴道镜操作时务必要动作轻柔，富于同情心和理解患者的难言之隐。一名经验丰富的阴道镜医生必须观察宫颈，并在阴道镜和细胞学层面排除宫颈浸润性癌。这些技术将在后文介绍。但是，如果有任何浸润性癌的征象，必须采取足够范围的活检（如楔形活检或锥切活检）。有时简单的点活检也是必要的。

妊娠期间宫颈发生的生理改变有时有利于发现CIN病变。异常（不典型）上皮在阴道镜下呈现出的醋酸白色上皮，镶嵌或点状血管征象在宫颈血管充盈的紫蓝色背景下会更加突出。在图7.96中不难看出，异常（不典型）上皮（1）位于宫颈前唇，稍稍延伸至宫颈管内（2）。妊娠第10周开始，宫颈管内上皮外翻，使得异常（不典型）上皮的上界更易观察到，但有时则不然。在图7.97中，上皮（1）延伸至宫颈管内不可见的区域（2）。

但是，妊娠期间孕激素作用和随后的宫颈蜕膜化给阴道镜检查结果的判读还是带来了一定困难。

阴道镜检查

妊娠期间阴道镜检查的首要目的是排除浸润性癌。在妊娠早期检查的女性可能会在妊娠中晚期进行深入评估。阴道镜下重点观察两点：①测定异常（不典型）上皮的完整范围；②评估上皮是否为癌前病变或早期癌变。

妊娠期间会出现鳞状上皮化生加快，血管化增加和宫颈大小、形状的变化。所有这些生理变化给阴道镜评估带来特殊挑战。良性病变可能表现得可疑异常，例如不成熟的鳞状化生上皮可能表现出类似低级别CIN的细小镶嵌或点状血管结构。转化区内的异常（不典型）上皮完全可见才能认为是满意的阴道镜检查。这就意味着病变的上界必须可见。否则，

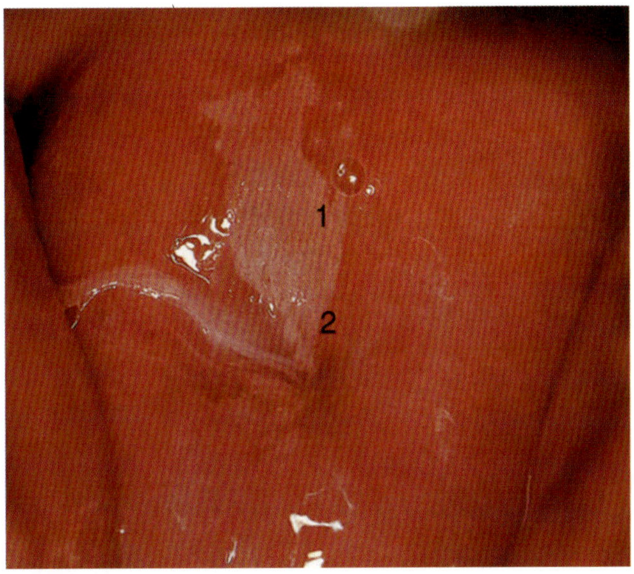

图7.96

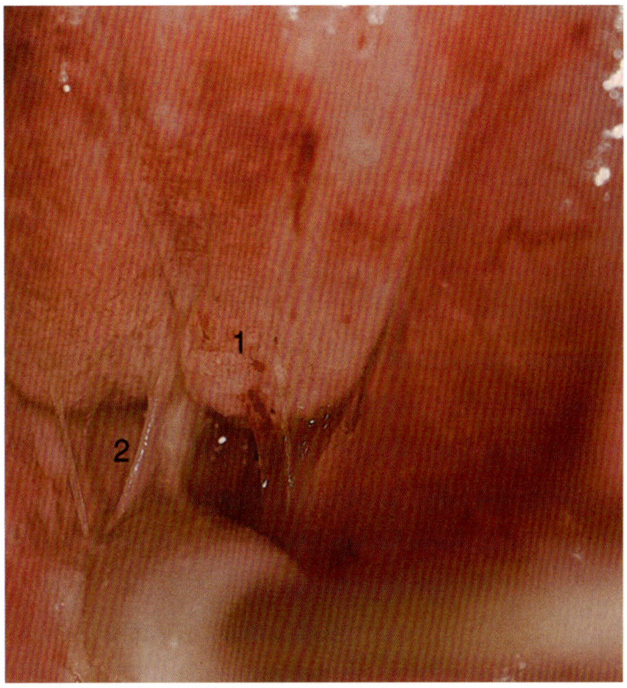

图7.97

不能排除早期浸润。在某种程度上，阴道镜下病变是否与 CIN 级别存在不一致取决于检查者的经验。若不能对病变进行满意的分类则需要活检。

阴道镜下直接活检

如果阴道镜下未怀疑存在早期浸润性癌，那么活检或治疗应该推迟到产后。在具备合适的止血条件下，可以选择三种操作中的任一种：锥切或楔形或电热环切活检。

妊娠期间阴道镜和活检的主要目的是排除浸润性癌。高级别 CIN 可以保守治疗至产后。已证实妊娠期的点活检仅提示 CIN，并不能完全排除浸润，因此不应该在妊娠期间进行点活检。

虽然在阴道镜直视下进行点活检无需麻醉，且许多妇科医生在妊娠女性中应用点活检来获得 CIN 的组织学确诊，但有一部分观点认为只要镜检满意能排除早期浸润性癌的可能，就可以省略点活检。上述操作见图 7.98 至图 7.100。

楔形活检在阴道镜直视下进行，患者需要麻醉；通常切除组织形态上类似楔形。它不但能够准确地去除可疑组织，还能为病理医生提供足够的标本来进行满意的诊断。操作过程详见图 7.101 至图 7.105。但是，这项技术仍有如下不足，如果在楔形标本上排除了微小浸润，那么在剩余宫颈组织上仍有存在微小浸润的可能。锥切活检发生原发性和继发性出血并发症的可能性更高，孕期锥形切除术还直接导致围生期死亡。产后子宫切除标本中发现残留肿瘤的发生率高达50%。LEEP/LLETZ 似乎提供了一个更加精准且损伤更小的替代诊断性锥切术的选择。颈管搔刮术是妊娠期的禁忌证，因为有引起胎膜早破、早产和出血的风险。

妊娠期 CIN 的处理

- 对于妊娠期低级别和高级别 CIN，进行保守治疗是安全的。
- 产后密切随访是至关重要的。
- 妊娠期行阴道镜和活检的主要目的是排除浸润性癌。
- 除非怀疑微小浸润，否则阴道镜下点活检价值不大。
- 组织学诊断需要适合大小和深度的标本，可以通过楔形活检、环形锥切或冷刀锥切活检来获得。

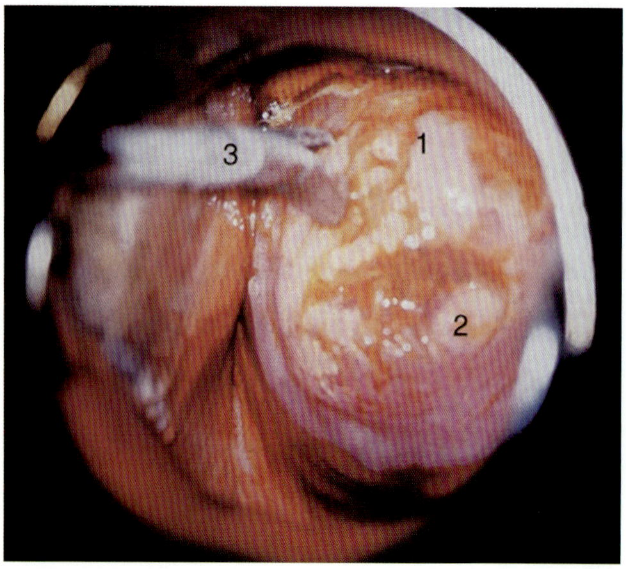

图7.98 两处异常（不典型）上皮存在于宫颈前唇（1）和后唇（2），应用Patteson肠钳进行小的点活检（3）。

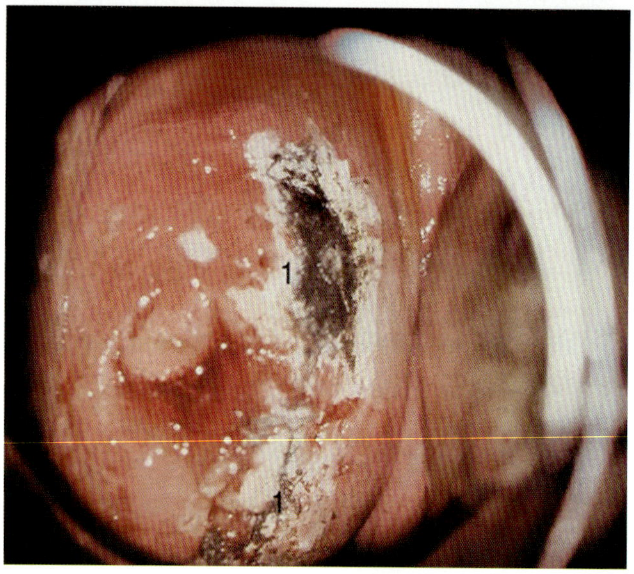

图7.99 这两处（1）已用硝酸银处理3分钟。

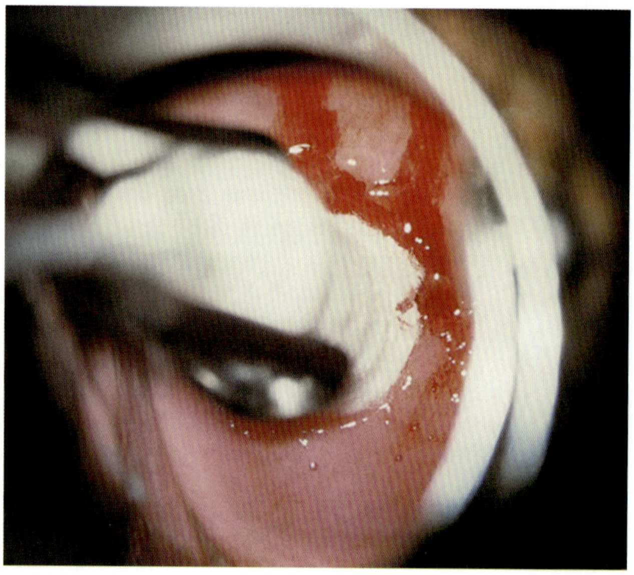

图7.100 将棉条直接放置在活检区域起到进一步压迫止血作用。

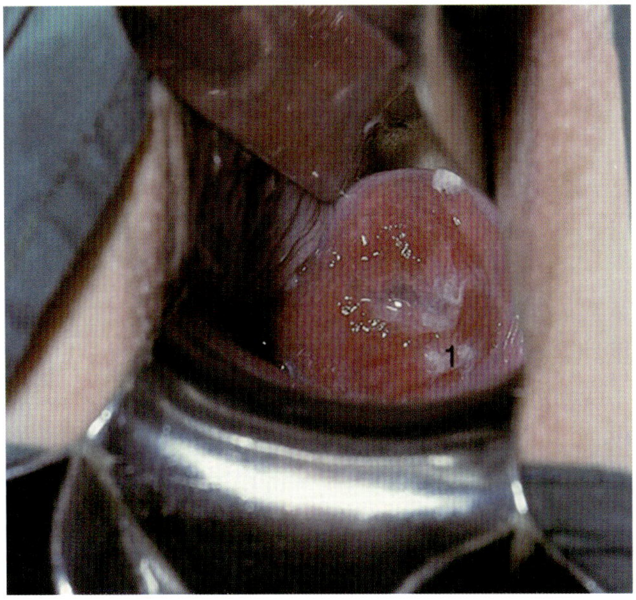

图7.101　32岁孕早期女性，既往生产2次，涂片显示重度核异形。图片显示切除该患者宫颈不典型上皮的具体操作步骤（图7.101至图7.105）。阴道镜（使用生理盐水代替醋酸）显示异常（不典型）上皮遍布宫颈阴道部并向上达宫颈管口的后方（1）。宫颈管后壁处怀疑浸润性癌，需要进行楔形活检。

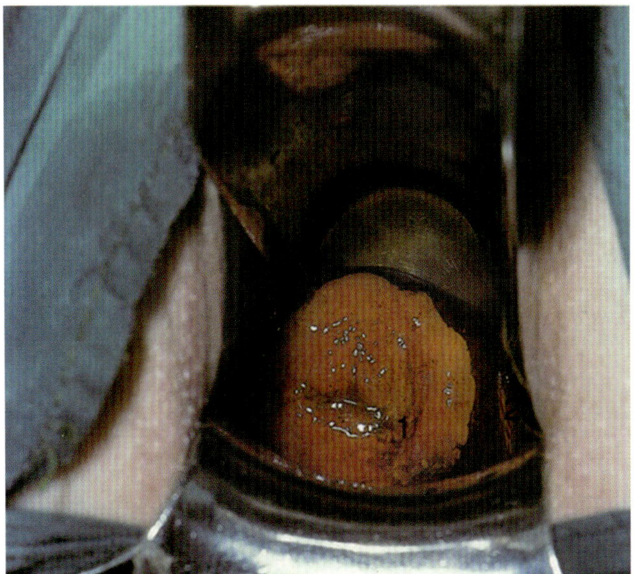

图7.102　应用Schiller碘溶液，不典型上皮如（1）所示，正常上皮如（2）所示。

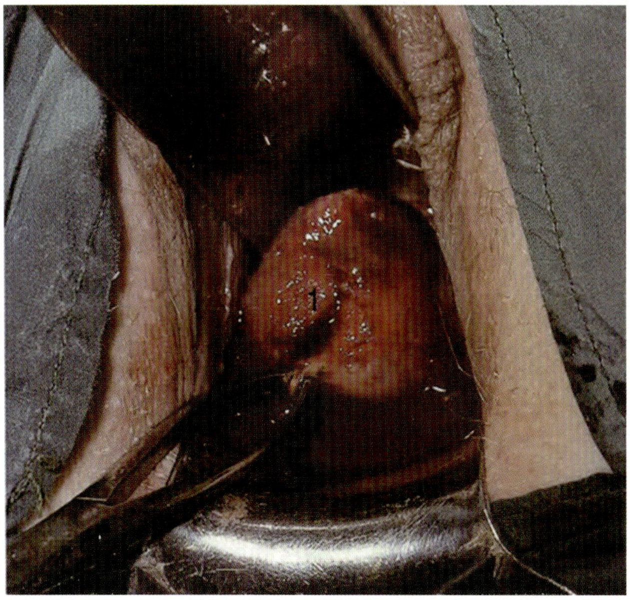

图7.103　两处椭圆形切口包含所有不典型上皮；深入间质2mm以保证切除足够的病灶。

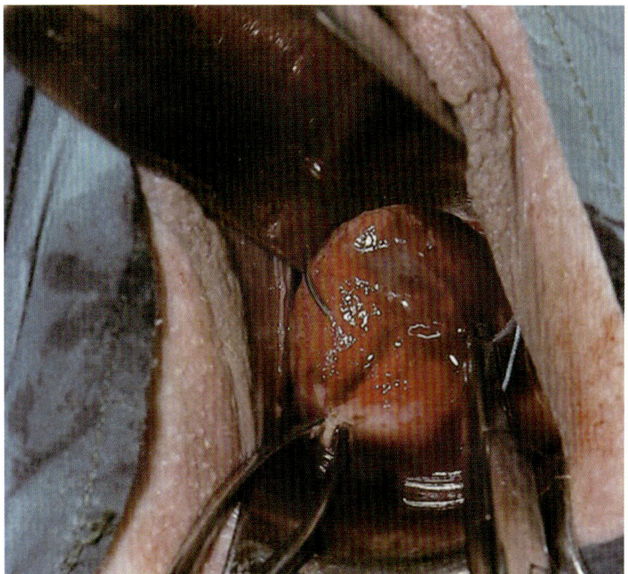

图7.104　应用3.0缝线间断缝合。若出血多，可采用“8字”缝合。

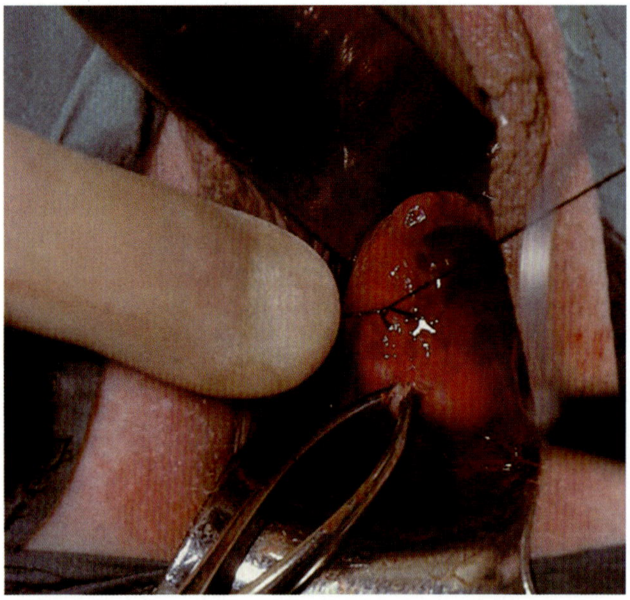

图7.105 将缝线打结。在这种情况下，还需要再缝一针以完成缝合和止血。

治疗

如果没有阴道镜，处理只能依靠盲目的锥切活检，它伴有一定的并发症。如果阴道镜提示只存在癌前病变，患者就可以接受保守观察。所以阴道镜医生的经验就非常重要。如果活检显示存在 CIN3 或轻于 CIN3 的病变且排除浸润，患者可以经阴道分娩并且在产后 10 周进行复查。

如果阴道镜或细胞学提示浸润可能，必须在麻醉下进行诊断性锥切术或楔形活检来排除浸润。组织学证实 CIN3 或轻于 CIN3 可以采取保守处理，但是标本上任何关于早期浸润的提示都使产科医生难以抉择。

如果浸润深度小于 3mm 且宽度小于 7mm，内皮细胞间隙未受累，锥切切缘干净，可采取保守处理。患者允许经阴道分娩，产后尽早进行细胞学和阴道镜复查。如果浸润深度大于 3mm 但小于 5mm，宽度大于 7mm，浸润到内皮细胞间隙，则需要采取根治性子宫切除术并终止妊娠。个体化治疗是必不可少的，需要综合考虑病理医生、胎儿医学专家、放射学家和儿科医生在这方面的专业意见。有的时候必须牺牲胎儿（图 7.95）。

妊娠期活检标本的解读

妊娠期间典型的上皮改变包括宫颈内微腺体增生。它伴随着宫颈内膜细胞改变，是孕激素作用上皮的结果；除妊娠期明显可见，也可见于口服避孕药的女性。它通过宫颈内隐窝出芽形成二级腺体而产生。在腺上皮要素中，可能有一些细胞表现为储备细胞，储备细胞有时可能与不成熟鳞状化生上皮的产生相关。图 7.106a 显示为妊娠期间楔形活检标本。

7.17 HIV阳性患者的癌前病变

2010 年，全世界估计有 3400 万成年人感染人类免疫缺陷病毒（HIV）或患有艾滋病（获得性免疫缺陷综合征，AIDS），其中 50% 为女性。

宫颈浸润性癌与艾滋病特定状态下发生机会性感染和中枢神经系统疾病和肿瘤如卡波西肉瘤、原发性中枢神经系统非霍奇金淋巴瘤、不良组织学类型的 B 细胞淋巴瘤有关。

HIV 对宫颈的影响主要有三方面：

1. 在 HIV 感染的女性中，巴氏涂片异常、HPV 感染和 CIN 的发生率较高，患病率随着免疫缺陷严重程度的增加而增加。
2. HIV 感染女性的 HPV 感染率和上皮内瘤变的患病率非常高，不仅累及宫颈，也累及下生殖道其他部位，包括阴道、外阴、会阴、肛门。
3. 已发生 CIN 的 HIV 感染女性，治疗后会有非常高的病变持续性存在和复发率，若未经治疗，疾病发生进展的可能性相当高。

许多研究已经证明 HIV 感染与 CIN/SIL 发生相关。对于 HIV 血清阳性的女性，宫颈涂片异常的概率为 52% ~ 63%，其细胞学异常的发生率是 HIV 血清阴性者的 12.5 倍。

HIV感染女性发生CIN的危险因素

CIN 的发生与 HIV 血清检测阳性、CD4+T 淋巴细胞计数低于 200 个细胞 /mL、CIN 治疗史、生殖器疣病史、HPV DNA、年龄大于 34 岁这些因素有明显的相关性。一项多变量分析研究中表明，有四个变量与 CIN 相关，它们是宫颈阴道 HPV 感染，HIV 血清检测阳性，CD4+T 淋巴细胞计数低于 200 个细胞 /mL 以及年龄 >34 岁。

HPV-HIV协同感染

一些研究表明，与 HIV 阴性女性相比，HIV 阳性女性患与 HPV 感染相关的下生殖道细胞学和（或）组织学病变的发病率明显升高。基于这两种疾病具有相似的流行病学特征，这种发病率差异不足为奇。然而，在 HIV 阳性女性中，尚未明确 HPV 感染相关性生殖道病变的高发病率是否为 HPV 感染的结果。在 HIV 感染的女性中，HPV 感染的患病率与是

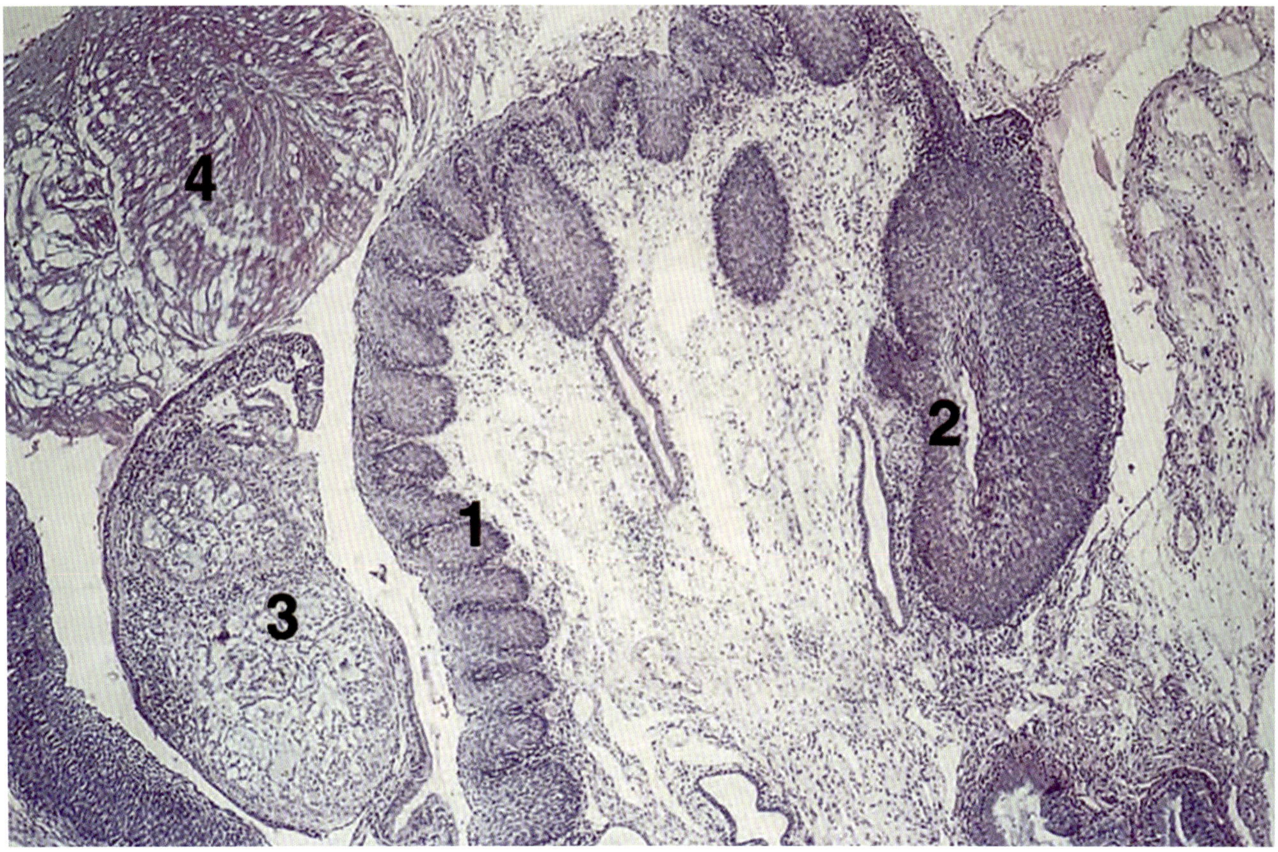

图7.106 妊娠期楔形活检标本。CIN3（1）延伸至腺隐窝（2）。后者的表现容易与早期浸润性疾病相混淆，尤其当由于标本切面，部分CIN3组织被分离时。如（3）所示，这是纯粹的CIN3延伸到腺隐窝。然而，该切片的任何部位都未出现提示早期癌的基底膜的破坏。微腺体增生出现在（4）。

否存在 HIV 感染症状相关。有研究表明，应用 HPV 诊断技术检测 HIV 阴性与无症状性 HIV 感染女性的 HPV 感染状态，两组人群 HPV 患病率相似（20% 比 27%），而有症状的 HIV 感染者的 HPV 患病率为 79%。在 HIV 阳性女性中，HPV 潜伏感染和有临床症状的 HPV 感染的概率明显高于 HIV 阴性女性。

HIV感染女性宫颈病变的筛查

鉴于 HIV 感染女性发生宫颈癌前病变的患病率高及未来发展为宫颈浸润性癌的风险增加，她们需要接受宫颈病变的筛查。但是，由于一些研究报道 HIV 感染女性的细胞学筛查结果存在很高的假阳性率，因此，采用何种方法最适合这类女性的筛查尚存争议。

HIV感染女性CIN的治疗

阴道镜引导下点活检对 HIV 感染女性宫颈 CIN 级别的预测性不佳，这是因为此类患者的宫颈上皮内往往存在严重的炎症反应。虽然锥切活检能够更准确地提示是否存在病变，但需要在适当的细胞学提示后方可施行。同样，无论是锥切活检还是激光汽化都可能增加这类患者的术后并发症。

毫无疑问，HIV 感染女性 CIN 治疗后复发率高。60% 以上未经治疗或疗效不佳的 HIV 阳性女性在治疗后出现 CIN 复发，且此类患者进展为高级别上皮内瘤变的风险也较高。同样有研究证明，HIV 感染女性经宫颈锥切术后 CIN 复发的预测因素包括：活跃的 HIV 感染，低 CD4+ 细胞数和治疗后 CIN 病灶残留。

HIV 感染女性的管理

- 每年进行一次细胞学检查，如果条件允许还可以同时行阴道镜检查。定期的细胞学检查可监测病变进展。
- 应该与管理艾滋病毒感染的医疗小组一起管理艾滋病毒感染的女性。
- 尽管 HIV 感染女性宫颈病变治疗失败率较高，但是对高级别 CIN 患者的管理方法应与 HIV 阴性女性一样。
- 级别低于 CIN2 的 HIV 感染女性最好不予治疗，因为这种级别的病变有可能只是宫颈 HPV 持续感染的表现。

7.18 宫颈早期浸润性鳞状细胞癌的处理（FIGO分期Ⅰ期）

早期宫颈鳞状细胞癌曾经被赋予了不同的名称，包括微小浸润性癌、隐匿性癌、临床前癌和可疑或早期间质浸润性癌。所有这些不同的名称来自于形态学特征，早期癌浸润到间质的深度是最重要的。诸多的可能性，无疑带来了越来越多的困惑，如何获得更多的客观指标以管理这类疾病是要努力解决的问题。

“微小浸润”的历史

1985 年，国际妇产科联盟（FIGO）发布了关于早期浸润性鳞状细胞癌的指南，指南中将原来的Ⅰa 期分为两种类型。早期间质浸润为Ⅰa1 期，微小浸润性癌为Ⅰa2 期。这意味着，有些术语如隐匿性癌被取消、合并入临床Ⅰ期，阴道镜下可见的明显 / 可疑的临床前期癌也被归入Ⅰ期，而事实上，这些病变中的部分却是Ⅰa 期或Ⅰb 期宫颈癌。1988 年 10 月（FIGO，1988），FIGO 进行了进一步修正，通过精确的测量对Ⅰa1 期和Ⅰa2 期进行定义。测量的内容包括浸润的深度和水平的宽度。在 1994 年第 14 届 FIGO 年会上，修订了Ⅰ期宫颈癌的定义。最新的 FIGO 宫颈癌临床分期见表 7.3。

与治疗决策相关的重要组织学参数

浸润深度

许多已经发表的文献证明应依据特定的浸润深度划分微小浸润。但由此引申出的两个问题会导致定义的混乱，即标本的横切面如何确定，以及当出现了与斜行表面无明显联系的深部裂隙时如何测量其深度。严重的炎症反应通常伴有组织基底膜的破坏，这会造成组织学图像的混淆，因为炎症增加了该部位鳞状上皮细胞的分化。通过这些各异的病理现象判断淋巴结的转移率是非常困难的。

组织学诊断为微小浸润性癌时淋巴结转移率为 0% ~ 7%。一项文献回顾表明：当浸润深度≤ 3mm 时，淋巴结转移非常罕见，当浸润深度达到 3 ~ 5mm，淋巴结转移率为 8%。因此，新的 FIGO 分期充分参考了这些数据（表 7.3）。

淋巴血管间隙受侵

似乎一旦肿瘤细胞出现在血管和淋巴系统的内皮间隙里，淋巴结转移的风险就会增加。然而，如前述参数（如浸润深度的测量），一些混淆不清的病理图像也会影响治疗决策。肿瘤浸润深度与淋巴血管间隙受侵两者之间有如下相关性：对于浸润深度小于 1mm 的患者，淋巴血管间隙受侵率为 0% ~ 10%；对于浸润深度为 3 ~ 5mm 的患者，淋巴血管间隙受侵率为 6% ~ 43%。

表 7.3 宫颈癌：国际妇产科联盟分期（FIGO，2009）

0 期	不能评估的原发性肿瘤。没有原发性肿瘤的证据。原位癌。注：0 期不包括在 FIGO 分期中
Ⅰ期	肿瘤严格局限于子宫（扩展至宫体可以被忽略）
Ⅰa 期	镜下浸润性癌。所有病灶肉眼可见，即使是浅表浸润也都为Ⅰb 期。浸润性癌局限于测量到的间质浸润范围。最大深度为 5mm，水平宽度不大于 7mm。无论从腺体或者表层上皮起源的病变，从上皮的基底膜量起，浸润深度不超过 5mm，脉管、静脉或淋巴管受累，均不改变分期
Ⅰa1 期	间质浸润深度≤ 3mm，水平宽度≤ 7mm
Ⅰa2 期	间质浸润深度＞ 3mm，但≤ 5mm，水平宽度≤ 7mm
Ⅰb 期	临床肉眼可见病灶局限于宫颈，或是镜下病灶范围大于Ⅰa 期。
Ⅰb1 期	临床肉眼可见病灶最大直径≤ 4cm
Ⅰb2 期	临床肉眼可见病灶最大直径＞ 4cm

确定正确的管理策略

阅读文献时，任何读者都会发现一个明显的关于早期宫颈癌治疗的矛盾点，在这一阶段，淋巴结转移、病变复发以及继发性癌症死亡都不常见，因此是否需要在这种情况下采用目前推荐的根治性手术以控制癌症的发病率及死亡率？这是一个很难权衡的问题。

推荐的治疗方法

阴道镜检查和病理学检查是决定治疗方案的客观指标。足够的活检标本对评估非常重要，因此，需要采用锥切或切除大块组织获得标本。阴道镜对于指导活检具有极高价值。极少情况下需要采用阴式子宫切除替代锥切活检，尤其是绝经后需要取活检的女性。

只有经阴道镜检查排除了明显的（浸润性）宫颈病变，且通过宫颈管搔刮术排除宫颈管内癌变后方可放心地采取保守治疗，即活检和宫颈管搔刮组织不应被怀疑有癌变。保守治疗的方法包括：①冷刀锥切活检，LLETZ 或激光或部分宫颈切除术；②全子宫切除术。

锥切活检

宫颈锥切术和宫颈切除术尤其适合病理诊断为

Ⅰa1 期，或间质浸润深度小于 3mm 且无淋巴血管受累，切缘无病灶残留的年轻女性。依据这两项标准，对于肿瘤间质浸润深度小于 5mm，水平宽度小于 7mm，也就是临床分期为Ⅰa2 以内的宫颈癌推荐采用保守治疗。在此范围之内的病变既可采用锥切术也可以采用宫颈切除术治疗，但是任何超出此范围的病变均应采取根治性措施。目前很多机构认为采用大环形锥切术加腹腔镜下淋巴结切除术治疗Ⅰa2 期微小浸润性癌是可以接受的，这样可以保留子宫。

子宫切除术

子宫切除术通常用于不符合保守治疗标准时。例如，对于血管广泛受累且累及深度为 3 ~ 5mm，推荐行全子宫切除术加盆腔淋巴结清扫术，不需要切除宫旁组织或游离输尿管。当然，保留附件至关重要，尤其对于绝经前的女性。理想情况下，除非具有广泛的血管受累必须切除淋巴结时，子宫切除术应经阴道进行。有些作者认为微小浸润性癌中的宫旁浸润是可以被忽略的，这一阶段的阴道扩散罕见，可以通过阴道镜检查识别，因此经阴道手术更加安全。有些人主张对于经恰当筛选的患者，可以行开腹或腹腔镜下的改良式子宫切除术。在这种手术方式下，包括宫旁淋巴结在内的宫旁内侧组织，以及一小部分阴道组织和部分子宫骶韧带都能被切除。

腹腔镜辅助阴式子宫切除或 LTH 加淋巴结取样是目前正在逐渐被认可的可以选择的治疗这一阶段疾病的方法。

临床分期Ⅰa1 期（浸润深度小于 3mm）淋巴结转移的风险近乎于零。因此，对于这些患者，如果诊断过程中（锥切活检等）已经完全切除了病灶，就无需再进一步治疗。采用 Nd-YAG 激光锥切是适当而有效的保守治疗方法。但是，如果患者同时患有其他的妇科疾病建议行全子宫切除术，最好选择阴式或微创手术。如果Ⅰa1 期病变切除不完全应进行进一步的评估。这可能需要阴道镜评估并行环切活检或锥切活检以再次评估切缘是否未切除完全。通常当病理报告提示病灶紧邻切缘时，这些病灶实际上在最初行手术时已经被有效处理了。但是，再次评估仍然至关重要，目的是排除初次活检诊断遗漏的更严重的宫颈浸润性癌，即“冰山一角现象”。

当病灶浸润深度达到 3 ~ 5mm，淋巴结转移风险将上升到较低的单数百分比。如果诊断性锥切活检病理报告病变已被完全切除，行 LAVH 加盆腔淋巴结评估可以得到有价值的信息，从而有效地处理早期宫颈浸润性癌。此外，这种手术方式可以精确地处理侵犯到宫颈阴道部或阴道的病灶，从而降低术后持续性细胞学涂片异常的风险。

由于早期浸润性癌通过淋巴管栓塞转移而不是直接蔓延，因此保留原发灶和原发灶旁淋巴结之间的组织不会危及患者的预后。

对于Ⅰa1 期需要行全子宫切除术的患者，采用 LAVH 或 LTH，是否保留卵巢，推荐依据患者的意愿实施。

对于Ⅰa2 期患者，进行 LAVH 同时是否进行卵巢移位和淋巴结取样，或者行广泛淋巴结清扫术，这一问题仍未解决。这一困境在微创手术到来之前持续了较长的时间。

宫颈微浸润性癌的治疗

- Ⅰa1 期
  - 保留生育功能的治疗：
    切缘阴性的大范围宫颈锥切术。
    伴有淋巴血管间隙受侵，切缘阴性时无需进一步处理（或行阴式或经腹全子宫切除术）。
  - 不保留生育功能：
    筋膜外子宫切除术（腹腔镜、腹部或阴式）。
- Ⅰa2 期
  - 保留生育功能的治疗：
    切缘阴性的大范围宫颈锥切术加盆腔淋巴结切除术。
    经腹或阴式根治性宫颈切除术加盆腔淋巴结切除术。
  - 不保留生育功能：
    可选择腹腔镜 celio-Schauta 术。
    2 型根治性子宫切除术加盆腔淋巴结清扫。

原位腺癌和早期浸润性腺癌

以前这些疾病相对少见，现在在阴道镜门诊相对常见，尤其从自切除性诊治方法（环形电切术及切除活检）再次被普遍应用后。

不同于 CIN（宫颈病变呈连续性分布），腺上皮内瘤样病变可以是多灶性的。所谓的“跳跃性”病变是指，即便锥切切缘阴性，仍然有可能在更高位的宫颈管内或子宫存在病变。“跳跃性”病灶的发生率为 5% ~ 15%，低于以往认为的发生率。大约 65% 的原位腺癌合并鳞状上皮内病变。治疗原位腺癌的传统方法是全子宫切除术，但现在保守性治疗的作用在得到了进一步认识。大部分原位腺癌患者通过环形锥切术可以得到有效的治疗。但是，一系列研究比较了冷刀锥切活检和 LEEP/LLETZ，发现 LEEP/LLETZ 的宫颈内切缘阳性的比例显著高于冷刀锥切活检（63% 比 38%）。即使进行了冷刀锥切活检，宫颈原位腺癌的残留率可高达 54%。宫颈锥切内切缘阳性强烈预示着仍有病变，部分病例甚至存在浸润性病灶。某些病例报道表明 1/6 患者存在浸润性腺癌。因此，如果原位腺癌患者的锥切内切缘阳性，应再次行锥切活检以排除浸润性癌。已行锥切活检且切缘阴性的希望保留生育功能的女性，应给予密切随访，一旦完成生育，应行子宫全切术。

很多临床医生对这种潜在的疾病异质状态及其在宫颈实质深入发展的趋势感到不安，担心在做出临床诊断前肿瘤已长大。如果未行深度的诊断性锥切活检，则存在严重的漏诊危险，即对疾病的真实程度诊断不足，从而导致治疗不足，如应用非根治性子宫切除术或 LAVH。

但是，很多研究者提出对符合 FIGO 分期Ⅰa1 期标准（即镜下病灶浸润深度不超过 3mm，宽度不超过 7mm）的微小浸润性腺癌患者，可考虑行非根治性手术。对于符合 FIGO 分期Ⅰa1 期的病变局限于宫颈的宫颈癌患者，保守性手术（如锥切活检或单纯子宫切除术）的治疗效果是明确的。

由于宫颈癌转移到卵巢的风险不确定，因此是否保留卵巢尚有争议。通常认为鳞状细胞癌和腺癌的卵巢转移风险均为 1% ~ 1.5%。由于宫颈腺癌治疗后是否给予激素补充治疗的观点仍未确立，维持卵巢功能的压力有所降低，因此仍然支持将切除卵巢作为治疗决策的一部分。

Ⅰb期宫颈癌

保守手术

传统的治疗宫颈癌的方法是全子宫切除术，通常为根治性治疗。但现在确诊为宫颈癌的患者，尤其是 30 ~ 40 岁年龄段女性保留生育功能的要求明显增加。1994 年，法国里昂的 Daniel Dargent 率先报道了经阴道根治性宫颈切除术加腹腔镜下行淋巴结清扫术是一种可保留生育功能的治疗方案。这种手术切除了宫颈及其宫旁组织，上端达到宫颈内口，还包括部分阴道上段（图 7.107）。这种局部根治性手术结合盆腔淋巴结清扫术的治疗方案被证实，在特定的患者群中，不仅可以成功治疗癌症，还可以成功保留生育功能。这项技术被英国伦敦的妇科肿瘤专家 John Shepherd 进行改良。开展这项技术的术者需要具备丰富的阴道根治性手术以及宫颈癌治疗经验。这种手术治疗的远期随访结果已经有报道，截至目前最大样本量的一项研究表明，宫颈切除术后尝试怀孕的女性有 43% 成功妊娠。宫颈切除术后大约 70% 的女性可以妊娠至孕晚期。孕早期流产率（16%）及孕中期流产率（4%）与普通妊娠人群相似。

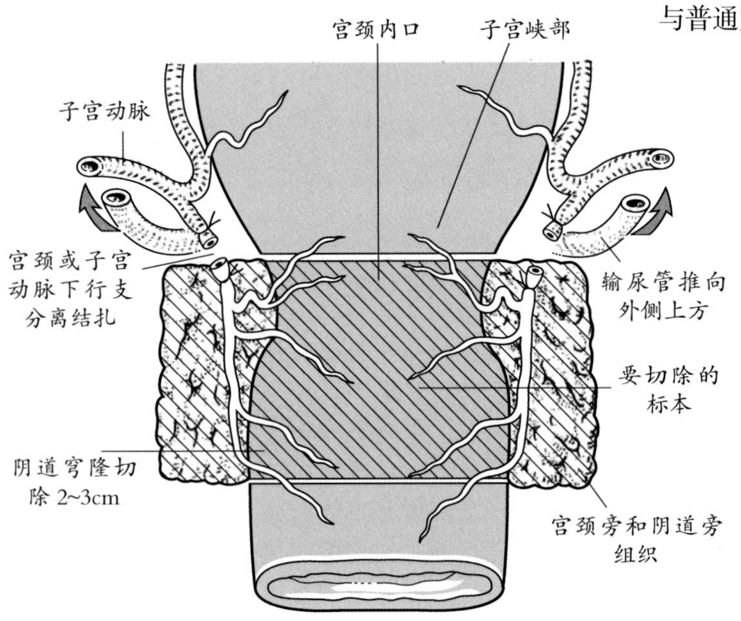

（a）

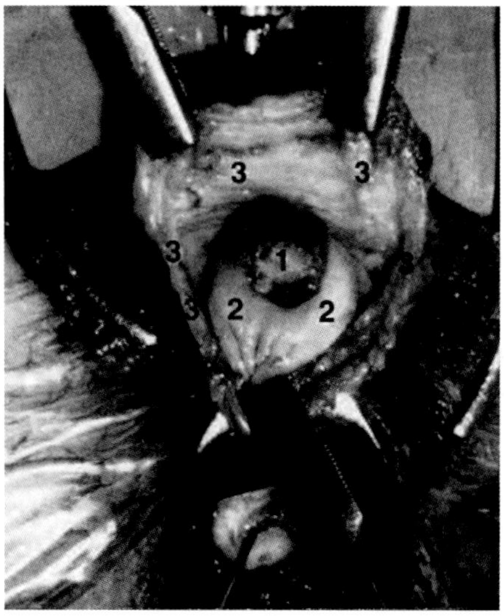

（b）

图7.107 （a）图示根治性宫颈切除术的切除范围（阴影部分）。（b）切除的区域可见宫颈癌病灶（Ⅰb1期，1）、宫颈阴道部（2）以及阴道穹隆（3）。

根治性手术

广泛子宫切除术的 Piver–Rutledge–Smith 五型分类法现在已过时，会给妇科医生带来困惑。欧洲癌症治疗研究组织（EORTC）妇科肿瘤学组提出了新版本的 Piver 分类。根据 EORTC 分类，广泛子宫切除术被分为五个亚型：

Ⅰ型（单纯子宫切除术）。

Ⅱ型（改良的根治性子宫切除术）：游离输尿管至膀胱入口处，然后切除子宫、宫旁组织及阴道上部（1～2cm）。

Ⅲ型（根治性子宫切除术）：整体切除子宫及阴道上 1/3 段、阴道旁组织和宫颈旁组织。在起始端结扎子宫血管，两侧同时切除全部的宫旁组织。尽可能多地切除子宫骶韧带。

Ⅳ型（广泛根治性子宫切除术）：切除 3/4 阴道及阴道旁组织。

Ⅴ型（部分盆腔廓清术）输尿管远端或部分膀胱组织或直肠，与子宫及宫旁组织一起被切除。

Ⅱ～Ⅴ型子宫切除同时要行系统的双侧盆腔淋巴结清扫术。

治疗结局

根据宫颈癌临床期别不同，复发率也有所不同，Ⅰa1 期复发率为 1.3%，Ⅰa2 期复发率为 4.2%。这些数据代表了所有的治疗模式，从最保守的到最积极的根治性手术。

锥切活检用来治疗低复发率的Ⅰa1 期宫颈癌是合理的，但是用于治疗Ⅰa2 期宫颈癌则存在不同意见。鉴于已知的淋巴血管间隙受侵率与病灶浸润深度的相关性，这种复发率在更高级别的早期浸润性癌中是不足为奇的。当病灶浸润深度小于 1mm 时，淋巴血管间隙受侵率低至 8.6%，当病灶浸润深度为 3.1～5mm 时，淋巴血管间隙受侵率高达 22.3%。

总结

- 阴道镜检查对 CIN 的个体化治疗具有重要作用。
- 在考虑治疗之前，阴道镜专家必须检查异常（不典型）上皮的范围及性质；评估腺隐窝受累风险和程度，以及 CIN 延伸入宫颈管的范围。
- 治疗 CIN 的主要方法有两种：破坏性治疗和切除性治疗。
- 破坏性治疗：对于持续性低级别宫颈病变，病变面积小且转化区为Ⅰ型的高级别病变患者，破坏性治疗方法有效。以下方法被广泛用于治疗 CIN：①冷冻；②冷凝；③电灼疗法；④ CO_2 激光汽化。在进行任何破坏性治疗之前，排除微小浸润性癌或原位腺癌是非常重要的。转化区和病变必须完全可见才可采用破坏性治疗。
- 切除性治疗：当宫颈阴道部具有高级别 CIN，或者阴道镜下低级别病变与高级别鳞状上皮内病变相关，或者病变延伸至宫颈管内，建议行宫颈转化区切除术。转化区切除术的方法包括：①环形电切术；②激光锥切活检；③针式/直线式切除转化区；④冷刀锥切活检；⑤经腹部或经阴道子宫切除术。以下情况应选择子宫切除术：①腺上皮病变；②预先存在良性妇科疾病；③诊断性锥切活检难以实行；④有可疑病变且定期随访困难。
- 切除性治疗的常见并发症包括：①出血；②感染；③早产；④宫颈狭窄；⑤治疗失败（疾病复发）。
- 标准随访：通常在治疗后 6 个月。最低要求是细胞学单独检测或细胞学与 HPV DNA 检测（治愈性检测）。患者治疗后，若结果不是阴性应行阴道镜评估，若细胞学和 HPV DNA 检测结果均为阴性，可以每 3～5 年随访一次。

（邓婷 刘凯琳 张天宇 李明珠 王辰 陆春雪 张晶 刘军 张建欣 译 刘继红 王建六 魏丽惠 薛凤霞 张淑兰 张震宇 审校）

7.19 扩展阅读

Arbyn M, Kyrgiou M, Simoens C, *et al.* Perinatal mortality and other severe adverse pregnancy outcomes associated with treatment of cervical intraepithelial neoplasia: meta-analysis. *BMJ* 2008;337:a1284.

Costa S, Venturoli S, Negri G, *et al.* Factors predicting the outcome of conservatively treated adenocarcinoma in situ of the uterine cervix: an analysis of 166 cases. *Gynecol Oncol* 2012;124:490–5.

Hunter MI, Monk BJ, Tewari KS. Cervical neoplasia in pregnancy. Part 1. Screening and management of preinvasive disease. *Am J Obstet Gynecol* 2008;199:3–9.

Jordan J, Arbyn M, Martin-Hirsch P, *et al.* European guidelines for quality assurance in cervical cancer screening: recommendations for clinical management of abnormal cervical cytology, part 1. *Cytopathology* 2008;19:342–54.

Jordan J, Martin-Hirsch P, Arbyn M, *et al.* European guidelines for clinical management of abnormal cervical cytology, part 2. *Cytopathology* 2009;20:5–16.

Kyrgiou M, Koliopoulos G, Martin-Hirsch P, *et al.* Obstetric outcomes after conservative treatment for intraepithelial or early invasive cervical lesions: systematic review and meta-analysis. *Lancet* 2006;367(9509):489–98.

Kyrgiou M, Tsoumpou I, Vrekoussis T, *et al.* The up-to-date evidence on colposcopy practice and treatment of cervical intraepithelial neoplasia: the Cochrane Colposcopy & Cervical Cytopathology Collaborative Group (C5 group) approach. *Cancer Treat Rev* 2006;32: 516–23.

Legood R, Smith M, Lew JB, et al. Cost effectiveness of human papillomavirus test of cure after treatment for cervical intraepithelial neoplasia in England: economic analysis from NHS Sentinel Sites Study. *BMJ* 2012;345:e7086.

Massad LS, Einstein MH, Huh WK, *et al.* 2012 update consensus guidelines for the management of abnormal cervical cancer screening tests and cancer precursors. *J Low Genit Tract Dis* 2013;17:S1–S27.

Mota F, Vergote I, Trimbos JB, *et al.* Classification of radical hysterectomy adopted by the Gynecological Cancer Group of the European Organization for Research and Treatment of Cancer. *Int J Gynecol Cancer* 2008;18:1136–8.

NHS Cancer Screening Programmes. *Colposcopy and Programme Management: Guidelines for the NHS Cervical Screening Programme*, 2nd edn. NHSCSP publication no. 20. Sheffield, UK: NHSCSP, 2010.

Prendiville W. The treatment of CIN: what are the risks? *Cytopathology* 2009;20:145–53.

Prendiville W, Cullimore J, Norman S. Large loop excision of the transformation zone (LLETZ). A new method of management for women with cervical intraepithelial neoplasia. *Br J Obstet Gynaecol* 1989;96: 1054.

Santesso N, Schünemann H, Blumenthal P, *et al.*; World Health Organization Steering Committee for Recommendations on Use of Cryotherapy for Cervical Cancer Prevention. World Health Organization guidelines: use of cryotherapy for cervical intraepithelial neoplasia. *Int J Gynaecol Obstet* 2012;118:97–102.

Shepherd JH, Crawford RAF, Oram DH. Radical trachelectomy: a way to preserve fertility in the treatment of early cervical cancer. *Br J Obstet Gynaecol* 1998;105:912–16.

Wright TC Jr, Massad LS, Dunton CJ, *et al.*; 2006 American Society for Colposcopy and Cervical Pathology-sponsored Consensus Conference. 2006 consensus guidelines for the management of women with abnormal cervical screening tests. *J Low Genit Tract Dis* 2007;11: 201–22.

Wright TC Jr, Massad LS, Dunton CJ, *et al.*; American Society for Colposcopy and Cervical Pathology-sponsored Consensus Conference. 2006 consensus guidelines for the management of women with cervical intraepithelial neoplasia or adenocarcinoma in situ. *J Low Genit Tract Dis* 2007;11:223–39.

第 8 章

阴道上皮内瘤变

8.1 引言

阴道癌是一种罕见的妇科恶性肿瘤，仅占所有妇科恶性肿瘤的 1%～3%。大多数是鳞状细胞癌，但偶尔也会有一些罕见的病理类型，如透明细胞腺癌和黑色素瘤。绝大多数浸润性病变都在出现临床症状后才被发现，极少有在发生浸润前就得到诊治。浸润性鳞状细胞癌的癌前病变以上皮内瘤变的形式存在，称为阴道上皮内瘤变（VAIN）。2012 年，国际宫颈病理和阴道镜联盟更新了阴道镜下阴道正常或异常的医学术语，后者就包括 VAIN（表 8.1）。

表 8.1　临床及阴道镜下阴道病变术语（由国际宫颈病理和阴道镜联盟发布）

术语范畴	术语描述
大体描述	充分或者不完全充分(例如炎症、出血、瘢痕）转化区
正常阴道镜结果	鳞状上皮；成熟或萎缩
异常阴道镜结果	总体原则：
	上 1/3 或下 2/3
	前，后，外侧（左或右）
	一级（轻微）：
	薄醋酸白色上皮，轻度斑点状，轻度镶嵌
	二级（重度）：
	厚醋酸白色上皮，粗糙斑点状，粗镶嵌
	可疑浸润性病变：
	异型血管
	其他表现：易脆血管，不规则表面，外生型病灶，坏死溃疡灶，肿瘤或赘生物
	不典型病变：
	柱状上皮（腺病）
	Lugol 溶液（Schiller 试验）染色：阳性或者阴性，外阴白斑病
其他描述	糜烂(创伤性)，扁平湿疣，息肉，囊肿，子宫内膜异位症，炎症，阴道狭窄，先天性转化区

From Bernstein J, Bentley J, Bösze P, et al. 2011 Colposcopic Terminology of the International Federation for Cervical Pathology and Colposcopy. *Obstet Gynecol* 2012;120:166-72. With permission.

8.2 阴道上皮内瘤变的自然病程

VAIN 很少见，约占下生殖道上皮内病变的 0.4%，但就像外阴的上皮内瘤变（VIN）一样，其发病率逐年增加。目前认为在年轻女性中，其发病的增加似乎与下生殖道人乳头瘤病毒（HPV）的感染率增加相关。据估计，VAIN 的发病率约为 0.2/100 000，而宫颈上皮内瘤变（CIN）的发病率为 36.4/100 000。

以下 4 种女性人群有患 VAIN 的高风险。

第一种占比最多，为因先前存在的 CIN 曾行治疗的女性。治疗包括局部的保守治疗，包括使用激光、环形电切术或冷冻治疗。据估计，有高达 1%～3% 的宫颈肿瘤患者同时患有 VAIN 或者将会发展为 VAIN，发生的时间可能短至 2 年，或长达 17 年。VIN 患者似乎也是 VAIN 的高发因素。

第二种人群是宫颈癌行放疗后的患者。通常在最初放疗的 10～15 年后 VAIN 的发病率增加。这提示阴道上皮可能对低剂量的放疗敏感，因此延缓了后续的瘤变发生时间。

第三种人群是因 CIN 行子宫切除术的患者，在随访过程中发现阴道的病变。大约 70% 患 VAIN 的女性既往有子宫切除术史。过去这种报道非常常见，那是因为大部分患者在行子宫切除术前，没有机会进行 CIN 阴道镜检查。在很多病例中，部分延伸至阴道穹隆处的先前存在的病变没有在手术中一并切除。1%～6% 的患者同时患有宫颈和阴道（穹隆）的上皮内病变，其中 67% 的病变存在于宫颈与阴道的交界区域。子宫切除术后随访 10 年，VAIN 的发生率是 0.9%。异常（不典型）上皮病变（CIN 延伸）区域随后可能发生 VAIN 和浸润性癌。

发生 VAIN 的患者年龄范围为 24 ~ 80 岁，平均年龄为 50 岁。年轻患者显著增加主要与生殖道的其他上皮内病变相关，这可能和HPV的感染率增高有关。

第四种人群为肾脏或者其他器官移植，或特发性的免疫功能低下患者，或合并有人类免疫获得缺陷病毒感染的人群。

确切的 VAIN 恶变潜能目前尚不清楚。只是推测其发生浸润性病变的过程与宫颈上皮内瘤变类似，但不幸的是，很难确定会发生进展的 VAIN 病变数目和类型。据报道，VAIN 恶变的风险大约为 10%，超过 3/4 的 VAIN 病变可以逆转成正常组织。

此外，没有合并 CIN 或者 VIN 的 VAIN，与合并有 CIN/VIN 者比较，具有更高的逆转率（91%）。

四价的 HPV 疫苗可以降低下生殖道病变的发生率，现已有证据证明其也能降低 VAIN 病变的发生率。

阴道上皮内瘤变的自然病程

- 阴道癌罕见（发生率 0.5/100 000）。
- 大约 0.4% 的下生殖道上皮内病变为 VAIN。
- 发生率在年轻女性中有所增长。
- 发生 VAIN 的高危因素如下：
  - 曾患有 CIN/ 外阴上皮内瘤变。
  - 曾行放疗的人群。
  - 曾因 CIN 行子宫切除术的人群。
  - 患有免疫抑制的人群。
- 大多数散在发生在阴道上 1/3。

8.3 病因学

虽然并没有直接证据，但多年来一直假定认为宫颈和阴道瘤变的病因学相同。然而，很多机构得出了间接证据。最有代表性的是阴道和宫颈瘤变的发生具有同步性，宫颈癌生存患者发生阴道瘤变（继发性肿瘤）的风险明显增高，反之亦然。目前已经公认 HPV 感染是宫颈瘤变的致病因素，同时在阴道肿瘤组织中也存在 HPV 感染。一项针对阴道鳞状细胞原位癌和浸润性癌的多中心病例对照研究指出性行为只是与阴道癌的风险性部分相关，并且指出一生有 5 个或者更多性伴侣的女性的患病率仅高出 1.4 倍。第一次性交年龄与阴道癌有相关性，而这与宫颈癌的高危因素有惊人的一致性。然而，在这项研究中认为有性传播疾病史，尤其是生殖道疣的女性具有患阴道肿瘤的高危性。有 70% 的阴道肿瘤与 HPV 感染相关，通常是 HPV16 型。

8.4 临床表现

阴道镜检查

阴道镜检查是应用阴道镜展现阴道黏膜的放大图像。在应用阴道镜图像描述 VAIN 前，妇科检查对于阴道 VAIN 病变的描述就非常重要。绝大多数病变发生在阴道上 1/3，而中部及下 1/3 病变的发生率小于 10%。因 CIN 行子宫切除术后的阴道病变，通常发生在 3 点钟和 9 点钟的阴道穹隆皱褶壁中，称为阴道穹隆的“狗耳朵”。

阴道镜下醋酸白色病灶通常有锐利的边缘和颗粒状的表面。偶尔呈现出斑块状，极少见镶嵌和白斑型外观。因为阴道黏膜疏松这一特点，通常病灶的外形呈不规则状，因此有时很难明确诊断。阴道镜检查时应先用 5% 的醋酸溶液清洗整个阴道黏膜。须擦掉多余的醋酸溶液，因为其将导致阴道黏膜的烧灼感。阴道皱褶难以暴露，所以病灶可能难以观察到。检查时，将窥阴器完全打开并旋转 360°，尤其是在取出时。为了暴露阴道穹隆处的病变，可能需要用到钩状器械。

为了观察 VAIN 病灶，Lugol 碘溶液非常重要。染色后，VAIN 病灶呈现浅黄色，锐利的边缘会被强化。对于这些染色的病灶，即使是在穹隆区，尤其是没有宫颈存在的情况下，都是需要进行活检的，但活检将导致患者疼痛，因此注射局麻药物很重要。绝经后女性的阴道黏膜萎缩明显，常常对此难以接受。醋酸染色后可能立即出血，并且有强烈的烧灼感。推荐患者在复查的 3 ~ 4 周前，局部使用雌激素软膏。

阴道上皮内瘤变视为宫颈不典型转化区的延伸

大多数阴道上段的 VAIN 病变最可能是由于 CIN 病变延伸到阴道穹隆而形成。大约有 3% 的 CIN 患者合并阴道上段 VAIN，其中 2/3 的病变是融合性的。这种 CIN 病变延伸到阴道的情况有时是难以被诊断的，尤其当阴道丰富的褶皱覆盖了穹隆时。图 8.1 至图 8.3 展示了阴道穹隆内与宫颈转化区相关的这一类病灶。如图 8.1 所示，在左侧阴道穹隆上部（1）为醋酸白色的乳头状上皮黏膜面。这是一例 64 岁老年女性患者，其宫颈转化区已难以与原生宫颈和阴道上皮相区分。宫颈管（3）与宫颈阴道部（2）的轮廓和组成都与阴道上皮（4）相同。起初认为异常（不典型）上皮病变（1）是由阴道穹隆新生成的。然而，该患者的宫颈组织迁移到右侧表明该区域很宽而且占据宫颈阴道部的外侧缘、阴道穹隆和一小部分的阴道壁。

另一个类似的病例如图 8.2 所示，其中异常（不典型）上皮（1）与左侧阴道穹隆的组织表现很类似，它来源于宫颈阴道部的不典型改变的转化区，(2）为宫颈阴道部的延伸。(3）为宫颈管，(4）为阴道上皮。

如图 8.3 所示，宫颈阴道部存在非常明显的醋酸白色异常病灶（1），突向阴道穹隆。图 8.1 至图 8.3 所示病变均已通过活检证实为高级别 VAIN 病灶。

阴道上皮内瘤变与人乳头瘤病毒所致的病变相关

VAIN 通常与阴道 HPV 感染相关。有时因阴道褶皱突出而难以与乳头状病变表面区别，参见图 8.4 和图 8.5。如图 8.4 所示，可见醋酸白色区域—乳头状突起(1),(2)为宫颈阴道部,(3)为正常阴道上皮。(4)可见明显的湿疣性病变，与(1)处病变的病因学相同，点活检提示 HPV 感染合并 VIN3 病变。(4)为典型湿疣。

图 8.5 显示了 VAIN 的多灶性，三处病变（1）显示了典型的 HPV 病毒感染的表象。活检是确诊的唯一方法。应用 Lugol 碘溶液（图 8.6）对鉴别诊断有一定帮助。观察者需要警惕重度染色并且边缘锐利的病灶，较轻度染色的病灶上皮不典型病变更重（图 8.8）。点活检结果提示图 8.5 中的醋酸白色病灶和图 8.6 中的 Lugol 碘染色病变均为低度 VAIN。

阴道镜检查对于确定阴道内 VAIN 病变的分布有着至关重要的作用。操作时尽可能使用最大的窥阴

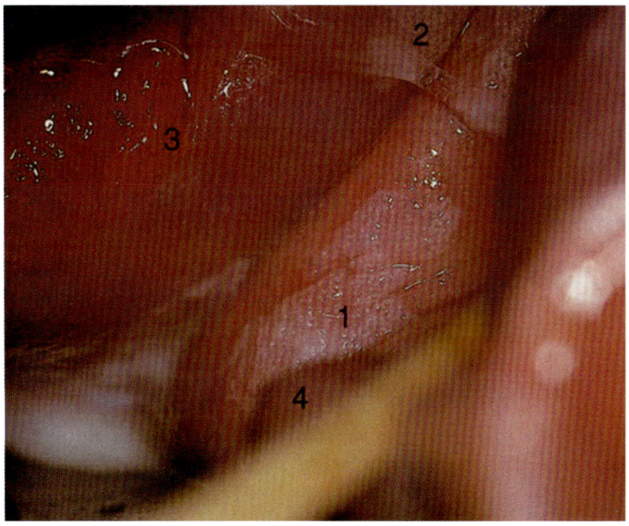

图8.2

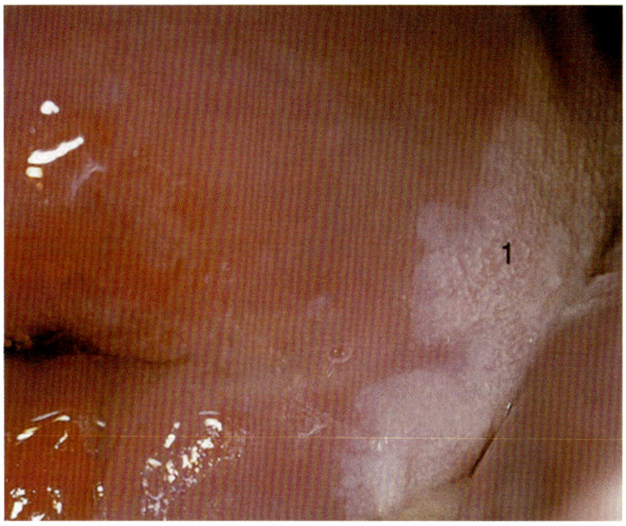

图8.3

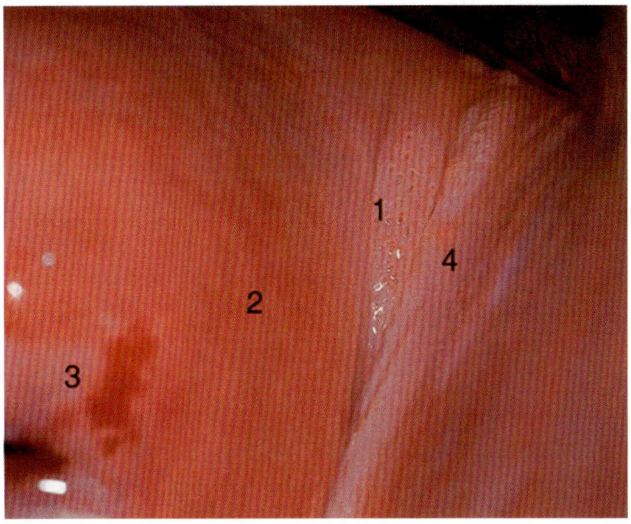

图8.1

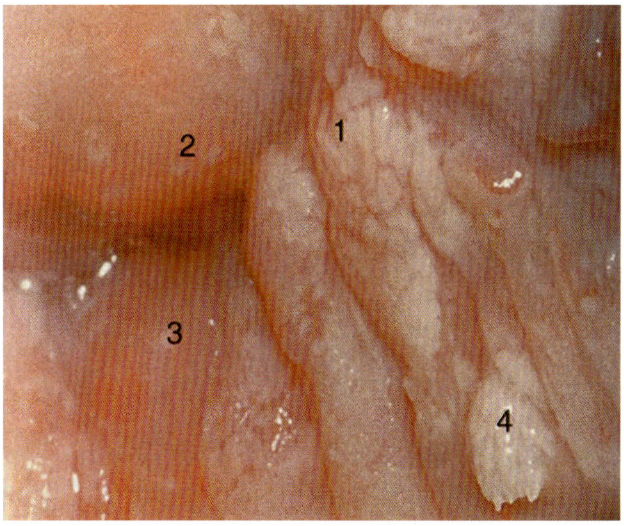

图8.4

器，同时不断重新定位以对所有黏膜表面进行观察。观察顺序由阴道顶端开始到阴道口，分别依次对四个阴道壁进行观察。窥阴器必须全面张开同时行360°旋转，尤其是在阴道皱褶明显的时候。使用棉签或钩状器械同样对于明确散在的、多灶的VAIN病灶的位置很重要。

如图8.7所示，将棉签置入阴道外壁与宫颈之间就是利用诊断辅助工具的例子。在正常阴道鳞状上皮（2）旁可见边缘锐利的醋酸白色区域和一侧阴道壁明显的颗粒状突出面（1）。在区域（3）可见HPV亚临床感染灶SPI。使用棉签可以将外侧病灶区和异常（不典型）阴道上皮分开来，便于观察。若没有进行该操作，看起来就像宫颈的病灶延伸到阴道穹隆，就不能更清楚地观察到全部病灶。应用Lugol碘溶液（图8.8）染色最终证实了病变的重点区域。这个区域边缘锐利且中心区域没有碘染色，应在该区域进行点活检。为了便于活检，可以退出部分窥阴器到阴道中段或下段，减小窥阴器张开幅度，这可以使VAIN病灶从阴道皱襞中凸现出来。如图8.7所示，VAIN病灶被撑平展，那么使用活检钳取样时容易从病灶表面滑脱而增加活检难度。因此如前所述重置窥阴器很重要，亦可以运用阴道钩提起组织以便于活检。

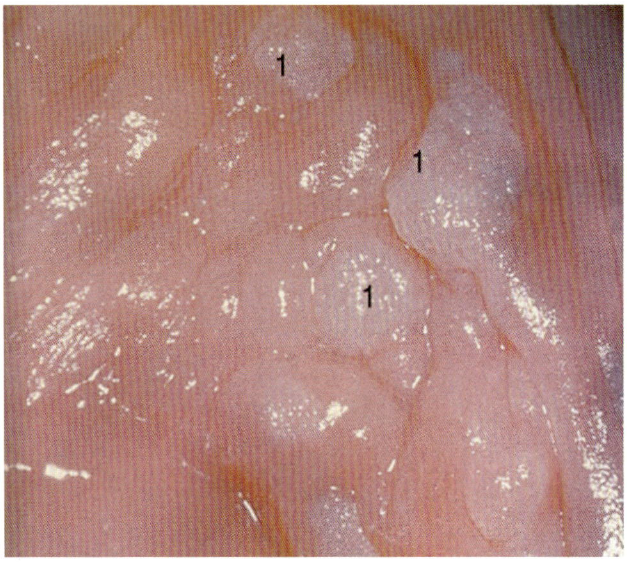

图8.5

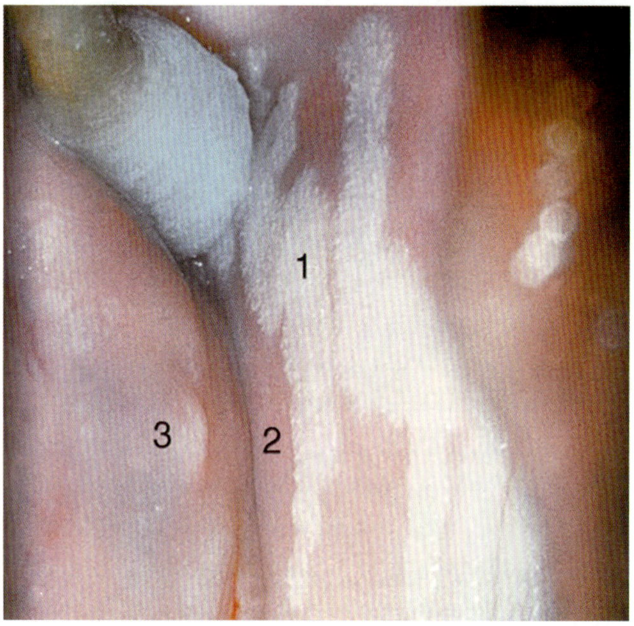

图8.7

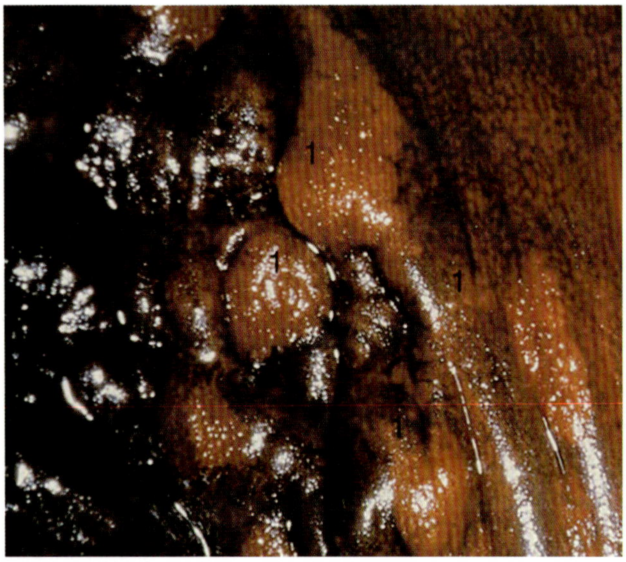

图8.6

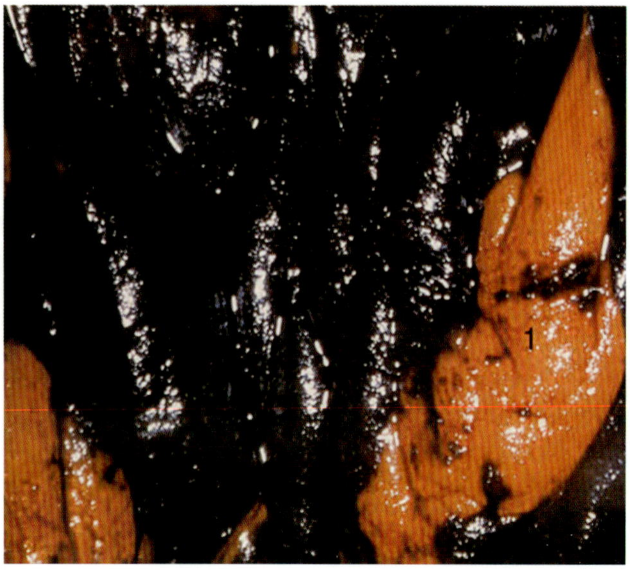

图8.8

8.5 子宫切除术后阴道上皮内瘤变

继发于因CIN而行子宫切除术的VAIN并不常见，不同作者引述子宫全切术后阴道发生类似于之前宫颈病变的患病率为1%～3%。部分作者引述CIN患者的发病率更高，高达20%。虽然VAIN的远期复发率尚不清楚，但很多作者认为因CIN行子宫全切术阴道的病灶残留是早期复发的原因。子宫切除术后阴道断端的病灶在1年内复发通常代表首诊时对于阴道病灶的漏诊或者治疗失败。很多病例可以通过对原始子宫标本的切缘进行组织学检查，以发现是否有病灶残留。

肿瘤的形成可以存在于先前存在的阴道包涵囊肿或者窦道内。行子宫切除术时若发现阴道壁上结节状结构或者扭曲区域需一并切除，这样不但可以治疗已经存在的VAIN，还可以排除病灶内隐藏的浸润性癌成分。

虽然绝大多数病例是在手术后几年内确诊的，但也可见于以前有放疗史的患者中。这可能是由于半致死剂量的放疗可以导致细胞损伤而不是细胞死亡，这对病因学研究有一定意义。

行术前阴道镜检查和阴道上部Lugol碘溶液染色可以明确阴道穹隆异常（不典型）宫颈上皮的延伸病灶，这有助于外科医生在进行CIN的子宫切除术（经腹或经阴道、经腹腔镜更佳）时明确阴道的切除范围。实际上，目前行子宫切除术治疗CIN并不常见。如图8.9a所示，对术前CIN病灶向阴道延伸的评估失误。应用阴道夹钳可以横跨CIN病灶到右侧阴道穹隆，显然术前并没有充分评估到位，导致术后阴道此角度发生病灶残留（图8.9b）。夹钳应该结扎固定，阴道穹隆充分打开，褥式缝合应该避开穹隆区。对阴道边缘进行止血。评估此操作的有效性的前瞻性研究目前尚未进行。

子宫切除术后的检查：细胞学和HPV病毒检测的价值

术后持续的细胞学检查异常提示妇科医生患者存在病灶残留。此时应该进行阴道镜检查。注意术后阴道残端的3点钟和9点钟位置容易存在残留异常（不典型）上皮。绝经后女性很难暴露这些凹陷区域或“狗耳朵”，此时应该在轻度麻醉下检查。应用多种辅助工具，如爪形钳或Desjardins或Kogan手术钳，同时应用Lugol碘溶液染色。宫颈癌行放疗后的细胞学异常的患者亦需要特别重视，接受此种治疗的患者在随访期中处于发展为阴道浸润性癌的高危阶段。因为放疗后的改变让阴道病变难以评估，因此一定要对可疑病灶进行多点活检。

如图8.10至图8.13a，一例CIN3患者行经腹子宫全切术后2年出现细胞学异常的VAIN改变。如图8.10所示，（2）处的阴道穹隆以及（1）和（4）处的阴道穹隆间隙可见，左侧的尤其明显。右侧的纵向

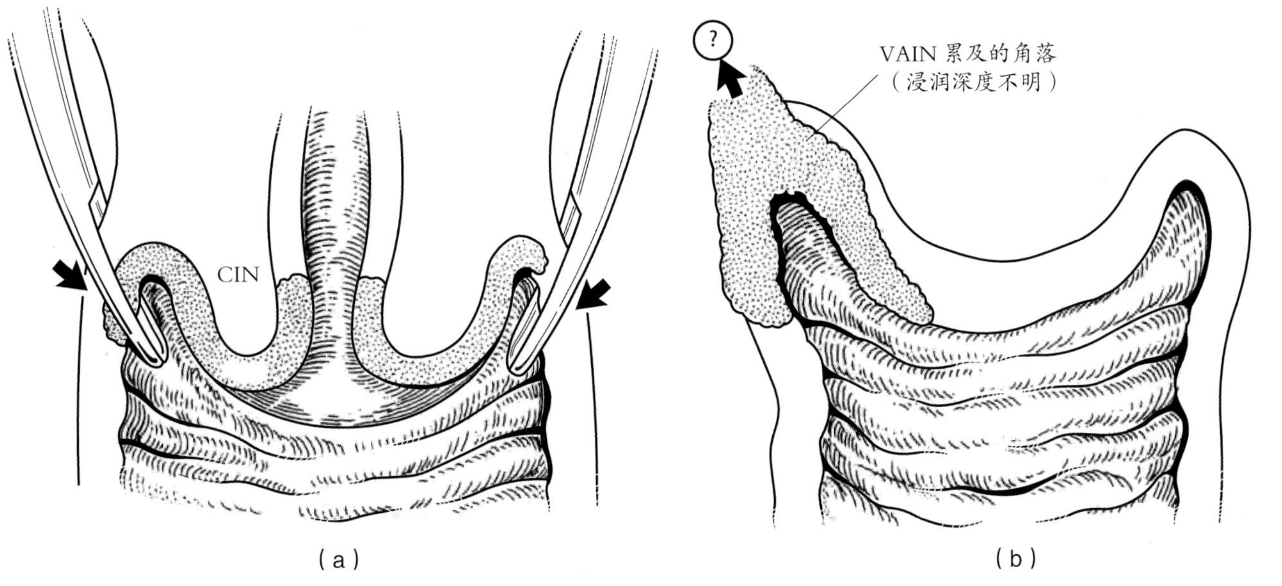

图8.9

间隙在使用 Desjardins 钳后才得以完全暴露。在正常的鳞状细胞区域可见标识为（3）的两个相邻区域表现为醋酸白色的锐利边缘的染色区域，提示此处存在严重病变。如图 8.11 所示，对左边的凹陷区域进行检查，在阴道穹隆上皮（2）中可见一个小的局灶性醋酸白色异常病灶（1）。将 Desjardins 钳轻柔地插入此凹陷区，如图 8.13a 所示，使用手术钳将凹陷区域扩开并使用 Lugol 碘溶液对凹陷底部进行染色。此区域完全染色，因此凹陷底部无异常病灶。显然对于染色异常的病灶进行切除活检是必要的。

一个导致 VAIN 难以诊断的关键是子宫切除术后的肉芽组织表现。这有时难以鉴别，尤其当良性肉芽组织和息肉样 VAIN 均有异常血管分布时。在图 8.13b，c 中，经腹子宫切除术后起源于阴道穹隆（1）和缝合角（1）的肉芽组织与持续存在的 CIN 组织难以鉴别。在图 8.13b 中可见异常血管（箭头所示），对两例患者进行活检以排除肿瘤病变非常必要。而在图 8.13d，e 中，患者因 CIN3 进行 4 次局部治疗后，最终行经腹子宫切除术，在左侧阴道角可见可疑的肉芽组织样（1）区域。在图 8.13d 中可见异常血管（箭头所示），应用醋酸染色后，血管分布丢失，但出现厚醋酸白色区域（1）。在此处进行活检提示 VAIN3 伴有早期浸润。

HPV 检测的作用目前没有定论。但是，很多学者认为 HPV DNA 检测对发现残留 VAIN 病变比细胞学检查更有效。虽然 HPV DNA 极高的阴性预测在轻度细胞学异常（未明确意义的不典型鳞状细胞学改变 / 低级别鳞状上皮内病变）中有临床意义，而仅仅用 HPV 检测来进行随访的作用仍需要进一步研究。例如，患者仅 HPV 检测阳性很难发现残留异常病灶的位置：这也可能由于在下生殖道存在病毒而非阴道穹隆有病灶残留。另一方面，由于原发性 VAIN 的风险增加而对子宫切除术后患者进行阴道残端涂片检查还存在争议。当然，在因良性病变而行子宫切除术后没有必要常规行细胞学检查，但是英国筛查计划近期建议对因 CIN 进行子宫全切除的患者在术后 6 个月和 18 个月应行细胞学检查，今后可能还会把 HPV 检查加入随访中。

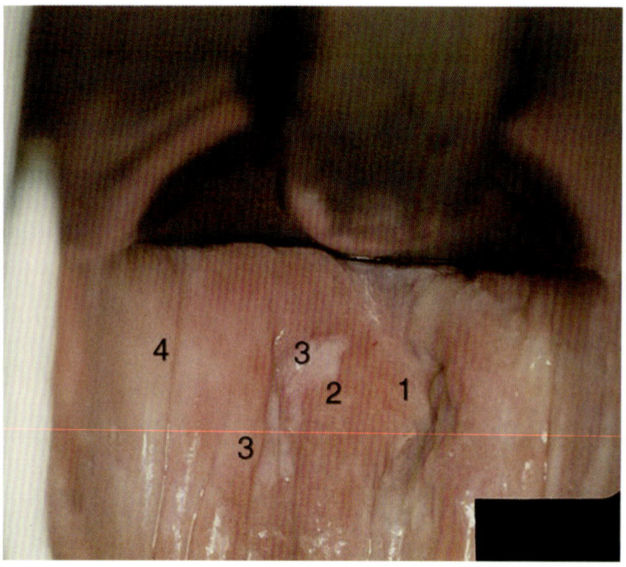

图8.10

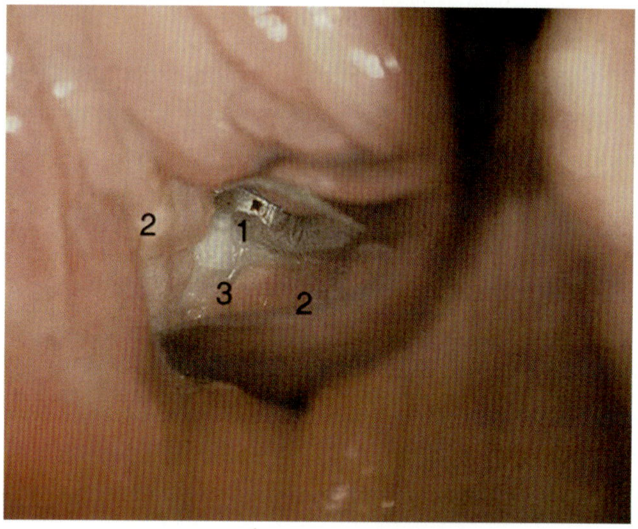

图8.11

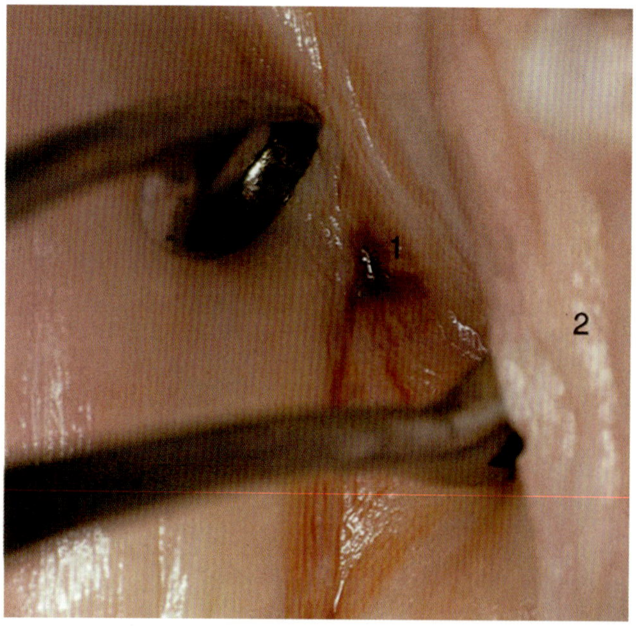

图8.12

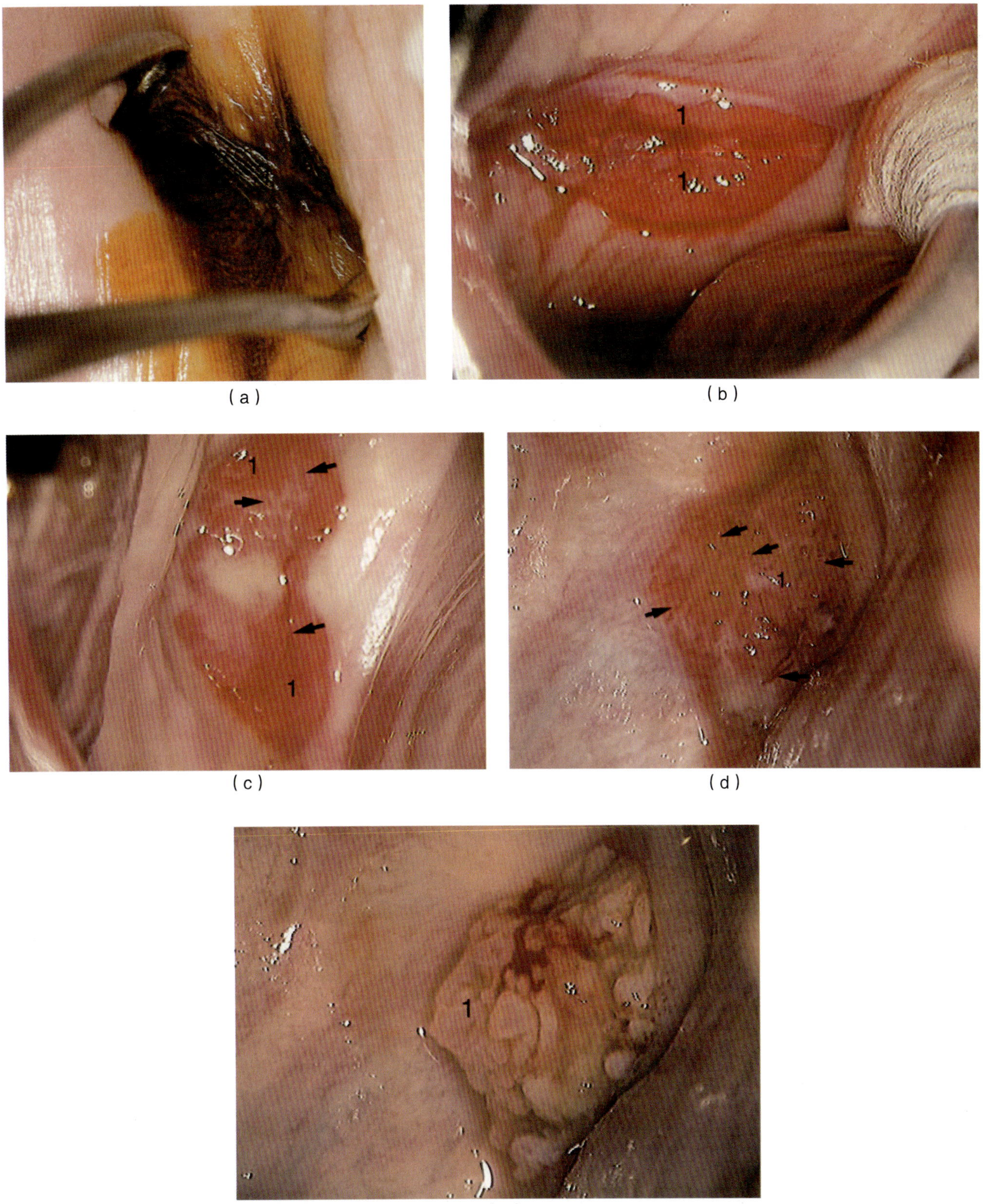

图8.13

8.6 阴道上皮内瘤变的活检

一旦患者检查发现有明确的病灶，为了进行组织学确诊，进行活检非常重要。有时子宫切除术后和绝经后的患者的阴道上段很难观察到。因为其阴道黏膜壁薄和萎缩改变使得醋酸染色和碘染色时患者感到不适。因此，在再次检查前 2 ~ 4 周有必要对这一类患者应用雌激素软膏，患者阴道壁可显著增厚。有时，微小的不典型病变很难发现，而高级别的 VAIN 病灶更易发现和进行活检。

由于阴道的萎缩，极难取到绝经后女性阴道穹隆上皮的足量的细胞学标本，尝试从干燥表面取得足够的细胞学标本可能会导致黏膜损伤出血而干扰细胞学检查结果。这种情况应该先持续应用雌激素软膏几周后再进行细胞学检查，这样既可得到满意的细胞学涂片，也可进行点活检。

应用哪种活检钳进行活检依据临床医生的偏好。如前所述，需要调整窥阴器的方位以暴露黏膜表面和异常（不典型）上皮，以利于活检器械的操作。如图 8.14 所示，应用 Eppendorfer 活检钳对阴道壁后壁（2）的碘染阴性的区域（1）进行活检。将全层病变组织去除，以便于病理医生发现相关的 VAIN 病灶。活检后严重的出血不常见，可通过硝酸银或者 Monsel 溶液（碱式硫酸铁）快速地止血。

阴道镜评估阴道上皮内瘤变（VAIN）

- 子宫切除术后持续存在的异常阴道涂片提示可能残留病灶。
- VAIN大多数为阴道镜所诊断。
- 旋转窥阴器360°，暴露整个阴道壁上皮以全面评估。
- 因宫颈上皮内瘤变行子宫切除术的患者，术后需仔细检查阴道穹隆3点钟和9点钟位置。
- 病灶通常表现为醋酸白色（非连续的、边界轻微隆起的病灶）和表面颗粒状外观。
- 异常血管增生，点状血管和镶嵌样改变。
- 活检（点活检）对于病理确诊非常重要。

8.7 阴道上皮内瘤变病理学：它是一种癌前病变吗？

以前认为阴道的癌前病变组织学类似于 CIN。轻度不典型病变（VAIN1）只涉及上皮下 1/3 层，中度不典型病变（VAIN2）达到上皮上 1/3 层，严重的不典型病变（VAIN3）和原位癌病变从基底层开始侵及上皮全层直达表层。因为阴道黏膜没有附属腺体结构，因此病理专家不难进行诊断。然而近期由美国阴道镜宫颈病理协会中著名的病理专家、阴道镜专家和妇科肿瘤学专家组成的合作小组对下生殖道术语进行审查。建议对于 HPV 相关的病变推荐使用 LSIL 和 HSIL（高级别鳞状上皮内病变）来表述。今后可能进一步划分为上皮内病变（CIN）的亚分类，再加上不同的部位名称，如阴道。

要注意鉴别正常表现的阴道成熟性上皮和糖原成分（图 8.15），这种糖原颗粒会随着上皮的成熟而减少，而会随着 VAIN 病灶的加重而增加。如图 8.16 所示，一例典型的 VAIN3 病变仅有很少量的成熟表皮，几乎全部增厚的上皮（1）均为不典型细胞。

如图 8.17 所示，在先前存在的 VAIN3 病灶（1）可见阴道浸润性癌病灶，呈囊袋状侵入间质（2）。

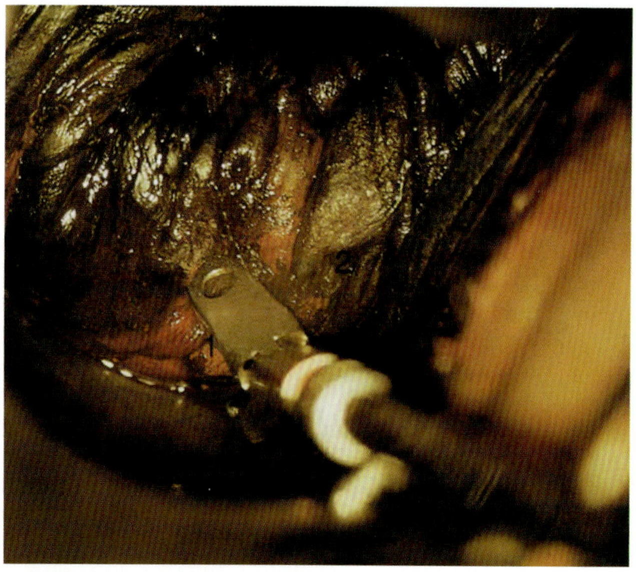

图8.14

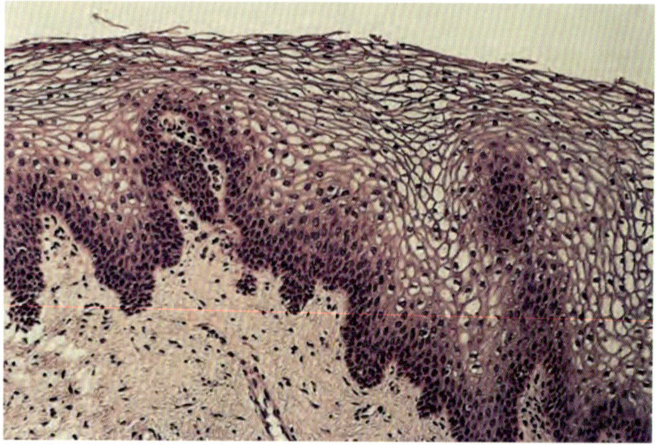

图8.15

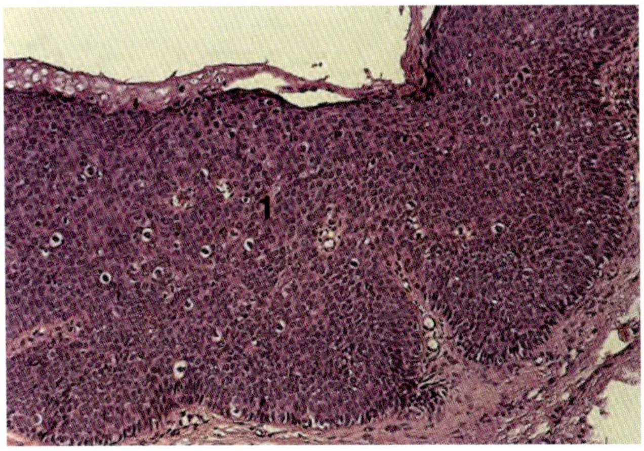

图8.16

LSIL/VAIN 和 HSIL/VAIN 的组织学诊断看似简单，但如前所述的 VAIN2 的病理特征及其恶性潜能尚存争议，因此这种分类法的意义还待商榷。然而，不乏直接和间接的证据表明 HSIL/VAIN 确实是癌前病变。

8.8 阴道癌前病变和癌：下生殖道肿瘤综合征的组成部分

高达 8% 的外阴癌患者合并阴道癌，这些阴道癌均为原发性且符合国际妇产科联盟（FIGO）阴道原发癌的诊断标准。该诊断标准包括原发部位必须是阴道，不累及宫颈，同时没有转移的临床证据。目前认为女性生殖道出现多部位癌前病变和癌灶可归为下生殖道肿瘤综合征。有证据显示这些部位组织具有共同的肿瘤信号通路，都与 HPV 的参与有关；同时这些肿瘤有共同的组织起源——泌尿生殖窦。对于某些特殊群体如免疫功能抑制患者，临床医生应警惕其有合并阴道癌的可能。

病理学

原发性阴道恶性肿瘤组织成分可能是上皮、间质或生殖细胞的混合体。上皮病变基本是鳞状上皮细胞癌，偶尔为腺癌和黑色素瘤。证据显示鳞状细胞癌由 VAIN 发展而来（图 8.17）。患者在行子宫切除术后阴道恶性肿瘤的发生率已有报道，由原发性 VAIN 发展为阴道恶性肿瘤晚于 CIN 发展为癌的时间，如常发生在全子宫切除术后。

如图 8.18a，b 所示，一例 46 岁女性因 CIN3 行经腹子宫切除术后 3 年余的阴道穹隆。如图 8.18a 所示，因细胞学检查异常行阴道镜检查示：（1）厚醋酸白色上皮区域，（2）正常阴道上皮，（3）阴道穹隆，（4）阴道壁。穹隆部分区域出现明显的皮下出血和溃疡，与点状结构血管相关。如图 8.18b 所示，经 Lugol 碘溶液染色后异常（不典型）区域不着色，边缘锐利，提示高级别的病变。对该部位活检切除证实存在早期浸润性癌，浸润深度为 4mm。如图 8.18ci ~ iii 所示，另一个较相似的病例，因宫颈微小浸润性癌行单纯子宫切除术后 4 年发生阴道穹隆的早期浸润性癌。厚醋酸白色上皮延伸至上 1/3 阴道的前后壁（图 8.18ci）。应用 Desjardins 钳暴露穹隆顶端（图 8.18cii），可看到该区上皮内的异常血管（图 8.18ciii），上皮活检病理提示早期浸润性癌。

图 8.18d 显示的是一个相似的案例，该患者因宫颈微小浸润性癌行锥切活检后 3 年，宫颈（2）无肿瘤复发，但阴道穹隆（1）表面轮廓改变，可见微小息肉及乳头样赘生，活检证实为早期浸润性癌。

如图 8.19 和图 8.20 所示，因 CIN3 行子宫切除术的两例患者分别于 5 年和 8 年后出现溃疡型病灶的阴道癌，术后均未行细胞学检测随访。两例溃疡性病灶（1）均具有明显的特征性的隆起样边界。据报道，超过一半的阴道鳞状上皮癌表现为具有隆起边界的溃疡病灶和局部穿透浸润。应用 Lugol 碘溶液染色可显示异常（不典型）上皮边界。如图 8.21 所示，在病灶中心部位不着色（1）。图 8.19 至图 8.21 显示阴道穹隆（2）。切除活检是确诊所必需的，因为偶尔发生卫生棉条诱发的阴道溃疡，易与溃疡型的早期阴道浸润性癌相混淆。

图 8.22 显示因宫颈 CIN 行子宫切除术后阴道深隐窝的阴道癌（1），再次说明子宫切除术后阴道穹隆深部检查的重要性。

约 1/3 的阴道癌累及上 2/3 阴道的后壁或侧壁。大多数病灶是微小、柔软的，触诊时易忽略。据科学杂志报道，超过 50% 的病灶位于阴道上 1/3，约 30%

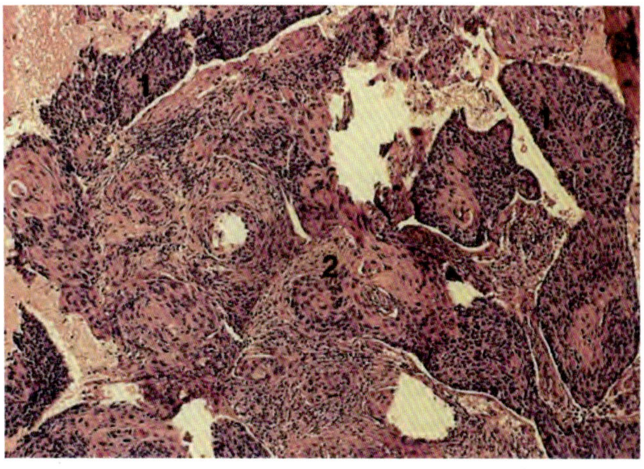

图8.17

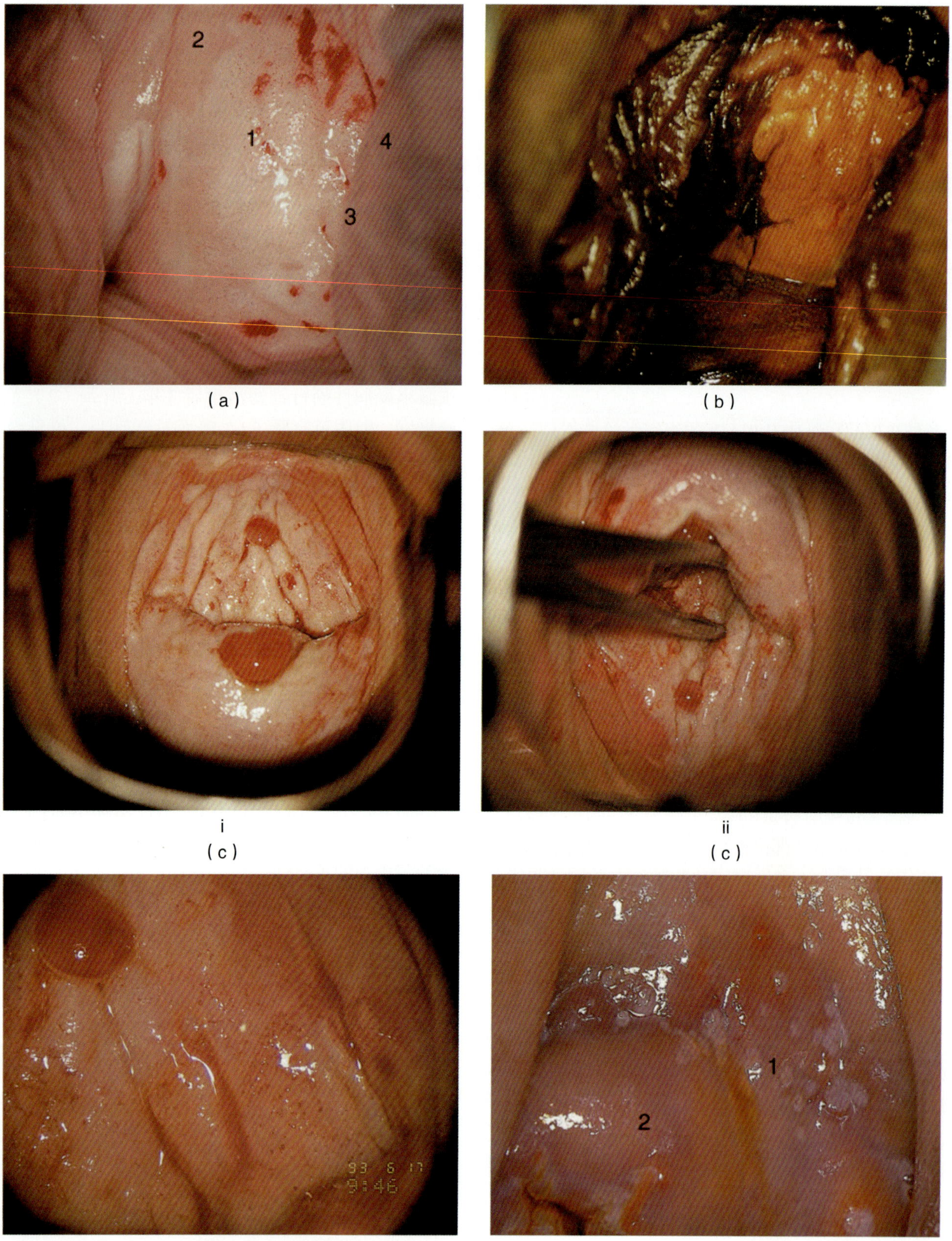

(a) (b)

i (c) ii (c)

iii (c) (d)

图8.18

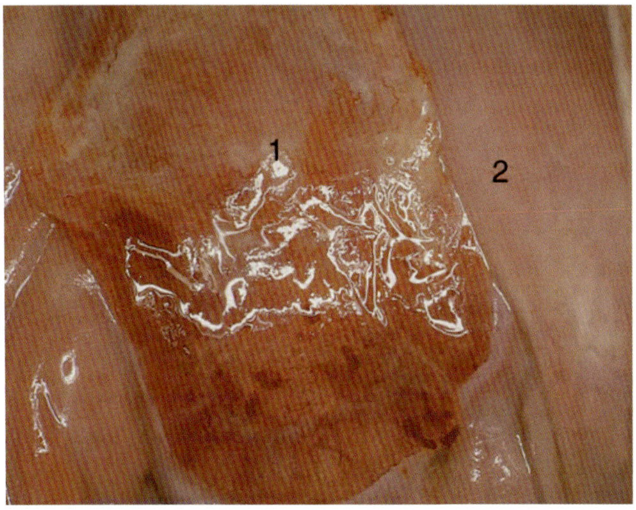

图8.19

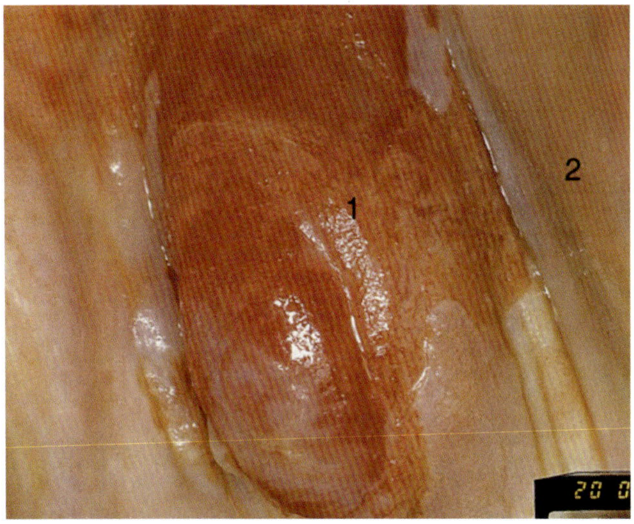

图8.20

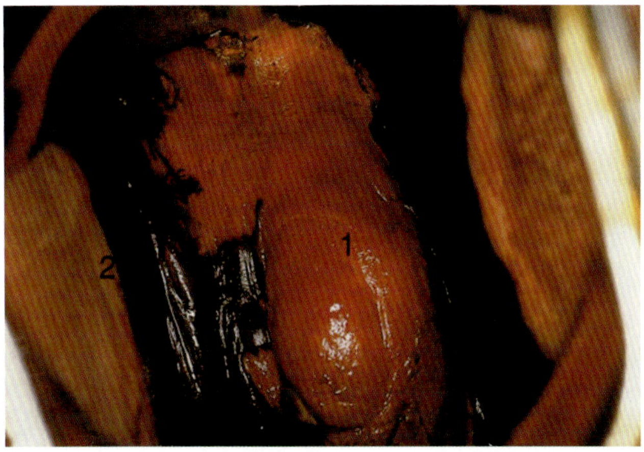

图8.21

位于下 1/3，约 20% 位于中 1/3。通常 60% 的病灶累及阴道后壁，约 25% 累及前壁，约 15% 累及侧壁。

如图 8.23 所示，一例患下生殖道肿瘤的女性行广泛性子宫切除术和全阴道切除术的手术标本。阴道原发癌位于（1），但阴道上段（2）处明显存在较小的肿瘤病灶。阴道内存在隆起的息肉样改变（3），活检确诊为 VAIN3 伴 HPV 感染。CIN3 限于宫颈（4）。VIN3 多灶发病，这种情况属于“下生殖道肿瘤综合征”。约 1/3 原发恶性阴道穹隆病变患者合并一种或多种源于下生殖道的原发肿瘤，约 1/10 为原发阴道癌。

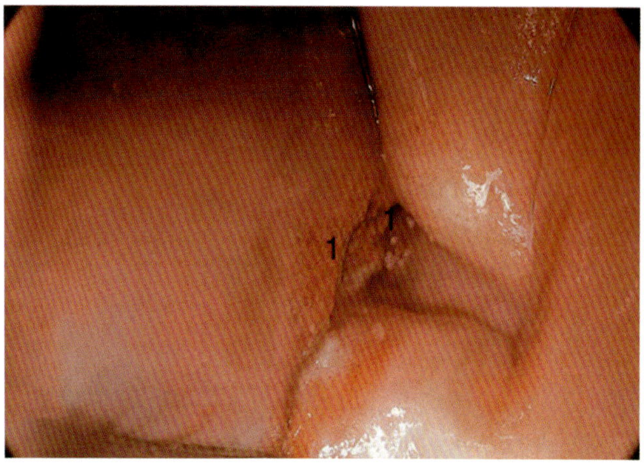

图8.22

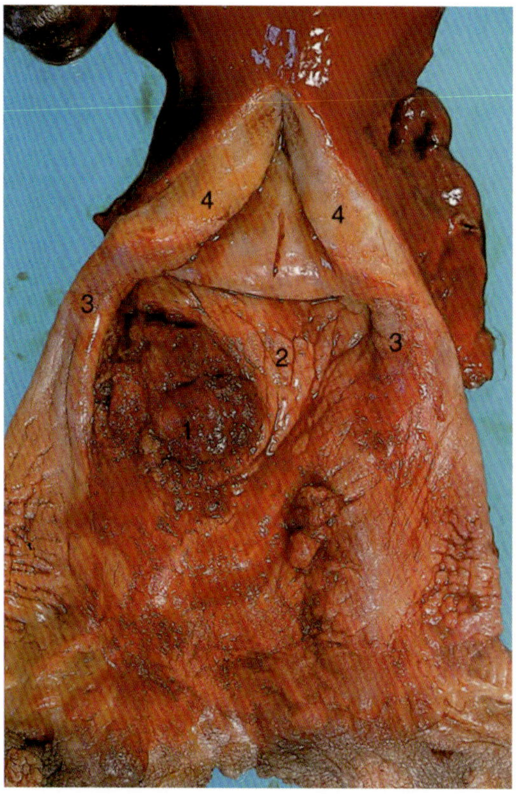

图8.23

VAIN 的处理

- 多数 VAIN 自然消退，10% 以下进展为浸润性癌。
- 寡病灶可慎重地保守治疗。
- 高级别病变需要治疗。
- 阴道镜诊断高级别病变的敏感性具有较大的差异。
- 推荐治疗前先行活检。
- 仅 VAIN2 和（或）VAIN3（高级别鳞状上皮内病变）需要治疗。

易与阴道肿瘤相混淆的非恶性病变

有很多阴道病变与肿瘤表现相似，只有通过阴道镜和定位活检才能确定其性质，排除肿瘤。

阴道镜检查不易诊断的病变如下：

1. 放疗后阴道穹隆萎缩。
2. 阴道腺病。
3. 先天性宫颈转化区向阴道延伸。
4. 阴道卫生棉条滞留引起溃疡。
5. 年轻女性使用己烯雌酚后阴道改变。

如果阴道呈现放疗后改变，尤其出现阴道萎缩，提示阴道癌。在阴道出现严重萎缩和放疗后改变情况下，不仅有细胞学异常，而且阴道镜下常可见不典型病灶和异常血管形成。上皮菲薄苍白伴随血管形成，极易受各种创伤影响，使得诊断图像更加复杂化。异常（不典型）上皮或上皮内出现不典型血管部位需行活检以排除浸润性癌。图 8.24 显示绝经后女性宫颈癌放疗后的阴道穹隆，血管呈现粗细不规则和分支状，如浸润性癌中所见。该部位行穿刺活检困难，需要采用爪状器械暴露固定，以获得满意的活检。

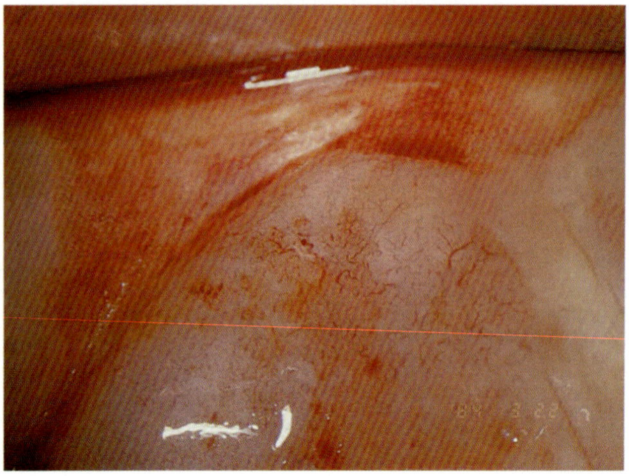

图8.24

阴道腺病指任何情况下阴道内出现柱状上皮，阴道镜检查示大多数病灶是由单一柱状上皮或由柱状上皮和化生上皮组织混合组成。柱状上皮阴道腺病往往发生在应用 5-FU 软膏外用治疗的女性，由阴道表面的复层鳞状上皮发展而来。这种改变可能归因于柱状上皮替代复层鳞状上皮的化生过程，又称为柱状上皮化生或获得性阴道腺病。

腺病可以与转化区相连，也可以单发，大约 3% 的患者由典型的转化区延伸到阴道穹隆。然而化生过程常会将腺上皮（延伸到阴道穹隆的部位）转变为鳞状上皮。在部分病例中阴道穹隆是松弛的，使阴道 pH 环境渗透到这些区域受阻，结果导致柱状上皮未经过化生仍然产生黏液。如图 8.25a 所示，转化区（1）、柱状上皮和鳞状化生上皮（2）延伸到侧穹隆（3，箭头）。阴道皱褶（4）可以覆盖部分区域（2），从而阻止阴道 pH 环境引起化生。该区域变化与阴道肿瘤有关，不进行阴道镜检查和活检无法明确良性性质。

阴道内孤立的阴道腺病是不多见的，但当其出现时却很难与原发性阴道癌鉴别。阴道镜活检可以确诊。类似病灶系列如图 8.25b ~ f 所示。

阴道壁溃疡可以由癌症引起（图 8.19 和图 8.20），也可以由卫生棉条滞留引起（图 8.25g）。阴道分泌物伴有异味的情况并不少见，移除卫生棉条后可见溃疡面（图 8.25h）。其愈合时间需要数周，而围绝经期女性所需的时间更长。如果对其性质有任何怀疑，活检是必需的，其与阴道癌的区别如图 8.19 和 8.20 所示。

8.9 VAIN的治疗

治疗 VAIN 的方法有很多种，在进行任何治疗前，都必须行阴道镜检查和活检明确诊断，治疗方法如下：

1. 局部切除（活检）。
2. 化疗（经阴道 5-FU）。
3. 物理治疗：
   （a）CO_2 激光。
   （b）冷冻。
   （c）电灼。
   （d）气化超声手术吸引术。
4. 放疗。
5. 手术切除（部分阴道切除术、全阴道切除术 + 移植）。
6. 保守手术切除。

制订 VAIN 治疗方案需要慎重，仅适用于诊断 VAIN2 和（或）VAIN3 或归类于 HSIL 的患者。而更

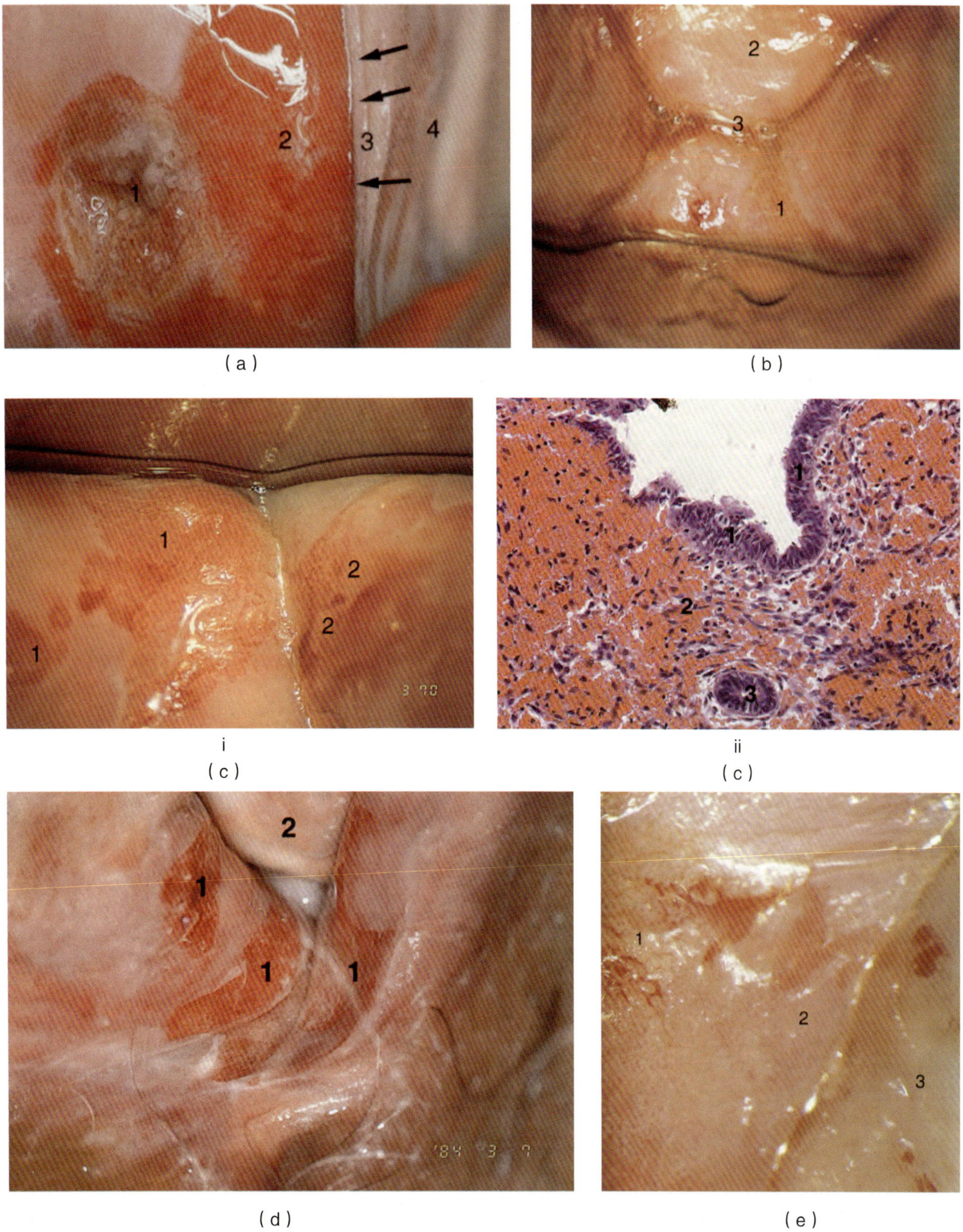

图8.25 （a）参见正文。（b）32岁女性因性交后出血行阴道镜检查，可见（1）柱状上皮，（2）阴道前穹隆，（3）宫颈，诊断为阴道腺病，只有行阴道镜检查和活检才可能确诊。（ci）是图（b）中（1）部位的高清放大图片，清晰地显示出绒毛样结构跨越阴道后穹隆（1），并延伸至阴道侧穹隆（2）。（cii）经活检确诊为良性组织，（1）为出现在复层鳞状上皮阴道表面的柱状上皮，（2）为极度血管化的间质，（3）为间质中存在的小腺体。（d）显示一例患阴道口腺病（1）的30岁女性。类似的情况并不少见，活检可以确诊，并排除扁平苔藓及增生。（2）为阴道前壁。（e）一例性交后出血行阴道镜检查的32岁女性，发现阴道后穹隆（1）不典型柱状上皮，（2）为可见化生的鳞状上皮，（3）为阴道侧壁。（待续）

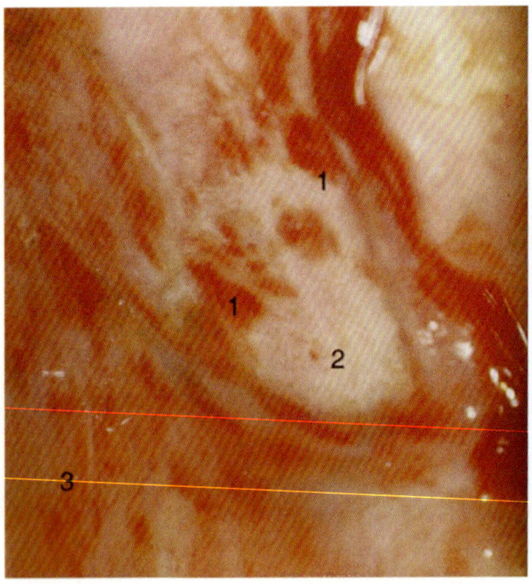

（f）

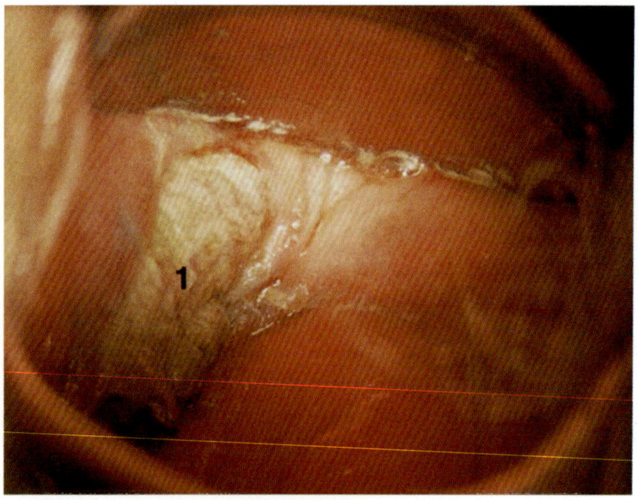

（g）

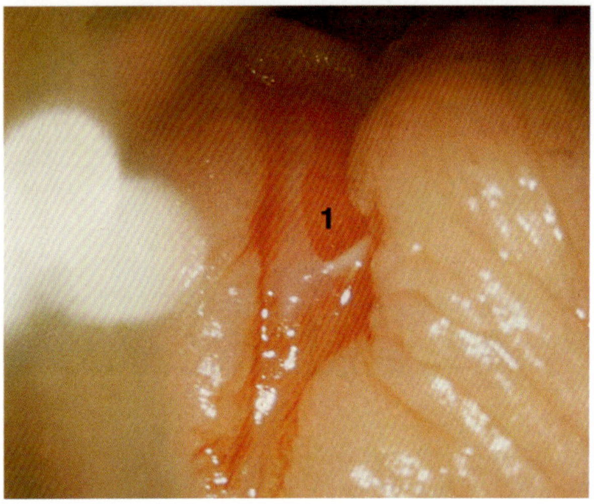

（h）

图8.25（续） 阴道腺病容易与肿瘤相混淆，采用CO_2激光进行破坏性治疗如图（f）所示。（f）显示图（e）中腺病发生于阴道后穹隆采用CO_2激光治疗后6周。（1）和（2）为愈合的创面，可见新的鳞状上皮生长，（2）为更成熟的新生上皮，（3）为阴道侧壁。CO_2激光安全有效地破坏了病灶区域。腺体组织可以延伸到阴道间质1～1.5mm。在汽化治疗过程中依靠肉眼区分腺体（组织中可见"气泡"）以确保安全去除腺体组织。治疗后4～6周的随访非常重要，可以减少粘连和防止缩窄等并发症。

轻的病变如HPV感染和LSIL/VAIN1发生癌变的可能性极小。经活检结果报告证实后并不需要积极干预，只需定期随访复查。

CO_2激光治疗

针对局限性并已经组织病理证实的HSIL/VAIN病灶，CO_2激光是一种非常有效的治疗方法。显然，这是一种局部消融的治疗方法，因此没有恶性病变的证据很重要，包括细胞学、组织学、阴道镜检查的证据。该方法采用较低功率的能量，大约是治疗宫颈疾病所需能量的一半即可，上皮可以被汽化，去除组织深度不超过1mm。VAIN病灶往往较浅而不穿透腺体结构（阴道不含腺体）。治疗前，在病灶部位注射生理盐水或2%利多卡因的局麻混合液，可作为保护性缓冲液，防止激光穿透过深，损伤正常组织。

CO_2激光治疗可以在局部麻醉后进行，如病灶累及范围大，必要时可采用全身麻醉，此时可用生理盐水替代局部麻醉药物以保护黏膜下的组织。因阴道表面存在自然皱褶，可水平或垂直放置窥阴器以从不同方位观察。偶尔也可以通过窥阴器的侧方开口进行激光治疗。但阴道穹隆部位的病灶往往暴露困难，限制了这种方法的使用。

应用醋酸和Lugol碘溶液先后染色可以标记病灶边界。激光束快速扫过病灶，破坏深度可肉眼估测。理想深度是直达黏膜固有层，见到整齐的纤维（图8.27）。如图8.26所示，Lugol碘溶液染色后，在阴道后壁可见多灶性病变（1），术前活检证实为VAIN2/3伴有湿疣样改变。CO_2激光治疗是这种多灶性病变的理想治疗，CO_2激光治疗如图8.27所示。CO_2激光治疗深度大约是1mm。病灶边界显示清晰，激光治疗在创面上留下烧灼过的碳粒子（1），轻轻擦拭去除创面的碳粒子（2）后，可以直接看到黏膜固有层下整齐的纤维结构。尽量保留病灶间正常的阴道鳞状上皮组织（3），以利于上皮组织再生愈合。

CO_2激光治疗深度达到2～3mm可以有效地治疗VAIN，有时为了达到预期的理想深度和疗效，需要多次治疗。小样本的病例报道显示消融术后的成功率为69%～87%，复发率约为33%。

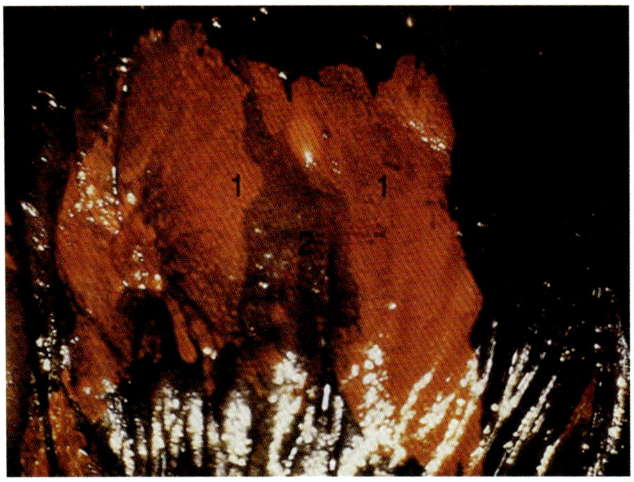

图8.26

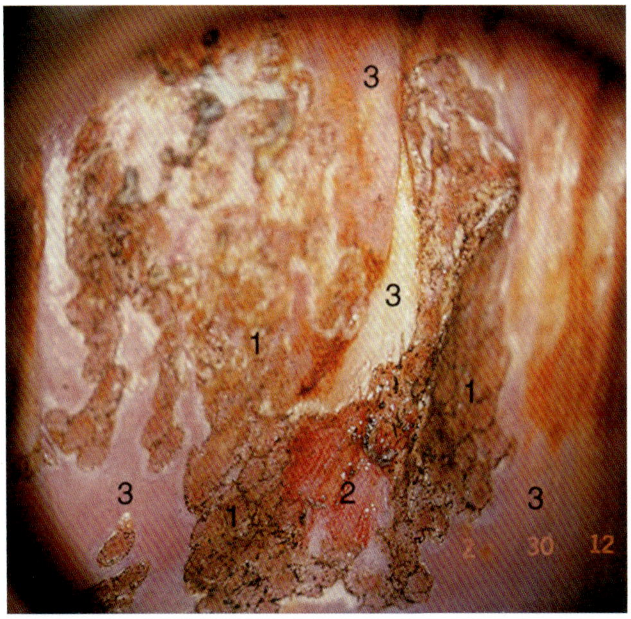

图8.27

部分阴道切除术

针对宫颈CIS行子宫切除术后的阴道穹隆HSIL/VAIN患者，普遍推荐行部分阴道切除术。该手术可以经阴道或经腹部进行，但会导致部分并发症。大范围的阴道切除术还将导致阴道的缩短和缩窄。

一些学者发现阴道壁囊肿时也推荐阴道上段切除术以去除囊肿及相关的窦状组织。

局部病灶切除

使用CO_2激光局部切除是治疗小范围VAIN3的理想手段，可以在局部麻醉下实施，而较大范围的病灶需要在全身麻醉状态下进行。细针刺入阴道黏膜，向黏膜下注射液体，使得凹陷处和瘢痕处膨隆起来。此外，阴道黏膜与激光束垂直有利于治疗。

针对因高级别CIN行经腹子宫切除术后，阴道穹隆部位残留HSIL/VAIN并可完全暴露的患者，医生偏好行局部切除术。图8.28是一个典型的范例。一例绝经后女性因CIN3行经腹子宫切除术后5年发现局部VAIN3（1），病灶延伸至阴道穹隆（2，箭头所示），在开始检查时，病灶的侧缘无法完全暴露，如图8.30所示，采用爪式器械牵拉后边缘完全充分暴露可见。完成此操作后，该病灶可采用CO_2激光进行局部切除，具体技术如下文所述。

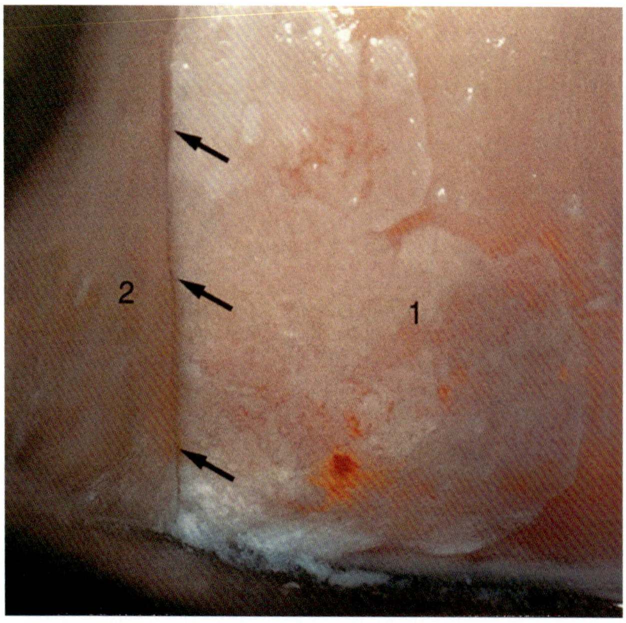

图8.28　5年前因宫颈原位癌行经腹子宫切除术的阴道穹隆VAIN3（1）患者。阴道侧壁的边缘（箭头所示）最初无法暴露，利用爪状钳向下牵拉以充分暴露。（2）为绝经后女性的阴道侧壁。

治疗前须预先评估病变的全部范围，包括 3 点钟和 9 点钟位置的阴道穹隆褶皱［图 8.29（2）］，充分显示子宫切除术后患者的病灶累及情况。（1）为低级别病变未延伸至穹隆皱褶。（3）为阴道侧壁。然而，在另一个病例（图 8.30 和图 8.31）中，可见 VAIN3 病灶（1）延伸至阴道穹隆皱褶。采用三爪式器械沿箭头方向牵拉，右侧壁的边缘可见（图 8.30 和图 8.31）。应用另一器械处理左侧穹隆可看到病灶延伸（3）。这个区域适合采用局部切除的治疗方法。

广泛局部切除可成功治疗 VAIN3 且一项大样本量的回顾性研究表明随访至 44 个月，44% 的患者无复发，但 4 例进展为恶性肿瘤。

阴道穹隆病灶局部切除术（部分阴道切除术）

局部切除术可用于去除穹隆部位的病灶（图 8.28 至图 8.31）。如图 8.32 至图 8.34 所示，54 岁的女性患者因 CIN3 行经腹子宫切除术后 4 年，阴道穹隆部位经组织学证实为 VAIN3（1），用 Lugol 碘溶液染色标记，排除病灶延伸至阴道侧壁皱褶。

采用 CO_2 激光超级脉冲模式（功率密度 750 ~ 1200W/cm^2）沿病灶周围切割，深度为 2 ~ 3mm。利用三爪钳（图 8.30）依次牵拉内侧（图 8.33）和外侧，完全暴露边缘，采用激光束削去病灶组织。治疗前，预先在黏膜下注射生理盐水“缓冲”以避免激光束穿透过深，而引起不必要的损伤。由于组织回缩性强，完成“剥皮”过程出血量极少。在去除病灶组织后，剩下开放的创面（1）（图 8.34），同时给予抗生素预防感染。切除术后 6 周内，周围相连的正常阴道黏膜逐渐生长愈合恢复。定期的阴道扩张可以预防阴道缩短和缩窄，并确保阴道的柔韧性。推荐术后每 6 ~ 8 周定期随访，最长不超过 6 个月。

切除的标本必须经过详细、充分的检查，就像对待宫颈锥切活检标本一样。局部切除技术是大块组

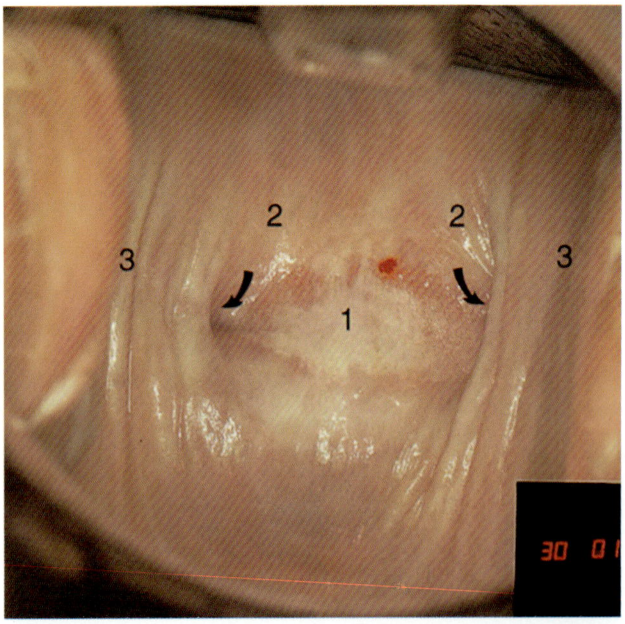

图8.29 （1）为阴道穹隆小范围低级别病变，未延伸至阴道角（2，箭头所示），（3）为阴道壁。因为是低级别病变（VAIN1），除了定期行脱落细胞检查，未行进一步处理。细胞学检查显示低级别疾病，一旦出现向高级别病变进展，必须进一步行检查和活检。

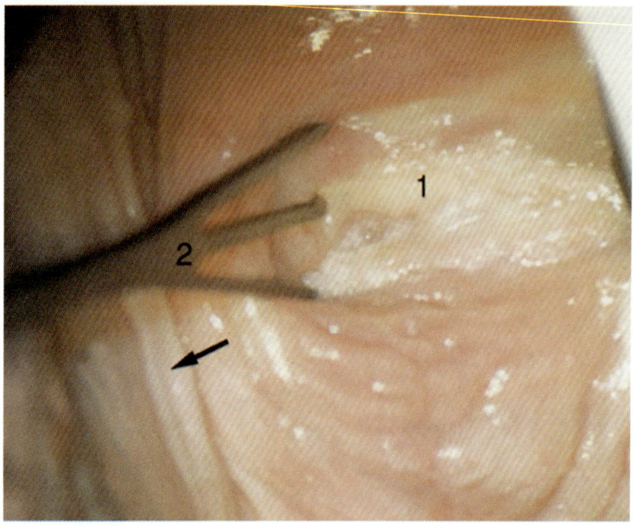

图8.30 曾因CIN3行经腹子宫全切术的引导穹隆VAIN3（1）患者。采用三爪钳（2）向下（箭头所示）牵拉，完全暴露VAIN3病灶的右侧边缘。

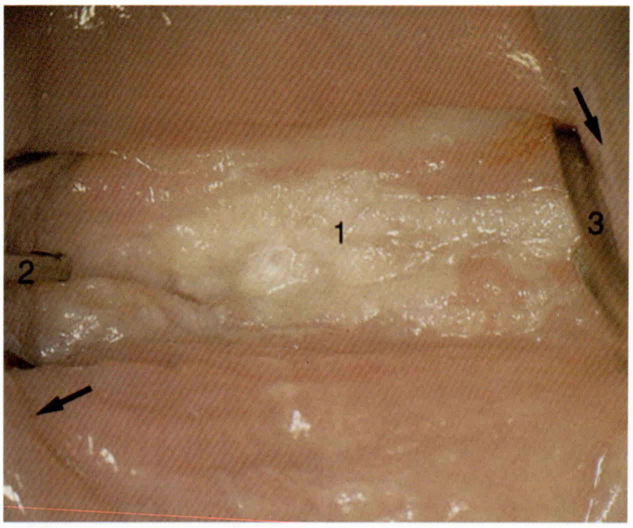

图8.31 图8.30的高清放大图像显示VAIN3病灶（1），应用两把爪钳（2）和（3）分别沿箭头方向牵拉阴道穹隆。双侧阴道皱褶部位完全暴露。

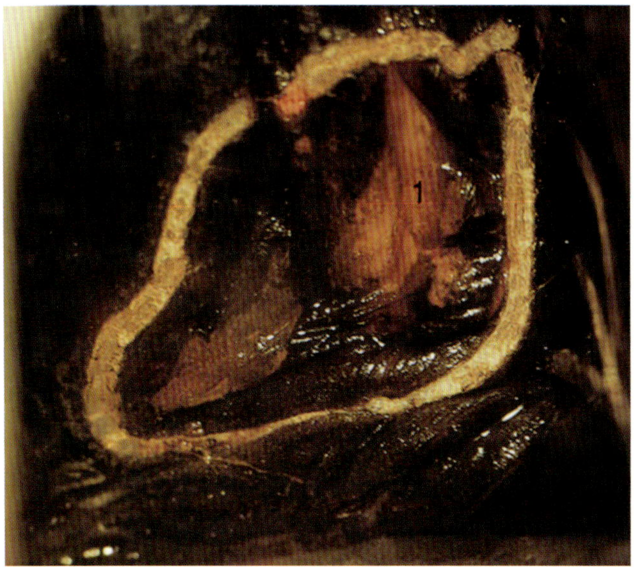

图8.32

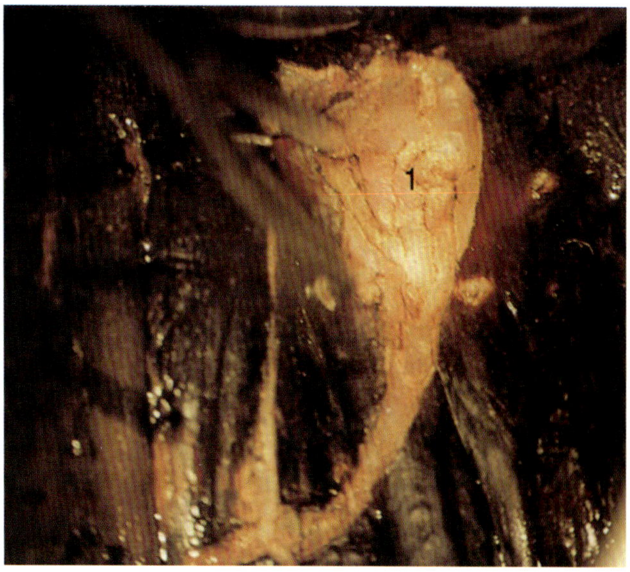

图8.33

织切除活检所必备的。CO_2激光能精准地切除异常组织，可作为更大范围切除治疗的替代方案，如部分阴道切除术和放疗。在切除的标本中发现任何的早期浸润病灶均需要进一步治疗。显然，切除不彻底可能需要频繁的随访，甚至更大范围的手术切除。有一位学者（A.S.）曾在超过9年的时间里成功行激光部分阴道穹隆切除术22例。其中1例发现了早期浸润性癌（小于2mm），其他均为VAIN3。另一项关于残留VAIN的相关研究发现，行阴道穹隆局部切除术后无复发。

阴道切除术

阴道切除术是可以替代上述治疗的另一种治疗方式，常常需要在手术同时或几天后进行皮肤移植阴道重建。手术极其困难，发病率相当高，且有阴道缩短和缩窄的风险。常用于复发率低（12%）、位于上1/3阴道的VAIN（高级别）病变，可部分或全部切除。应用冷刀或电刀进行手术有发生膀胱瘘和（或）肠瘘等并发症的可能，术后可采用5-FU局部化疗。

气化超声手术吸引术

气化超声手术吸引术的特点是可以选择性地去除病灶组织且对周围正常组织的损伤最小。大量临床试验显示其可以有效治疗VAIN。一项纳入92例患者随访4.5年的临床研究发现，采用这种方法治疗的复发率为20%，无1例进展为癌，与其他的临床试验结果相似，而治疗效果与激光消融的随机对照研究相比没有明显差异。

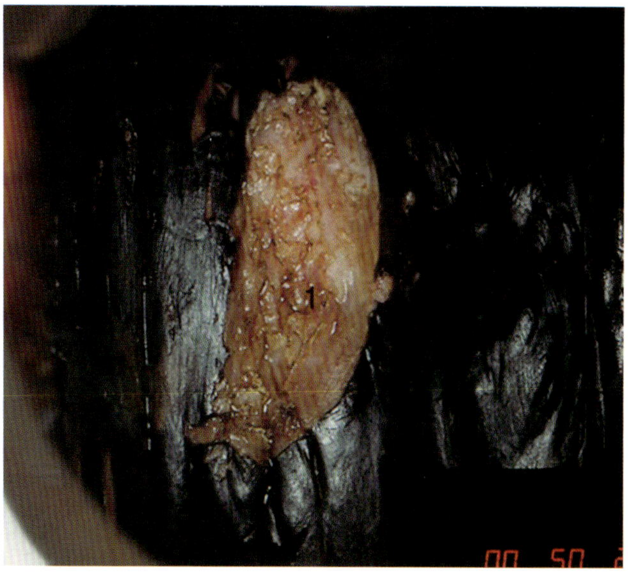

图8.34

VAIN的治疗方法

- 局部切除（活检）。
- 化疗（经阴道5-FU）。
- 物理治疗：
  - CO_2激光。
  - 冷冻。
  - 电灼。
  - 气化超声手术吸引术。
- 放疗。
- 手术治疗（部分阴道切除术、全阴道切除＋移植阴道重建）。

放疗（近距离治疗）

放疗需要使用针对性的能接近 VAIN 的放射能量源，常常选择 48 ~ 60Gy 的中等剂量强度进行放射治疗，两次放疗之间间隔 1 周。在很多临床研究中，复发率为 93% ~ 100%。一项纳入 28 例患者随访 25 年的临床研究显示，高剂量放疗的复发率仅为 7%。该方法适用于子宫切除术后阴道残端的复发病例，采用阴道放射装置（30μg）治疗 120 小时以上。所有研究中其复发率最低。

药物治疗

治疗 VAIN 的药物包括大量的外用制剂，并获得了不同程度的疗效。三氯乙酸（TCA）和 5-FU 自 20 世纪 80 年代初开始用于临床。在低级别 VAIN 的研究中，应用 50% 的 TCA 溶液每周治疗一次，持续 1 ~ 4 周，病灶可完全缓解。据报道，阴道灼伤率最低。关于 5-FU 的几项随访 2 ~ 4 年的临床研究显示，其治疗成功率达 90% 以上，其中有 1 例进展为癌。治疗剂量为每周 2g，治疗 10 ~ 12 周。阴道灼伤伴溃疡是较常见的不良反应，有时需要手术切除。在过去的 10 年里，咪喹莫特作为局部免疫活化调节剂发挥了协同作用，并取得治疗疗效。5% 溶液每周使用一次，持续使用 3 周，其耐受性似乎较好，但仍会发生局部灼伤和疼痛。在近期有关药物滴度与局部不良反应和耐受性的临床研究中，部分推荐增加疗程，每周 1 ~ 3 次给药，连续治疗 12 周。

总结

- 阴道癌和 VAIN 少见。
- 大多数 VAIN 病灶与高级别 HPV 感染有关，影响年轻女性。
- 有诱发因素，尤其是既往因 CIN 行子宫切除术和存在免疫抑制时。
- 阴道镜特征：病灶部位呈醋酸白色、镶嵌、异型血管、Lugol 碘溶液不着色。
- 任何治疗前必须经活检病理证实为高级别 VAIN。
- 低级别病变可以保守处理。
- 高级别病变（VAIN2 ~ 3）需要治疗。
- 治疗方式可以为保守治疗和根治手术。

（崔玲 王芬芬 译 张国楠 谢幸 审校）

8.10 扩展阅读

Aho M, Vesterinen E, Meyer B, *et al*. Natural history of vaginal intraepithelial neoplasia. *Cancer* 1991;68:195–7.

Bornstein J, Bentley J, Bösze P, *et al*. Colposcopic terminology of the International Federation for Cervical Pathology and Colposcopy. *Obstet Gynecol* 2012;120:166–72.

Darragh TM, Colgan TJ, Cox JT, *et al*. The Lower Anogenital Squamous Terminology Standardization Project for HPV-Associated Lesions: background and consensus recommendations from the College of American Pathologists and the American Society for Colposcopy and Cervical Pathology. *J Low Genital Tract Dis* 2012;16:205–42.

FUTURE I/II Study Group; Dillner J, Kjaer SK, Wheeler CM, *et al*. Four year efficacy of prophylactic human papillomavirus quadrivalent vaccine against low grade cervical, vulvar, and vaginal intraepithelial neoplasia and anogenital warts: randomised controlled trial. *BMJ* 2010;341:3493.

Guramurthy M, Cruickshank ME. Management of vaginal intraepithelial neoplasia. *J Low Genital Tract Dis* 2012;16:306–12.

Schmidt WA, Pathology of the vagina. In: Fox H, Wells M (eds) *Haines and Taylor, Obstetrical and Gynaecological Pathology*, 5th edn. Edinburgh, UK: Churchill Livingstone, 2003, p. 147.

第 9 章

外阴上皮内瘤变

9.1 引言

外阴上皮内瘤变的概念自上个世纪早期被描述以来便沿用至今。近年来随着流行病学、病理学、临床诊治信息的进一步完善，大家对外阴上皮内瘤变（VIN）的特征有了更新的认识。近年来最重要的进展之一是2004年国际外阴阴道疾病研究协会（ISSVD）关于疾病分类的提议（表 9.1）。其中，关于外阴肿瘤和营养不良的组织学分类已被国际妇科病理学家学会证实。这些权威机构提倡使用 1987 年提出的 VIN 术语来取代在过去容易混淆但被广泛使用的各种术语，这些术语包括鲍温样丘疹病、黏膜白斑病、外阴退行性病变、鳞状细胞原位癌和乳头状增生。

在 2004 年的重新分类中，VIN 被分为两个类型，即“普通型”和“分化型”。普通型包括三个亚型：①疣体型；②基底型；③混合型（疣体 / 基底型）。这种新分型由许多临床研究证实，VIN1 不是癌前病变，也不是进展性上皮病变的肿瘤谱变化的一部分。最终的专家共识是，VIN1 不需要治疗，因此不需要被视为 VIN 的亚群。现在所有被归类为 VIN 的病变应当是高级别的，既往被归类为 VIN2/3 的病变。普通型与高危人乳头瘤病毒（HPV）相关，而分化型与 HPV 无关，进一步研究发现一些病例中出现了邻近角质层的外阴癌与萎缩性硬化性苔藓。由此，“普通型”和“分化型”易于理解并可使用和推广。

表 9.1　国际外阴阴道疾病研究协会（ISSVD）与国际妇科病理学家学会（ISGYP）疾病分类

外阴皮肤和黏膜的非肿瘤性上皮疾病
• 硬化性苔藓（LS）
• 慢性单纯性苔藓
• 其他皮肤病
混合性上皮病变可能发生。在这种情况下建议同时报告两个疾病。例如，LS 伴随慢性单纯性苔藓应报告为 LS 和慢性单纯性苔藓。慢性单纯性苔藓伴随外阴上皮内瘤变应诊断为 VIN。
慢性单纯性苔藓用于描述那些有细胞增生但排除其他病因所致的情况。累及外阴的特殊的损伤性病变或皮肤病（如银屑病、扁平苔藓、念珠菌感染、尖锐湿疣）可能包括慢性单纯性苔藓，但应该具体诊断并排除其他疾病。
外阴上皮内病变（VIN）
鳞状上皮内瘤变
• 普通型：基底型，鲍温病（疣体型）
• 分化型 VIN
非鳞状上皮内病变
• Paget 病
• 黑色素瘤

VIN 的特点与宫颈上皮内瘤变（CIN）相似，都是由肿瘤细胞与上皮细胞的位置为界定的。VIN，如同高级别的 CIN，如果不治疗，将有可能进展为外阴的浸润性癌。此外，VIN 也会自然消退（下面将详细讨论）。

9.2 流行病学和发病机制

患病率和发病率

由于没有进行大规模的组织性筛查，迄今为止很难准确判断 VIN 的患病率和发病率。然而，一些研究报道提示那些既往有 HPV 和 VIN 病史的年轻女性患者患外阴鳞状细胞癌的数量在增加。荷兰的一项历经 14 年的调查研究表明，普通型 VIN 的发生率几乎翻了一番，从 1992 年的 1.2/100 000 到 2005 年的 2.1/100 000，分化型 VIN 的发病率增加了 9 倍，从 0.013/100 000 到 0.121/100 000，而外阴鳞状细胞癌的发病率保持稳定。浸润性外阴鳞状细胞癌的发病率随着年龄的增长而增加，同时在白人女性中外阴鳞状细胞癌的发病率更高。

稳定的浸润性癌发生率相对于上升的癌前病变发生率来说，可能是因为 HPV 感染至转变成恶性疾病需要数年时间。其他可能的解释包括 HPV 阳性的浸润前病变很少发展为浸润性癌，有的仅作为原位病灶，甚至自行消失。研究表明，VIN3（现在分类为VIN）病变即使进行治疗，仍然有3.4%的恶性潜能进展为癌症。

外阴上皮内瘤变和宫颈上皮内瘤变的关系

VIN和CIN的关系密切。它们都是宫颈和外阴的多发性疾病，偶尔也发生在阴道（图9.1和图9.2）。在图9.1中，一例48岁的女性不仅患VIN（1），并且在宫颈和阴道也有类似的瘤样病变。在图9.2中，一例27岁女性患者的外阴和肛周区有上皮内瘤样病变和累及宫颈、阴道、外阴（1）、肛周（2）区域的早期浸润性癌。患者没有免疫功能损伤，但是是一个重度吸烟者并有长期的（>10年）生殖道HPV感染病史。在外阴的（3）和肛周（4）区域还可以看到尖锐湿疣。

随着年龄的增长，多中心病灶发病率大幅减少，而有多中心病灶的患者[累及阴道和(或)宫颈、外阴]比外阴单一病灶患者的多灶性疾病患病率和复发率更高。这种情况可以是同步的或非同步的。因此，重要的是，所有患外阴疾病的患者应该被包括在标准的宫颈癌筛查中。应进行详细的体格检查并对所有可疑病变进行活检。VIN的发病年龄范围很宽泛，患者年龄可为15～90岁。大多数调查显示VIN患者发病的平均年龄是30岁出头。癌前病变（VIN）和癌症的平均发病年龄可以有大约30年的差异。

病毒病因学

普通型的VIN与病毒相关，而分化型VIN和一些浸润性外阴癌与病毒无关。目前应用聚合酶链反应（PCR）技术检测HPV，普通型VIN中有高达72%～100%的病例存在高危型HPV感染，其中最主要的类型是HPV16型。

通常HPV阳性的女性VIN患者比HPV阴性者更年轻。组织学上，疣体型（鲍温样丘疹病）病变比基底型VIN病灶感染病毒的概率更高（65%比30%）。在病变初期及此后感染HPV16型和18型的VIN患者进展为癌的概率更高。VIN似乎影响两个患者群体：合并HPV感染者通常更年轻且患多灶性疾病以及HPV感染情况不确定者往往年龄更大并倾向于患单灶性疾病。因此推测VIN疾病发展过程中，在不同年龄患者中可能有不同的机制。

现在已达成共识的外阴癌有两种类型：①角质化鳞状细胞癌，这是经典的形态学类型，很少与HPV感染有关，并且主要见于老年女性；②疣体型或嗜碱性癌，通常与HPV相关，常见于年轻女性，通常伴随VIN，吸烟者和免疫抑制者高发，而这些患者的宫颈肿瘤病变的发病率也较高。

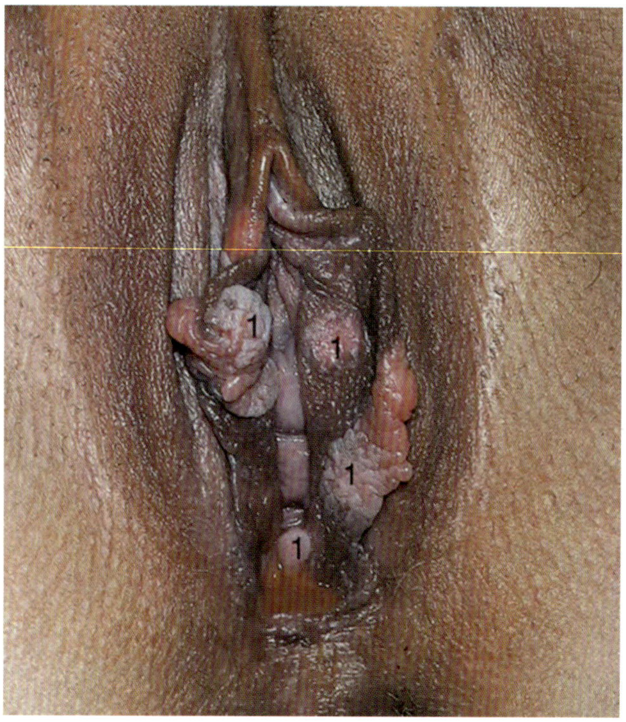

图9.1

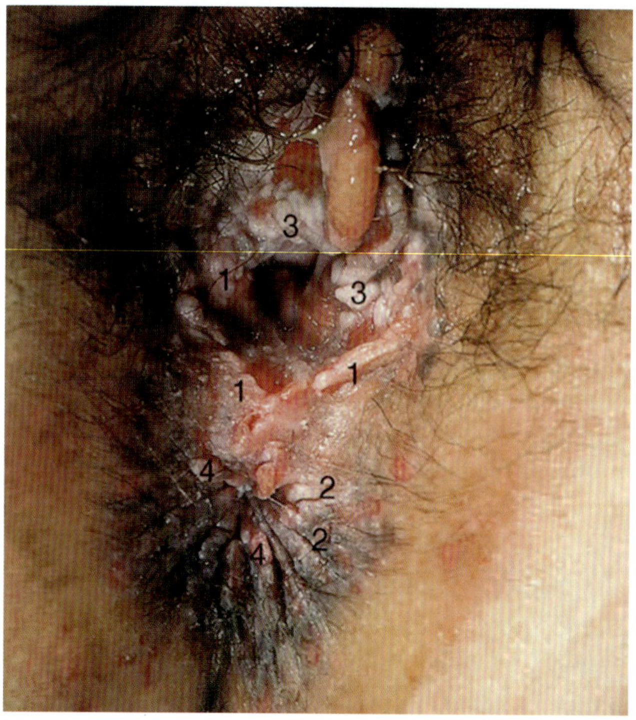

图9.2

术语和病因学

- 外阴上皮内瘤变的术语已被重新分类（2004）。
- 通常分为两类：普通型和分化型。
- 普通型有三个亚型：疣体型、基底型和混合型（疣体 / 基底型）。
- 普通型有病毒学病因。
- 分化型和一些浸润性癌无病毒学病因。

性传播疾病病因学因素

某些性传播疾病（STD）和 VIN 似乎有密切的联系。最常见的 VIN 相关性疾病包括尖锐湿疣、单纯疱疹、淋病、梅毒、滴虫病和细菌性阴道病。实际上，人口结构研究表明，女性外阴癌患者相比对照组有更多的性伴侣，同时既往有尖锐湿疣或淋病史将增加女性患外阴癌的风险。女性单纯疱疹病毒 2 型（HSV2）血清学阳性者患 VIN3 的风险很高［相对危险系数（RR）=2］。HPV 在外阴癌的发展中可能有重要作用。正如年轻患者的低级别 VIN 仅仅是与性活动相关的另一种临床类别。现在被公认的是，既往除了 HPV 以外的性传播病原体的感染无法替代 HPV 感染的标志性意义，也没有任何单独的病因学价值。

免疫抑制患者发展为 VIN 的发生风险增加，如接受肾移植或患淋巴增殖性疾病或系统性红斑狼疮的患者。

人类免疫缺陷病毒和VIN

前文提到免疫抑制患者发展为 VIN 的风险增加。自 1989 年以来，我们已经知道人类免疫缺陷病毒（HIV）感染的妇女患宫颈肿瘤的发病率增高（见第 7 章）。然而，现在更多的资料显示这部分人群发展为 VIN 的风险也增加，特别是同时合并 HPV 感染时。1993 年，世界第一份关于多个原发妇科肿瘤与 HIV 感染相关的报道详细描述了一例年轻患者合并宫颈微浸润性癌和 VIN 的 5 年病史。从那时起，大量研究证实 HIV 感染增加了 VIN3 的风险。

在女性 HIV 阳性组中，尖锐湿疣的发病率增高，同时可存在少量的高级别的 VIN 病变。HIV 感染或医源性免疫抑制的女性患者发生 VIN3 的风险较高，同时宫颈癌前病变及宫颈癌的发生风险增加。

宫颈和疣体 / 基底型外阴肿瘤（现在被分为普通型）似乎有类似的 HPV 相关性起源，这可能提示了某些细胞免疫反应的异常，似乎是与 HPV 相关的宫颈和外阴瘤变的共同发生因素。

VIN 在 HIV 人群中的流行情况仍然很难确定，但一项回顾性研究对 38 例 HIV 感染的女性行阴道镜活检，显示其中 14% 的女性有 VIN，此外 50% 的巴氏涂片异常，24% 经活检提示有 CIN。这项研究提示了在 HIV 感染的女性中 VIN 的发生率增高。

吸烟的风险

相比 CIN，吸烟者患 VIN 和浸润性外阴癌的风险更高。大量研究表明，这种风险增加可能与长期习惯性吸烟的女性的免疫监视机制下降有关。

9.3 外阴上皮内瘤变的自然病程：治疗的合理性

VIN 和浸润性外阴癌之间的关系很不明朗，这使得任何考虑通过理解疾病的自然病程从而得出后续 VIN 治疗方案的想法均无法实施。关于 VIN 的许多研究都表明，由于患者不愿病变进展，旨在揭示疾病恶性发展进程的随访研究中的患者均已接受治疗。然而，新西兰的 Jones 和 Mclean 在 1986 年的一项研究中随访了在 20 世纪 60 年代和 70 年代参与 Green 教授的研究中未治疗的 VIN 患者，5 例未经治疗的患者中有 4 例发展为高级别 VIN 并随访了 7 ~ 8 年的时间（图 9.3）。

由 VIN 的高发年龄（35 岁）和浸润性外阴癌的高发年龄（68 岁）间的巨大差异可得出结论，这两种病症可能不是在所有情况下直接相关。值得注意的是，VIN 一般为多灶性的，而老年患者的外阴癌多是单病灶的。当年轻女性发生癌症，往往倾向于多病灶的，提示可能从 VIN3 发展而来，同时与 HPV 相关。

很明显，VIN 与 CIN3 的生物学行为似乎没有可比性；发展为恶性肿瘤的概率很低。当然，在成功切除局部病灶或单纯的外阴切除术后，仍然有小部分的患者（2% ~ 4%）发展为浸润性疾病。

VIN3 的自然消退过程：35 岁以下的患者消退率为 10% ~ 38%，特别是那些多病灶或色素沉着病变或怀孕的患者更易于消退。据报道，发生自然消退的患者中近 80% 诊断时处于妊娠期。这些病变被定义为上皮内瘤变和非整倍体病变，但在消退后可恢复正常极性状态。已证实，非整倍体 VIN3 病变进展为癌症的风险增加，自然消退机会减少。

对于初步诊断仅显示为 VIN 的情况下，手术病理活检发现隐匿性浸润性疾病使得从自然病程外推

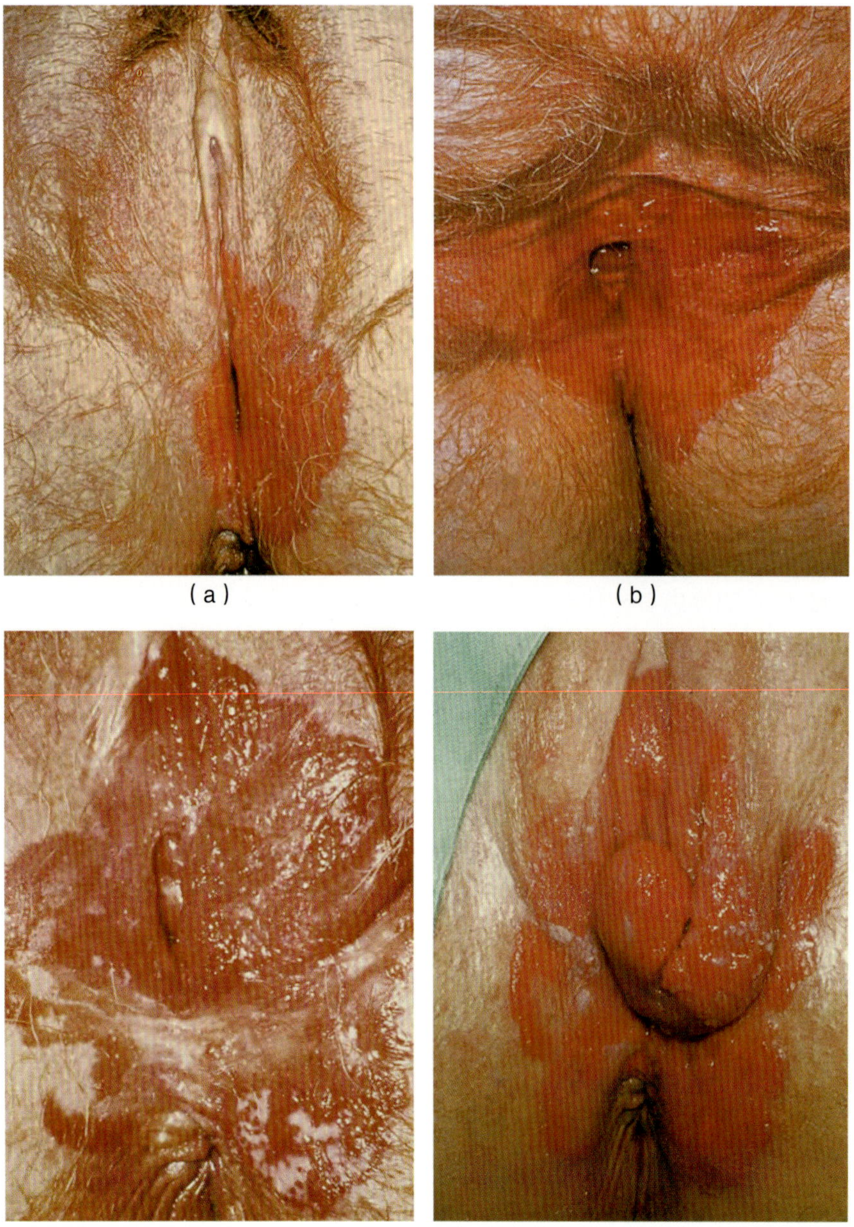

（a） （b） （c） （d）

图9.3 这四幅照片显示了一例明显的VIN病变在4年间发展为浸润性癌的过程。（a）（1972年4月）显示了在小阴唇和大阴唇后方的一个红色的外阴病变。（b）1973年12月，病变扩大，活检显示存在VIN。（c）1975年1月，活检显示存在VIN和潜在的早期浸润性疾病。（d）1976年9月，已明显发展为癌症，可以看到上皮内瘤变发展为恶性病变的整个过程。（Courtesy of Dr Ron Jones of Auckland, New Zealand.）

到治疗方案变得非常困难。事实上，早期的外阴间质浸润比我们想象得更常见。在病灶切除治疗时发现隐匿性浸润的概率为6%～9.5%。在大多数情况下，浸润性病灶为“早期”鳞状细胞癌，浸润深度小于5mm。鉴于VIN进展风险有限，治疗方案更倾向于保守性方法，但重点应放在可获得病理学材料的切除技术上，以避免漏掉隐匿性浸润性病灶的存在，因而这需要谨慎对待。

来自不同研究的证据表明，浸润的风险往往高于先前预期，尽管提倡相对保守的治疗，但遗漏隐匿性病灶的风险仍不容忽视。

外阴上皮内瘤变（VIN）与浸润性癌的关系

- VIN与浸润性癌之间的关系是不确定的。
- 疾病进展可能发生率为2%～14%。
- VIN3发生自然消退的概率为10%～38%。
- 自然消退通常发生在年轻的多病灶的患者。

9.4 病理学

在组织结构上，VIN 含有大量的上皮增生（棘皮症），它可以导致上皮表面出现小的赘生物。临床上表现为乳头状或颗粒状的 VIN 病灶。通常临床上表现为过度角化和随之而来的白色病变，色素减退。细胞核深染说明细胞丧失了正常的合成、成熟和黏附能力，这常常表现为异常的有丝分裂形式。偶尔可见增生细胞是均质的，但通常它们是多核的、异形的且包含聚集的核 DNA。其中的许多细胞也表现出 HPV 感染的证据如挖空细胞；这些细胞表现为细胞质空泡和核异型性，同时有细胞质角质化，即所谓的角化不良。

成熟异常和正常细胞层次被打乱是外阴鳞状上皮异型性的特点。VIN 有两种基本形态类型。一种类型是基底层或旁基底层细胞的增殖，延伸到表皮的上层；即所谓的基底型 VIN。另一种类型，其特点是未成熟细胞的成熟化表现，常发生上皮的多核化、圆形小体和空泡细胞，这是 HPV 感染的标志。第二种类型称为乳头型 VIN，此前被称为退行性病变型 VIN。基底型和乳头型现在都是普通型的一部分，其中可见所有类型的异常和畸形的有丝分裂现象，如细胞核多形性、不规则的核角蛋白凝结、角化不全或角化过度。当然，疣体型 VIN 在既往或目前存在外阴疣状病毒感染的女性中常见。然而两型 VIN 共存的现象并不常见。

图 9.4 和图 9.5a，b 是典型的 VIN 组织学范例，显示 VIN 细胞丧失了正常细胞结构，不同程度的上皮角化过度，变异的成熟状态，核深染，有丝分裂异常，圆形小体的出现，标志了胞核和细胞质的多态性。常常可见不同程度过度肥厚增生的棘皮症（图 9.4 和图 9.5a），均一的多形性细胞从表面延伸到上皮网脊层的情况少见。上皮层会发生不同程度、不同分化水平的表皮角化。

将第二种类型的上皮内瘤变称为分化型已达成共识。在 20 世纪 60 年代早期，它曾被描述为原位癌单纯型，但后来称为分化良好的上皮内瘤变。如图 9.5c 所示，成熟且位于上皮褶皱深处的上皮细胞和异常角化细胞值得注意。在图 9.5d 中，角质化结构形成一个串珠样结构（箭头）。这通常是浸润性病变，可迅速发展为浸润性癌。

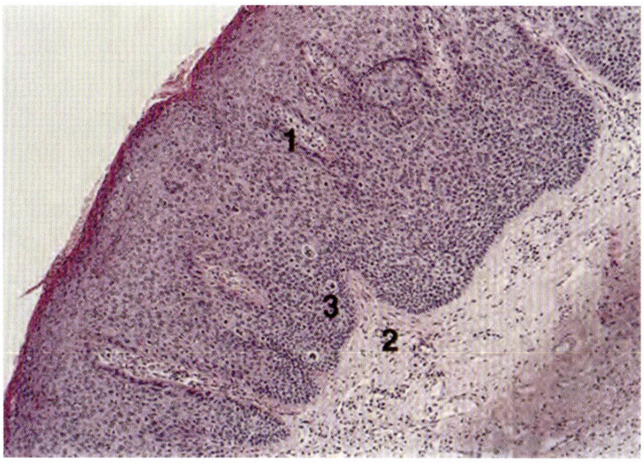

图9.4　一例基底型外阴上皮内瘤变，以多形性细胞为特点（1），它从深层上皮延伸至上皮表面，覆盖少量的角化过度细胞。皮下透明样变化（2）伴上皮细胞的较低水平的异常有丝分裂（3）。

外阴上皮内瘤变的组织学鉴别诊断

很多情况下都可能出现类似于外阴肿瘤或癌前病变。扁平的或乳头状的尖锐湿疣和单纯性硬化性苔藓（以前称为鳞状细胞增生）可能需要与 VIN 相鉴别。其他可能需要与 VIN 相鉴别的情况包括 VIN 延伸到毛囊皮脂腺单位、切面 VIN、脂溢性角化病和基底细胞癌。

脂溢性角化病和浸润性基底细胞癌都源自正常的上皮基底细胞。在基底细胞癌中外围栅栏样的细胞是均匀的，脂溢性角化病包含许多角质囊肿，这是 VIN 所没有的。最后，VIN 可能存在由串珠样的鳞状细胞形成的长的表皮突，这使得判断病变是否累及全部上皮变得困难，因为斜向和横向的细胞分布可能给人一种浸润已经开始的印象。此时，精确定位活检标本至关重要，如果有怀疑，将需要更广泛而深入地取样，以供进一步的评估和判断。

9.5 常用的临床检查

诊断 VIN 并非易事。因为 VIN 没有一种独特的临床表现，不同患者可能会呈现出完全不同的症状；此外，外阴表面温暖潮湿使得病变在很多病例中表现为浸渍状，对病变的形态学识别更加困难。

要记住的要点是：

• 即使在无症状女性中，对VIN也必须提高警惕。

• 对于每一例外阴病变，都要评估以下临床特点：内核、厚度、表面和颜色。稍后将介绍这些特性在每个特定的临床类型中的不同表现。

• 评估风险因素：同时存在的或既往的HPV感染史，吸烟、性传播疾病等。

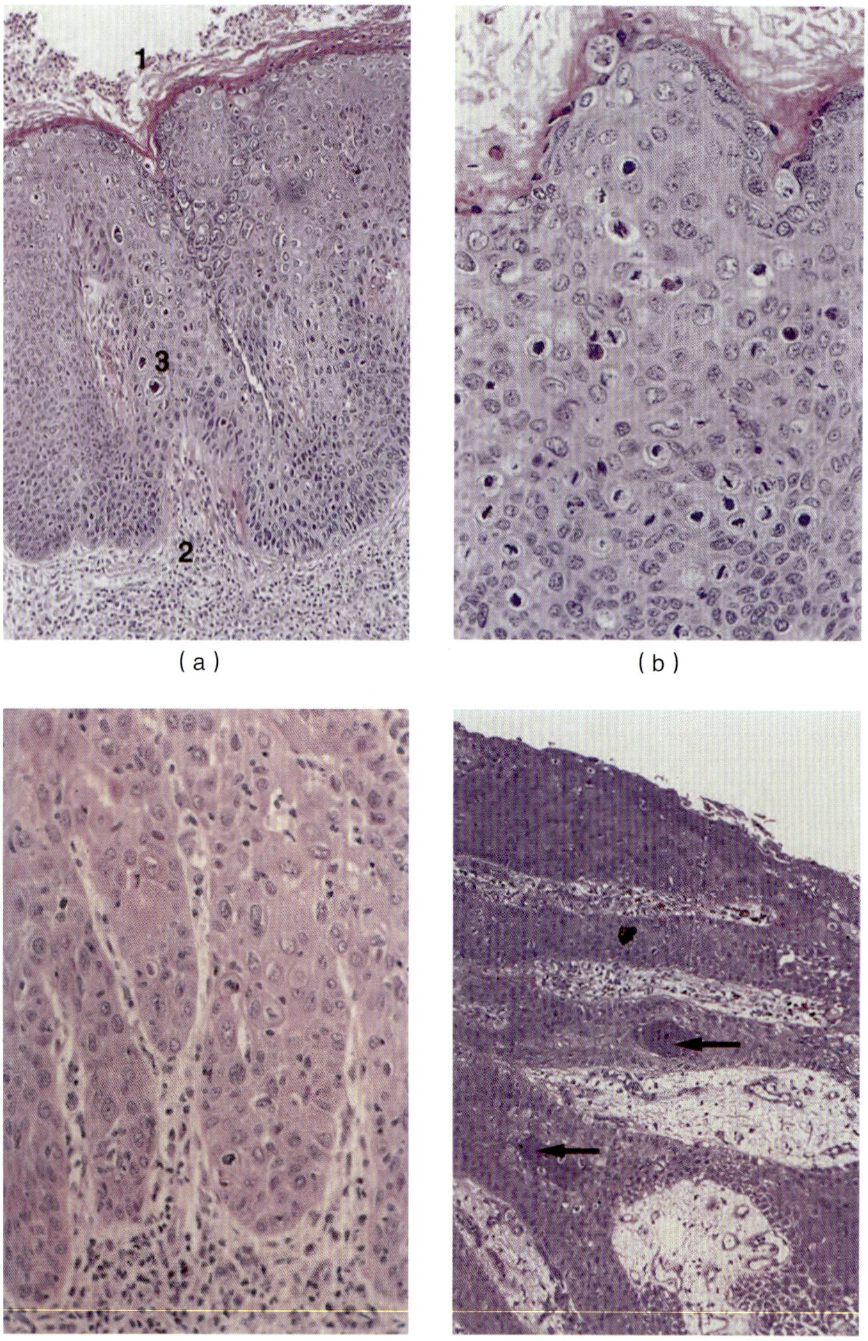

图9.5 （a）一例鲍温样外阴上皮内瘤变，其特点是有细胞异型性且存在挖空细胞、圆形小体和频繁的有丝分裂。与图9.4所示病变的区别在于，上层有分化良好的角质层（1）和皮下层（2）具有显著的淋巴细胞浸润。有圆形小体（3）。图（b）为图（a）的放大视图，显示表皮角化过度和上皮中有圆形小体和许多异常有丝分裂以及角化过度和角化不良细胞。

专业术语对诊断的影响

目前ISSVD术语（2004）描述了两种类型的VIN：普通型VIN和分化型VIN。这种分类是基于组织病理特征。另外一个特点是与HPV的相关性：普通型VIN通常与高危HPV类型有关，而分化型VIN发展与长期外阴瘙痒有关，如硬化性苔藓。

这些术语对应的不同的临床表现：

1. 普通型VIN，与HPV相关，VIN常是多病灶的，常见于50岁以下的女性。病变可能发生在外阴的任何地方。病变表面多凸起，质地粗糙。病变局部的颜色可以是棕色、白色、灰色或红色。

2. 分化型VIN，常见于老年女性，很多时候与非肿瘤性的上皮病变有关，如硬化性苔藓或扁平苔藓等。因此，患者可能有长时间的外阴瘙痒史和外阴灼热感。

早期诊断

如前所述，VIN可能无症状。因此，每次行盆腔检查置入窥器前，应该全面检查外阴、会阴、肛周区域。

遗憾的是，大多数妇科医生在常规盆腔检查时都忽略了外阴，不注意这个器官，因此无症状VIN常常被漏诊。因此，教育妇产科医生开展适当的外阴疾病检测和识别外阴疾病的不同组织表现形式是至关重要的。此外，妇科医生应该注意有关无症状患者的线索，如宫颈刮片检查异常或生殖器疣的病史。这些提示即使对于无症状的女性也应仔细检查和评估外阴、会阴、肛周区的皮肤和黏膜情况。

全面采集病史还可以为敏锐的医生提供更多的发现外阴疾病的信息：吸烟、既往生殖器性传播疾病史，治疗过的上皮内或浸润性宫颈肿瘤，以及HPV DNA检测阳性病史。

症状

VIN没有独特的临床症状，约60%的患者最主要的症状就是外阴瘙痒。然而，18%～40%的VIN可能没有症状，或伴有疼痛和烧灼感或感觉有肿块或溃疡。VIN可以在常规妇科检查时意外发现或在外阴的其他无关症状检查时诊断。

分化型VIN患者发病年龄通常大于普通型VIN，而且通常在硬化性苔藓或扁平苔藓附近被观察到。因此，分化型VIN患者经常有长期外阴瘙痒和灼热史。

我们想强调，尽管外阴瘙痒是经常发生的，临床医生应该意识到如果外阴瘙痒的常规治疗不能缓解症状，那么应及时对顽固的难治性病灶进行组织学活检。

临床评价和指征

VIN可以有各种各样的临床征象。它可能是很小而又分散的病灶，但可以累及整个外阴或更广泛的区域。它通常以一个或几个病灶为中心开始向外传播。因此，对一个疑似VIN的病变进行诊断，应当按照以下四个临床特征来对病变进行分类：

1. 病灶：单发或多发。
2. 厚度：扁平或增厚。
3. 表面：光滑或粗糙。
4. 颜色：白色、棕色或红色。

甲苯胺蓝试验（Collins试验）旨在对细胞核进行病毒染色。它的过程包括在1%～2%的甲苯胺蓝水溶液中浸染，等待几分钟，然后用1%的醋酸溶液洗涤。甲苯胺与核结合。在VIN，病灶表面富含核物质的角化不全细胞常常被检测到，所以甲苯胺蓝试验可以用于VIN的定位。应在洗涤后仍然着色的部位进行活检。然而，由于假阳性率较高，该试验最近不再广泛使用：溃疡、糜烂和炎症都会被甲苯胺蓝染色。尽管Joura报道了利用甲苯胺蓝染色结合外阴活检诊断VIN的敏感性是92%，特异性是88%，但他发现，有大约50%的合并有良性的鳞状细胞增生的女性行甲苯胺蓝试验显示阳性。

角化不全和可疑核异型性增加的病灶将保留染料并获得深蓝色染色。而正常组织只少量染色甚至不染色。问题是对于角化过度的病变，虽然通常为肿瘤，但染色效果不佳，而良性病变表皮脱落通常会被明显染色，这增加了假阳性和假阴性的概率。如图9.6所示，溃烂区域的中心有染色，这就是假阳性表现。

图9.7显示了一些应用甲苯胺蓝染色可能遇到的问题。该患者的阴道入口和阴唇系带有很多尖锐湿疣和VIN病灶。用大棉签将1%甲苯胺蓝的水溶液涂抹在外阴。尽管以1%醋酸水溶液冲洗外阴，染料消失，但仍然可以看到局部组织致密染色，没有脱色。该试验给出了一个假阳性结果，因为涉及快速周转的细胞（与角化不全相关），如该病例中的尖锐湿疣，在这种情况下，染料将会与细胞核结合。

两种临床类型的VIN的特点如下。

普通型VIN

病灶

普通型VIN通常是外阴多发病灶和宫颈、阴道或肛门的多中心病灶。最常受累的部位是大阴唇、小阴唇和后阴唇系带。其他较少受累的部位包括阴蒂、阴阜和肛周。记录病变的位置是很重要的，因为虽然在无毛发的区域VIN病变通常是很表浅的，但在毛发生长部位可沿着毛干和皮肤交界处延伸至深部。多

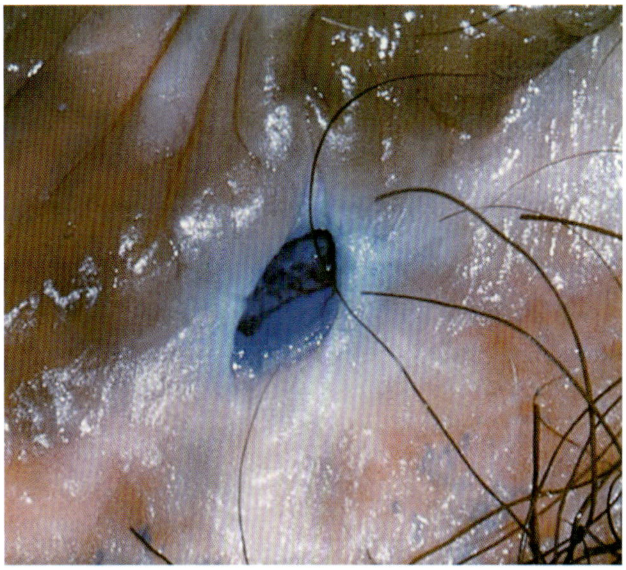

图9.6

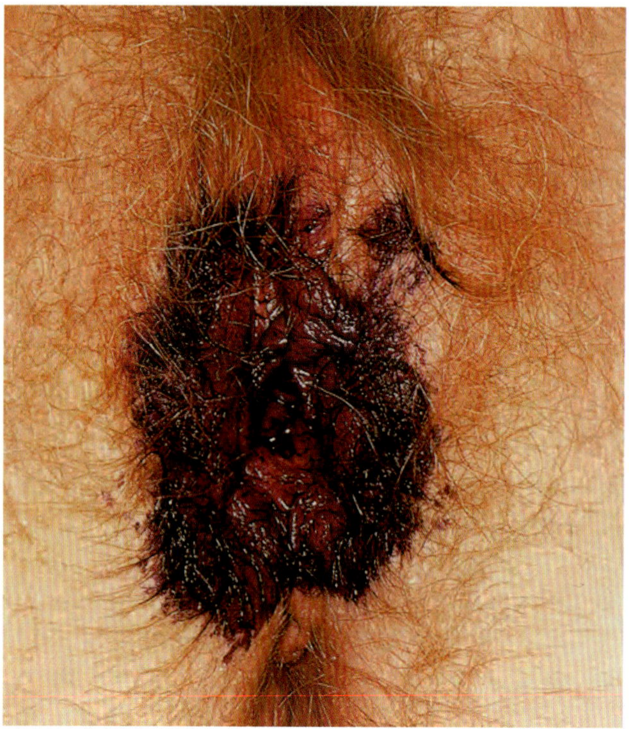

图9.7

中心 VIN 也与年龄相关：20 ~ 34 岁的女性的发病率为 60%，而超过 50 岁的女性的发病率下降至 10%。

表面

损伤表面通常是斑丘疹状的，表现为小丘疹到无柄斑块。表面角化增加，产生白色的外观，有时有鳞屑。如果存在血管增生病变有可能会变成红色。经常可见到自发或搔抓形成的龟裂和糜烂。

厚度

普通型 VIN 通常是凸起的、分界清楚、不对称的病变，通常产生大型白色或红色的斑块。

颜色

普通型 VIN 病变通常有色素沉着，可能为棕色、白色、灰色或红色。

据 Wade 和 Ackermar 描述，在某些情况下，VIN 病变为棕色丘疹，称为鲍温样丘疹病，以强调此类病变恶性程度低且有消退的可能。这些丘疹在妊娠期像脂溢性丘疹一样可能会进展。有时丘疹呈多发性，主要分布于阴唇系带和大阴唇内部。术语“鲍温样丘疹病”已不再使用。现在称为多病灶 VIN。

无症状的病例

由于普通型 VIN 与 HPV 相关，可能在临床检查宫颈涂片阳性或 HPV DNA 检测或患者生殖器疣检查时被确诊。

分化型VIN

病灶

分化型 VIN 通常为孤立的病灶，邻近硬化性苔藓或鳞状细胞癌。最常见的发病部位在小阴唇的后方。

厚度

存在结节状病灶或浸润区将高度怀疑病灶有浸润。

表面

锐利的边缘、角化过度、凸起、粗糙和不规则表面，有时像扁平疣。溃疡状的病灶怀疑有浸润性病灶。

颜色

灰色、白色或红色。

鉴别诊断

许多外阴疾病都要和 VIN 相鉴别：尖锐湿疣、基底细胞癌、炎症后的色素沉着过度、表皮囊肿、雀斑、巴氏腺囊肿、软垂疣、黏液囊肿、肝血管瘤、脂溢性角化症、静脉曲张和汗腺腺瘤。除了这些斑块和结节，引起瘙痒的病变如硬化性苔藓和念珠菌感染也要列入鉴别诊断名单中。

阴道镜：用阴道镜放大外阴或直接放大视野

一般来说，使用阴道镜来评估外阴疾病特别是 VIN 是有争议的。应用阴道镜评估宫颈脱落细胞检测异常的宫颈情况已得到了普遍共识。宫颈阴道镜检查主要是用于描述使用 3% ~ 5% 醋酸作用后在转化区出现的醋酸白色上皮和异常血管增生状态。然而，在外阴，没有转化区且上皮内瘤变相关的血管形态并不明显。此外，反对使用阴道镜检查外阴的学者相信醋白试验阳性在许多没有外阴病变的健康女性中也很常见，因此可能导致假阳性结果，特别是在没有症状时使用。

然而，我们认为，一旦发现或怀疑有病变，用阴道镜来描述病变的特征并勾画其轮廓是非常有效的。外阴醋白试验（也就是说，使用少量的醋酸后）和潜在的病变间没有直接联系，所引述的研究是在健康的无症状人群中开展的，这可能对结果产生影响。

如果使用醋酸进行检测，需仔细检查外阴，以判定由于角化过度引起的白色皮肤轮廓是非常重要的。在应用醋酸之后，必须仔细开始系统检查阴道口、小阴唇、大阴唇和会阴。最后，检查阴蒂、尿道末端、肛周和肛管。

因此，我们接受阴道镜用于评估无症状的外阴病变时的作用并不比单纯应用放大镜优越的观点。然而，在外阴使用5%醋酸溶液和阴道镜可以清楚划分厚醋酸白色上皮区域。在黏膜表面，增生的血管，如镶嵌性和斑点状，都可以被描绘出来。醋酸能使微小的VIN病变转化为清晰的醋酸白色上皮。在有效评估病变的边缘以确定切除和CO_2激光治疗范围时是非常有效的。即使作为放大工具，阴道镜的功能也很强大，因为它具有放大几倍的功能、良好的光源，同时常附带有拍照或录像的设备。

在图9.8和图9.9中展示了应用醋酸的效果。图9.8显示了外阴的临床外观，一些区域（1）环形的凸起的区域表现出细点状的病灶和表面增生的血管。区域（2）显示的白色外观正是表面角化过度的特点。图9.8显示了应用醋酸后区域（1）呈白色点状外观；这证实了图9.9的点状病变区域。区域（2）仍然是与典型的角化过度本质相同的病灶。标记区域（1）显示出VIN的组织学证据。

由于有报道显示VIN患者可能有多中心病灶，将阴道镜用于外阴临床检测的另一个优势是检查VIN患者时还可同时检测宫颈、阴道和肛门。高达50%的VIN女性患者在病变前期出现或伴随出现宫颈、阴道或肛门上皮内瘤变。

还应该考虑到，除了阴道镜外，只有少数其他检测方式可以协助临床医生诊断外阴疾病。尽管评价宫颈病变可以应用细胞学、检测HPV DNA分析、阴道镜下醋白试验、组织活检和环切活检，然而对于外阴仅能直视观察病变和进行活检。

外阴活检

活检可进行局部麻醉。麻醉后，对可疑的浸润性癌或经外阴镜或目视检查诊断的临床前VIN病变进行取样。提示浸润性癌的特征和活检的原则是：

1. 迅速扩大的病变。
2. 有溃疡或出血的病变区域。
3. 生长旺盛并有异常血管化的组织。

在所有的病例中，取样深度至少为5mm。

在取样前通常应用1%的利多卡因局部浸润麻醉；通常在皮下或真皮乳头下注射EMLA(利多卡因—丙胺卡因乳液），于活检前10 ~ 15分钟进行最后的局部麻醉注射，该操作被广为接受并可达到无痛的效果。局麻药物的注射会使皮肤凸起，从而使得活检更加容易（图9.10至图9.12）。

图9.10a显示了一种简单的门诊技术，利用局部浸润麻醉进行病变活检（1）。在这种情况下，将细针（2）置入病变以下，在回抽确定细针没有进入血管后将1 ~ 2mL的局麻药物注入，从而使该病变区域凸起。EMLA乳液已在此之前注入。此后即可进行小范围的活检。图9.10b显示了一个可疑的角化过度区域（1），用锋利的活检钳可以迅速并相对无痛地取样（图9.11）。应用Kevorkian或Eppendorfer活检钳（2）（图9.11）获得深度为2 ~ 5mm的样本。然而，这种方法有时可能会使组织重叠，病理学家将无法快速地对病变的本质进行评估，这样就需要应用垂直的显微切片机对病变进行切割。

活检后的0.5 ~ 1cm大小的缺损可以不予缝合待

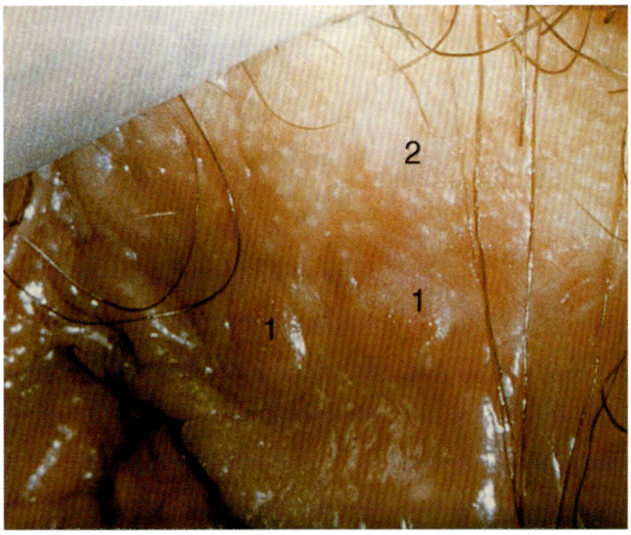

图9.8

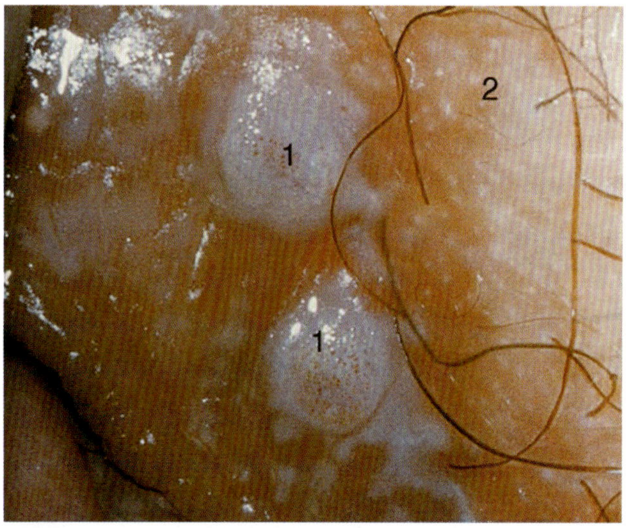

图9.9

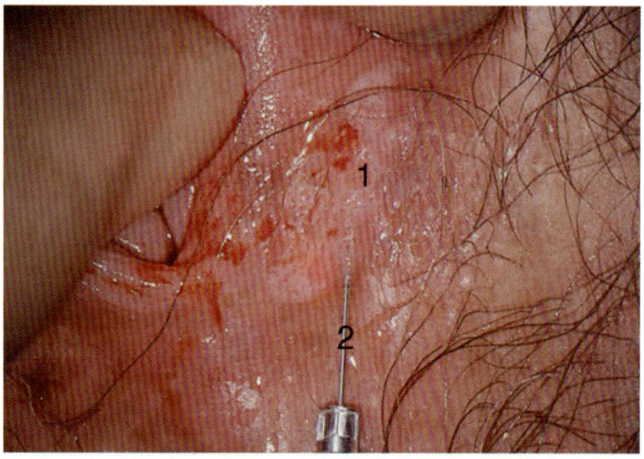

（a）

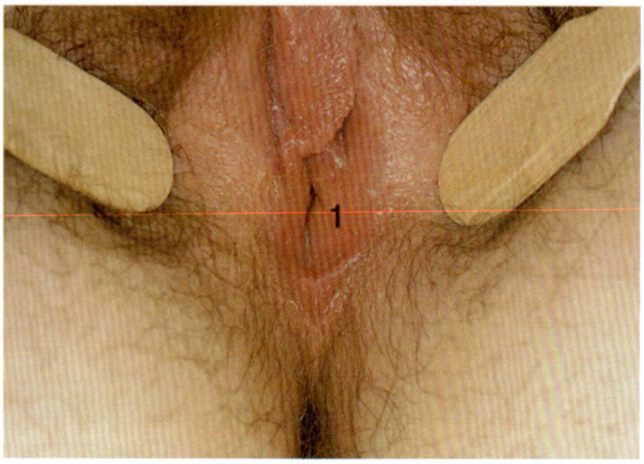

（b）

图9.10

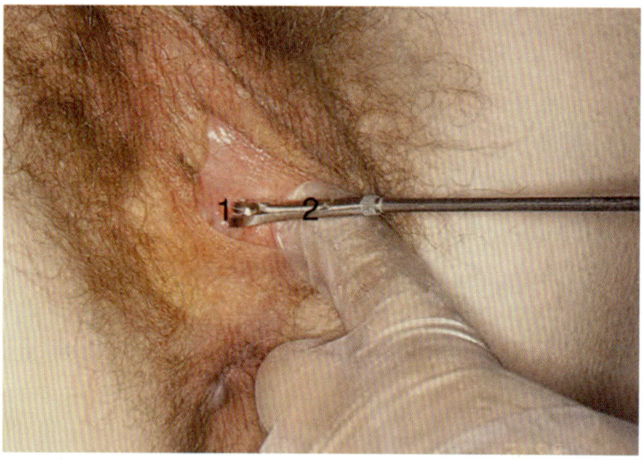

图9.11

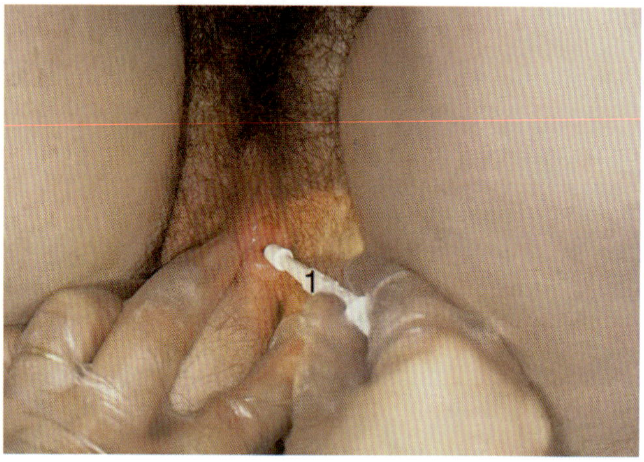

图9.12

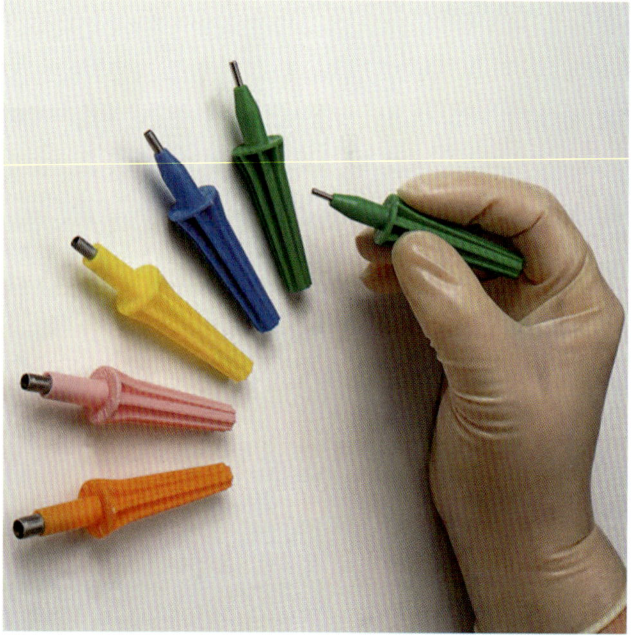

图9.13

其颗粒化或用 3.0 的单针缝合线进行缝合。可应用硝酸银或 Mosel 溶液（碱性硫酸铁）。通常损伤可以在两周内愈合。某些学者建议，标本被移除后，可将其“两端相碰”放置；真皮有血清的一面被放置在镜头纸或聚四氟乙烯上与上皮表面仰面相对。为了增加样本的黏附性，有时在纸巾或聚四氟乙烯上涂一层薄的润滑剂（R-Y Jelly）。黏附好的标本和纸巾或聚四氟乙烯被放置在 10% 福尔马林溶液或 Bouin 固定剂中。标本放置的方向很重要，这样切片时不会给组织学诊断带来困难。

通常在注射 EMLA 乳液和局部麻醉后应用 Keyes 仪器进行外阴点活检。Keyes 仪器（图 9.12 和图 9.13）非常像软木钻孔机，去除一个环形的皮肤塞，它的直径取决于仪器的大小。图 9.12 和图 9.13 展示了各种工具，常用于 4 ~ 5cm 的皮肤开孔［图 9.12（1）］；组织切除的深度取决于仪器的压力和锋利度。

如图 9.12 所示，正在进行圆形切口活检。临床医生行活检时手要保持一定的压力和角度，直至到达皮下组织。活检的深度取决于上皮的厚度和前文所述因素。在进入真皮层时会有阻力减少的突破感；如果活检穿透太深，会有大量出血。如果活检太浅，那么得到的标本将会是片段的且不充足的。

在标本被移出后，利用细齿钳固定并应用小手术刀或剪刀把真皮组织切掉。这时会留下一个圆形或椭圆缺损，偶尔会有些出血，这时可用硝酸银或 Mosel 溶液（碱性硫酸铁）或应用 3.0 的单针缝合线进行缝合止血。

9.6 临床检查（具体）

外阴 VIN 病变的临床表现是高度可变的。在 2011 国际宫颈病理与阴道镜协会定义（IFCPC）外阴的临床及阴道镜术语（包括肛门）时对这些病变进行了定义，其中包括正常和不正常的结果（表 9.2）。其中约 70% 为多灶性。它们的颜色包括白色、黑色、红色和粉红色。据估计，大约有 1/3 的患者有色素沉着过度的病变且边界锐利。病变也可能是干燥或湿润的，它们通常类似尖锐湿疣。它们是典型的丘疹，高于周围的皮肤，超过半数的病变表现为表面角化不全，导致出现前文所述的甲苯胺蓝试验的变化。邻近的结构表面也可能累及，在这些病例中有 14%～35% 的会阴皮肤、肛周，甚至肛管会受到影响，特别是外阴后部受到的影响最为严重。上皮细胞的外观特点受到外阴皮肤厚度的影响，反过来又影响上皮的通透性。厚度的变化在不同病变的不同部位均不同；例如，大阴唇的皮肤毛发角化区较无毛发的小阴唇厚。如果有 VIN 病变存在，那么很明显，厚度和不透明度会增加，任何相关的角化不全、棘层肥厚加重或增厚均会导致这种变化。疣体病毒感染相关的特征也会影响阴道镜下外观。

如前所述，病变的颜色变化多端，许多病变在涂醋酸前阴道镜图像仍然模糊，这种方法能产生明显的醋酸白色反应，以明确病变（图 9.8 和图 9.9）。血管结构变化不如宫颈上醋酸白色反应明显。然而可发现点状血管和镶嵌。点状血管可见于女性小阴唇内侧，且常出现在一些良性病变如慢性外阴刺激。

虽然仔细的肉眼观察能有助于外阴癌前病变的

表 9.2 2011 年国际宫颈病理和阴道镜联盟（IFCPC）外阴阴道镜临床术语（包括肛门）

分类	模式		
基本定义	各种结构：尿道、尿道旁腺开口、阴蒂、包皮、系带、耻骨、大阴唇、小阴唇、阴唇间沟、前庭、前庭腺管开口、巴氏腺开口、处女膜、阴唇小带、肛周、肛门、肛管鳞柱交界处（齿状线）		
	组成：鳞状上皮：有毛 / 无毛、黏膜		
正常表现	小乳头瘤、脂肪腺（Fordyce 斑点）、前庭潮红		
异常表现	一般原则：大小（cm）、定位		
	病变类型：	病变颜色：	附属形态：
	• 斑点	• 皮肤颜色	• 湿疹
	• 斑片	• 红	• 硬化性苔藓
	• 丘疹	• 白	• 抓痕
	• 菌斑	• 暗	• 紫癜
	• 结节		• 瘢痕
	• 囊肿		• 溃疡
	• 水疱		• 糜烂
	• 气肿		• 裂痕
	• 脓疱		• 疣
混杂发现	• 外伤		
	• 畸形		
可疑恶性	肉眼可见赘生物、溃疡、坏死、出血、外生型病变、角化过度；有或无白色、灰色、红色或棕色变色		
异常阴道镜 / 其他放大表现*	醋酸白色上皮、小斑点、异型血管、表面不规则、异常肛门鳞柱交界处（注意定位，以齿状线为参考）		

* 详见参考文献。

（From Bornstein J, Sideri M, Tatti S, et al. 2011 terminology of the vulva of the International Federation for Cervical Pathology and Colposcopy. *J Low Genital Tract Dis* 2012;16:290–5.）

精确定位，但是必须依赖活检来确定上皮内VIN分级。皮肤厚度和颜色的变化是最准确的与VIN相关的可见特征。仅有醋酸白色上皮的变化，而没有相关皮肤厚度和颜色的变化，在VIN诊断方面的价值很小；在许多病例中，可能与乳头瘤病毒亚临床感染有关，或者由于性交外伤或抓痕造成。

在后文中，将分别阐述不同颜色的VIN病变，如白色、红色、暗色。

白色病变

外阴白色病变不一定是VIN癌前病变。以下三个因素与产生白色外观有关：

1. 表面角蛋白。
2. 任何程度的色素脱失。
3. 相对无血管的组织。

当表面角蛋白变得湿润，将会变得不透明，出现白色或者灰色。角蛋白层越厚，这种效应越明显。这就是为什么阴道镜用于检查外阴病变不准确的原因（相比阴道和宫颈的发现）。当基底层色素细胞丢失或遭到破坏或者它们不能产生黑色素（白癜风）时，就会出现色素减退。当浅表血管收缩、它们之间距离和表面积增加，产生相对无血管的组织；这些发生在硬化性苔藓的硬化过程中。

VIN需与其他发生于外阴的白色病变相鉴别，必须行活检。在过去，这些病变（包括VIN）传统上分成三组，取决于它们的组织形态。这三组是分别为：

1. VIN。
2. 上皮非瘤样变。
3. HPV感染。

上皮非瘤样变包括硬化性苔藓、扁平苔藓（以前称为鳞状细胞增生、增生性萎缩），以及其他皮肤病如银屑病。图9.14至图9.20显示了与癌前病变相关的白色病变病例。图9.14中，大面积的尖锐湿疣（1）和增厚的白色上皮（2）可见于外阴，包括小阴唇和大阴唇、阴蒂、尿道周围区域。对该区域（2）行活检（图9.15）显示VIN伴上皮典型的增生细胞、角化过度、棘皮样、有丝分裂活跃。图9.16显示了VIN的多病灶特性，增厚的颗粒样表面。相关的病理（图9.17）显示过度角化层（1），叠加增生生长表明成熟不良伴有多倍体和高倍体细胞核，异常有丝分裂，以及明显螺旋（2）。活检的波状表面可能导致这些病变与尖锐湿疣混淆。利用活检做出正确诊断，其价值是显而易见的。

在图9.14和9.16中，可以看到阴蒂和阴蒂包皮受累。通过放大和照明影像能准确评估这种受累。

图9.18至图9.20显示的病例是颗粒状白色病灶，从表象上看属于尖锐湿疣，而实际上是VIN。图9.18显示了一例女性患者的小阴唇外侧，她被认为是尖锐湿疣，已经使用足叶草酯治疗数年。只有通过活检才能真正确定VIN病灶的性质。

图9.19和图9.20中显示了明显的尖锐湿疣病灶（1）（图9.19箭头），但是活检显示是VIN。在图9.20中，阴蒂和阴蒂包皮再次受VIN累及（图9.14和图9.16）。

红色病变

皮肤的正常红色是由于表浅的血管通过覆盖的表皮反射的光线所致。任何毛细血管床的增加将导

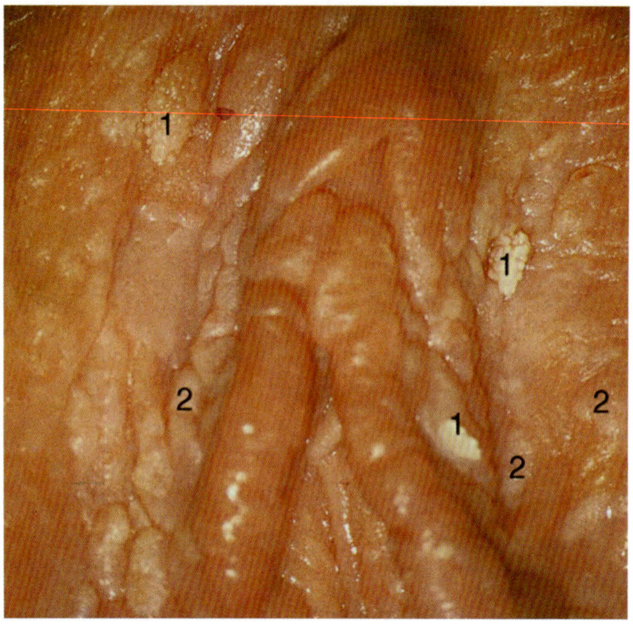

图9.14

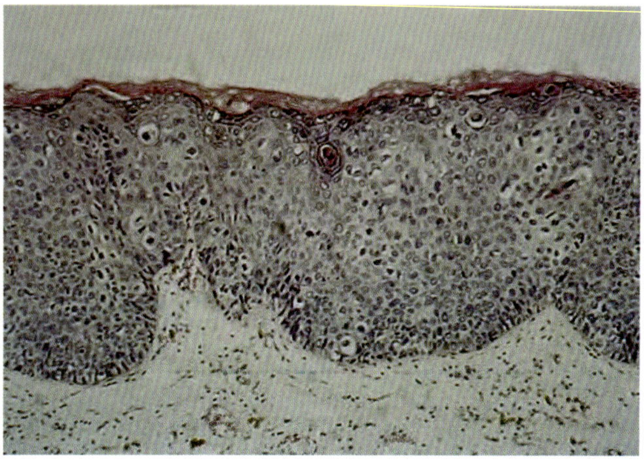

图9.15

致组织出现红斑；如第 3 章所述，这种表现同样会被覆盖的表皮厚度调整。血管的舒张是局部免疫或炎症反应的一部分，如念珠菌感染、过敏反应、皮脂炎、皮炎、毛囊炎、前庭腺炎等。

癌前病变因血管增加而呈现红色病灶，必须与其他病变如银屑病和急性外阴炎鉴别。由于表面存在的细胞层减少且真皮乳头内血管分布增加，这些病变的红色会加重。如前所述，在这些红色病变中有明显的特征性组织学改变，乳头向上增生，颗粒层和角质层之间仅存少量细胞位于乳头状顶端表面和扩张且弯曲的血管环之间。这不仅是红色 VIN 的特征，

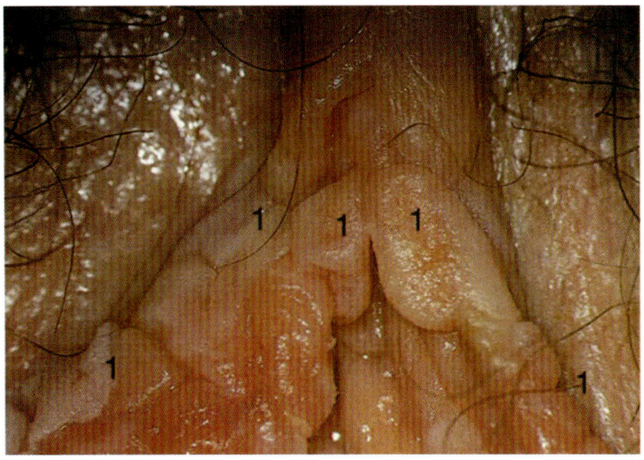

图9.16

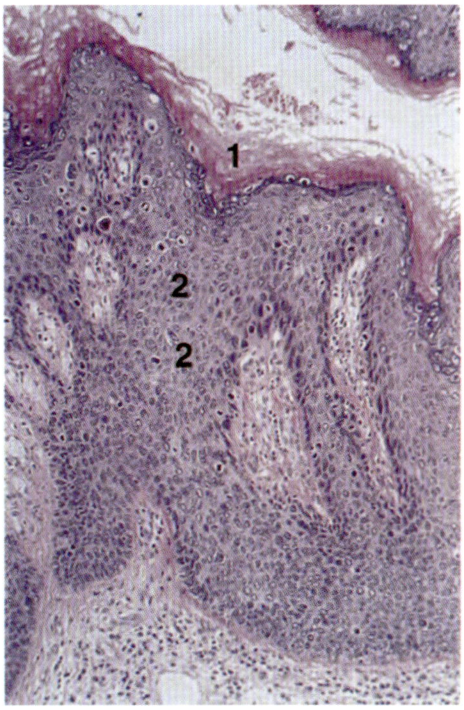

图9.17

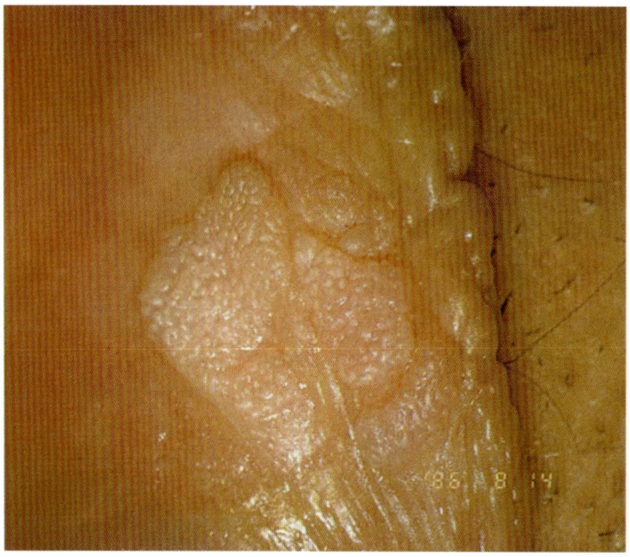

图9.18

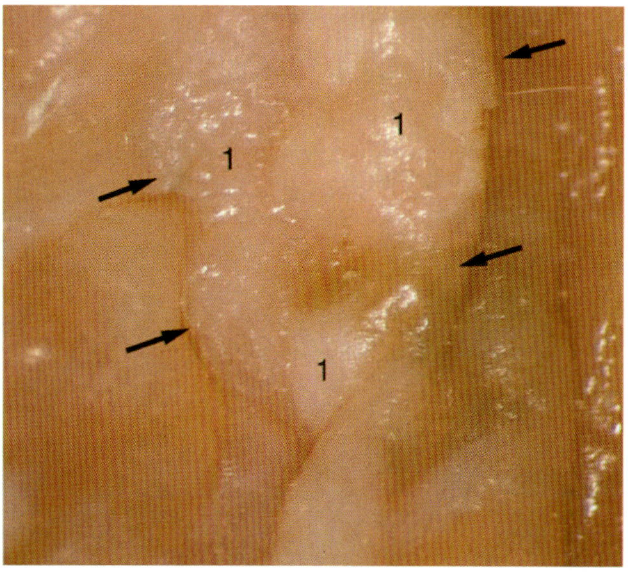

图9.19

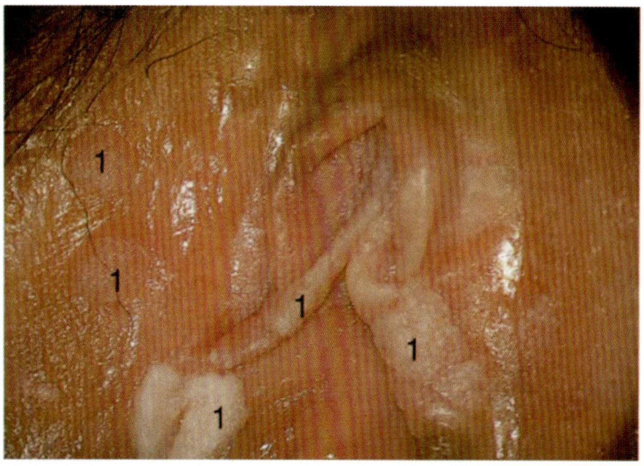

图9.20

也存在于银屑病中，属于 Auspitz 征的特征（在用钝物擦伤后，病变表面可见毛细血管出血点）。

图 9.21 和图 9.22 显示了低倍视野和高倍视野下轻度的外阴红色病变（1），病变表面隆起，色泽类似红色天鹅绒。白斑加重［图 9.22a（2）］，外周可见，大阴唇上部和外阴左下部色素沉着［图 9.21（2）］。这些变化的临床表现可通过活检记录患者外阴病变的状态。红色病变被确认为 VIN（图 9.22b），如同白色病变和色素病变一样。对于病变分布广泛和严重的地方，如此例患者，应该行切除术以确保早期浸润性癌不被遗漏。图 9.22b 中 VIN 病变病理显示有一薄层表面角化，这就是这种类型上皮内病变呈现红色外观的原因。这种肿瘤细胞包含多核，有数个异常有丝分裂相。

许多红色病变都有症状，可出现瘙痒、疼痛，偶有出血（来源于浅表毛细血管的破裂出血）。外阴弥漫的红斑变化常与良性病变有关，但是局部红色病变如图 9.21 和图 9.22 所示，怀疑为肿瘤。必须与来自于接触性皮炎的病变（由于外阴和肛周皮肤对某些物质过敏）相鉴别。须使用棉签测试以排除与过敏相关的化学物质或矿物质。其他原因如银屑病、脂溢性皮炎、皮肤念珠菌病导致的红色外阴病变都必须排除。

暗色病变

在许多 VIN 病变中，上皮内黑色素病变、真皮内色素病变，或者二者同时存在会导致病变呈暗棕色或黑色（图 9.23）。它们多被描述为多发的、盘状、扁平或灰棕色病变，色素沉着病变，红褐色疣体型病变，或者乳头瘤样病变。在很多病变中，表皮细胞合成的黑色素增加，这些过多的黑色素突出于乳头状真皮层，在此被噬黑素细胞吞噬。这种机制被称为“色素失禁”，导致许多 VIN 病变出现色素沉着。

许多乳头或尖锐湿疣型暗色病变在过去被描述为多中心色素性鲍温病或鲍温样丘疹病（图 9.24）。这些病变现在被称为简单型 VIN。它们的丘疹不连续，保持着以前定义为鲍温病的皮肤上皮细胞的组织学特征。主要表现为多核、角化不良、独立细胞角化、异常有丝分裂、圆形双边细胞（图 9.25）。存在不典型挖空细胞，但是与可见的尖锐湿疣比较，角化细胞被限定于上皮的最表浅层，数量少，脆弱的核周环被紧凑清晰的核空间压缩集中（环绕于异常细胞核周围）取代。然而这些病变主要见于年轻患者，在临床上被认为无害，据报道取样后会自愈。然而，一些作者认为以前定义的鲍温样丘疹病不能排除外阴癌前病变。类似于 VIN，它们也与宫颈上皮内病变的发生相关。

鲍温样丘疹病这个术语现在很少使用，被认为是 VIN 病变分类中的一部分。过去主要用于描述多灶性色素病变，良性进展，自愈率为 60%，主要见于年轻、性活跃的女性。临床上，有分散的、多种颜色病变覆盖肛周，黏附于皮肤，许多病变可见疣状表面（图 9.24b）。有时它们是光滑明亮的（图 9.24a）。如图 9.24c 所示，病变位于 19 岁女性小阴唇两侧的局部区域。如图 9.24d 所示，有一些不常见的颜色丰富的病变，整个外阴被疣状角化过度病变覆盖，颜色多变，一部分区域呈白色，一部分呈红色，一部分呈暗棕色。这些病变被描述为融合性的，可见于免疫功能低下的患者。应立即检查，因为它们常常与早期微浸润性癌有关。

鲍温病这个术语过去用于描述孤立的斑块，通常见于老年女性。病变实际上是 VIN，虽然主要表现为色素沉着，偶尔呈白色或者红色，不会自愈。这种孤立病灶可能进展为浸润性疾病，如图 9.23 所示。

外阴黑色素瘤占所有外阴癌的 10%。外阴只占所有皮肤表面的 1%，女性中近 5% 的黑色素瘤位于这个区域。黑色素瘤可能表现为浅表扩散性病灶（图 9.26a）占据大片区域。它们可能起源于外阴的任何区域，但是最可能发生于无毛发区域，特别是小阴唇和阴蒂周围（图 9.26b）。它们也可能在尿道口和（或）阴道区域发展，过去导致少数病变被错误分类。

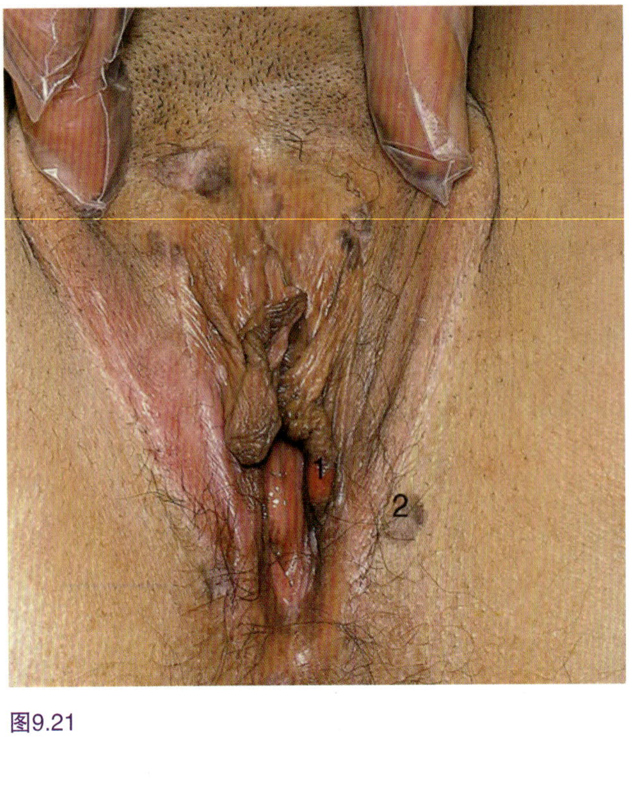

图9.21

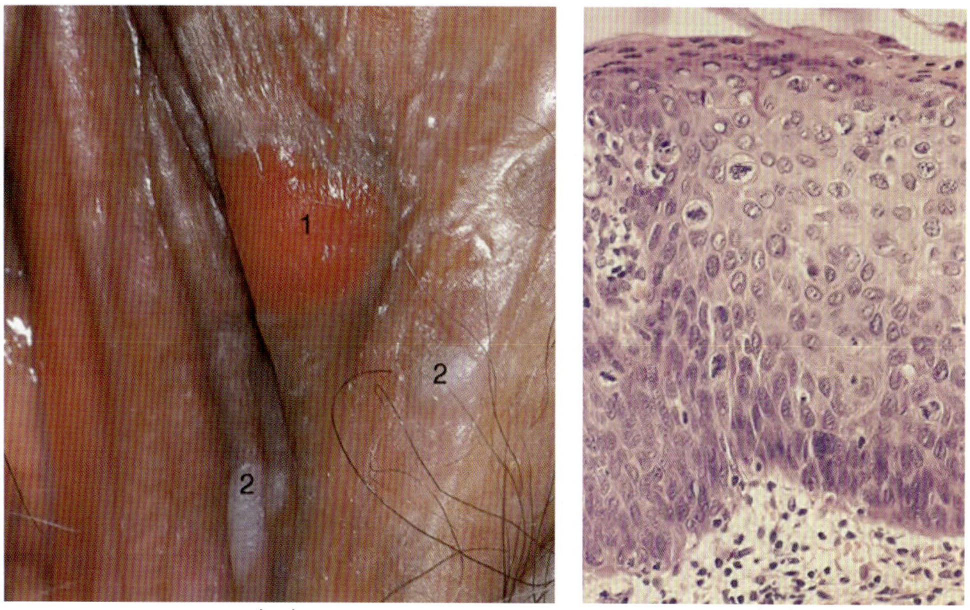

（a）（b）

图9.22

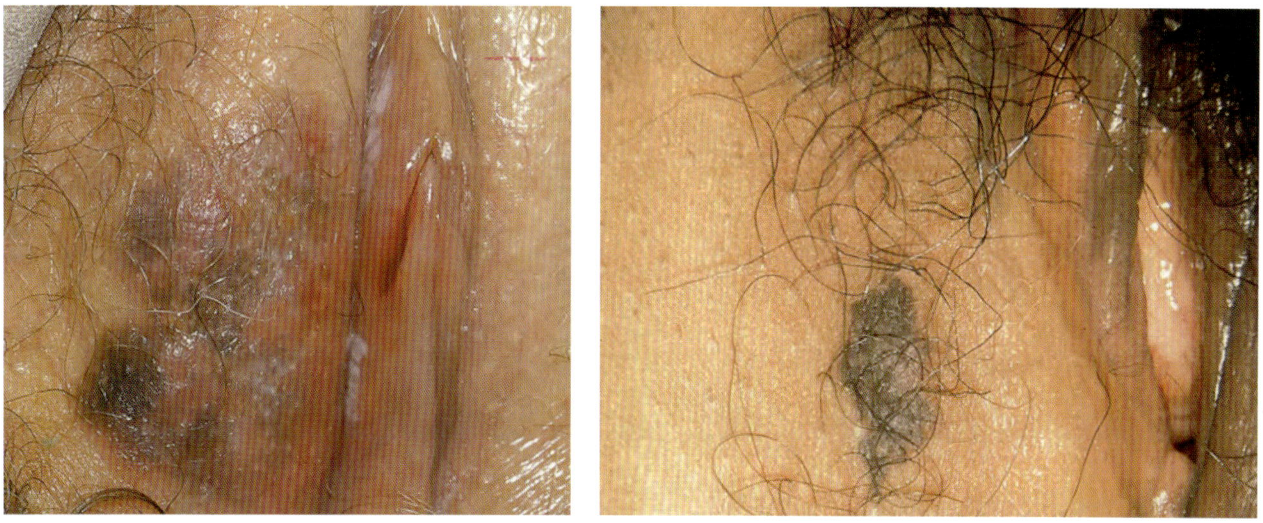

（a）（b）

图9.23 大阴唇存在广泛的局部黑色区域，切除活检显示是VIN。

其中近10%没有色素沉着。结节病变的表现不常见，其表面不规则，预后不良（图9.27a）。预后与皮肤浸润深度和水平有关（图9.27b），与病变的大小无关。

根据Clark等人的研究，皮肤黑色素瘤的手术方案取决于浸润的程度；肿瘤厚度的测量由Breslow提出。Breslow测量了肿瘤的厚度，从颗粒层到浸润的深层，他和Clark的方法对于预测局部复发和淋巴结转移都比较可靠。

诊断时要有这样的意识：任何外阴色素沉着的病变都可能是恶性的。大多数外阴痣是相互连接的，建议预防性切除。然而，在色素性病变中进展为恶性的特征为近期快速增大、颜色改变、出血、瘙痒。任何病变区域均应该行切除活检，保证皮肤切缘正常，假如病变广泛应该行楔形活检。对于这些病变，不应采取局部性破坏方法。

9.7 VIN影响毛囊皮脂腺单位

外阴皮肤由毛发覆盖区域和无毛发覆盖区域组成。这一点很重要，因为当病变累及毛囊皮脂腺皮肤时，VIN也会延伸至毛囊皮脂腺深部。

阴阜、大阴唇的外侧和肛周皮肤有毛发覆盖，

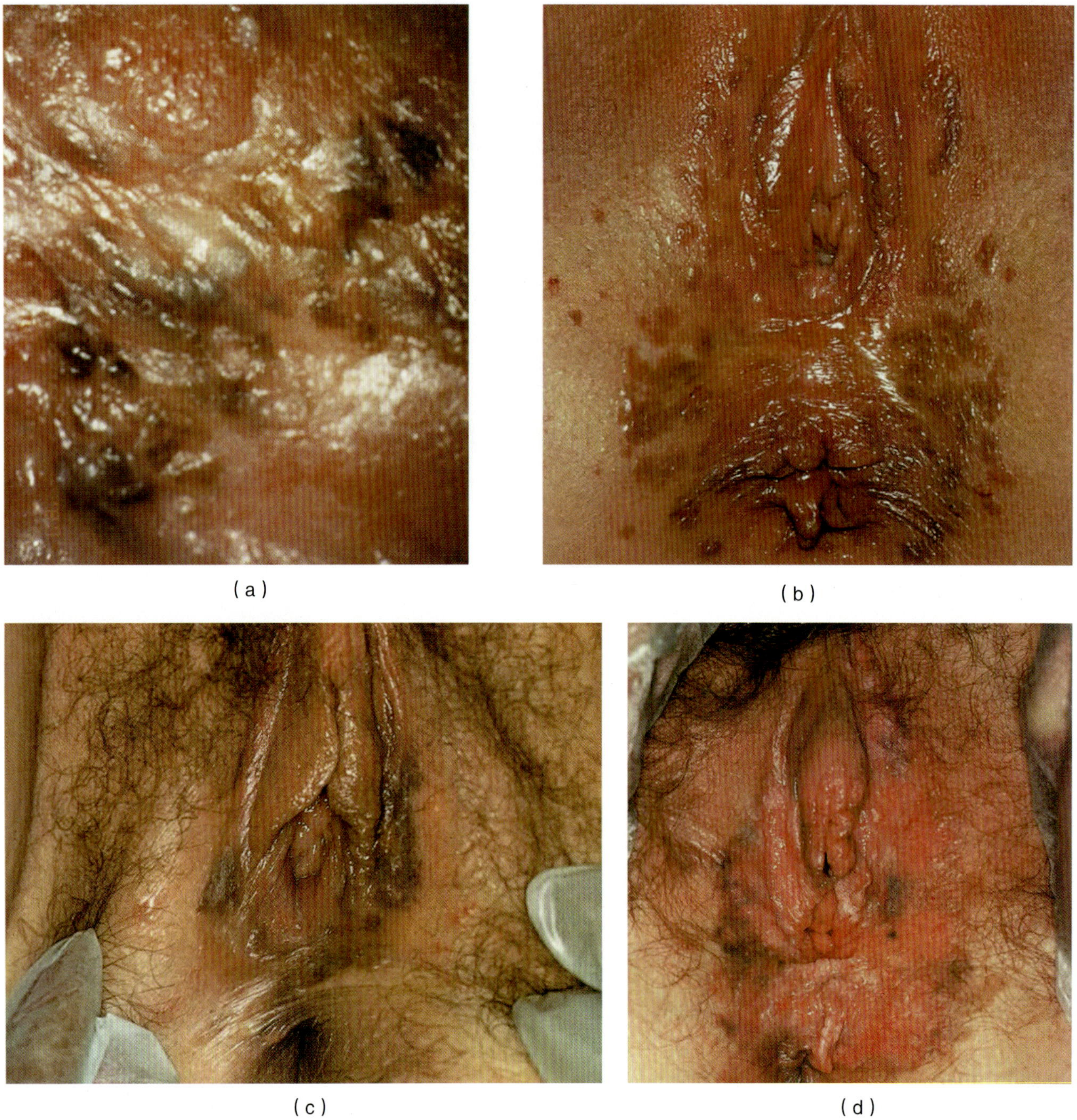

图9.24　暗色改变是VIN的特征，但是有时可能会与黑色素变化混淆。这种表现也被认为是鲍温样丘疹病。必须行广泛局部切除，病理医生需仔细分析以鉴别VIN和更高级别的黑色素病变。

毛囊、毛发和皮脂腺和汗腺在这些区域中形成一个明显的功能单位。此外，在大阴唇也有小汗腺。

无毛发覆盖区域通常位于大阴唇的内侧、小阴唇、阴唇系带和阴蒂包皮，在这些区域有直接开口于皮肤的皮脂腺，一般与大小汗腺无关。

毛囊皮脂腺单位里的 VIN 得到了广泛的研究，当 VIN 延伸到真皮毛囊和（或）皮脂腺时，类似于 CIN 累及宫颈管内腺体。在外阴，病变可直接累及组织学上的底层，与皮脂腺系统相连。在图 9.28 中，一个凸起的珍珠白色丘疹样病变从小阴唇的下缘（1）延伸到大阴唇的内侧（2）。在刮除毛发之后，可以清晰地看到毛囊口（箭头）在 VIN 病灶范围内，这个病灶在毛囊皮脂腺单位内延伸深度达到了 1.5mm。图 9.29 显示了上皮内瘤变延伸到毛囊皮脂腺单位中（箭头）。

图 9.30 显示了 VIN 位于皮肤附属器时诊断可能存在的问题，在该图中，鳞状上皮表面有轻微异常的增生（1），一直延伸至深部的附属器（2）（3），也属于 VIN。

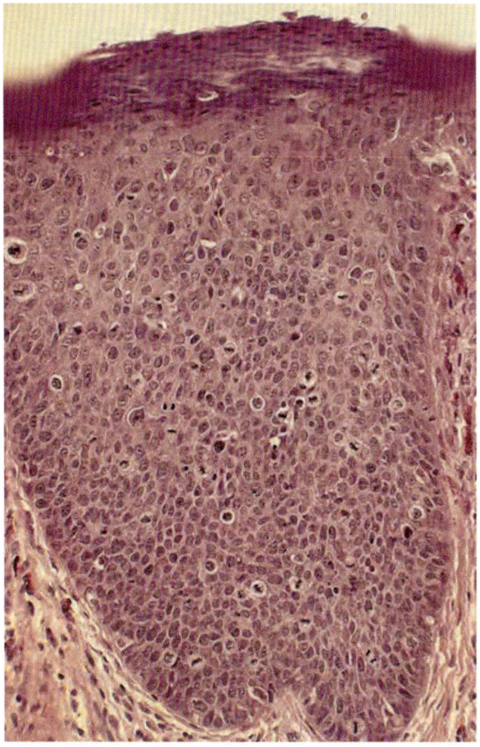

图9.25 病变的组织学特征类似于图9.24a，显示为VIN3，这种类型也被一些作者认为是鲍温样丘疹病的特征。这种病变的病理特征是棘层上皮内出现排列规则的肿瘤细胞，上皮全层可见有丝分裂象。除了表面角化不全，在邻近间质（右侧和左侧）有多个噬黑素细胞，这些与此种类型VIN（也被认为是鲍温样丘疹病）色素沉着表现有关。

临床特征

- 病变评估应该包括其病灶、厚度、表面和颜色。
- 普通型和分化型都有各种不同的临床表现。
- 临床表现和症状是多变的。
- 瘙痒、疼痛和灼热感是常见的症状（60%）。
- 18%～40% 的 VIN 病变是无症状的。
- 可疑病变应在局部麻醉下行活检。

9.8 外阴浅表性浸润性癌

“微小浸润性癌”的概念最初于 1981 年提出：“直径≤ 2cm 且在任何高倍视野下的最大间质浸润不超过 5mm 的鳞状细胞癌。细胞融合、血管通道的渗透或细胞瘤变不影响分类。”

基于 1974 年的研究，微小浸润性癌的间质浸润最大深度为 5mm。然而，5mm 的界限受到了质疑，因为以此标准，在微小浸润性癌患者中，12% 的患者可以发现腹股沟淋巴结转移。1988 年，Ridley 建议外阴微小浸润性癌唯一真正有效的概念应该是“虽然组织学上间质浸润已突破上皮，但是未达到造成淋巴结转移的程度。所以微小浸润性癌的间质浸润最大深度不超过 5mm 的定义是不够严格的，因为相关的淋巴累及率之高是不可接受的。”很多研究认为间质浸润最大深度不超过 1mm 的肿瘤没有淋巴结转移的风险。国际妇产科协会引入的病变分类中，Ⅰ期定义为间质浸润不超过 1mm的肿瘤。亚分期Ⅰa 期为外阴浅表性浸润性癌，

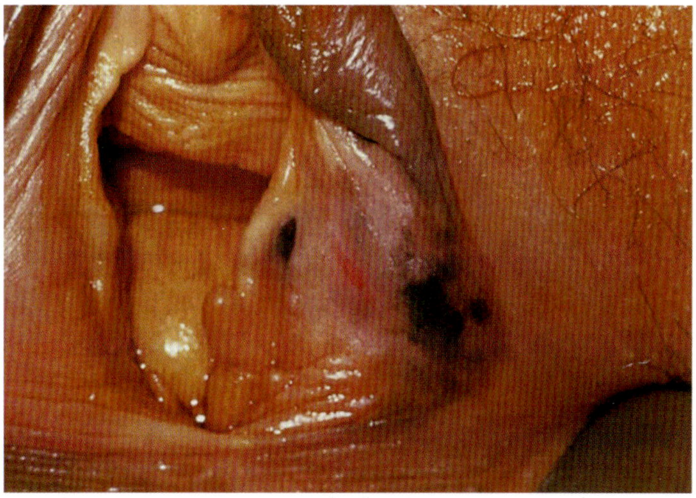

（a）

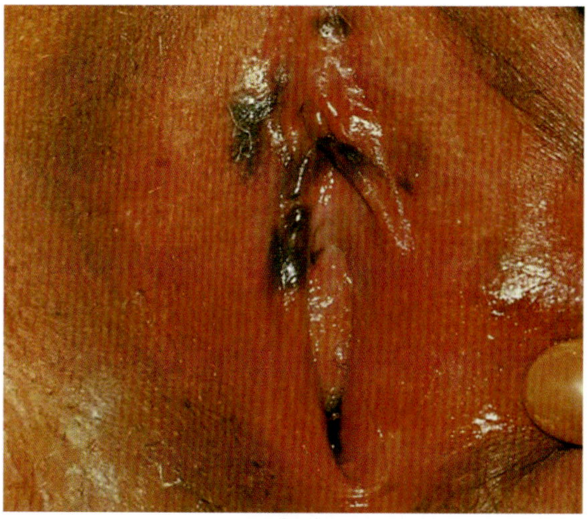

（b）

图9.26 （a）原位黑色素瘤：致密的黑色上皮，边界清晰。这种情况必须大范围切除，并且仔细评估深部的切缘。（b）在色素沉着区域进行大范围活检后确诊断为早期浸润性黑色素瘤。

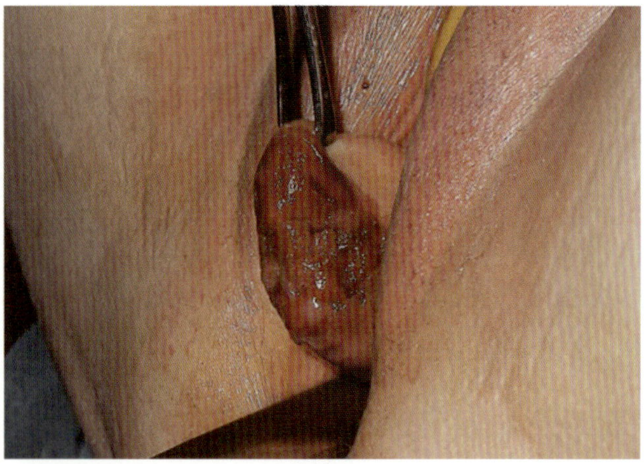

(a)

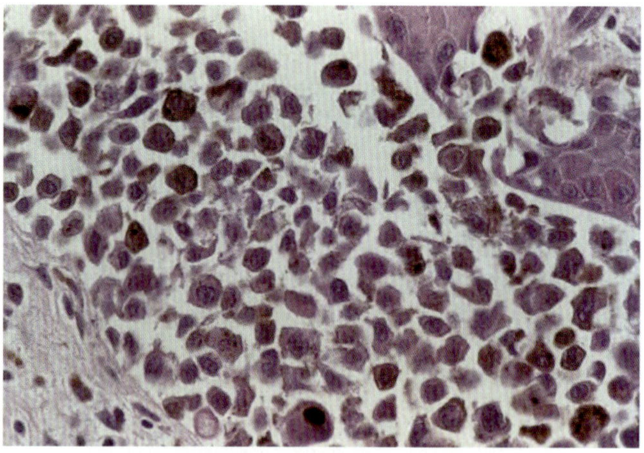

(b)

图9.27 （a）黑色素瘤：左侧小阴唇的一个小结节性病变，表面和基底轮廓不规则；（b）病理学提示，皮肤浸润达3级（Clark分类），测量是从外阴皮肤颗粒层或最外层的鳞状上皮层到浸润的最深处。3级相当于真皮累及1～2mm。

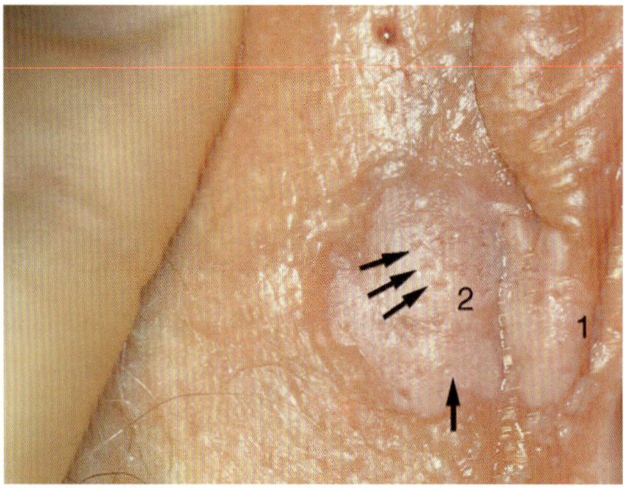

图9.28

指独立的直径≤2cm且在任何高倍视野下的最大间质浸润不超过1mm的鳞状细胞癌。浸润的深度指从最浅表的真皮乳头上皮间质连接处到浸润的最深处。不管是否累及血管的肿瘤都包括在内。

研究报道这种浅表浸润性癌的比例有所上升，这反映了VIN的发病率增加，也反映了病理医生和妇科医生对发现这些早期病变的意识增强。

临床特征

浅表性浸润性外阴癌的临床表现如同VIN，浅表性浸润性病变可能更凸起、粗糙，色素沉着更重。30%的患者病变多为多灶性，有研究报道在一例患者的外阴处，肉眼可见甚至显微镜下可见五处独立的病灶。合并其他病变并不少见，可有硬化性苔藓或慢性单纯性苔藓与早期浸润性癌合并存在。在一项研究中，62%的患者合并有这些相关情况，24%合并有VIN，伴或不伴有HPV感染。

图9.31和图9.32所示病变都是浅表性浸润性癌。两例患者都有长期的慢性瘙痒病史，伴有外阴结构的显著肥大。图9.31显示的病变范围较大，累及阴唇（1）并且延伸入肛周区，造成这两个区域显著肥大。在图9.32中，病变累及大阴唇并延伸至两侧（箭头）和肛周。对于这样的患者，必须对下生殖道其他部位和肛门区域进行仔细的评估。这两例患者均进行广泛的切除活检，病理显示为VIN伴有外阴多处微小浸润，浸润深度小于1mm。

淋巴结扩散的风险：深度和体积的测量

许多研究认为肿瘤体积与肿瘤浸润深度类似，均与淋巴结转移的风险相关。关于外阴早期浸润性癌病灶的体积与浸润深度和肿瘤体积的相关性目前的了解很少。如图9.33至图9.35b所示，在大面积病变中，最终切除病理证实有多灶的微小浸润性癌。

要准确地测量肿瘤体积是非常困难的，有人提出对于浅表性浸润性癌，可将最大径线作为预测淋巴结扩散的更好指标。有作者提出直径1cm应该作为浅表性浸润性癌的界限，但也有其他作者提出，10%的肿瘤直径≤1cm但是伴有淋巴结转移。在一组研究中发现，在外阴肿瘤直径≤1cm的患者中，有4%发生淋巴结转移，16%局部复发。故有学者认为，淋巴结是否累及的更好的预测指标是浸润深度，而与肿瘤体积无关。

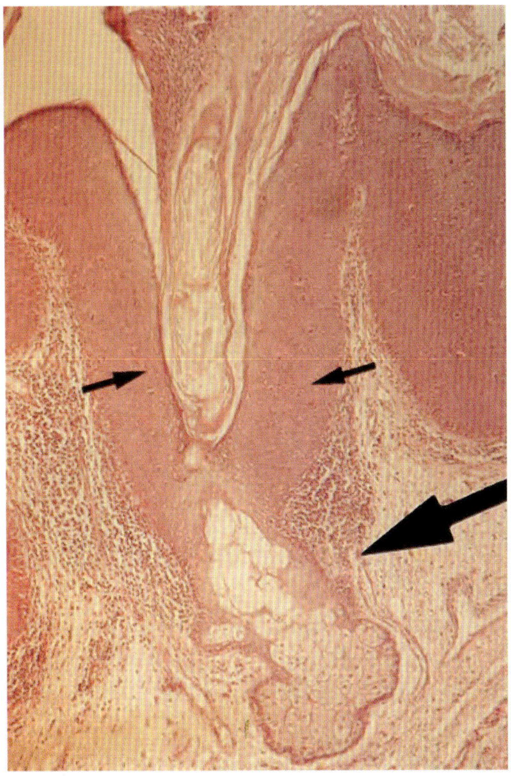

图9.29

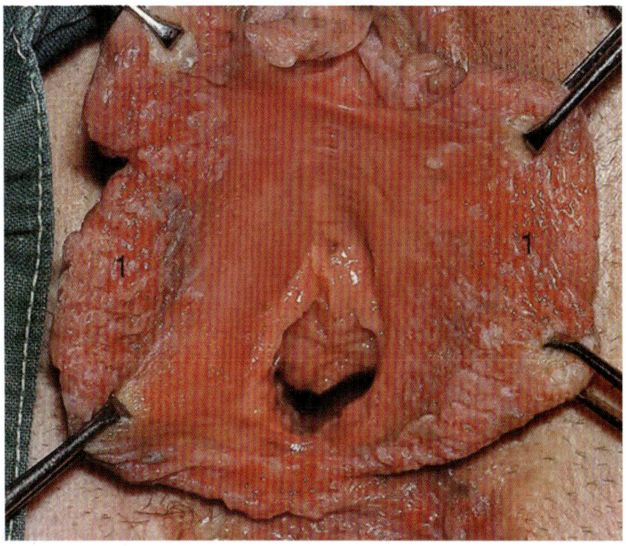

图9.31 外阴大范围的VIN，伴有阴唇和会阴区域的早期浸润（浸润深度<1mm）。

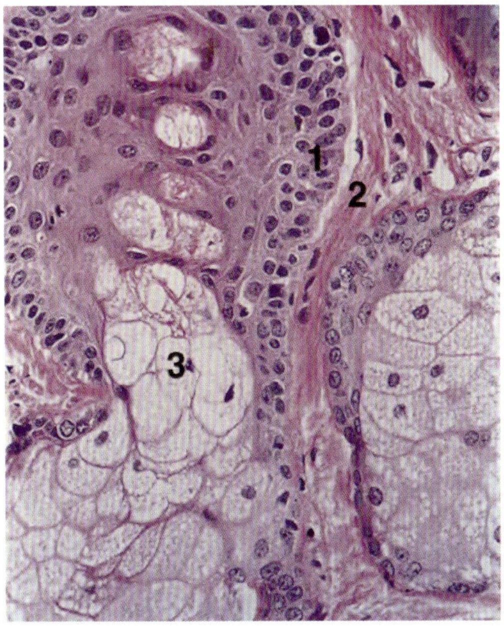

图9.30

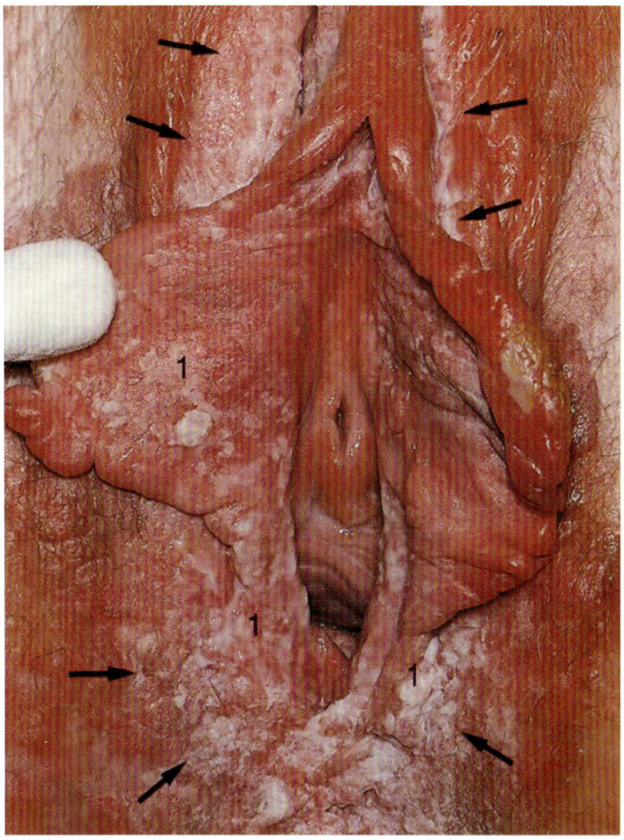

图9.32

病理标本的评估

在检查切除的病理标本时，不仅应该测量浸润深度，其他如血管间隙受累情况、细胞融合、肿瘤分化程度都应该标注。如果可能的话，也应该估计肿瘤体积，以便更准确地评估预后。在浅表性浸润性癌中，如有血管间隙受累，淋巴结转移的风险明显增加。在一项研究中，40%有血管间隙受累的患者伴有淋巴结转移，而在无血管间隙受累的患者中，仅有3%伴有淋巴结转移。在其他研究中，早期癌变中血管间隙受累与淋巴结转移没有明确的关系。肿瘤分化程度与淋巴结转移的风险的相关性也是有争议的，一些作者认为这两个参数之间没有关联。

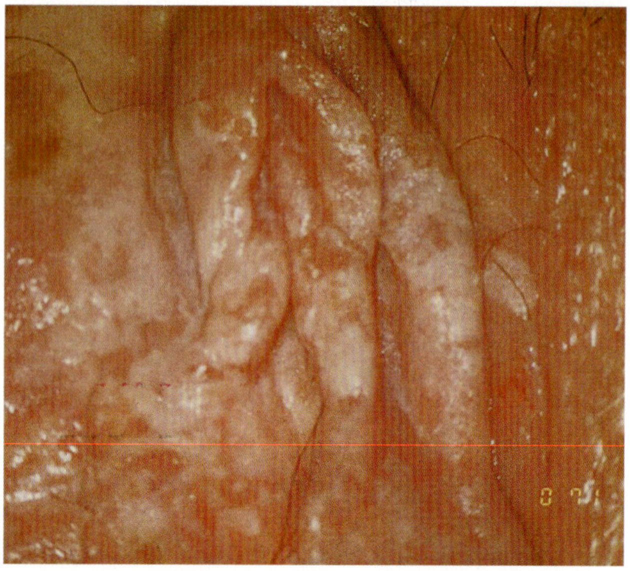

图9.33 累及阴蒂周围、大阴唇、小阴唇的大面积白色组织过度角化。大范围切除术后发现在阴蒂周围小片的早期浸润性癌（浸润深度<1mm）。

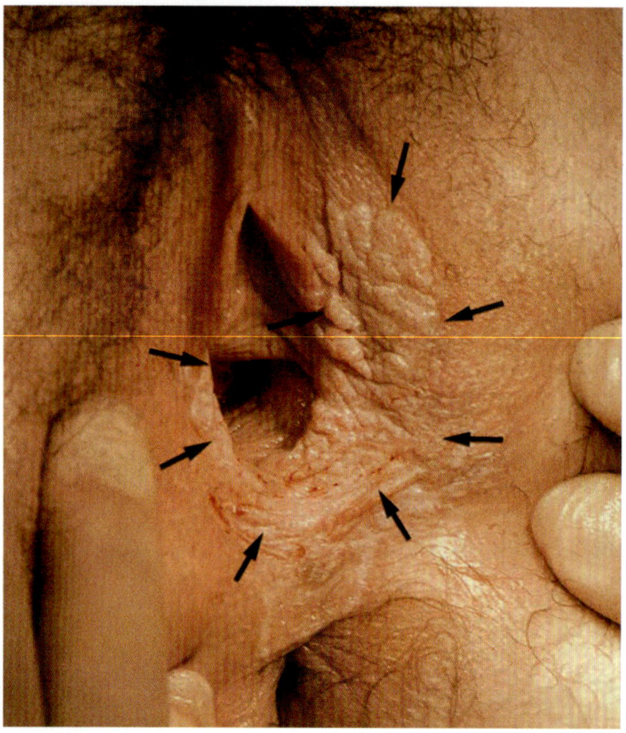

图9.34 延伸到双侧大小阴唇的大面积表皮过度角化，轻微的色素沉着（箭头）。大范围的局部切除术后发现小面积的浸润（<1mm）。

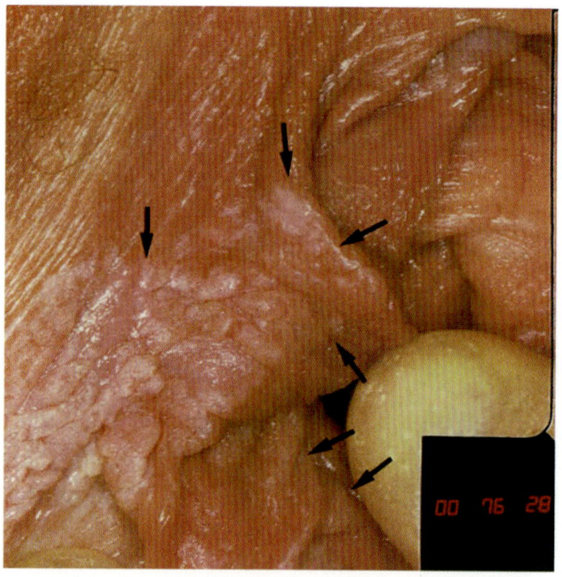

（a）

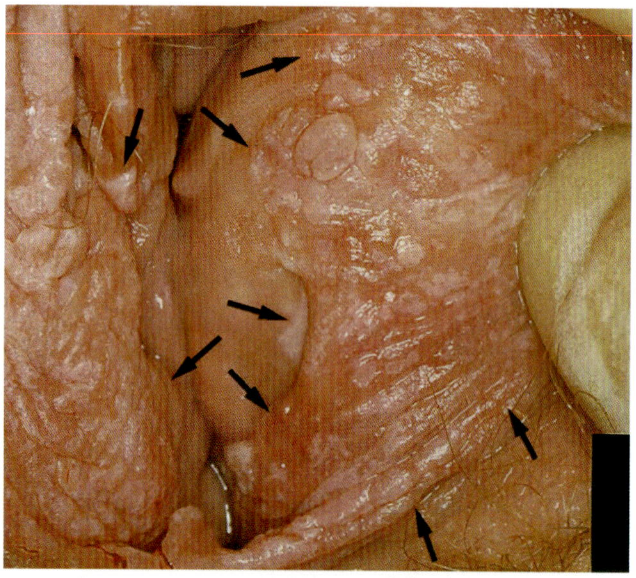

（b）

图9.35 在小阴唇外侧（a）和内侧（b）的广泛角化过度的白色区域（箭头所示），延伸至大阴唇（箭头所示）。广泛局部切除后发现三个小病灶有非常早期浸润性癌（<1mm）。

诊断

临床上无法直接做出诊断，只能在出现以上特征时（图9.31至图9.35b）怀疑为外阴浅表性浸润性癌；活检后应行组织学确认。切除性活检应该切除包括边缘1～2cm的正常外阴皮肤，如此广泛的局部切除性活检对于独立的边界清晰的病灶没有问题，但对于广泛的病灶，需要多次活检。故选择性的外阴皮肤切除术（如后文所述）将是一个有效的、令人满意的选择。

在图 9.36 中，阴蒂周围（1）和小阴唇上段（2）可见一个非常致密的角化区域，从小阴唇上段（2）取活检显示存在 VIN（图 9.37）。然而，仔细检查阴蒂左侧显示小区域内有轻微异常和血管化（3）。外侧可见更明显的异常血管化存在（图 9.38）。

在致密的角化区域，很难观察血管类型，但涂上薄层润滑剂后有助于观察血管。在 CIN 或早期宫颈癌和 VIN 中，血管可显示为常见的点状血管或镶嵌类型。类似的表现在外阴很难看到，因为外阴的上皮较厚。在浅表性浸润性癌中，有时不但可见点状血管或镶嵌，甚至可见螺旋状血管平行于上皮细胞表面；一些不规则的血管扩张表明可能存在浅表性浸润性癌。

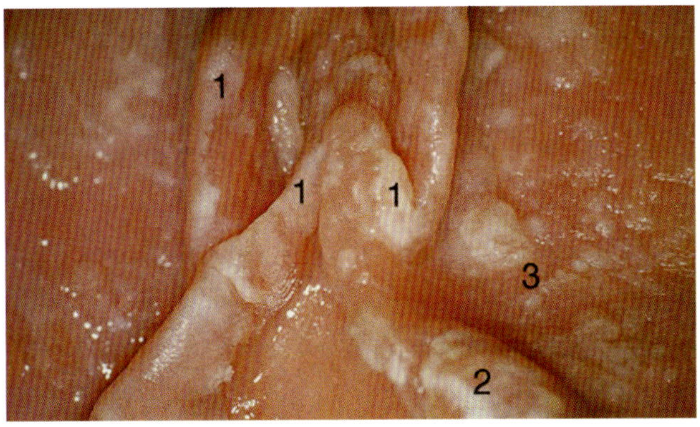

图9.36

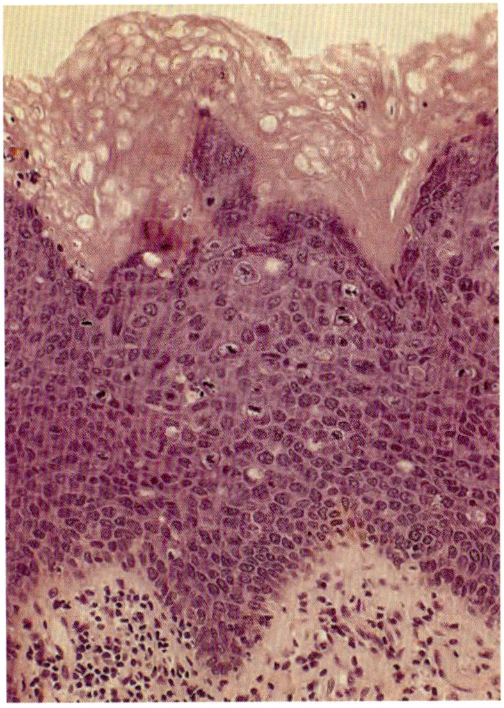
图9.37 VIN伴广泛的表皮角化过度，故临床上表现为白色病变。注意跨上皮分布的核分裂和核多形性。

如图 9.38 所示，两处突起处可见这样的血管。在图 9.38（1）处行切除活检后，可见非常浅表的浸润性癌的存在，穿透深度为 0.8mm。图 9.39a ~ c 都是类似的浅表性浸润性癌病例。图 9.39a，b 中，浸润深度 <1mm，图 9.39c 中浸润深度为 1.5mm。

浅表性浸润性外阴癌的复发

浅表性浸润性外阴癌的特点之一是疾病复发率高。复发可以出现在初次治疗后的 1 年或 2 年，甚至跨越到 15 年后。有学者认为“复发”应该是指初次治疗后的 2 年内，而“再发”应该指术后出现的外阴原位癌或浸润性癌，发病时间或发病位置与原发性癌并无关联。另有学者提出对于初次治疗后 3 年出现的癌应称为“第二”或“新发”癌。

浅表性浸润性外阴癌的复发率约为 15%，随访复发时间可为 1 ~ 15 年。从多项研究的分析来看，对于早期浸润性癌，无论是原发病灶的大小、间变、淋巴血管渗透与否、微融合或最初的手术程度都与外阴癌前病变或外阴癌的早期或晚期发展没有关联。但是，肿瘤发生的部位可能与病变发展有关。阴蒂或尿道区域的病变可能更易复发。

其他可能提示有复发倾向的因素包括在初始手术时发现的淋巴结转移、间质浸润的深度，尤其是浸润深度超过 2mm。与 VIN3 相关的 HPV 的存在也是疾病复发的一个重要指标。

如 9.3 节所述，浅表性浸润性外阴癌患者行局部切除术就很安全，无需淋巴结清扫术，但初次治疗

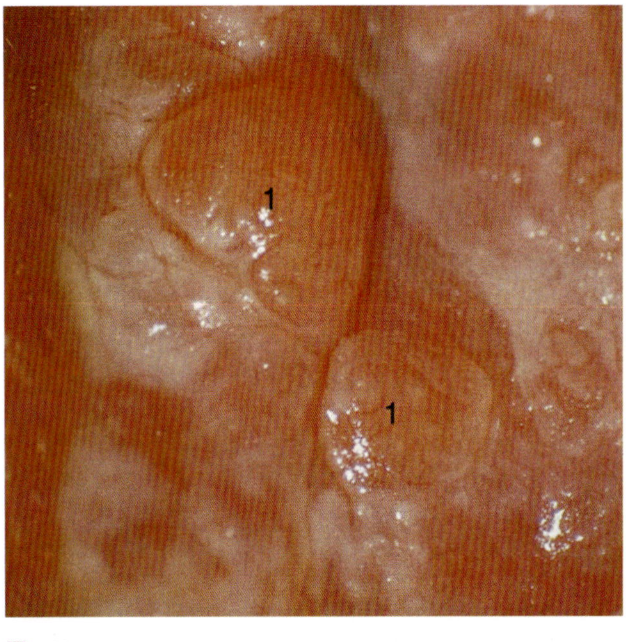

图9.38

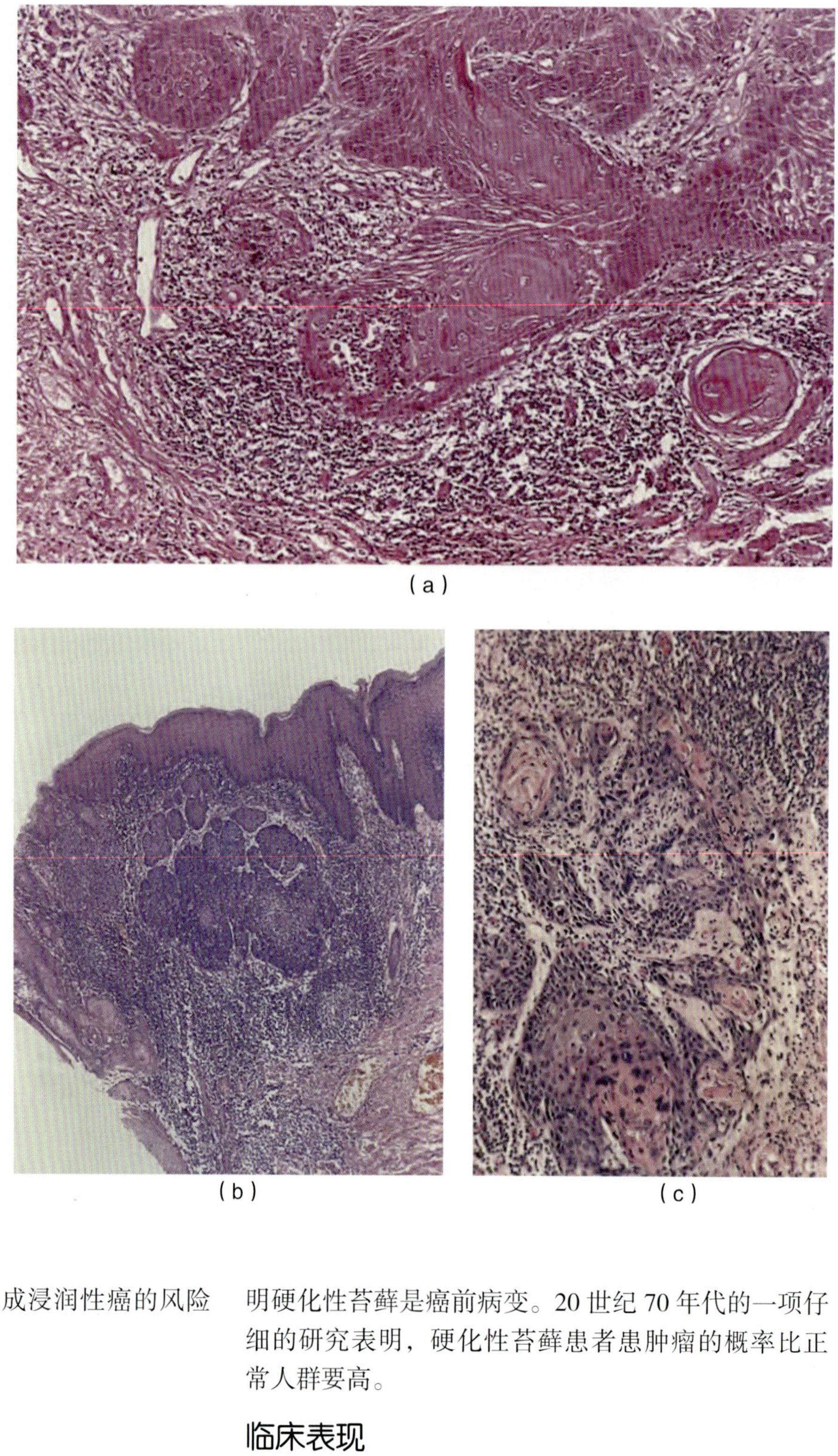

图9.39

后复发很常见，而且复发时发展成浸润性癌的风险虽然较低，但倾向性显著。

9.9 硬化性苔藓

在邻近外阴癌前病变或外阴癌的区域常伴有长期的上皮异常，称为硬化性苔藓。许多患者的症状出现在肿瘤周围的皮肤，很多患者有硬化性苔藓的治疗史。硬化性苔藓归类于外阴皮肤和黏膜的非上皮内瘤变。这种情况的发现引发的假设是硬化性苔藓属于癌前病变。但是，目前并没有确切的证据表明硬化性苔藓是癌前病变。20 世纪 70 年代的一项仔细的研究表明，硬化性苔藓患者患肿瘤的概率比正常人群要高。

临床表现

硬化性苔藓可能在生殖器官部位外发生，如躯干的皮肤，但 60% 的女性患者的硬化性苔藓仅限于外阴和肛周区域。早期可无症状，但随着疾病发展，慢慢出现扁平的象牙色或轻微红色多角形斑丘疹，逐渐融合形成较大的斑块，并与萎缩共存。最终皮肤会形成细腻的香烟纸似的皱褶，进而由于严重的皮肤瘙痒，出现抓痕、出血、创伤，有可能会发展为出血性大疱、紫癜或瘀点。有时会出现角化过度，最终形成明显的表皮萎缩和局部糜烂。

组织病理学

图 9.40 显示了硬化性苔藓的典型组织学特征：真皮乳头层和网状层出现广泛水肿和玻璃样变。表皮层缺乏脊状突起（1），其是平坦的，有时有角化过度。除水肿和玻璃样变外，经常在真皮（2）下边界见到炎性细胞（3）。萎缩也可以延伸到真皮和皮下组织。

治疗

对硬化性苔藓患者制订治疗计划时，仔细检查是很重要的，并定期对不愈合的溃疡和（或）新发展的白色角化组织进行活检，这样可以对外阴癌进行早期诊治。必须强调的是，对于硬化性苔藓患者，

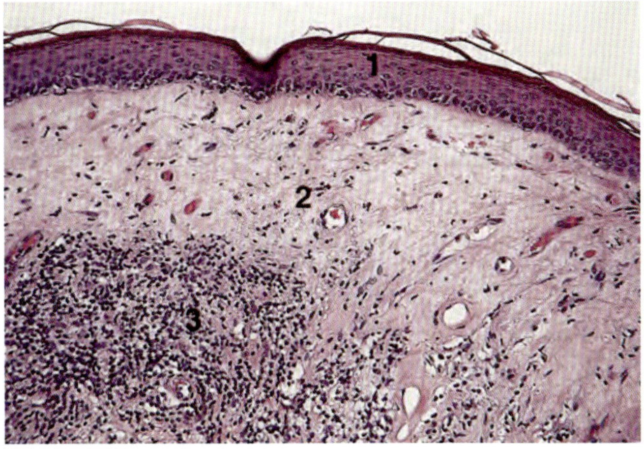

图9.40

由于相关的溃疡和裂纹的存在，很难识别癌症的形成。

下图显示了硬化性苔藓患者恶性肿瘤的形成。图 9.41a 显示一例广泛的硬化性苔藓（2），患者形成了局部外阴浸润性癌（1）。典型的硬化性苔藓有明显的阴蒂褶皱融合以及阴唇萎缩。必须强调的是，尽管这两种病变同时存在，但病因并不相关。在图 9.41b，c 中，右侧小阴唇表面的红色不规则结节是恶性病变，在阴唇和阴蒂周围是硬化性苔藓。图 9.41c 显示病变内侧紧邻尿道。

从发生硬化性苔藓开始，瘙痒就伴随着几乎所有的患者；其诱发严重的搔抓，随后形成溃疡和瘀斑。有时会导致诊断困难（图 9.42）。为治疗严重的瘙痒和进展性硬化性苔藓，图 9.42 中的 68 岁女性患者局部使用类固醇和睾酮数年。部位（1）的小溃疡被认为是搔抓导致，因此观察了一年多而没有行活检。最终，活检证实了该区域存在早期浸润性癌。存在硬化性苔藓的其他体征，包括尿道上方内侧阴唇褶皱融合（2）以及部位（3）的阴蒂闭锁。如图 9.43 所示，在单纯外阴切除标本中肉眼可见硬化性苔藓，乍看上去，似乎是外阴早期浸润性癌。然而，该患者多年来饱受进展性硬化性苔藓的困扰，故行单纯外阴切除术以缓解症状。大体变化类似浸润性癌，但在标本中并未发现；长时间的搔抓导致了这些变化的发生。

以下三个病例（图片由已故教授 Raymond Kaufman 提供）中的恶性肿瘤叠加于硬化性苔藓之上。如图 9.44 所示，凸起的红色病变（1）位于右侧小阴唇，这例绝经后女性患者的硬化性苔藓清晰可见。小阴唇内侧覆盖着菲薄而萎缩的组织（2），阴蒂被粘连罩状物完全覆盖（3）。此处（1）的活检提示为

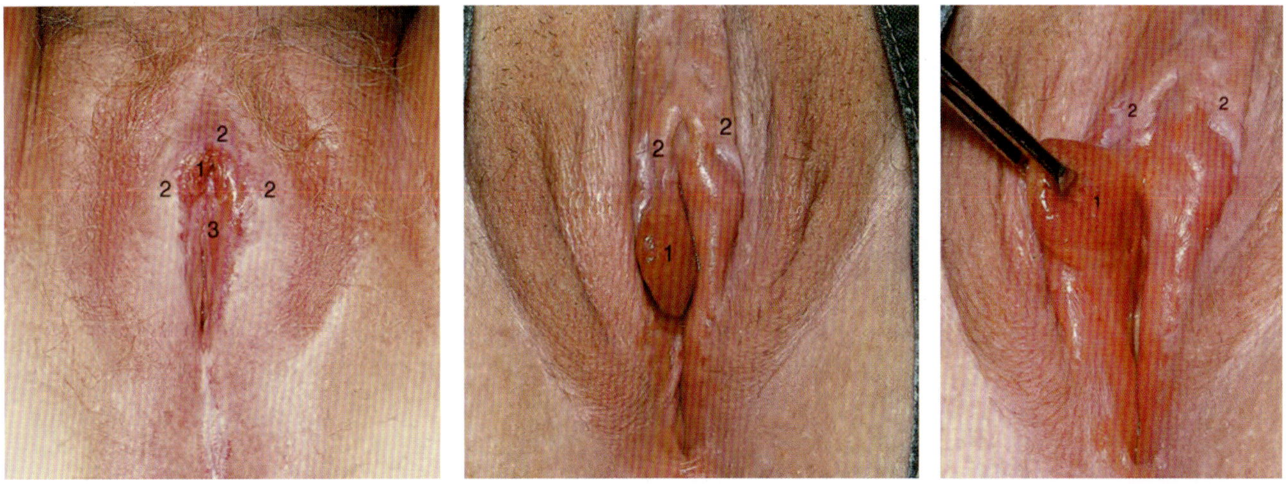

(a) (b) (c)

图9.41

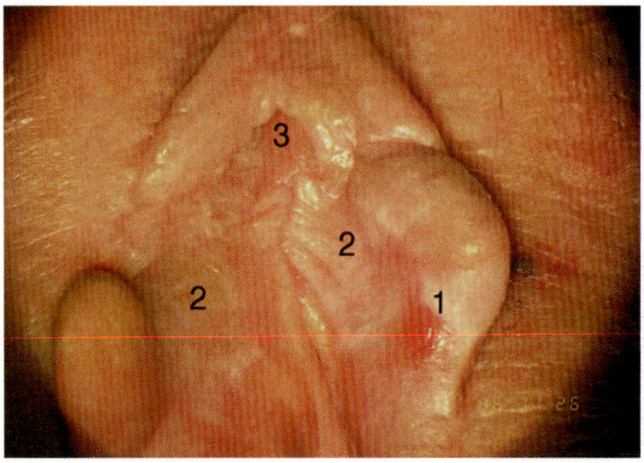

图9.42

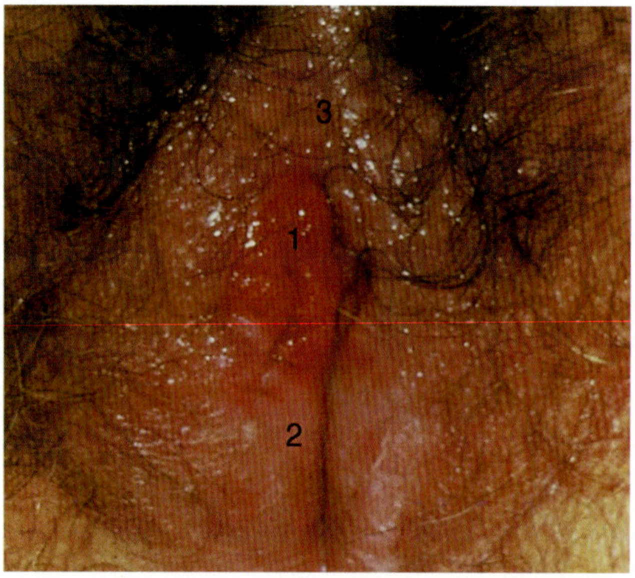

图9.44

鳞状细胞癌。如图 9.45 所示，明显萎缩的会阴皮肤区域中存在一处浅表溃疡性病变（1）；角化过度区域（2）与小阴唇的光滑表面相连接（3）。区域（1）为鳞状细胞癌，由 VIN 病灶切除 15 年后发展而来。浸润性的病灶病毒分型为 HPV DNA 16 和 18 型。

图 9.46 显示了一例绝经后女性患者，外阴表现为明显的硬化性苔藓，明显的溃疡和组织学证实的恶性病变（1）累及左侧大小阴唇以及右侧小阴唇和阴蒂区域。（2）为明显的白色萎缩上皮，阴蒂区域由于上覆结构的融合而完全闭锁（3）。

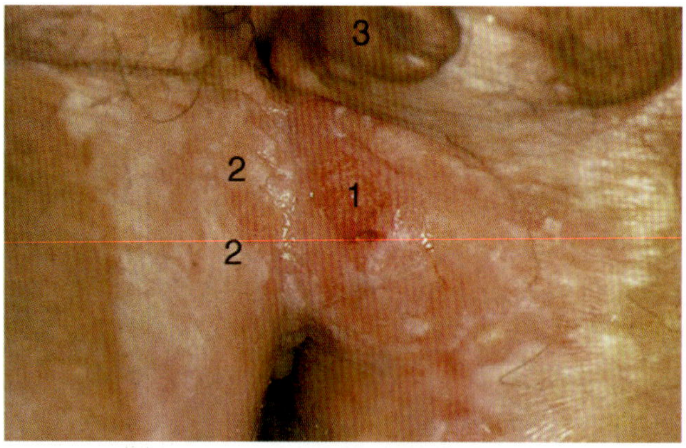

图9.45

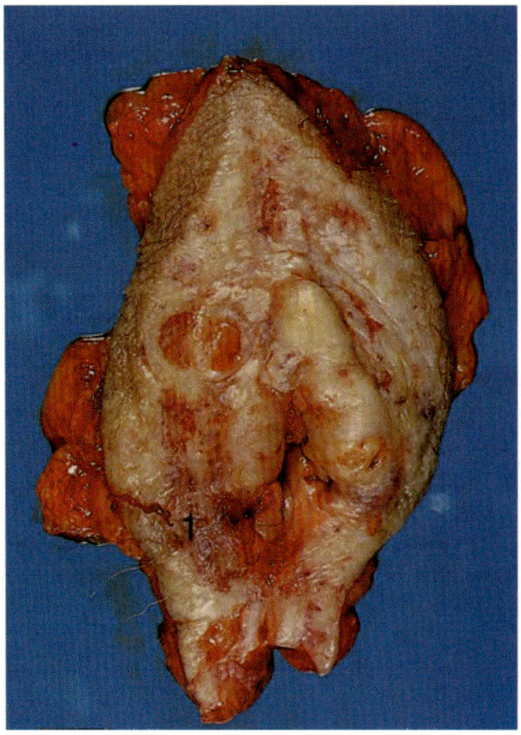

图9.43

图 9.47 为图 9.46 中溃疡性区域边缘活检结果，显示为显著的浸润性鳞状细胞癌。该恶性病变的病毒分型表明其包含 HPV DNA 16 和 18 型感染。

9.10 Paget病（非鳞状上皮内病变）

1874 年，James Paget 先生首先报道了该疾病，最初的病例累及乳头和乳晕，与乳腺癌有关。后来报道的病例与外阴疾病相关。这些病例大部分与明显的恶性肿瘤相关联或在恶性肿瘤之前出现。最为常见的关联疾病是外阴附属器官恶性肿瘤或其他局部肿瘤，如前庭大腺；而在远处肿瘤中，乳腺癌最为常见，其次是外阴、宫颈和阴道恶性肿瘤。在外阴或邻近器官发生浸润性肿瘤的女性中，有 20% ~ 30% 的患者的肿瘤细胞已迁移或转移至周围表皮。绝大多数外

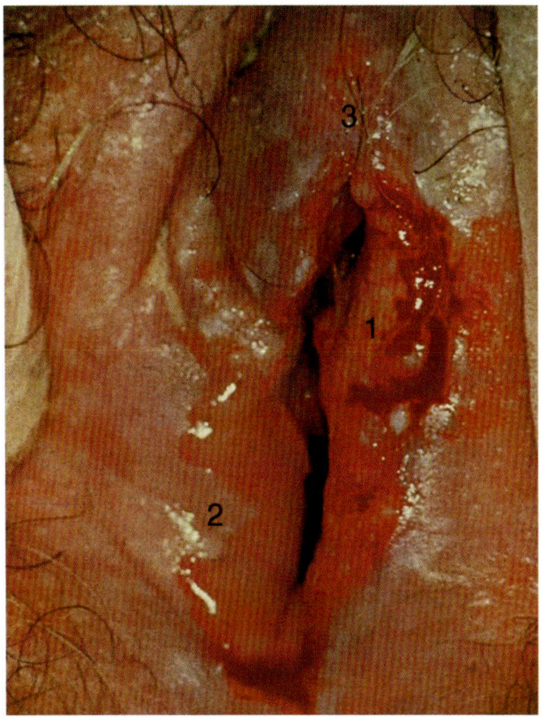

图9.46

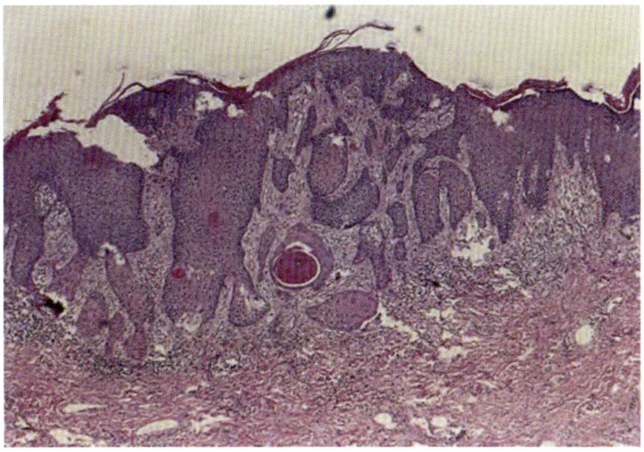

图9.47

阴 Paget 病变看似为自源型，然而，部分起源于汗腺或胚胎的残余组织。这些上皮内病变可局限于表皮，也可以侵犯真皮成为浸润性癌。

一系列回顾性研究中表明，约 1/5 的 Paget 病患者不存在外阴恶性肿瘤，大约 1/3 患者的复发中位时间为 3 年。

临床表现

典型的临床表现（图 9.48a，b）——“令人痛苦的 Paget 病”，包括湿润的外阴组织中可见片状过度角化组织（1）中散在粗糙发红的组织（2）。Paget 病患者常有强烈的疼痛和刺痛感。由于该病多发生于外阴富含毛发的区域，因此通常当作局部感染处理，从而导致误诊。从图 9.48bii，biii 可以看到 Paget 病的可变性。肛周病变表现为红斑湿疹，并伴有鳞屑与痂皮。

组织病理学

Paget 病具有典型的组织病理学特点，图 9.48c 为典型病例：表层过度角化上皮下覆盖一层圆形 Paget 细胞，呈线状或巢状靠近基底层分布。这些细胞偶尔堆积排列，但常常沿基底层单行排列。这些细胞也可以存在于毛囊和汗腺以及汗腺管中。随着上皮的成熟，这些细胞可在表皮中更高水平出现，到达表面后与角化鳞状上皮一同脱落。Paget 细胞对黏蛋白、醛、品红和高碘酸－希夫试剂染色阳性；经过淀粉酶消化后仍然呈阳性反应。使用免疫过氧化物酶进行特异性免疫病理染色显示其对癌胚抗原（CEA）、上皮细胞膜抗原（EMA）、某些低分子量角蛋白（LMKS）和总囊性病变液蛋白呈胞浆阳性反应。免疫细胞化学有助于评估外阴 Paget 病切除组织的手术切缘。组织学证实阴性切缘通常可与 CEA、EMA 或 LMK 反应。然而，CEA 可能是乳腺外 Paget 病有价值的标记物；EMA 和 LMK 在大多数此类病例中亦有表达。特别是当这手术切缘在常规苏木精－伊红染色后表现为正常的情况下，这些标志物对识别手术切缘处的 Paget 细胞具有附加价值。

治疗

治疗前，必须仔细评估其他部位是否存在恶性肿瘤。局部病变的治疗主要指广泛的切除手术。如果有证据表明存在浸润性癌，那么必须要进行根治性股部 / 腹股沟淋巴结清扫术。本病常为多灶性，需要仔细评估外阴、阴道下段以及会阴部病变。

9.11 伪装为癌症或癌前病变的外阴病变

很多外阴病变与癌症或 VIN 具有相似的外观。它们往往具有感染性，主要与 HPV 感染相关，并常被报道与外阴恶性肿瘤伴发。其他特异性和相关的感染状况包括肉芽肿性病和梅毒。有人指出，这些感染具有显著的地域、种族和社会经济差别等。

梅毒

这种传染性疾病由梅毒螺旋体感染造成，疾病

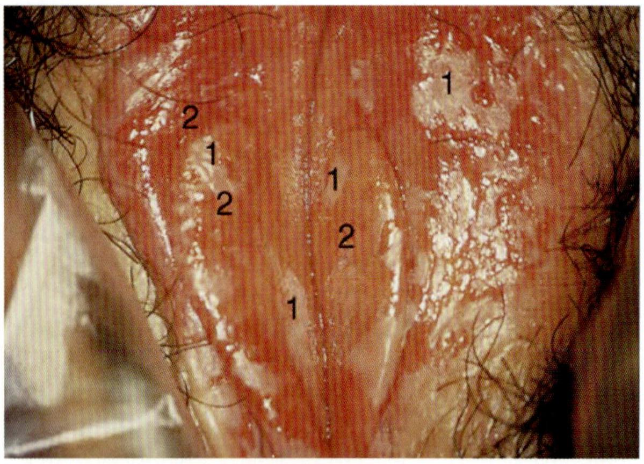

（a）

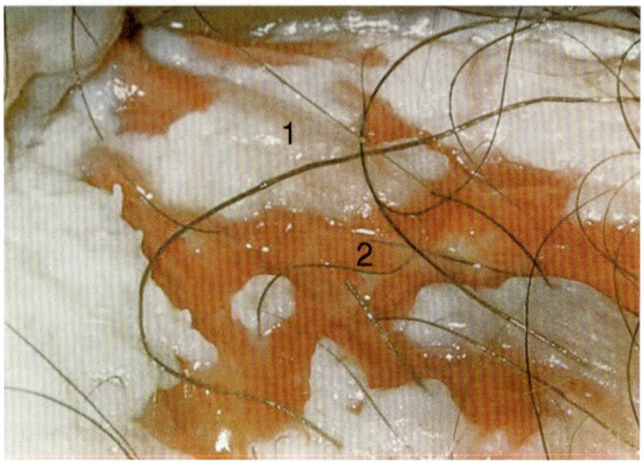

i
（b）

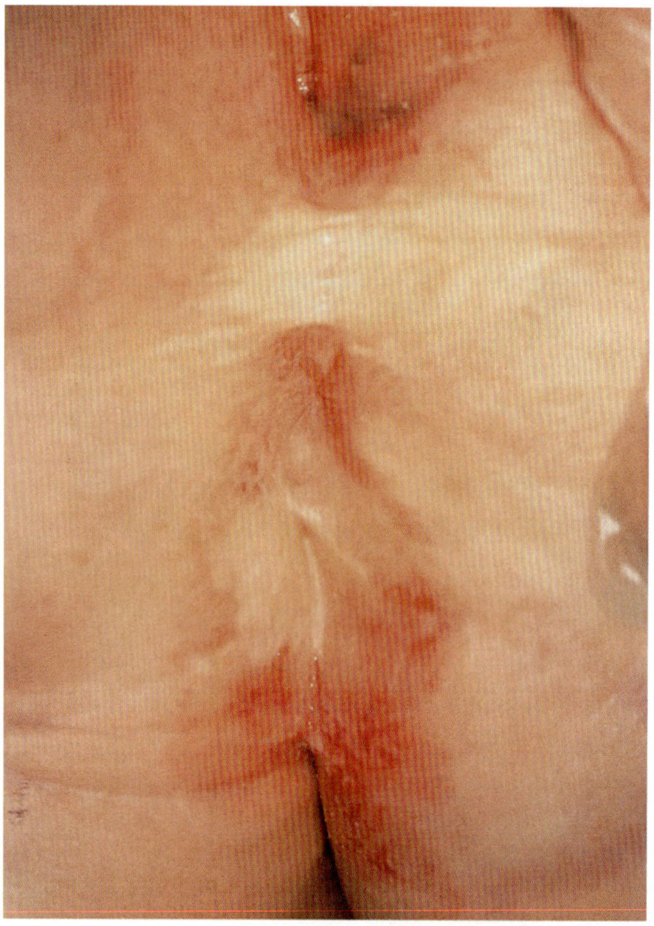
ii
（b）

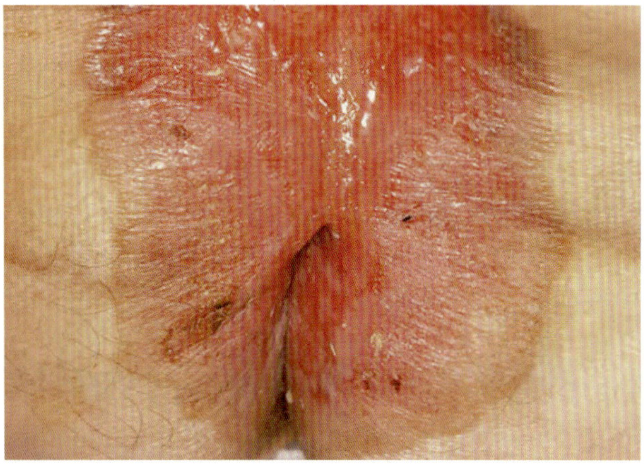
iii
（b）

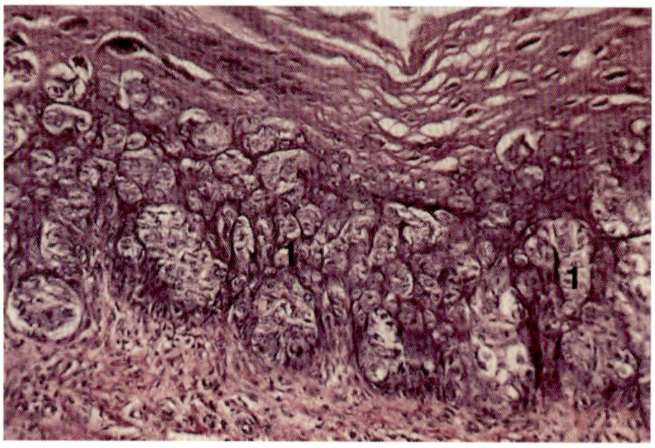

（c）

图9.48

的潜伏期为10～90天；通常是2周左右，如果未处理，一期梅毒阶段可能持续3～8周。首先出现的病变是斑疹，然后迅速发展为溃疡的丘疹，形成一期梅毒下疳。这种坚硬而无痛性溃疡有一个暗红色的基底部［图9.49（1）］并形成一个典型的硬下疳；区域性淋巴结增大并在1周内呈椭圆形。这些淋巴结通常为无痛性，固定而光滑。然而，早期梅毒的症状和体征各式各样，有可能不止一个硬下疳（图9.49）。病变继发感染后通常发生变化。大阴唇似乎是一期硬下疳最常见的部位；在Fournier的一系列著作中（1906），46%的病变发生在大阴唇，22%的病变发生在小阴唇，只有5%的病变发生在宫颈。

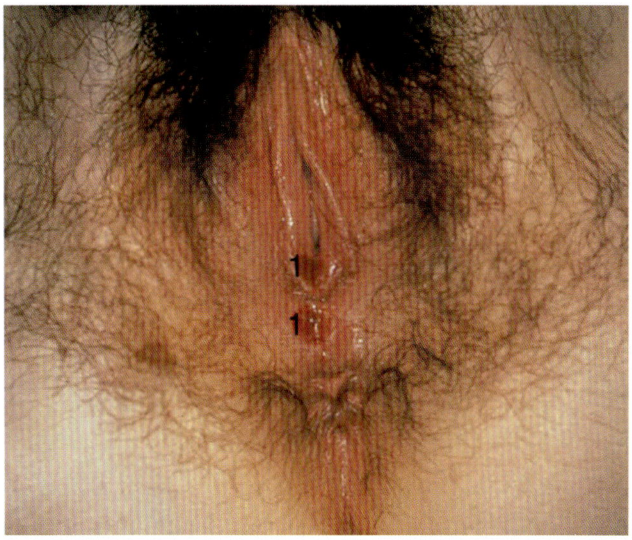

图9.49

很明显，硬下疳不仅可能被误认为鳞状细胞癌，也有可能被误诊为生殖器疱疹、化脓性病变、感染损伤、软下疳、性病淋巴肉芽肿和腹股沟肉芽肿等。药物疹和白塞病（图9.50）也必须要考虑到。

诊断早期梅毒的实验室检查取决于梅毒螺旋体暗视野检测和血清学试验。当出现溃疡或皮肤黏膜丘疹样病变时，暗视野显微镜检查是一种精确的特殊技术。为进行这一检查，该区域必须首先用生理盐水清洗。如果病变干燥，需要划破病变边缘并引起出血，待血液凝结后，再进行血清学检测。如果病变足够湿润，可以通过施加压力来获得血清。将暗视野图片放大至400倍或900倍将可以检测到螺旋体。如果在可疑病变中没有发现生物体，应在2～3天内每天复查显微镜检测。利用血清学试验检测梅毒，如性病研究实验室检查或快速血浆反应，也必须同时进行检测，其诊断一期梅毒阳性率高达70%。在二期梅毒中，血清学检测在高浓度滴定量中呈阳性，之后滴度逐渐降低，但是在晚期梅毒中再次呈阳性。在特异性梅毒螺旋体试验，如荧光梅毒螺旋体抗体的吸收实验中，高达90%的一期梅毒患者呈阳性；梅毒螺旋体血凝反应在87%的病例中呈阳性。这两个试验在几乎所有的二期梅毒病例中均呈阳性反应，而在未经治疗的患者中有95%以上呈阳性反应。已研发出能同时检测梅毒螺旋体、杜克雷嗜血杆菌和单纯疱疹病毒的多重PCR试剂盒。

白塞病

生殖器溃疡可能与外阴癌或癌前病变混淆，也可能与口腔和眼部炎症相关。白塞病由土耳其皮肤科医

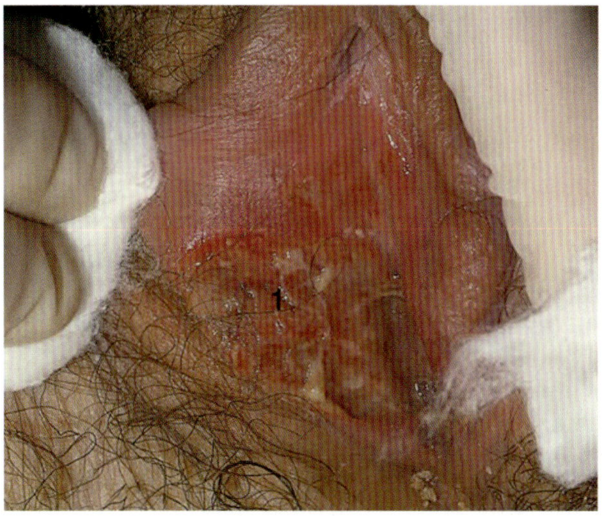

（a）

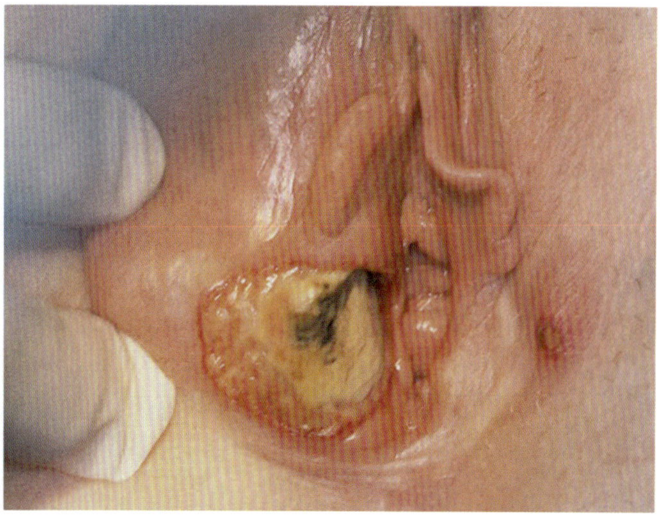
（b）

图9.50

生 Behcet 于 1937 年首次描述，与关节炎、血栓性静脉炎、痤疮样皮疹、神经系统异常和溃疡性结肠炎等相关。

有人提出，该疾病可能是一种与 1 型 HSV 感染相关的免疫病理应答，因为在血液中发现循环免疫复合物。

外阴病变通常是非常惊人的，并具有很强的破坏性，导致进展性的外阴组织丧失并形成穿孔和瘢痕。即使病变很小，病灶也会很深，而且许多病变质地柔软。这些外阴病变通常为无痛性，溃疡大小不同并持续数周或数月。瘢痕很常见，但也可能没有。小阴唇是最常受累的部位，典型的病变包括了如图 9.50 所示的所有特征（1）。病毒细菌培养和暗视野检查均为阴性；上述梅毒血清学试验均为阴性。活检提示与血管炎相关的非特异性、慢性炎症过程。口腔病变发生在唇、舌、颊黏膜和上腭，看似常见的口腔溃疡。

运用上述诊断梅毒的试验方法排除浸润性鳞状细胞癌最为重要。复发性疱疹和复发性未经治疗的梅毒必须同样被纳入考虑，还应考虑到天疱疮，它能同时导致生殖器和口腔的病变。天疱疮可以通过使用新鲜组织样本进行特异性免疫荧光染色来排除。

尖锐湿疣

在第 2 章已经描述了 HPV 感染与宫颈、阴道和外阴肿瘤之间的关联。由该病毒引起的外阴病变，不管是 VIN 这样的癌前病变，还是外阴浸润性癌，通常均不易诊断。

临床特征

尖锐湿疣形成多个乳头状或疣状病变，也可以表现为外阴、会阴和肛门周围区域的皮肤或黏膜上固定且表面粗糙的斑块。它们通常沿着小阴唇的边缘生长，并且可以延伸到阴唇间沟或阴道口周围。它们的颜色差别很大，从肉色到灰褐色或几乎是黑色的色素性病变都有可能。

图 9.51 中，大多数着色的多发性扁平和尖锐的湿疣，遍布整个外阴，并延伸到肛门周围区域。它们还会延伸到阴唇间沟。仔细检查可发现其表面结构的变化，但实际上无法确定这些是否是色素沉着的尖锐湿疣、色素沉着的 VIN 或前文描述的鲍温样丘疹病的色素性病变（见深色病变一节）。很明显，必须对所有色素性病变进行活检，以排除多灶性色素过度沉着的 VIN 病变以及某些情况下早期浸润的恶性病变。图 9.52a 显示了一例典型的生长旺盛的尖锐湿疣，活检（图 9.52b）显示典型的 HPV 改变：挖空细胞、伸长的表皮突起、显著的棘层肥厚以及活跃的有丝分裂活动。然而，核分裂象未发现异常，未见 VIN 的特征表现——典型的多形性核深染、具有相关圆形小体的细胞核。这通常在许多乳头瘤病毒造成的湿疣中发生，但这种特殊病变的扁平性质是显而易见的。这与图 9.53a 中尖锐的乳头瘤样湿疣类型以及图 9.53b 中病理学表现相反。

如图 9.54a 所示，存在尖锐湿疣的情况下诊断 VIN 非常困难。虽然一些典型的尖锐湿疣存在于阴唇外侧区域（1），阴道前庭中央和阴唇系带区域包含致密白色病变，与前文所述的 VIN 病变无法区分（2）。在该病例中，多个 VIN 区域被发现与尖锐湿疣有关，但只有通过活检才能区分。有时候，人们也很难区分疣和其他感染性病变，包括传染性软疣、二期梅毒的丘疹和湿疣、腹股沟肉芽肿的外阴病变。与梅毒的鉴别诊断如前所述。传染性软疣在外观上与尖锐湿疣稍有不同，它形成一个坚实的珍珠样半球形丘疹，通常直径为 2 ~ 5mm，中心凹陷，可挤出干酪样物。可能有多个病灶，不仅感染外阴，还可感染下腹部、耻骨以及邻近的皮肤。孤立的传染性软疣可能类似于外阴基底细胞癌。需要进行临床检查才能诊断，但如果临床医生不确定，那么活检会发现棘皮症样棘细胞上皮，表面的胞浆病毒颗粒会产生典型的占据病变中心部位的传染性软疣体。诊断试验如前所述，即刮出病变的核心，然后用一滴 10% 氢氧化钾在玻片上与之混合；然后在 400 倍视野下观察，软疣小体为直径 35mm 左右的不规则肿块。

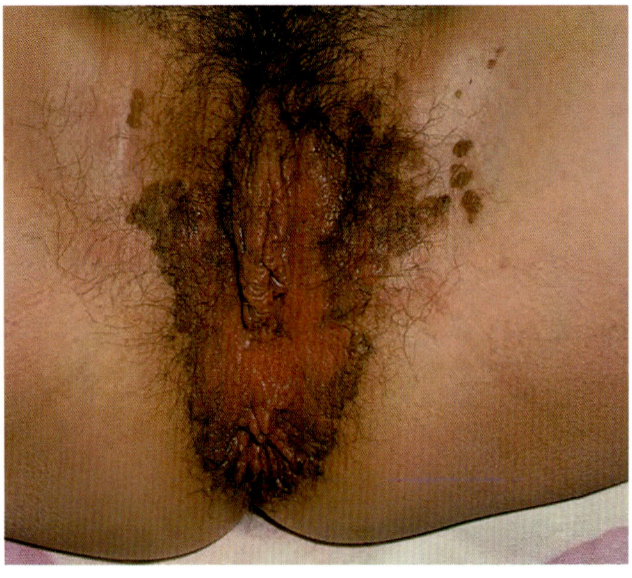

图9.51

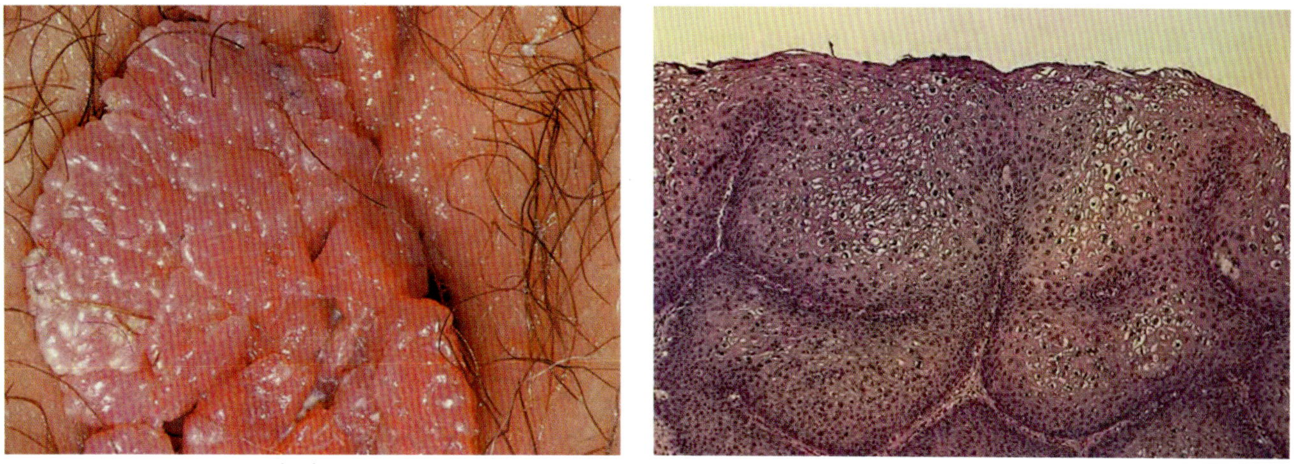

(a) (b)

图9.52

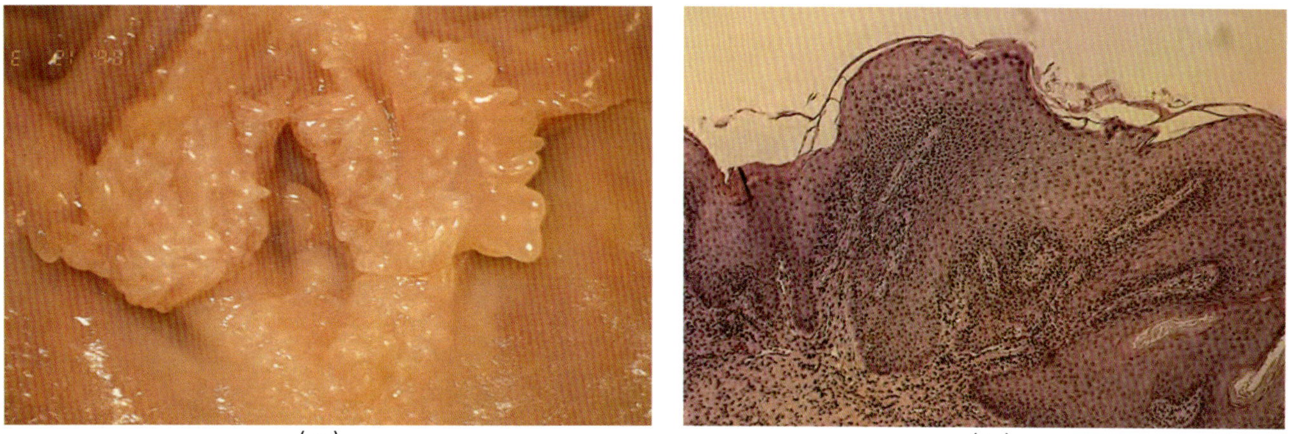

(a) (b)

图9.53

区分尖锐湿疣与 VIN 和浸润性癌非常重要，因此如果不能确定外阴病灶的性质和特点都建议进行活检。此外，必须强调的是，所有对治疗没有反应的尖锐湿疣必须进行活检。对任何丘疹病变应当持怀疑的态度并进行活检，建议在治疗开始前行活检。

对典型的尖锐湿疣（图 9.52b 和图 9.53b）进行活检可发现棘层增厚的乳头状瘤病、表皮突伸长、挖空细胞，在该病例中还有致密的真皮炎症浸润。可以出现角化不全，尤其出现在上皮表面，角化过度则很少发生。核异常在这些病例中不明显；细胞核没有深染，结构一致。有丝分裂活动增加，但并没有 VIN 中的异常分裂象。

腹股沟肉芽肿

这种疾病出现在热带和亚热带国家，患者可能表现出类似于恶性肿瘤的外阴病变。它是由肉芽肿荚膜杆菌引起的，这是一种革兰阴性、包被的棒状杆菌，细菌学状态不确定；可通过取组织涂片来诊断，在大单核细胞的细胞质内，偶尔在多形核白细胞中发现该微生物。该病又称为杜诺凡病。

病变的潜伏期为 7 ~ 30 天，在潜伏期后表现出小阴唇、阴唇系带或阴阜上的丘疹或结节状病灶。丘疹或结节状病灶相关上覆皮肤剥脱，随后出现柔软的肉芽样溃疡，并逐步进展扩散，最终可能累及包括会阴和肛门在内（图 9.54b）的大片区域。可出现相关的淋巴水肿。肉芽可一直延伸到下生殖道如宫颈，淋巴结上覆皮肤也可能出现肉芽肿性病变。

可通过组织涂片找到病原体做出诊断；目前认为，最好的样本是从“活检或刮取溃疡基底部获得，然后行 Leishman 和 Giemsa 染色”。组织学检查对于排除恶性肿瘤也很重要。如前所述，这些病变可能类似于湿疣和二期梅毒，必须进行血清学检测以排除。

扁平苔藓

另一个需要排除肿瘤的病变是扁平苔藓，它可以导致30~60岁的女性同时出现口腔-生殖道溃疡。25%的病例中，病灶局限于黏膜，典型症状是累及阴道和前庭，引起脱屑性阴道炎。该病会导致急性阴道炎，表现为阴道无上皮。组织活检表现为表皮真皮交界处基底细胞液化，伴随束带状皮下淋巴细胞浸润。一种更加严重的糜烂型硬化性苔藓被认为与牙龈扁平苔藓相关，称为Hewitt-Pelisse综合征。在此阶段，所有的基底细胞空泡形成、初期水疱形成都是该组织叠加于经典扁平苔藓组织上的特征。

阴道上段开始形成粘连带并且形成灰色假膜。随着病情的发展，阴道可能完全闭锁。前庭黏膜经常被侵蚀（图9.54c），导致疼痛和性交困难，以及显著的接触性出血。

口腔症状表现为网状灰色花边图案，称为过度角化的颊黏膜Wickham条纹。牙龈组织也出现齿间肿胀突出，或表现出急性红色扇形的齿龈边缘糜烂（图9.54d）。

外阴阴道病灶通常比糜烂或溃疡性口腔病灶早出现数月甚至数年，约1/3的外阴阴道疾病不会出现口腔病灶。外阴病灶通常发生在小阴唇内侧，可能看到灰白色过度角化Wickham条纹，类似于前文所述颊黏膜的症状。

活检对于区分该病与肿瘤及角化过度的硬化性苔藓非常重要；脱屑性阴道炎与糜烂型扁平苔藓也有类似的表现。

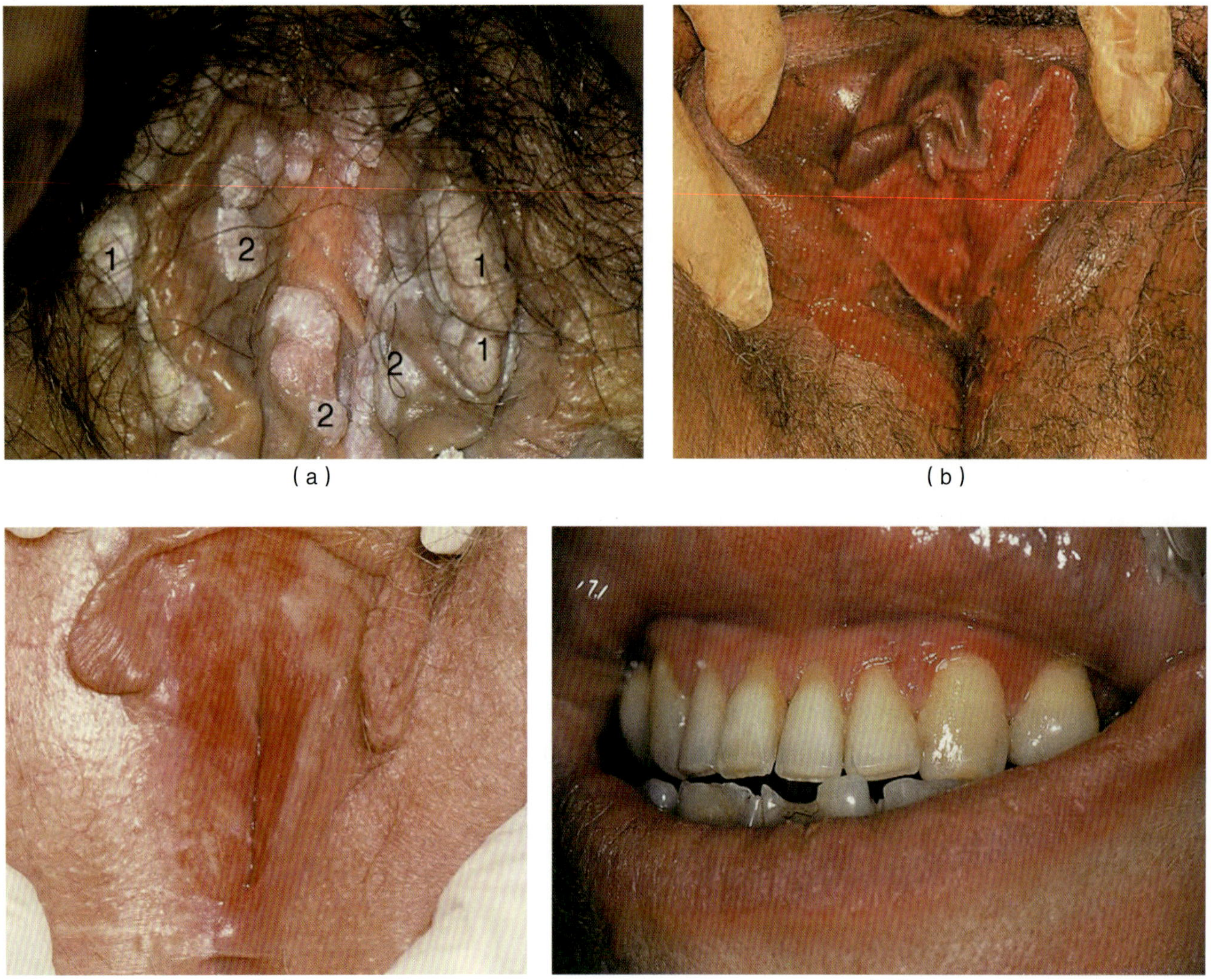

(a) (b) (c) (d)

图9.54

亚临床上皮改变

许多亚临床上皮变化只能通过放大才能进行有效观察，并且可能与VIN的诊断相混淆。活检对于明确上皮的性质非常重要。这些上皮的变化包括以下三种类型：

1. 醋酸白色上皮。
2. 丝状病变。
3. 醋酸白色微小湿疣。

醋酸白色上皮

在外阴皮肤上使用醋酸，会出现白色（所谓的醋酸白色）；这种变化经常发生在阴道前庭和会阴部周围。如前所述，将5%醋酸涂抹于皮肤后，高级别的VIN可以出现厚白色。这些醋酸白色变化，特别是存在皮肤增厚以及出现色调变化时，有重要意义并且提示VIN的发生，但也有一些醋酸白色变化没有这些特征，意义不大。一些研究表明，它们中只有一部分与HPV感染相关。很多与持久性的搔抓和摩擦有关，产生相应皮肤剥落的苔藓样改变。图9.55为非特异性醋酸白色变化的病例；这一变化发生在小阴唇和阴道口后方，毗邻会阴部，呈现出马蹄形外观特征（箭头）。通常情况下，这些醋酸白色变化可以延伸入阴道，直接与正常阴道上皮融合，或者延伸超过阴道的长度。在其他情况下，该醋酸白色皮肤可以出现在尿道前方、阴蒂甚至阴阜。如前所述，它是正常上皮的变化形式，但在某些情况下，可能与疣病毒感染有关。

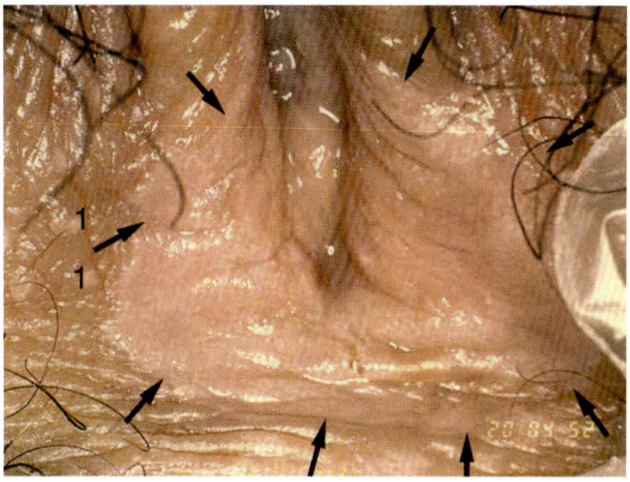

图9.55

丝状病变

丝状病变可以发生在阴道前庭并与尖锐湿疣或偶与VIN混淆。这种病变可能是多乳头状或绒毛状，可见于处女，被称为前庭乳头或阴唇微乳头瘤（图9.56a）。在性活跃的女性中，丝状病变可以广泛存在，完全环绕阴道口（图9.56b，c）。过去，一些作者认为它们与HPV相关。这些微乳头瘤阴唇病变的组织学特点是：增厚的鳞状细胞层覆盖中央的毛细血管核，当涂抹醋酸时，这些鳞状细胞可以产生厚醋酸白色。在图9.56d中，中央毛细管被标记（1），（2）为鳞状细胞的尖端。这些病变在IFCPC外阴术语中被归类为正常征象。

醋酸白色微小湿疣

这些病变是由肛门生殖器区域的乳头瘤病毒感染引起的亚临床表现。涂抹醋酸后，会形成散在的醋酸白点［图9.57a（1）］或醋酸白色微小湿疣［图9.57a，b（2）］。活检显示有HPV感染的红斑（图9.58a，b）。它们或多或少，可广泛覆盖至整个阴道前庭和肛门周围区域，有时延伸至阴蒂、大阴唇和相邻的皮肤，偶尔可在臀沟处发现。仔细检查可以看到，醋酸白点可能与毛囊相关联，并产生严重的瘙痒。有人认为，它们和微小湿疣可能提示病变处于潜伏期，或病毒感染的携带期，因为HPV病毒存在于阴道和宫颈中。有报道指出它们常常与VIN相伴发生。

这三种类型的上皮被归为亚临床病变，因为它们只能在使用醋酸，并且经过放大视野检查之后才能被评估。它们可能是无症状的，但许多女性患者有瘙痒和烧灼感。许多患者被诊断为复发性生殖道念珠菌感染，通常伴有其他症状，如性交困难。肉眼观察这些病变区域可能完全正常，通常情况下阴道涂片和培养未能检测出真菌。据估计，大约一半的病变将自然消退，因此推荐采用保守治疗。然而，症状严重的患者需要治疗，特别当乳头瘤病毒感染发展成明显的湿疣时。有时，需要进行足够的活检以排除VIN的存在。

9.12 VIN治疗中皮肤及附属器的重要性

外阴的皮肤是由表皮层、乳头真皮层、覆盖皮下脂肪的网状真皮层构成的复层扁平上皮。它拥有许多附属器，包括顶泌汗腺、通向网状真皮深部和脂肪层毛囊的皮脂腺导管、皮脂腺和其他诸如前庭大腺及其导管之类的特殊结构。图9.59a，b显示了这些结构和它们距皮肤表面的深度，图9.59b评估了

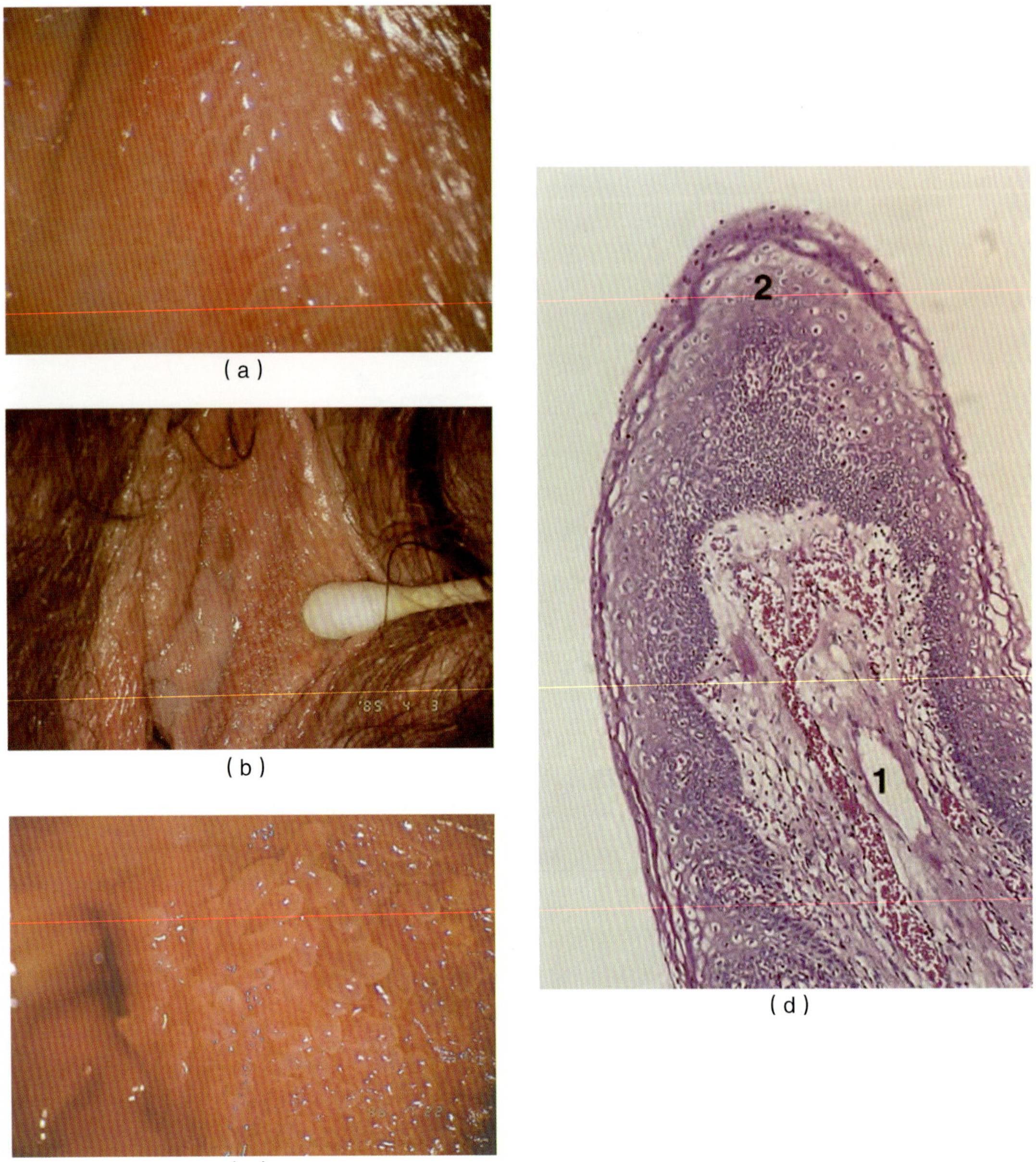

（a）（b）（c）（d）

图9.56

在 VIN 中这些结构的受累情况。

对于 VIN 累及皮肤附属器的评估极其重要，因为如果不能清除受累附属器中病灶，在理论上就有复发的风险。当 VIN 累及毛囊时，病灶最深可达 4.6mm（平均 1.2 ~ 2.5mm）。这种累及情况与疾病的严重程度有关。当 VIN3 伴微浸润时，病变可深达 3mm。

许多文献显示 VIN3（累及皮肤附属器）的深度平均可达 1.53mm（±0.77mm）。因此，作用深度可达 2.5mm 的激光汽化疗法（包括可预期的热坏死），可消除 95% 的 VIN3 病例中受累附属器病灶。最常见的皮肤附属器受累部位包括大小阴唇和阴唇褶皱。在无毛发或有毛发皮肤中，其 VIN 的清除深度分别为 1mm 和 2mm 才能成功治疗。如果最初的活检显示邻近的毛囊或皮脂腺受累，那么为了实现理论上 90% 以上的根治率，有必要对更深层组织进行清除。

表面浸润性外阴癌

- 浸润深度≤1mm 属于浅表性浸润性癌（Ⅰa 期）。
- 临床表现与 VIN 相同。
- 病变可表现为隆起、粗糙、色素沉着。
- 多达 30% 的病变是多灶性的。
- 常与 VIN/ 早期癌等混淆。
- 确定 VIN 是否延伸到皮肤附属器十分重要。
- 未成功清除皮肤附属器内的 VIN 有复发风险。

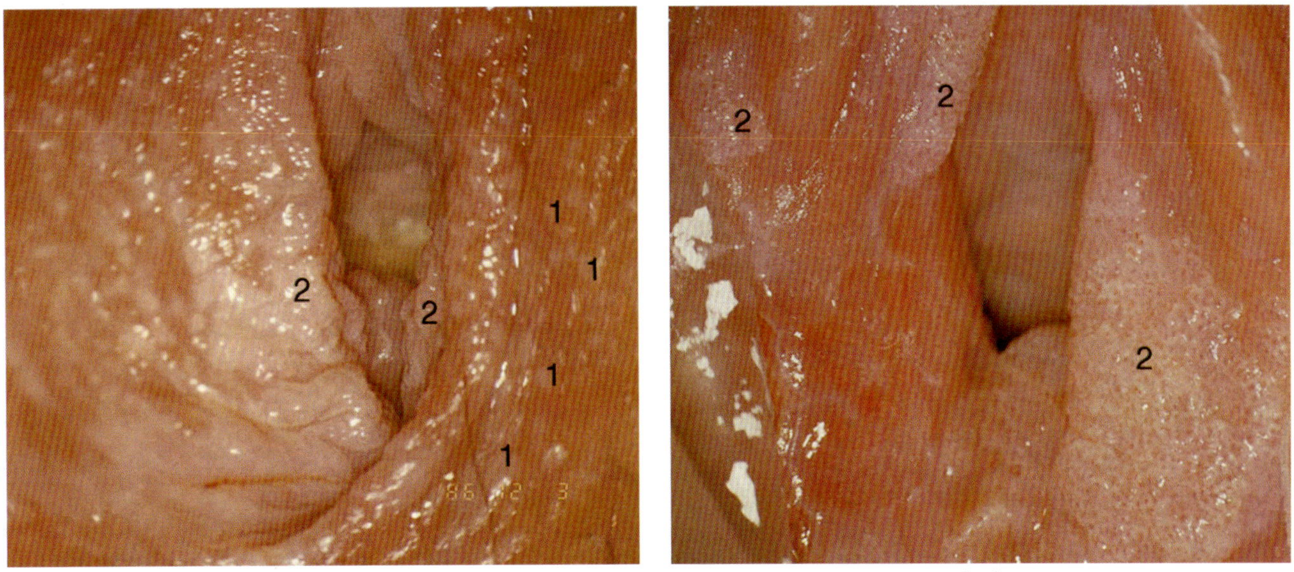

（a）　（b）

图9.57 （a）显示了散在的醋酸白斑（1）伴厚醋酸白色微小湿疣区域（2），后者可见于（b），其表面轮廓明显。

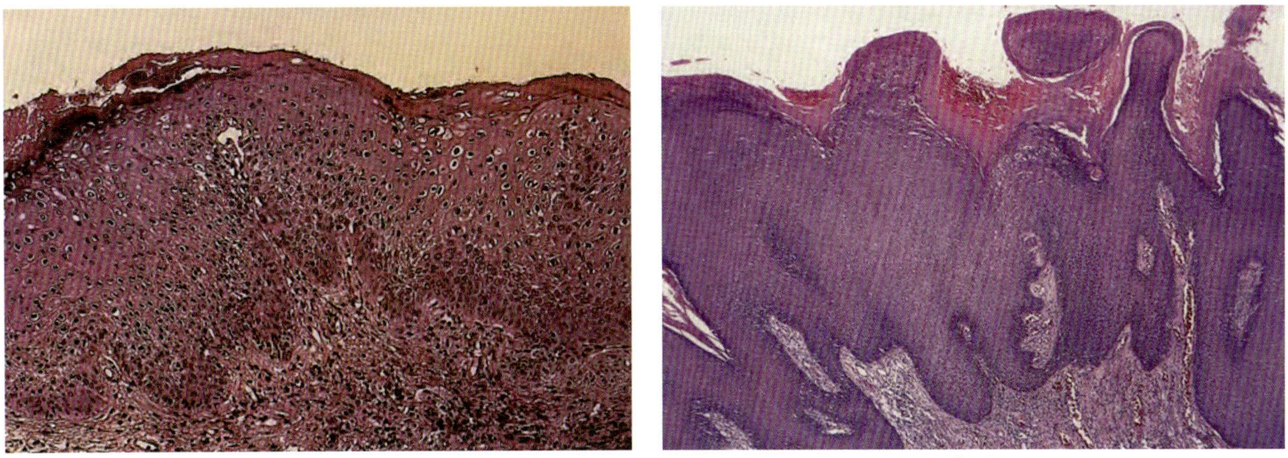

（a）　（b）

图9.58 （a）和（b）分别为取自图9.57（a）和（b）的微小湿疣区域；（a）显示了HPV改变，（b）显示了相似的特征，但伴有过度角化和相应表面轮廓的突起。

有些作者提出，从治疗的角度来看，不同等级的VIN病灶深度在临床上并无实践意义。研究显示激光汽化疗法（包括热坏死）的治疗深度仅为1mm，就足以清除皮肤附属器的受累病灶。

9.13 VIN的治疗

在此我们将讨论从保守到根治的多种治疗选择。需要牢记的是，由于许多患者年纪较轻，因此，无论采用何种治疗方式，都必须考虑到由此带来的情感创伤。疾病本身的分布会带来变数，发生于有毛发区还是和无毛发区，都将对治疗方式产生影响。由此，理解9.12节讨论的结构解剖和分布是非常重要的。

治疗原则

决定VIN患者的治疗方式对于妇科医生而言常常是困难而充满挑战的。大多数最终诊断为VIN的患者最初因持续的症状如瘙痒和烧灼痛而寻求医疗帮助。多达70%的患有VIN3的女性有严重的外阴瘙痒症状。尽管广泛的外科手术如外阴切除术一度是VIN治疗的常用疗法，与它相对的广泛外阴组织切除术仍被用于有症状的区域。即使施行了广泛的手术，VIN的复发依然常见。特别是在切缘受累的情况下，复发率可高达60%；同样的，对于多灶性病变，在

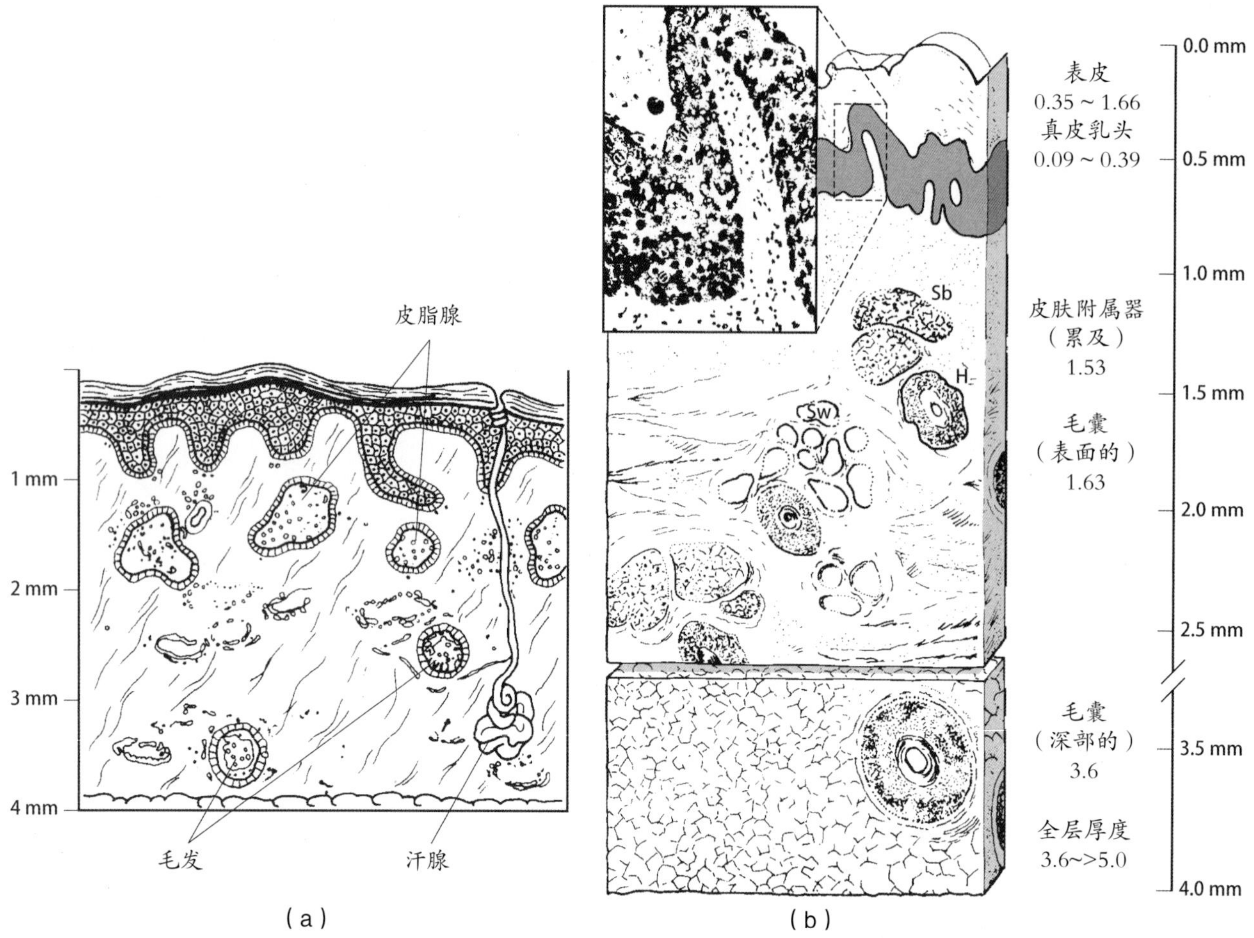

图9.59

一些文献报道中复发率高达40%。而发生性心理疾病的风险也增加了广泛外科手术的难度。由此看来治疗原则将是双重的：

1. 缓解疾病症状。
2. 避免复发和发展为浸润性癌的风险。

过去30年里，治疗方法趋于保守，保留外阴正常的解剖和功能已经成为共识。当病灶累及会阴和肛周时，肛管检查就显得非常重要，因为高达20%的VIN女性患者合并有肛管疾病。为获得最佳疗效，依据病变部位和范围进行个体化治疗必不可少。

治疗及手术方式

接下来将讨论一系列治疗方式及各种治疗的结果。所涉及的治疗方式包括以下几种。

1. 保守治疗。
2. 广泛局部切除（使用冷刀、激光或电刀）。
3. 外阴皮肤切除术和皮肤移植。
4. 单纯外阴切除术。
5. 广泛局部切除及阴道徙前术。
6. 激光治疗。
7. 药物治疗（5-FU，5%咪喹莫特）。
8. 局部光动力疗法（PDT）。
9. 治疗性疫苗。

在开始任何一种治疗之前，细致的肉眼检查和活检对于决定采取哪种治疗方法十分重要。这些检查将被用于：

1. 确定病变的范围。
2. 对临床上病变最严重的区域直接进行活检。
3. 排除明显的浸润性癌。
4. 必要时对可见的解剖标志直接行激光治疗，以确定汽化深度。

保守治疗

首先需要解决的问题是“治疗是否必要？”一项关于VIN自然病程的研究显示其进展的风险较低，甚至在年轻女性中可以自然消退。大多数妇科医生采用保守治疗，包括广泛局部切除术和激光汽化治疗，这些疗法的复发率之间并没有显著性差异。

应该记住，年轻女性接受这些治疗方式将会有产生性心理后遗症的风险。大量证据表明，在治疗宫颈和外阴癌前病变中，性心理应激、术后社会适应不良和性功能障碍的可能显著增加。当采用期待疗法时，患者必须愿意参与长期随访，包括经常活检和细致的肉眼检查以排除恶变。患者必须意识到保守观察治疗的必要性。

每次就诊都应对病变进行可视化绘图，任何新增病变和外观发生变化的病变都应该活检。VIN 及其和外阴恶性肿瘤之间关系的重要性尚未完全明确，还不能对每一例 VIN 都提出治疗建议。或许应该把治疗限制在那些具有高度恶变风险变化的病例中，包括老年和免疫抑制的患者。对于年轻女性的治疗可限定在那些有临床症状的、活检提示向更高级别病理发展或表面覆盖的角化层过厚以至于难以评估下层组织的病理的情形。显然，在这些病例中，经常性的活检有助于做出正确的决策。

广泛性局部切除术（使用冷刀、激光或者电刀）

广泛性局部切除术可用于治疗有毛发或无毛发区域中单个或多中心病灶。通常采用一期缝合。然而在治疗较周围组织张力更高的肛周区域时，切口可保留再行二期缝合或行移植；也可以考虑施行广泛性局部切除术及阴道改良切除术。据报道，广泛性局部切除术的复发率为 12% ~ 30%。疾病复发常与切缘受累有关，建议切缘离病灶应达到 0.8 ~ 1.0cm。即使达到这个切缘标准，仍有报道复发率达 18%。

当实施切除手术时，理想情况下切除的样本应当送至实验室进行冰冻病理检查切缘，因为即使切除 1cm 正常外观的周围皮肤和黏膜，切缘仍有可能受累。此时的复发率如前所述将高达 60%。众所周知，和单一病灶相比，多病灶具有更高的复发率。

在一些不同的病例报道和回顾性研究中凸显了 VIN 切缘状态对复发率和隐匿性癌发生率的影响。术前诊断为 VIN 的患者中，有 1/5 被发现有浸润中位深度为 1mm 的潜在外阴鳞状细胞癌。一半以上切缘阳性的高级别 VIN 患者将复发。若手术切缘阴性，则病例复发可能性小于 1/5。

已故的 Kaufman 教授曾强调对组织切缘进行冰冻切片的重要性，如果切缘阳性应进一步切除组织，直到切除的组织边缘没有病变证据。

使用激光进行广泛性局部切除非常盛行，因其具有独特的可精确去除 VIN 受累组织且创伤最小的优点。Baggish 等人（1989）在 20 世纪 80 年代末推广了所谓的“皮肤切除术”的技术，该项技术同时被用于治疗 VAIN，此技术将在外阴皮肤切除术与皮肤移植一节中进行介绍。这项技术涉及对受累区域的初步划分（图 9.60a 箭头和图 9.60b）。切口被加深至 2.5mm 以允许表皮和真皮被切去（图 9.0c，d）。使用快速超脉冲或斩波模式激光可以对组织造成极小的热伤害。在图 9.60d 中，可见因辐照能量过载而形成的狭窄的、清晰的凝固边缘，除了小毛细血管被凝固，缺口处没有被碳化。切除过程如图 9.60c 所示，VIN 的小区域被切除，伤口的边缘可用细的可吸收缝线缝合（图 9.60e）。

图 9.61 显示了这种剥除外阴皮肤的广泛性局部切除术。在图 9.61 中，可见一处广阔的过度角化皮肤跨越右侧小阴唇表面（1），延伸到大阴唇表面（2），在小阴唇基底部有一个溃疡区域（3）。在图 9.61b 中，使用 CO_2 激光的快速超脉冲模式或使用尖细的电刀运用剥皮技术按箭头方向清除病变部分皮肤，如标记（虚线）所示以较宽的边缘去除病变区域。从切口线的锐利程度可看出周边组织受到激光的伤害极少。如图 9.61c 所示，切除病变区域后可行一期缝合。图 9.61d 中，箭头所示区域为右侧阴唇上的创口行一期缝合后。左侧一个与右侧类似的过度角化出现于小阴唇内外两侧。使用剥皮技术切除全部病灶后结果如图所示。术后可能出现持续 4 ~ 6 周的肿胀。被切除的区域显示存在 VIN，但在图 9.61a 中标记的区域（3）发现非常小的早期微浸润性癌病灶。

最近，锋利的电针或者电刀被用于宫颈相关切除术。这些设备可被谨慎地用于外阴部切除。值得注意的是，单极电刀有超出针尖扩大破坏范围的潜能，要尽量避免损伤周围组织，避免组织边缘受到过度电热损伤。

外阴皮肤切除术与皮肤移植

保留阴蒂的带断层皮片移植的外阴皮肤切除术式最初在 1968 年由 Rutledge 和 Sinclair 描述。据报道，这项手术的复发率为 12% ~ 30%，主要失败原因归结于阳性切缘。85% 的患者的受皮区接受了移植物，大多数在 8 周内可恢复性交。

另有研究描述了阴阜可作为理想的供皮区域。这项技术被推荐用于年轻女性延伸到外阴有毛发区域的多中心病变，这些患者由于必要的治疗深度无法产生理想的美容效果而不能采用激光疗法。这样的病灶如图 9.62 所示，箭头标示出了此前经活检证实的广泛的 VIN 区域。这项技术对于区域广泛的单一病灶患者和一期缝合有技术性难度的患者十分有

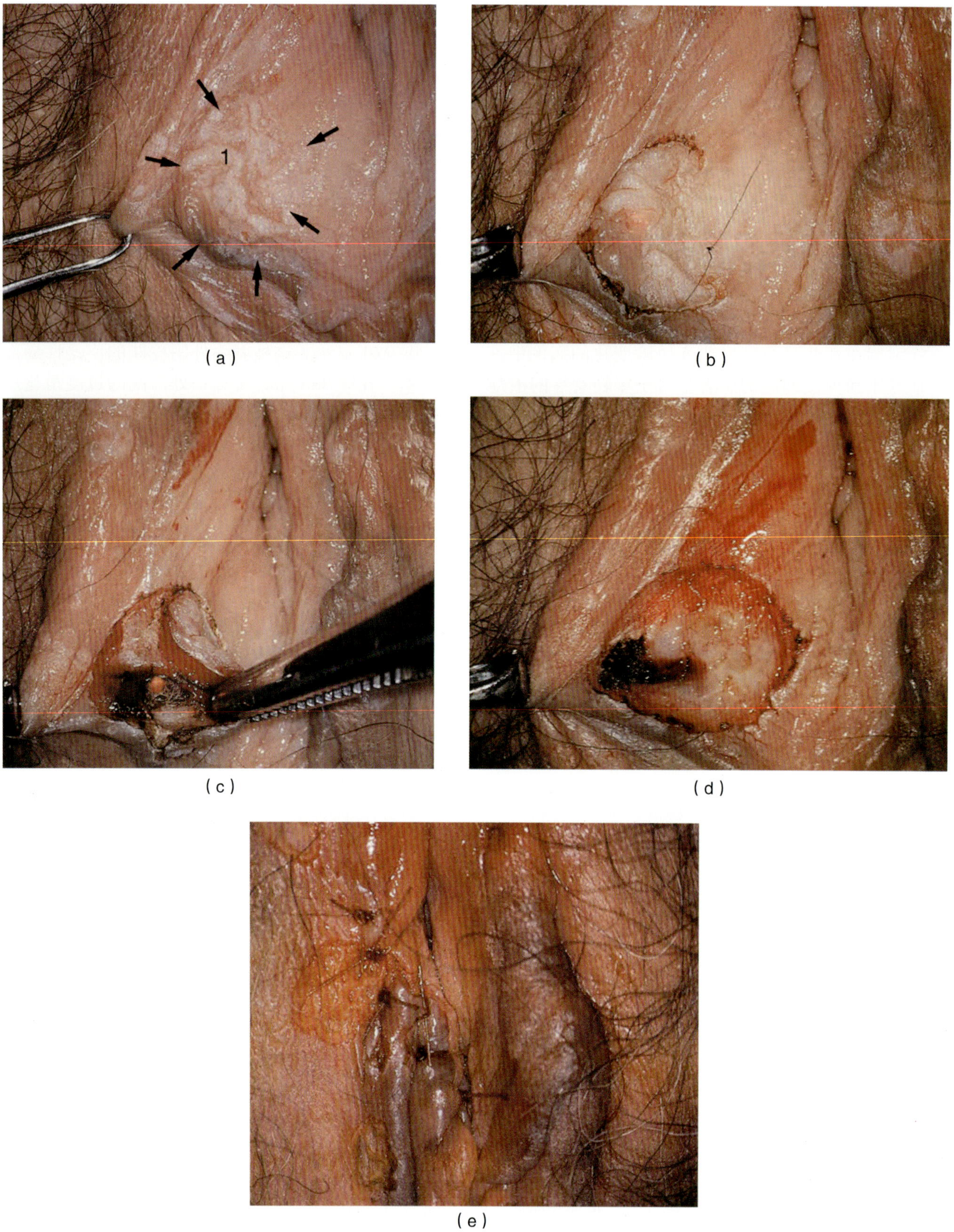

图9.60

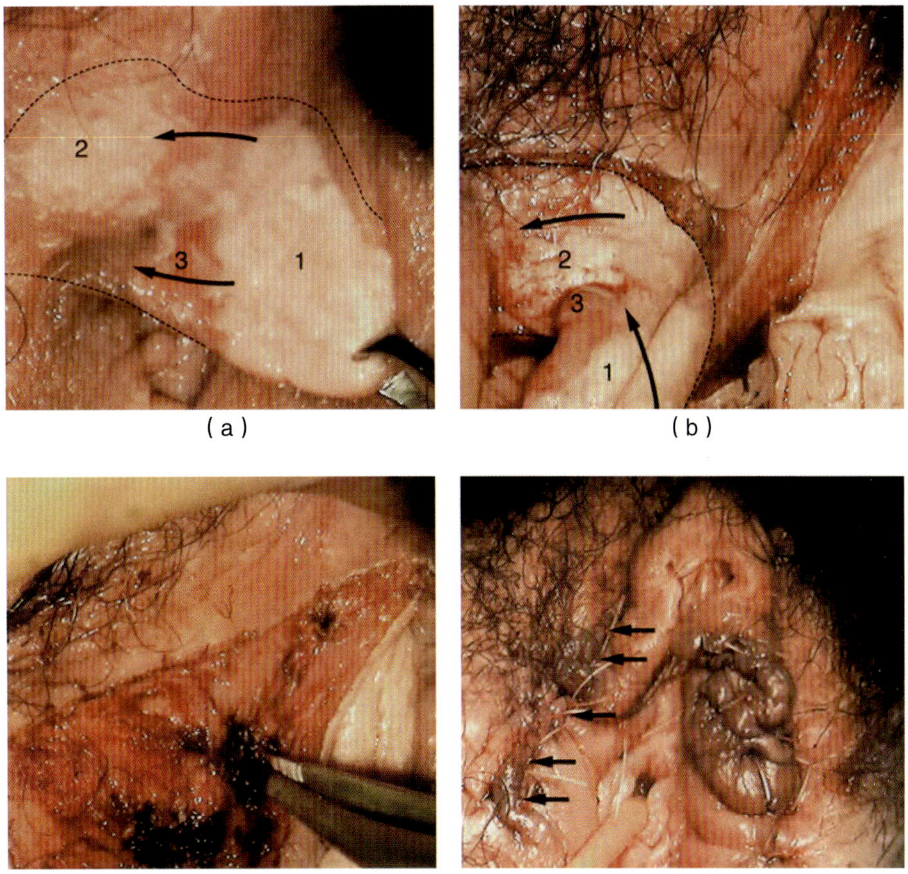

图9.61

用。由于大腿中部或前腹壁供皮常形成第二个瘢痕，这种术式会延长住院时间。尽管这种瘢痕会给年轻女性带来一些问题，但这种手术方式在外阴的功能和外观上确实有所获益。

在肛门生殖区域大范围切除多灶性上皮内病变后，进行外阴会阴重建是可行的。在一项病例分析中对因广泛病变接受根治性手术的女性患者进行了7年的随访，其中一例如图9.62和图9.63所示。一个包含妇科医生、普外科医生、整形外科医生的多学科团队共同参与结肠造口术，随后行外阴会阴切除术，同期使用网状皮片或联合岛状皮瓣皮肤移植进行外阴重建（图9.62和图9.63）。对12例患者进行了17例外阴会阴重建，其中3例在最初手术中未获得完整的组织病理清除。除了这3例，另有1例有复发症状，此例缺乏多灶病变的证据，可能与HPV感染相关。1例患者4年后发生恶性鳞状上皮浸润，经过手术切除重建后治愈。结肠造口在疾病得到局部控制后闭合。研究表明，这种分阶段的方法可以达到消除疾病、减轻症状、提高患者满意度，保留功能并尝试重建正常解剖结构的目的（图9.63dii为术后10周），同时不违反肿瘤外科原则。

然而，另一种观点认为手术步骤较少会使患者更满意，将在后文详细介绍。这是一种结合详细的肉眼检查和测绘过程，特别适用于发现无症状的浅表浸润性宫颈癌合并多灶VIN患者。

作者认为，虽然在某些情况下，这种技术有用武之地，但激光局部切除术能带来更高的成功率和更低的复发率。这种技术将在后文介绍，使用广泛局部切除术及阴道徙前术。

单纯外阴切除术

单纯外阴切除术对于年轻女性而言是一种致残性手术，并未显著降低复发率。它与术后性心理问题高发相关，目前该手术已经不再流行。很多女性认为“宁可有一个变形的外阴也好过没有外阴”。因此更加保守的治疗方法适用于年轻女性患者，而这种术式在病变广泛和有症状的老年患者中保有一席之地。该术式用于缓解症状并排除隐匿性浸润。

广泛局部切除术及阴道徙前术

许多情况下，上述切除技术在术后愈合、疼痛、住院时间和美观程度上存在弊端。而局部广泛切除病

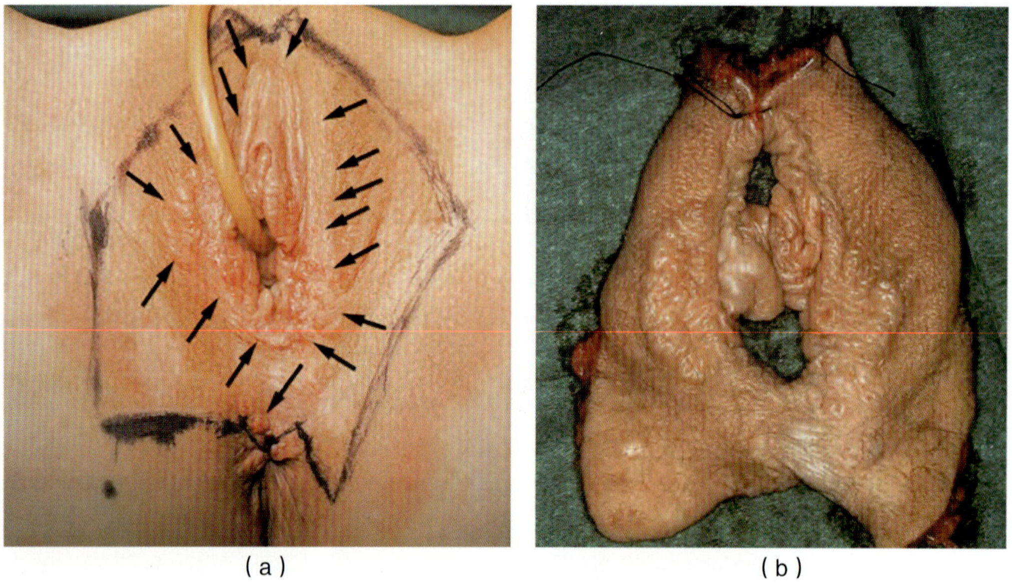

图9.62

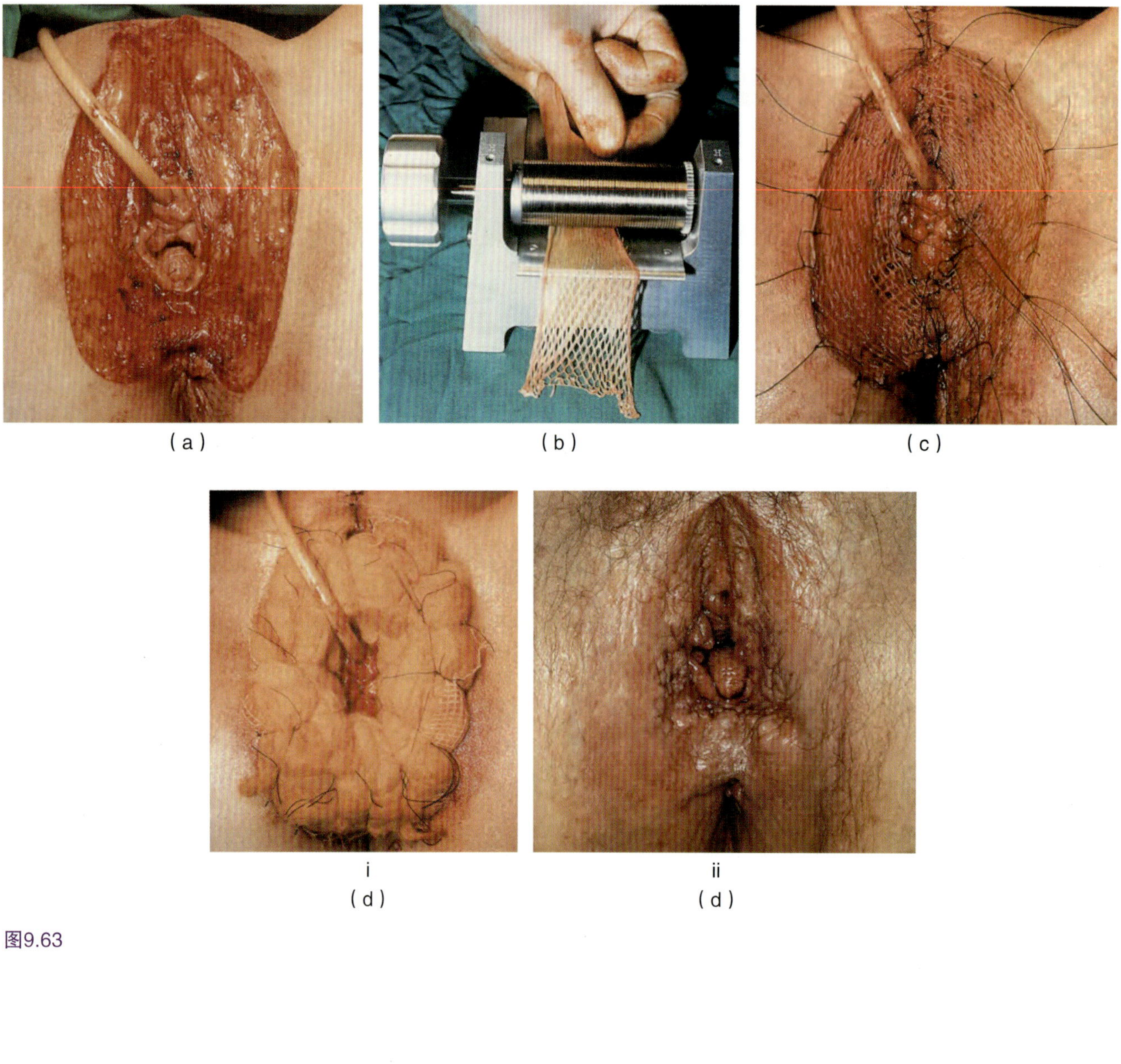

图9.63

灶并将阴道黏膜前移覆盖受损区域的治疗方式有许多优点。基于最初 Woodruff 和 Parmley（1983）提出的阴道徙前技术，此种术式包括两步骤，首先使用阴道镜勾画 VIN 区域并切除，然后削除阴道并将阴道向徙前进。

该技术特别适用于病变累及阴道口、阴唇系带或小阴唇（图 9.34、图 9.35、图 9.64 和图 9.65），在这些情况下会阴病灶可累及距肛缘 1.5cm 以内范围。在以下两个病例中，两例年轻患者有严重的瘙痒症状。如图 9.64 所示，仔细检查可以发现病变延伸至处女膜缘（1），并紧邻一个增大的前庭大腺囊肿（2）。点活检显示 VIN 的角化区（3）跨过前庭、阴唇系带（4）并累及小阴唇（5）。三个早期浸润灶（<1mm）在广泛切除后的标本中被检出。在图 9.65 中，VIN 位于大阴唇高度角化区域（1），病灶延伸至小阴唇（2）、前庭后部和阴唇系带。

技术

该技术包括两部分：①切除术；②阴道切削和徙前术。

在该技术的第一部分，使用超脉冲模式的 CO_2 激光可为切除术的精度提供保证，在不具备激光的情况下也可以使用手术刀或电针。切除的边缘距病灶应至少 1cm，切口的深度至少为 10 ~ 20mm。图 9.66 显示了在一例免疫抑制的年轻患者的阴唇系带和外阴后方对广泛 VIN 病灶进行大面积切除。超脉冲模式的激光设置为 40W。该区域中的能量密度为 1500W/cm^2。广泛病变累及的小阴唇的下部也被切除。

该技术的第二部分涉及切削和阴道徙前。在处女膜环上 1 ~ 3cm 处切除阴道，然后向前推进以覆盖病灶切除区域。如图 9.67 所示，以表面和深部缝合边缘。对于免疫抑制的女性患者，有较高的伤口破裂风险，需使用不可吸收的黑色丝线缝合。而通常情况下，一般采用 4–0 的薇乔线或聚乙醇酸缝线。

图 9.68 和图 9.69 分别显示了 23 岁女性患者广泛的 VIN 的术前和术后表现。在图 9.68 中，VIN 可见于小阴唇上部（1）、大阴唇（2），以及会阴部分（3），其轮廓以箭头标出。该患者同时有广泛的尖锐湿疣，一些病灶在肛周清晰可见（4）。后者中没有癌前病变。患者由于剧烈疼痛导致性交障碍，各种形式药物治疗均无效。

图 9.69 显示了手术出色的整形效果。精细的缝合线（1）勾勒了切除区域。阴道（2）下降至阴唇后系带和肛门边缘中间点位置。肛门的尖锐湿疣病灶被激光汽化清除。术后，该妇女在 24 小时内出院，建议使用海盐洗浴，洗后立即擦干皮肤。患者经历约 10 天疗养，在此期间避免长时间站立，并且 6 周内避免性交。

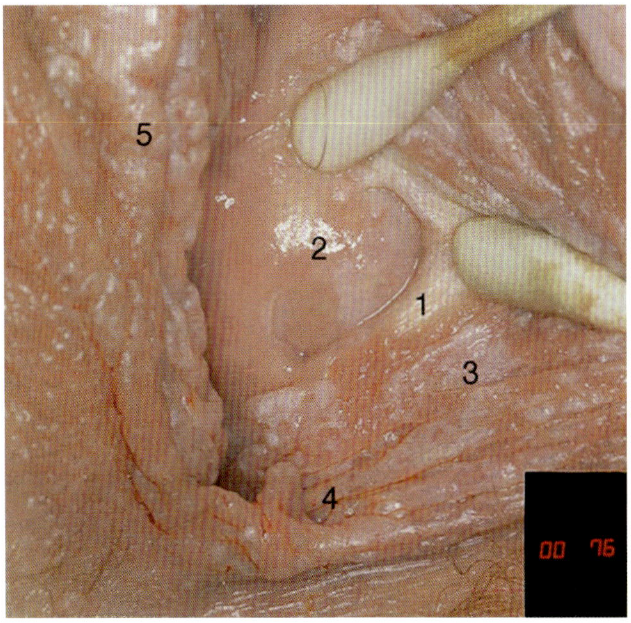

图9.64

在图 9.70 中，一个极其广泛的病灶累及大小阴唇并延伸至会阴。其轮廓通过箭头标示，切除线用虚线标示。多点活检显示其为 VIN3 病变。在图 9.71 中，广泛的切除已经完成，范围包括左右大阴唇和部分小阴唇且向下延伸至小部分会阴。阴蒂（1）被保留，（2）为尿道，（3）为阴道。左侧大部分小阴唇和大阴唇被保留，仅切除至距病变 1cm 范围。在图 9.72 中，对阴蒂及大阴唇缺损区行再次缝合，特别是在患者右侧。（2）为尿道口，（3）为底切的阴道。在图 9.73 中，

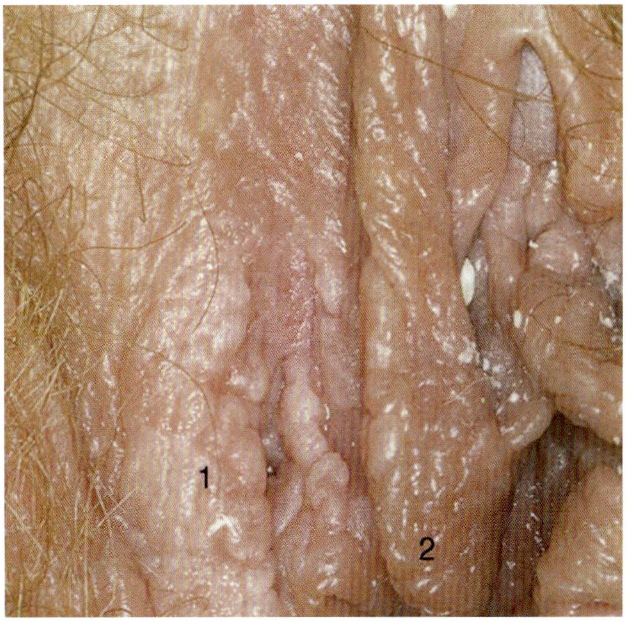

图9.65

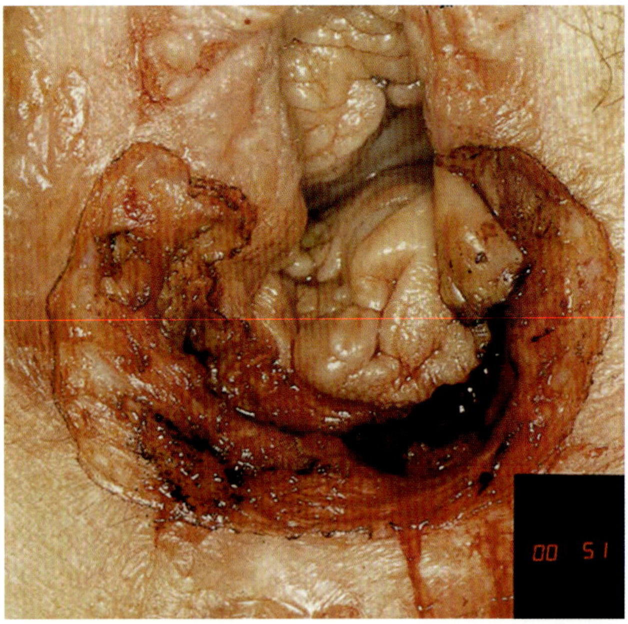

图9.66

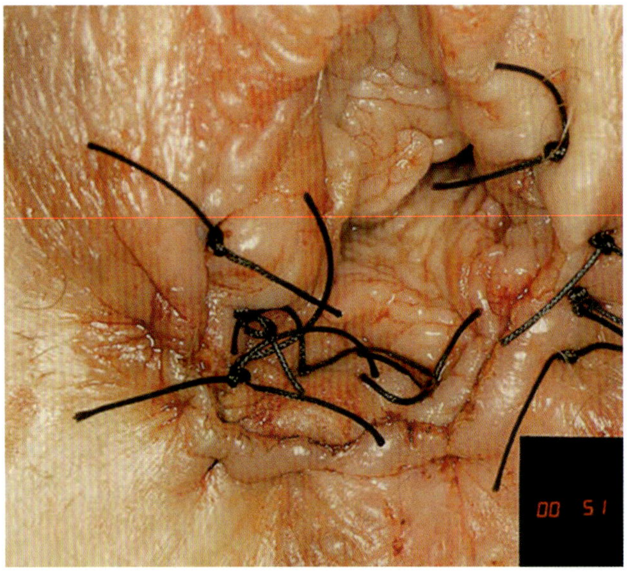

图9.67

其底面以箭头表示，它被下拉并覆盖切除区域。图 9.74 显示了最终效果。阴道（3）在会阴创面顶端缝合，以垂直的方式固定在一起。其下方紧贴肛门边缘（4）。

图 9.75 至图 9.82 显示了这项技术的细节。不同阶段的描述如下。

图 9.75 显示了术前情况。后阴唇系带（1）有症状显著的 VIN3 病变（活检证实），箭头标示了其延伸范围。该 35 岁女性患者同时患有广泛的前庭炎（2）与前庭腺周围红肿（2），右侧比左侧更明显。当使用棉签轻触该区域时，患者感到极度疼痛。任何药

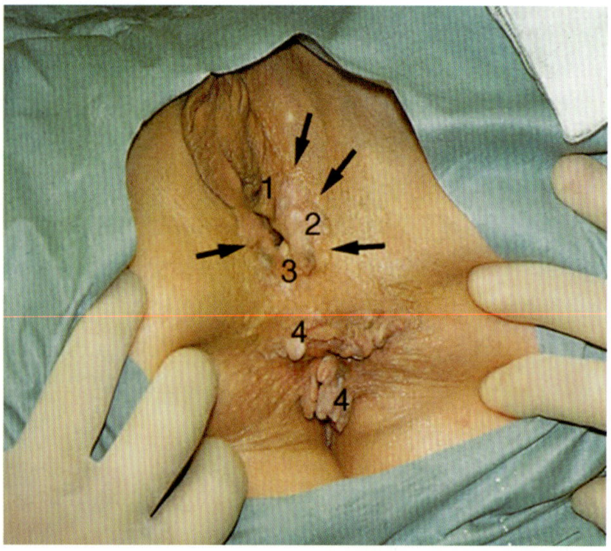

图9.68

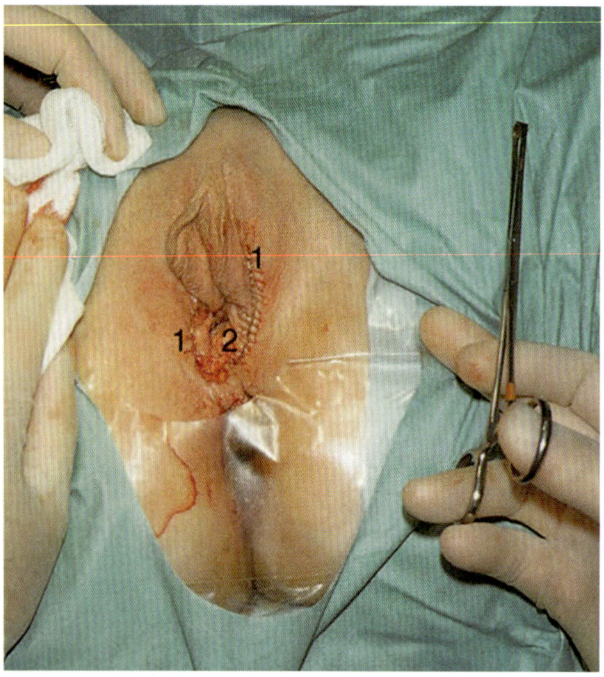

图9.69

物治疗均不能缓解这种症状，事实上，患者已经应用治疗外阴念珠菌病的抗真菌药物有一段时间了。前庭腺和 VIN3 病灶同时被切除。该术式与 Woodruff 和 Parmley（1983）最初提出的前庭切除术十分相似。

图 9.76 显示了患者右侧的椭圆切口的第一部分。它深至皮下组织，应向中间方向清扫。该手术同时底切了前庭腺和相邻的腺体结构以及前庭大腺导管。

图 9.77 显示了患者左侧的相同类型的切口，仔

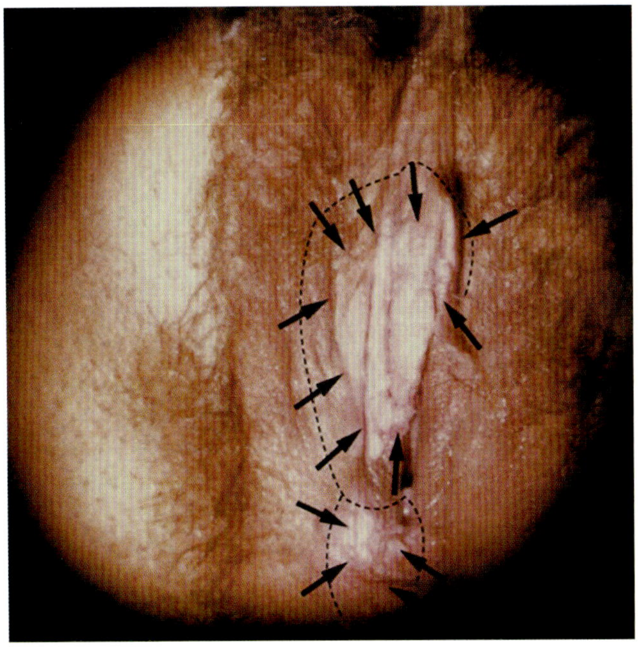

图9.70

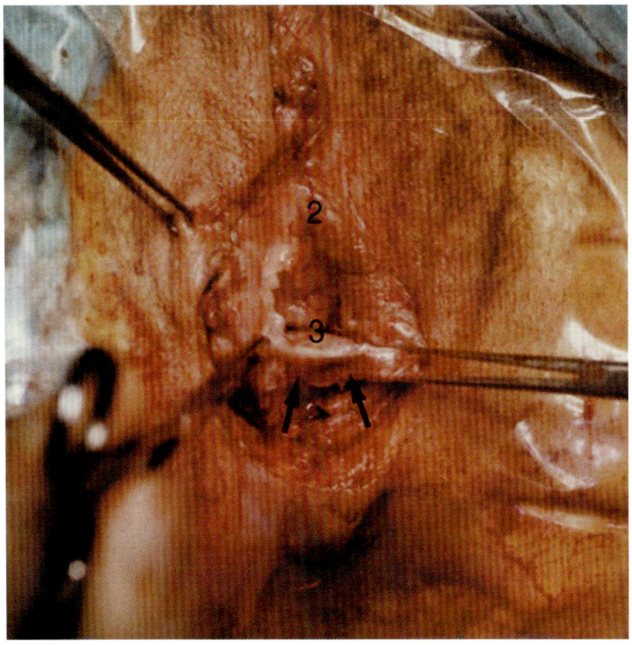

图9.72

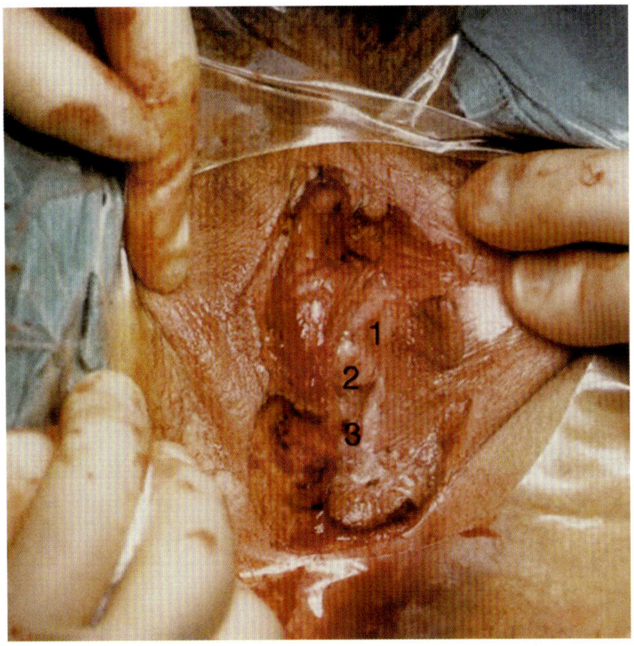

图9.71

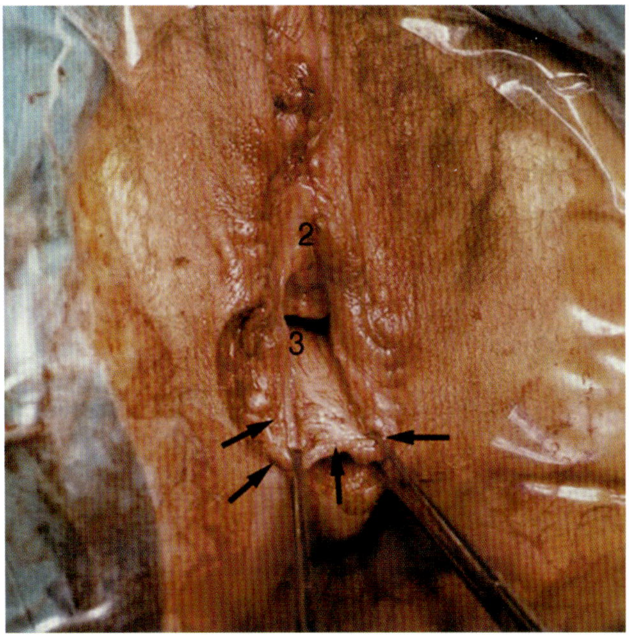

图9.73

细地切除了导管和腺体系统。

在图9.78中，对阴道进行了切除。术者的示指（1）插入直肠，同时一名助手提起阴道（2）。在直肠和阴道之间（3）做小切口，按箭头方向清除组织。

在图9.79中，在内部高于处女膜环1.5～2cm处做切口（沿线切开，如图所示）。在该病例中，我们从患者右侧向其左侧进行分离。有时，从中线（箭头）分离潜行的阴道黏膜将使切除更加容易。切除的组织被移除。

在图9.80中，潜行的阴道被下拉并覆盖前庭和后阴唇系带部缺损。此处皮瓣没有过高的张力，并且足以覆盖切除区域。

在图9.81中，应用缝线将阴道皮瓣与阴道及外阴皮肤进行缝合。使用4-0聚羟基乙酸缝线或薇乔缝线。缝合开始于前庭腺切除的创面顶端，就在小阴唇后部侧方，并向4点钟和8点钟方向延伸。在此阶段，在中线进行深层缝合以消除阴道和直肠之间的

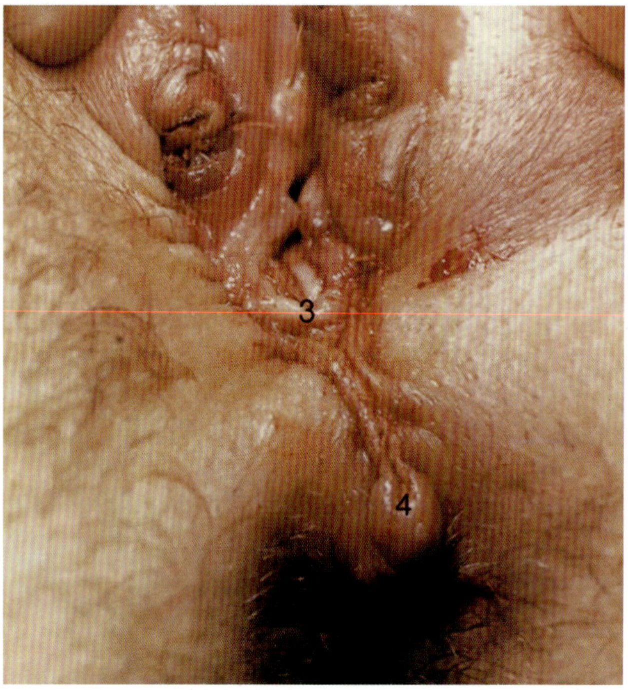

图9.74

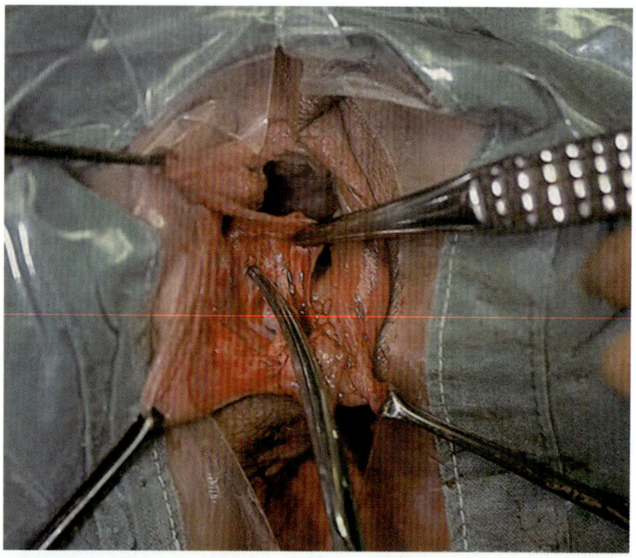

图9.76

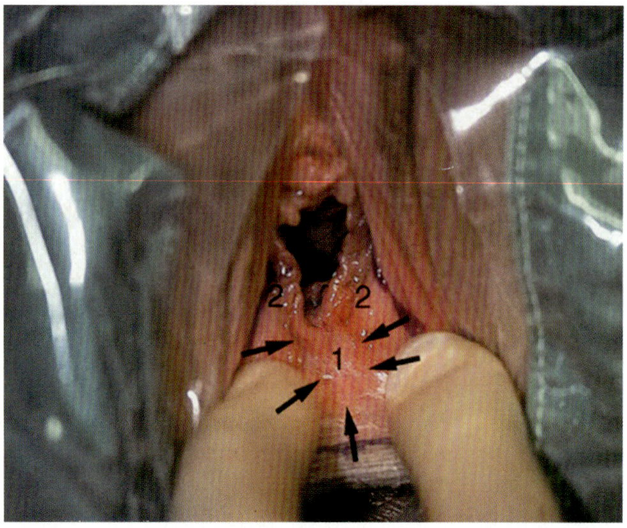

图9.75

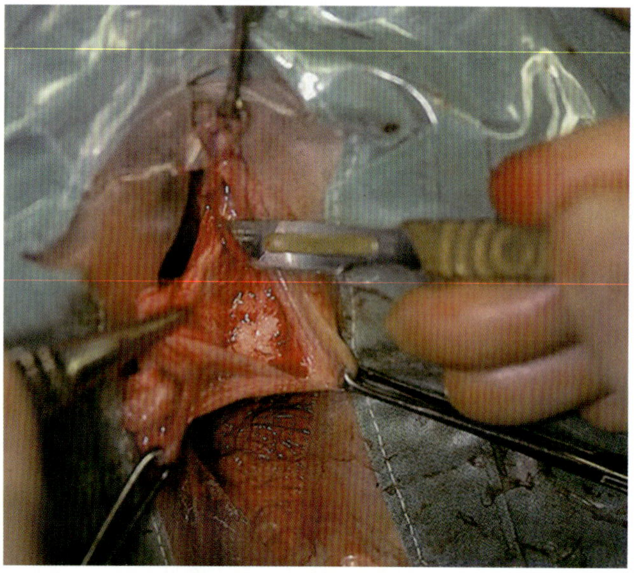

图9.77

空隙。随后必须进行细致的止血，在深层缝合之后，在阴唇后系带 4 点钟方向和 8 点钟方向缝合阴道皮瓣和外阴组织。缝合时先使用 4–0 聚乙醇酸缝线连续缝合，在阴唇系带切开的后段可采用间断缝合。

图 9.82 显示了术后 2 个月后的恢复情况。阴道黏膜（1）与阴唇后系带（2）相连。横向的缝合线（3）可见。患者症状已完全缓解。尽管前庭大腺等已被切除，仅有轻微的性交疼痛出现。随着性兴奋，阴道变得潮湿，并且其外翻的位置看起来并不影响性交。

我们中的一位（A.S.）在 9 年间对确诊 VIN 的患者进行了 50 例此种手术。手术病理证实 2 例存在微小浸润，浸润深度为 0.4 ~ 0.6mm。到目前为止，有 8 例小范围复发，全部发生于外阴皮肤与阴道黏膜交界处。同时，全部复发病例行局部切除术切除。

CO_2激光汽化治疗

CO_2 激光汽化疗法治疗 VIN 的复发率为 5% ~ 40%。复发是单纯的无效治疗的结果，包括治疗的纵向深度和横向广度的不足。这可能是由于 VIN3 的病原——HPV 可能存在于邻近病灶的正常组织中，并可重新感染愈合组织。现已证实湿疣样病变的侧边缘经 HPV DNA 杂交试验证实有 HPV 感染时，湿疣复发率升高。当病灶边缘周围有 15mm 正常皮肤被汽化时，相比周围仅有 5mm 或更少正常皮肤边缘被汽化的复发率更低。

对有毛发和无毛发皮肤进行激光汽化的深度分别为 2mm 和 1mm，可获得出色的治疗和美容效果。通过目前推荐的扩大的激光汽化术（激光表皮切除术）治疗，术后复发率可显著降低。

技术

激光烧蚀技术指使用显微镜控制烧蚀深度，以便根除表面上皮细胞和毛囊皮脂腺导管内的 VIN 病灶。由于通常病灶局限于毛囊皮脂腺导管表面，使得激光烧蚀至皮肤网状层的中间深度可以应对大多数情况下的治疗。似乎应该根据典型的组织切片来决定个体化的切除深度。然而，在面对罕见的累及真皮乳头的病例时，更应行外科手术而不是表面汽化术。初步的病理活检可以提示这种罕见的现象。

为了使激光有效地汽化组织，Reid（1992）描述了在外阴中需要识别的三个手术平面。每个平面都有其特定的形态特征。

第一个手术平面仅仅去除表面上皮至基底膜水平。激光束被置于在棘细胞层位置，通过显微操纵器进行快速震荡而达到破坏效果，氦氖激光器呈近似平行线照射。每道激光束将在焦黑的表面鳞屑下显示银乳白光泡沫，该现象与棘细胞层被破坏的独特的噼啪声相

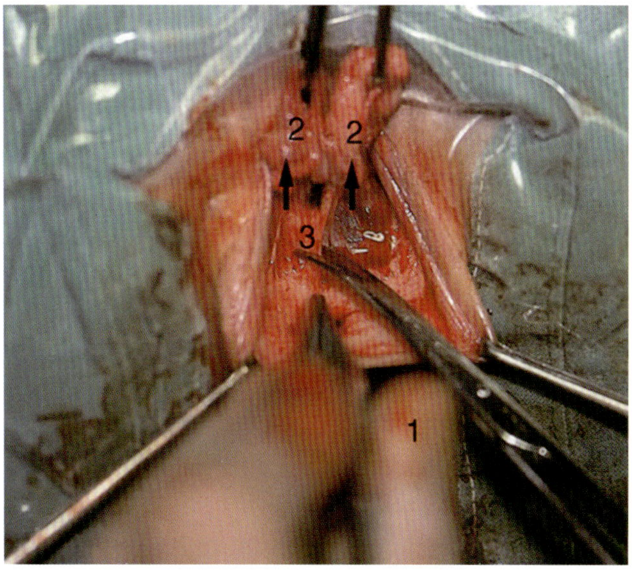

图9.78

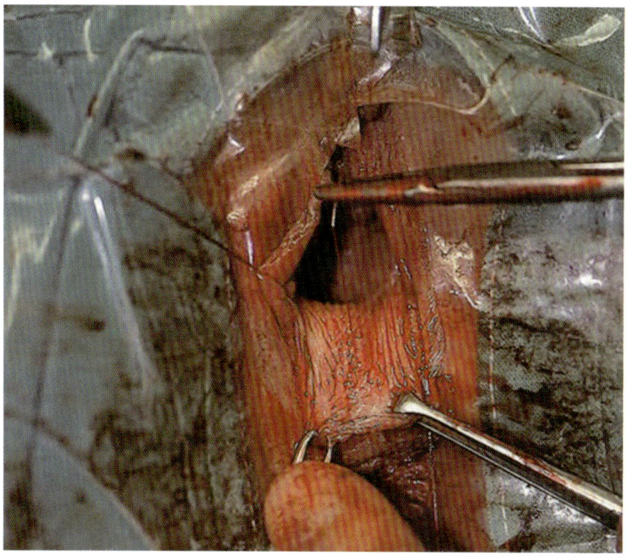
图9.80

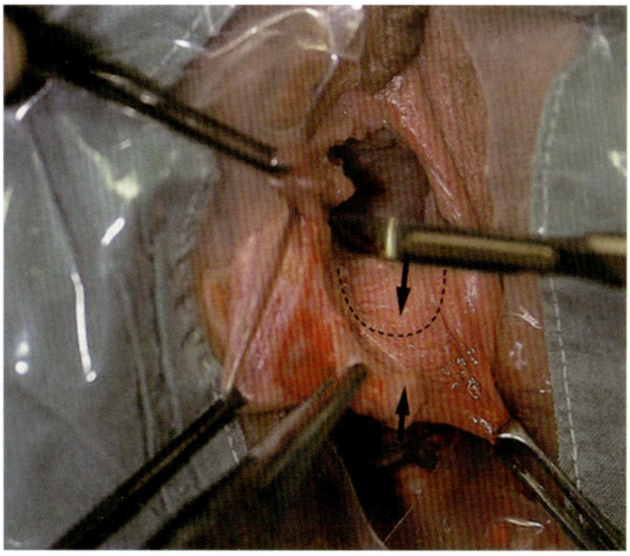
图9.79

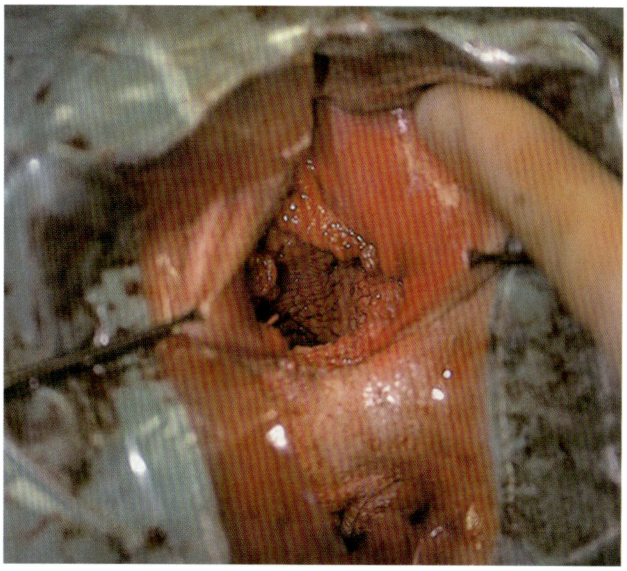
图9.81

关。穿透基底膜将伴随这两个征象消失。当激光破坏棘细胞层时，基底细胞可从基底膜上被清除（图 9.59a），产生一个裂解面。用湿纱布去除这些细胞，显露真皮乳头层未受损的光滑表面（图 9.83 和图 9.84）。真皮乳头层形成光亮的表面且粉红色扩散至组织中。在这两幅图的标示区域（1）中容易观察到；激光照射的边缘用箭头标示。创面痊愈大致需要 5 ~ 14 天，取决于所用能量的多少。图 9.85 显示了使用 1000W/cm^2 能量密度的激光进行烧蚀 7 天后的恢复效果。在这幅图中，岛状的鳞状上皮（1）在治疗区域（2）出现。极少量水肿出现在边缘处（箭头）或周围组织（3）。（4）为阴道口的位置。该病例中，术后第 16 天创面明显痊愈。

第二个手术平面包括去除表皮、胶原蛋白和弹性纤维构成的真皮的疏松网状组织。由于激光快速震荡速度极快，激光烧焦（而非毁坏）暴露的乳头绒毛，很快显示出粗糙、波浪状、被淡黄色覆盖而形似麂皮的形态，这是第二个手术平面。这种临床表现揭示了凝固坏死区域位于真皮乳头层，而其下的网状组织层只受到最少的热损伤。在广泛的湿疣样病灶中，这个深度的治疗是足够的。图 9.86 显示了三个层次的手术平面。在第一个手术平面，少量真皮乳头及其光亮的表面可见于(1)。第二个手术平面存在于指定区域（2），接下来将描述第三个手术平面(3)。病灶边缘的清晰的分界线以箭头表示。在图 9.87 中，第二个手术平面(1)清晰可见；真皮乳头被除去，（2）为真皮网状组织中间以鲜明的白色致密胶原为代表的第三个手术平面。

第三个手术平面包括表皮、上部毛囊皮脂腺导管和网状真皮的一部分的破坏。Reid（1992）描述了

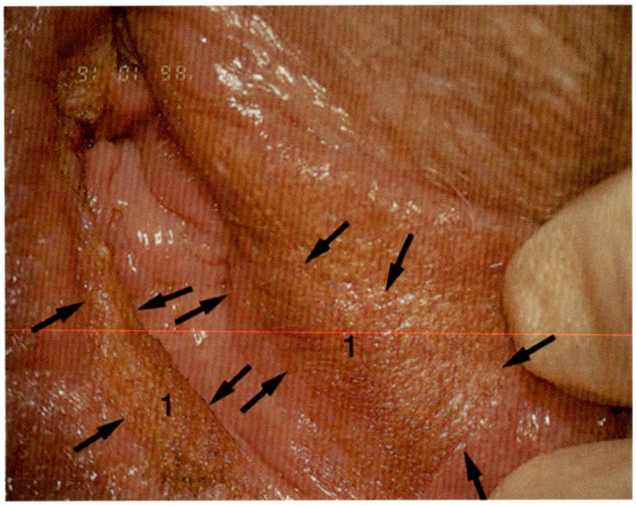

图9.83

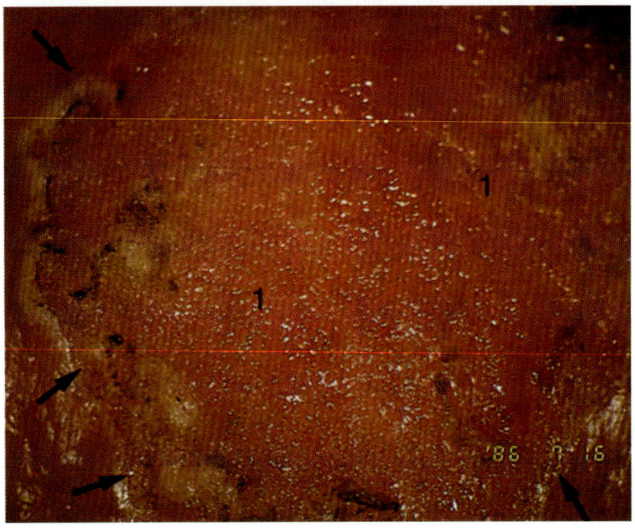

图9.84

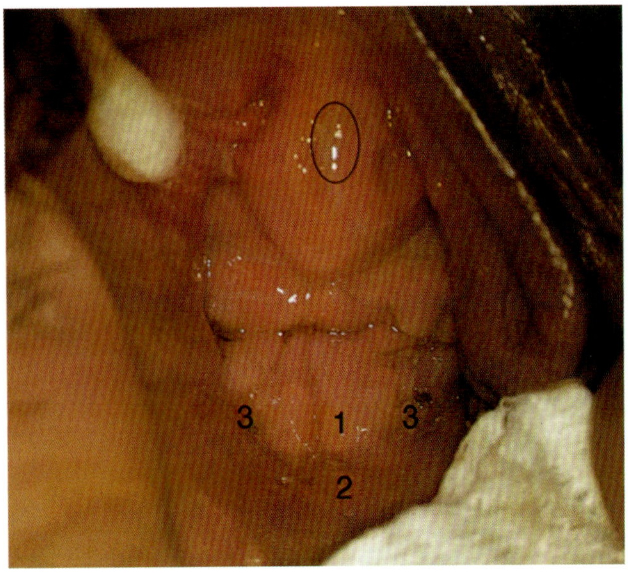

图9.82

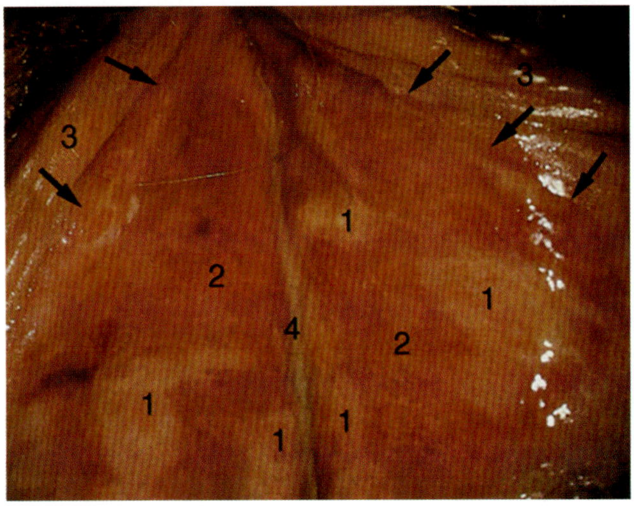

图9.85

通过识别三个特征标志来控制这个平面的正确深度的方法。首先，该平面有中间网状组织层的粗胶原束，粗胶原束在显微镜下表现为灰白色纤维，形态类似“水浸棉线”[图 9.88(1)]。然后，使用冰生理盐水擦拭之后，其他胶原基板构成的明亮雪白的外表变得可识别，显露出在上皮表面水平走行的小动脉和小静脉形成的网络(Reid, 1992)。

在烧蚀第三层时，应当更加缓慢且谨慎地移动显微操作器。缓慢移动光束将暴露深层网状真皮内的皮肤附属器，一旦这些结构被暴露，毛囊和汗腺将变得容易辨认，像细小的折光颗粒，形如沙粒。再生过程发生于皮肤附属器内的角质形成细胞，第三个手术平面即适宜愈合的最深层次平面。在第三个手术平面进行激光汽化将足以清除 VIN。

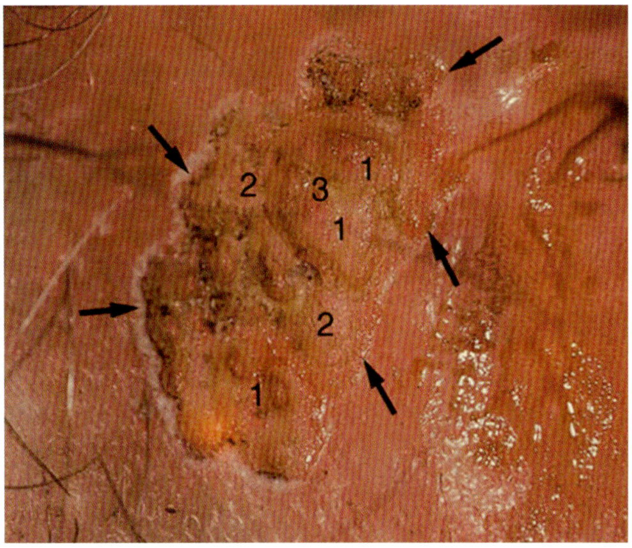

图9.86

术后护理

治疗后，术区应用丁哌卡因浸润。为了防止感染，嘱患者坐浴或海盐浴，每天至少 3 次。部分作者认为可应用磺胺嘧啶银乳膏或呋喃西林敷料防止粘连。当广泛区域接受激光治疗后，建议使用耻骨上导尿管。在这种情况下，通常预防性使用抗生素。未使用耻骨上导尿管的患者应于排尿前 5 分钟在尿道口及周围区域使用局部麻醉凝胶（如 2% 利多卡因凝胶），以减少排尿的不适感。使用温海盐水清洗外阴或坐浴，使用抗菌乳膏是降低术后感染、促进快速愈合的最重要的方法。一些患者发现在排尿前和排尿中使用装有海盐水的喷雾瓶来冲洗外阴有所帮助。这种方式在患者中较受欢迎，因为他们可以在公共场合或者工作场合随身携带喷雾瓶。在术后较长时间，性交困难将持续多达 3 个月。应当向患者及其性伴侣解释，重新开始性交时可能会出现一定的性心理障碍。术后随访每 2 周 1 次持续至术后第 6 周，此时医生将能够评估愈合结果并预防或解除粘连形成。此后患者应在第 4 个月和 1 年时随访，此后间隔 1 年随访。

药物治疗

药物治疗具有保留外阴功能和解剖的潜力。应用外用药物行局部治疗很有吸引力，因为它可以由患者直接使用。然而，它无法进行组织学评估并排除浸润。因此在药物治疗之前，组织活检是非常重要的。5-FU 治疗的依从性不高。大多数患者可能由于不适

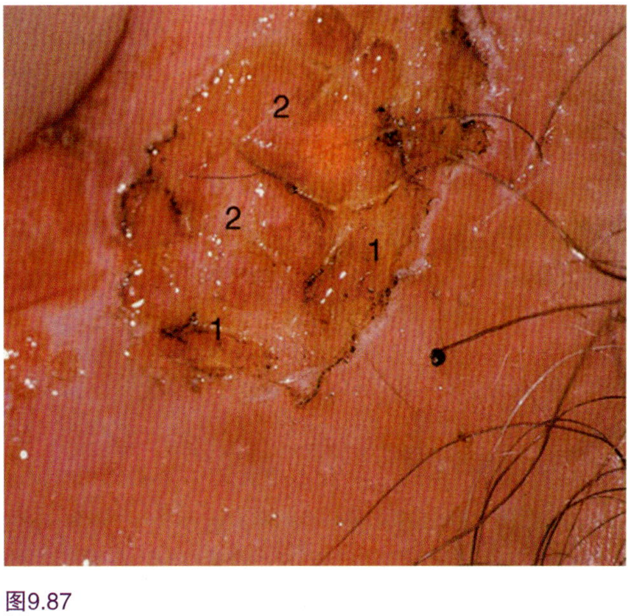

图9.87

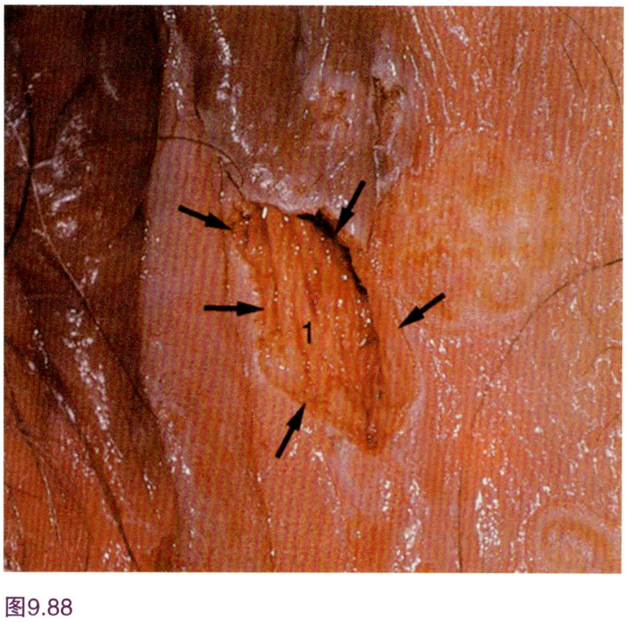

图9.88

和溃疡而中止治疗，但是5%咪喹莫特乳膏的使用推动了VIN药物治疗。

5%咪喹莫特乳膏是一种外用的免疫调节剂，可诱导干扰素和其他促炎性反应细胞因子的分泌。咪喹莫特通过结合细胞表面受体（如TLR-7）来激活巨噬细胞和其他细胞。这些受体作为固有免疫系统识别微生物病原体的首要感受器发挥作用。咪喹莫特是一种强效的TLR-7激动剂，可促进朗格汉斯细胞、单核/巨噬细胞和树突状细胞等细胞中的α干扰素、肿瘤坏死因子和白介素等细胞因子的合成和释放。此外，咪喹莫特还能激活自然杀伤细胞活性，诱导B淋巴细胞增殖和分化。

随机对照试验的荟萃分析显示，外用咪喹莫特治疗的女性比接受安慰剂的女性患者有更好的反应性（RR 11.95，95%置信区间3.21～44.51）。

若不进行治疗，9%的VIN3在平均5年内会进展为外阴癌，手术治疗的进展概率为3%，使用咪喹莫特治疗的概率在3.6%左右。

局部外用咪喹莫特治疗的女性出现局部不良反应的概率是使用安慰剂女性的6倍。咪喹莫特的主要不良反应包括局部灼热感、肿胀和疼痛、红斑、瘙痒及糜烂，尤其是使用5～6个月后。虽然很多女性由于不良反应而中止治疗，但大多数患者的不良反应都是可以忍耐的。

局部光动力疗法

该疗法使用5-氨基乙酰丙酸和光造成氧诱导组织死亡。有少量研究报道了其在普通型VIN中的疗效。报道的反应率变化较大，为0%～71%。单一的小病灶常常对光动力疗法（PDT）有反应。然而多灶性、色素沉着性、高级别的病灶对此治疗方式的反应下降。其复发率与手术相似。PDT的无反应与检测到的HPV水平相关。

在一项联用咪喹莫特和PDT的研究中，52周的总治疗反应率为55%。

治疗性HPV疫苗

其作用原理是引起抗HPV E6和E7蛋白的特异性免疫，从而诱导普通型VIN病灶细胞免疫。在一项小型试验中，一种重组痘病毒TA-HPV可使病灶大小减小50%以上。在一项研究中，HPVL2E6E7蛋白与单剂量HPV16/18疫苗联用可使病灶缩小。在另一项小型试验中，应用HPV16中癌基因蛋白E6和E7中混合长肽，3个月后该研究中1/4的HPV16阳性高级别VIN得到完全缓解。所有的患者都观察到了T细胞反应。完全应答者中γ干扰素相关的CD4+T细胞增殖较无应答者显著增强，同时有CD8+γ干扰素T细胞的广泛反应。然而这些实验涉及的样本量均较小，推荐应用该疫苗治疗VIN还为时尚早。

预防性HPV疫苗

综合分析三项关于四价疫苗的随机试验经后发现，HPV16/18未接触人群在首次接种疫苗后，其中97%可预防常见的HPV16和HPV18相关性VIN，而对于未接触人群，在完成免疫计划后此概率可达到100%。在有意向治疗的人群中（包括在第一天可能已经感染HPV16或18的妇女），疫苗有效率为71%。目前尚无二价疫苗预防普通型VIN的数据。

使用何种方式治疗外阴上皮内瘤变?

无论外科技术如何熟练，一些治疗可能无法根治疾病。如果手术切缘阳性，那么如前所述，不论手术类型如何，复发率都会很高。考虑到这一问题，显然必须采用另一种方法来解决病变广泛、切缘阳性的问题。Van Beurden和他的团队提出了一些替代方案作为建议。

他们已经成功地根据VIN患者的不同症状，选择不同的适应性手术方案。他们将患者依照VIN的病灶数、现存症状和是否存在浅表性浸润性癌进行分类。他们发现，对于单灶性VIN，不论有无症状，都应选择广泛性局部切除作为治疗方式，因为单病灶是进展为浸润性癌的主要危险因素。广泛的外科手术治疗通常不会对这些患者造成严重损害，因为单灶性VIN累及的外阴皮肤面积显著少于多灶性VIN。对多灶性VIN行广泛性切除术仅适用于那些受累皮肤有症状的或被证实有浅表性浸润性癌的患者。在其他患多灶性VIN，但没有浅表性浸润性癌的患者中，仅切除有症状的受累外阴皮肤，以缓解症状，同时避免广泛切除造成的性心理不良反应。大多数患者的症状，尤其是疼痛，可以很容易地被限制。即使在长期的随访中，也有约75%的患者可以获益。相比行广泛性手术，这样能尽可能多地保留外阴皮肤。在许多有严重且持久的症状的患者中，局限性的手术可以成功地缓解症状，同时也能避免性心理不良反应。这种处理流程引发讨论，有人提议针对VIN可能进展为癌的检查时间间隔过短。

新的疗法正在研究之中，以新型抗病毒药西多福韦为例，其在临床试验中展现了可喜的成果，其与前述HPV疫苗的获益相关。新的疗法可能改变VIN的自然史，在治疗方案方面对未来产生深刻的影响。

9.14 浅表性浸润性外阴癌的治疗

前文对浅表性浸润性癌的定义、临床表现、预后，尤其是复发率和再发率已有所描述。这些病变的治疗在过去数年内发生了巨大变化，目前重点在于保守治疗。活检时在病灶周围切除至少 1cm 正常皮肤看似足够应对早期浸润性病例。切口深及深筋膜位置，这对于几乎没有淋巴结转移风险的病变似乎是足够的。图 9.89 显示了这种手术。通过切除活检，一个小区域被诊断为早期浸润性癌，肿瘤浸润深度小于 1mm。对诊断为早期浸润性癌的 VIN 周围区域行广泛切除术，并向下延伸至深筋膜层，在周围保留至少 1cm 正常皮肤边界。行冰冻病理以证实切缘阴性。外侧缘为大阴唇，内侧缘为阴道口。

切口为椭圆形以便于缝合。在该病例中使用了激光，也可使用手术刀或者电外科工具的切割模式，而电凝模式则用于余下的操作阶段以减少出血量。如果存在更加靠后的会阴病灶，那么确定肛门括约肌的位置是很有必要的；远端直肠和直肠阴道间隙需要被仔细分离。在这种情况下，助手使用两把 Allis 钳向上牵引会阴标本，同时使用锋利的剪刀分离直肠阴道间隙。通常可以分两层缝合缺损。如果缺损过大以至于无法行一期缝合，那么双边菱形皮瓣或者局部皮瓣可用于推动组织向前覆盖缺损处。

如果病变位于阴唇，那么仍然向下延伸至深筋膜。尿生殖膈下筋膜由两层筋膜构成。它与大腿的阔筋膜及耻骨联合上覆盖的筋膜相连。一旦达到筋膜平面，可以用一只手指或者血管钳通过深筋膜来确定切除的深边界范围。这反过来又能提高并切除组织。可使用血管钳夹持内侧缘和外侧缘，从而保持张力。在会阴部，缺损分两层缝合。

淋巴清扫术是否必要?

在浸润深度≤ 1mm 的早期浸润性癌患者中，淋巴清扫术似乎可以被省略。而对于病灶位于侧方的患者，理论上应该行单侧的腹股沟切开，若病灶位于双侧或中央则应行双侧腹股沟切开。这也是I期外阴癌推荐的治疗（即病变直径小于 2cm）。行腹股沟切开时，通常应做 10 ~ 12cm 切口，自髂前上棘前缘延伸至耻骨结节下方 4cm。使用骨性标志确定位置是非常重要的。

采用这种保守的方法治疗浅表性浸润和I期外阴癌的效果是很好的。大多数经这种方法治疗的病例的结果较好。经保守治疗的大多数病例的 5 年生存率达到 100%。对于这些非常早期的浸润性癌，个体化治疗可以使许多妇女避免曾用于治疗这些早期病变的更加激进的外科疗法。

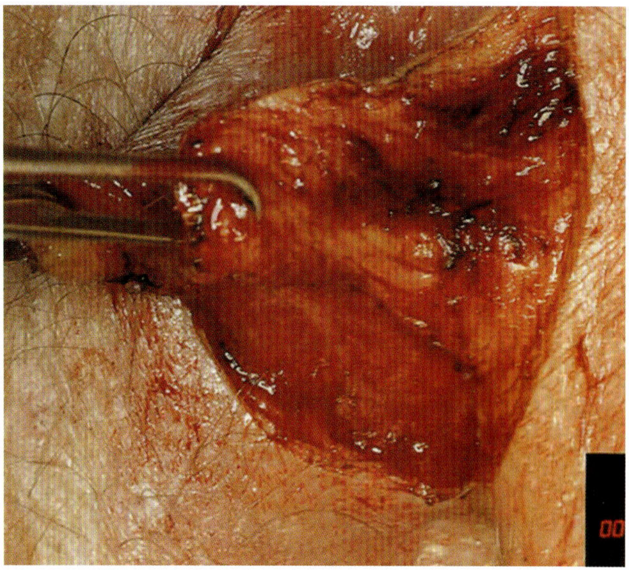

图9.89

总结

- 从保守到根治有多种治疗方式可选择。
- 治疗原则是缓解症状，避免复发 / 进展为癌。
- 治疗方式的趋势是保留正常的解剖结构 / 功能。
- 治疗方法包括局部和根治性手术（包括皮肤移植）、局部毁损性疗法和药物治疗，包括使用治疗性疫苗。

（李科珍 陈丽梅 曹远奎 姜旖 王子龙 丛青 译
马丁 隋龙 程文俊 吴小华 审校）

9.15 扩展阅读

Baggish M, Sze E, Adelson M, *et al.* Quantitative evaluation of the skin and accessory appendages in vulvar carcinoma *in situ*. *Obstet Gynecol* 1989;74,169.

Bornstein J, Sideri M, Tatti S, *et al.* 2011 terminology of the vulva of the International Federation for Cervical Pathology and Colposcopy. *J Low Genital Tract Dis* 2012;16:290–5.

Breslow A. Thickness, cross-sectional areas and depth of invasion in the prognosis of cutaneous melanoma. *Ann Surg* 1970;172:902.

Clark WH, From L, Bernardino EA, Mihm MC. The histogenesis and biological behaviour of primary human malignant melanomas of the skin. *Cancer Res* 1969;29:705.

De Vuyst H, Clifford GM, Nascimento MC, *et al.* Prevalence and type distribution of human papillomavirus in carcinoma and intraepithelial neoplasia of the vulva, vagina and anus: a meta-analysis. *Int J Cancer* 2009;124:1626–36.

Elliott PM. Early invasive carcinoma of the vulva: definition, clinical features and management. In: Coppleson M (ed.) *Gynaecological Oncology*, Vol. 1, 2nd edn. Edinburgh, UK: Churchill Livingstone, 1992,

p. 465.

Jones RW, McLean MR. Carcinoma in situ of the vulva; a review of 31 treated and 5 untreated cases. *Obstet Gynecol* 1986;68:499.

Joura EA, Losch A, Sator M, *et al.* Differentiating VIN from non-neoplastic epithelial disorders. The toluidine blue test. *J Reprod Med* 1998;43:671–4.

Joura EA, Garland SM, Paavonen J, *et al.* Effect of the human papillomavirus (HPV) quadrivalent vaccine in a subgroup of women with cervical and vulvar disease: retrospective pooled analysis of trial data. *BMJ* 2012;344:e1401.

Preti M, van Seters M, Sideri M, van Beurden M. Squamous vulvar intraepithelial neoplasia. *Clin Obstet Gynecol* 2005;48:845–61.

Reid R. Laser surgery in the lower genital tract. In: Coppleson M (ed.) *Gynaecological Oncology*, Vol. 2, 2nd edn. Edinburgh, UK: Churchill Livingstone. 1992, p. 1094.

Ridley CM. General dermatological conditions and dermatoses of the vulva. In: Ridley CM (ed.) *The Vulva*. Edinburgh, UK: Churchill Livingstone, 1988, p. 173.

Rutledge F, Sinclair M. Treatment of intraepithelial carcinoma of the vulva by skin excision and graft. *Am J Obstet Gynecol* 1968;102:806.

Saraiya M, Watson M, Wu X, *et al.* Incidence of *in situ* and invasive vulvar cancer in the US, 1998–2003. *Cancer* 2008;113(Suppl. 10):2865–72.

Sideri M, Jones RW, Wilkinson E, *et al.* Squamous vulvar intraepithelial neoplasia: 2004 modified terminology, ISSVD Vulvar Oncology Subcommittee. *J Reprod Med* 2005;50:807–10.

Smith JS, Backes DM, Hoots BE, *et al.* Human papillomavirus type-distribution in vulvar and vaginal cancers and their associated precursors. *Obstet Gynecol* 2009;113:917–24.

Wade TR, Kopf AW, Ackerman AB. Bowenoid papulosis of the genitalia. *Arch Dermatol* 1979;15:306.

Wilkinson E, Rico M, Pearson K. Microinvasive carcinoma of vulva. *Int J Gynecol Pathol* 1982;1:29.

Woodruff JD, Parmley TH. Infection of the minor vestibular gland. *Obstet Gynecol* 1983;62:609.

第 10 章

肛周和肛门上皮内瘤变

肛门上皮内瘤变组织学分类

- 肛周和肛门上皮内瘤变的自然史不明确。
- 肛门的上皮内瘤变被称为 AIN（肛门上皮内瘤变），也称为鳞状上皮内病变（SIL），或为低级别（LSIL），或为高级别（HSIL）。
- AIN3 指全层上皮的改变，代表高级别不典型增生或原位癌，类似于相应的宫颈病变。
- AIN2 指细胞核和细胞异常局限于上皮的下 2/3。
- AIN2/3 在新的分类中属于高级别（HSIL）。
- AIN1 指细胞核和细胞异常局限于上皮的下 1/3，属于低级别（LSIL）。

10.1 流行病学

30%～40% 的宫颈上皮内瘤变（CIN）在 20 年间进展为浸润性癌，相比 CIN，肛周和肛门上皮内瘤变的自然史尚不明确。肛门上皮内瘤病变被认为是肛门癌的癌前阶段，称为肛门上皮内瘤变（AIN）；在美国也被称为鳞状上皮内病变（SIL）。组织学上，病变的特征是以基底层为界的上皮内的细胞核和细胞异常。AIN3 指全层上皮的改变，被认为代表高级别异型增生或原位癌，类似于相应的宫颈病变。AIN1 和 AIN2 分别代表细胞核和细胞异常局限于上皮的下 1/3 和 2/3。在肛门 SIL 中，LSIL 代表低级别病变，即 AIN1，HSIL 代表高级别病变，即 AIN2 和 AIN3。最近有一种新的肛门生殖器鳞状上皮病变分类系统被提出。

虽然普通人群中 AIN 的发病率估计不足 1%，但有证据显示随着生活方式和行为的不断变化，如吸烟、HPV 感染和肛交的增多，AIN 的发病率不断上升。在 AIN 高危人群中，名列榜首的是有免疫缺陷的人群，其中已知 HIV/ 获得性免疫缺陷综合征（AIDS）患者、器官移植患者、长期类固醇使用者以及其他生殖上皮内病变者。

相比宫颈癌，肛门癌的发病率低得多，约占所有大肠恶性肿瘤的 4%。然而，有证据表明，肛门癌的发病率的确在上升，特别是在美国，1975—2002 年间，肛门癌的发病率从 0.8/10 万升高到 1.7/10 万。降低这种发病率和死亡率的唯一可能的途径是引入诊治上皮内瘤变的方案。目前有大量的证据表明 AIN（作为癌前病变）和肛门癌属于同一类疾病的不同阶段。本章将陈述这一癌前病变的临床特征和特点并推荐适当的处理方式。

10.2 病因学

多年来已有证据表明 HPV16 和 18 型感染在大多数下生殖道癌前病变和癌症中起重要作用，包括肛周和肛门区域相关病变。有人提出，整个生殖道的 HPV 感染可以经邻近区域直接传播，这种情况下感染将从外阴扩散到肛周和肛门区域。同样，肛交也是常见的传播途径。20 世纪 80 年代初，发现肛周和肛门癌前病变区存在 HPV16 和 18 型 DNA。此后，大量研究证实了 HPV 和 AIN 之间的因果关系。最近一项有关 HPV 分型检测的研究发现，56% 的低级别 AIN 和 88% 的高级别 AIN 中存在高危型 HPV。1/3 的低级别病变和约 2/3 的高级别病变中存在 HPV16 型。90% 的肛门癌与 HPV16 相关。多项研究均显著表明 AIN3（高级别）是鳞状细胞癌真正的前驱病变。HPV16 和 18 型相关的 AIN2 往往持续进展，而非 16 和非 18 亚型相关病变更多表现为消退。

在有肛交史的男性中，肛门直肠上皮内瘤变进展的风险很高。肛门直肠上皮细胞学显示异型增生的高发生率与 HPV 感染相关。这些男性发展为肛门癌的风险是结肠癌对照组的 33 倍。众所周知，这些男性中发生 HIV 感染较普遍，发现 AIN 病变警示临床医生有 HIV 感染的可能性，不论患者性别。

在过去的 20 年中，许多研究不断显示男性和女性 HIV 患者肛门瘤变进展的风险均增加，特别是与

HPV 相关时。肛门瘤变的风险增加与 HPV 感染显著相关且几乎完全相关。免疫缺陷和 HIV 阳性增加了 HPV 阳性人群的风险。该人群中高 HPV 感染对肛门鳞状上皮内病变很重要。HIV 阳性男性中 AIN 的发病率为 26%~ 89%。

60% 的 HIV 阳性的低级别 AIN 患者在 2 年内可以进展为 AIN3。5 年内从 AIN 进展为癌症的概率约为 10%。然而近期一项研究表明在 5 年的随访中，13% 的 AIN3 患者进展为癌症。

必须强调，在 VIN 患者中，已经存在的早期癌可能与 AIN 有关。一项研究表明，在 9% ~ 26% 切除的 AIN 标本中发现了早期癌，而 80% 的肛门癌中存在 AIN。除了 HIV/AIDS 患者，高危人群如器官移植或红斑狼疮患者也有很高的进展率，预计 5 年进展率为 50%，而免疫功能正常人群的进展率则很低。

吸烟是宫颈和外阴瘤变的非常重要的致病因素。与非吸烟者相比，男性和女性发展为肛门癌的相对危险度（RR）分别为 9.4 和 7.7。

10.3 与其他生殖器上皮内瘤变疾病的相关性

多年来，已知 HPV 感染是宫颈、阴道和外阴上皮内病变共同的致病因素，这已在本书中多次提到。似乎具有这些疾病的女性发生肛门癌的风险也有所增加。然而，很少有关于 CIN 女性 AIN 发病率的病例对照研究。高达 1/5 的 CIN3 女性具有相似的肛门病变。有趣的是，超过一半的多部位上皮内瘤变女性（宫颈合并外阴、阴道或者两者）可能也有肛门病变。

HPV 感染是肛门和宫颈瘤变的共同病因；20 世纪 90 年代末期的一项研究首次着重指出，HIV 阳性似乎加强了这种相关性。宫颈 CIN / SIL 女性与同时具有异常肛门不典型细胞涂片的风险增加 3 倍以上相关。许多后续研究也证实了这种相关性。

具有 CIN3 史的女性发展为阴道癌的 RR 增加至 6.94，外阴癌 RR 增加至 2.22，肛门癌 RR 增加至 4.68。我们对具有下生殖道癌前病变女性可能合并外生殖器瘤变的认识在不断提高。HPV 感染似乎是所有这些部位病变的共同病因。

10.4 检查

病史的重要性

前文已经提到了很多危险因素，当怀疑 AIN 存在时，采集病史时必须考虑到这些危险因素。首先，HPV 相关意味着问询性行为特别是性取向和生殖器疣的病史很明智。事实上，在一项研究中，28% ~ 35% 的肛门湿疣切除标本中存在 AIN。其次，HIV/AIDS 的高风险必须加以考虑，因为 HIV 阳性患者患肛门癌的风险是 HIV 阴性者的 30 倍；因此，必须评估 HIV 状况，尤其是评估疾病严重程度如 CD4 计数。第三，存在宫颈、阴道特别是外阴生殖道癌前病变警示临床医生有合并肛门疾病的可能性，尤其是重度吸烟者。最后，必须牢记 AIN 患者可能存在两个主要症状，即瘙痒和肛门分泌物。

筛查：在检测肛门上皮内瘤变中的作用？

20 世纪 90 年代，肛门细胞学检查已作为检测潜在肛门瘤变的方法。一些研究强调细胞学筛查的好处，尤其是对 HIV 感染的男性和女性。此后，引发了关于肛门细胞学筛查效率的争议。肛门细胞学的敏感性可高达 83%，特异性为 38%。这些结果可以与宫颈细胞学检查相媲美。肛门细胞学检查可以在处理高风险人群（与有较高风险发展为肛门瘤变的男性性交的 HIV 阳性男性）的特定诊治中心使用。但是，关于这项 AIN 筛查技术的价值存在很多争议。Scholefield 等人（2011 年）作为一个享有盛誉的阴道肛门直肠学家组织的代表提出，“AIN 筛查可能没有立足之地，即使是在高风险人群中。”他们认为“肛门细胞学不是一种敏感的筛查方法，而且需要受过专业培训的细胞病理学家进行”。

肛门镜（肛门区的阴道镜）

肛门区的检查需要使用和外阴检查中应用的外阴镜相同的技术。肛门镜（使用阴道镜检查肛管）在检查肛门、肛管和肛周区域上皮内病变的范围和特点方面极具价值。然而，必须认识到，这一区域的检查可能很困难而且患者可能感到不适。涂抹 5% 醋酸浸泡且静置至少 2 ~ 3 分钟以使组织染色。如果产生烧灼感，应立即用温水清洗。镜下可见很多醋酸白色区域，但是如下文所示，并非所有醋酸白色均与上皮内瘤变相关。肛门镜检查和直肠镜检查时通常采用局麻在 AIN 可疑区域行活检。

肛门上皮内瘤变的重要危险因素

- 高危型 HPV 感染，尤其是 HPV16 和 HPV18。
- HIV 感染。
- 免疫缺陷。
- 宫颈、阴道和外阴上皮内病变。

10.5 临床表现

当考虑到这些情况时，牢记对以下三个部位进行检查：

1. 肛门。
2. 肛管。
3. 会阴。

肛门包括肛管和肛门缘，其延伸至肛门边缘远处，即与被覆毛发的皮肤交界处，达 5cm 的圆周区域。男性肛管长 3.5 ~ 5cm，女性稍短，起始于直肠末端，对应于肛门括约肌复合体顶点，肛管鳞状上皮向下与肛周皮肤融合之处。

有许多体征提示临床医生存在 AIN，包括凸起或白色的过度角化斑。此外，还可能是湿疹、开裂、色素沉着或红斑。累及会阴和肛门部位的病变短期内迅速发生物理变化，特别是与色素沉着、溃疡区域、可疑皮赘或尖锐湿疣相关，必须考虑为可疑病变并进行活检。

阴道镜下宫颈检查所看到的血管图案并不常见于肛周皮肤，但在肛管内非常明显。典型的临床表现见图 10.1 至图 10.7。在图 10.1 和图 10.2 中，可以看到一个同时累及会阴（图 10.1）和肛门（图 10.2）的连续性上皮内瘤变；病变延伸到肛管内。会阴病变（图 10.1 中箭头标出）经活检显示为 2 级上皮内瘤变。色素沉着的过度角化病变（2）经活检显示为 VIN3。图 10.2 中肛管检查发现三种不同形态学类型。（1）处活检显示为乳头瘤病毒感染，（2）处临床上可见致密的过度角化，显示为 AIN3。（3）处病变与外阴病变相一致。显然，必须进行肛管检查以确定病变延伸进入肛管的面积（图 10.3 至图 10.7）。图 10.3 显示肛门周围广泛醋酸白色区域并延伸入肛管。箭头标出了这一区域。在此区域的三个标示中（1）处经活检显示为 AIN3（图 10.4）。标本检查显示有明显的棘层肥厚且完全失去分化。图 10.3 中（2）处经活检显示为湿疣病毒感染。图 10.5 显示了在涂抹醋酸后着色的一个明显过度角化的不规则表面病变。（1）处经点活检显示为 AIN3（图 10.6）。可以在增厚和

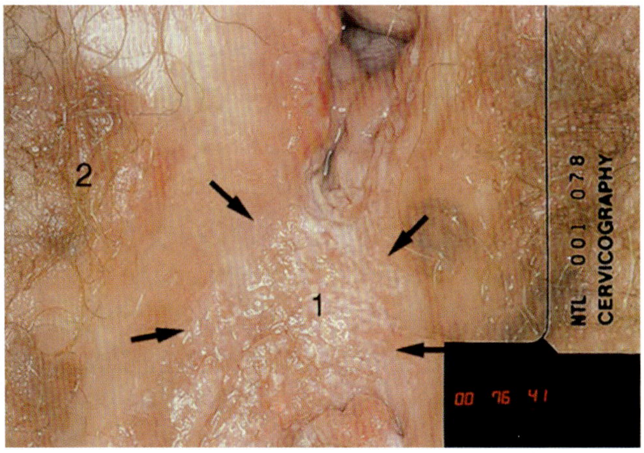

图10.1

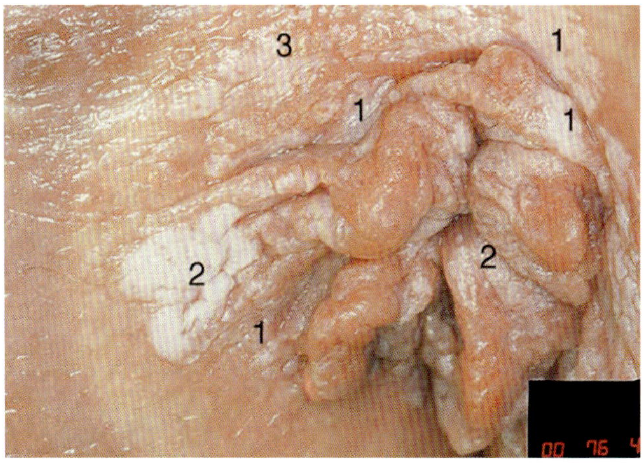

图10.2

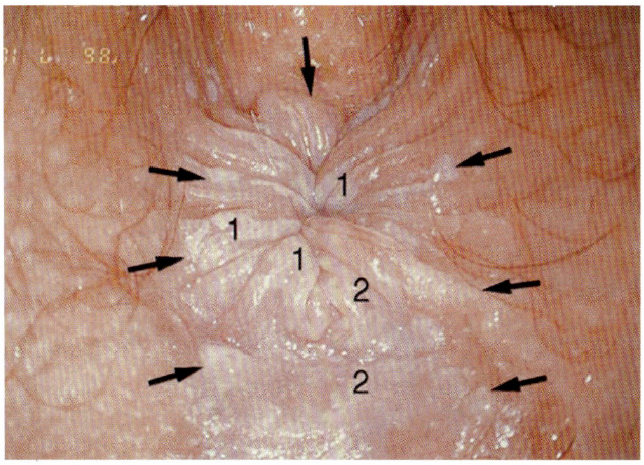

图10.3

不规则上皮中观察到偶尔出现的“圆形双边细胞”的异常核分裂象。图 10.7 中可见一个扁平、裂开的病变（1），这与（2）处的肛门镜和组织学湿疣病毒感染证据相关。（1）处经取活检显示为 AIN3。

进行任何 AIN 检查前，必须行直肠指检以排除肛门癌或盆腔包块的可能性。前文已提到需要对宫颈、阴道行阴道镜检查且直视或经外阴镜检查外阴以发现相关的癌前病变。

10.6 形似上皮内瘤变的病变

许多病变形似 AIN；最常见的是尖锐湿疣。在图 10.8 中，过度角化斑块（1）和平滑白色上皮（2）中明显存在醋酸白色区域。这两个位置的活检均显示湿疣病毒感染。在图 10.9 中肛门和肛管可见形似典型的尖锐湿疣的病变。在肛管两侧的位置（1）行多点活检；组织学检查证实为尖锐湿疣。然而，出人意料的是，位置（2）经活检显示为 AIN3。这表明不进行活检很难做出诊断。在图 10.10 中，在一块很小的肛门皮赘（2）上看到一个囊泡状表面（1）。该患者既往有反复生殖器单纯疱疹病毒 2（HSV2）感染史。一周后，病变完全消退。初始诊断是外阴早期浸润性癌。如果怀疑 HSV2 感染，明智的做法是观察而不是干预。图 10.11 和图 10.12 显示了病变延伸至臀沟，图 10.11 位置（1）活检显示湿疣病毒感染（箭头）。然而，在图 10.12 中，弥漫的醋酸白色区域覆盖肛周并延伸至臀沟（箭头）。虽然肛周区域经组织学证据证实为 AIN3，但是臀沟内的病灶似乎级别更低。（1）处经点活检显示为湿疣病毒感染，但令人意外的，（2）处经活检显示为 AIN2。这再次体现出局部切除活检的必要性，仅通过肛门镜准确预测上皮病变十分困难。

10.7 累及肛管

AIN 可以通过两种方式累及肛管。首先，许多病变与外阴病变相连续，可以从肛周皮肤向内延伸到

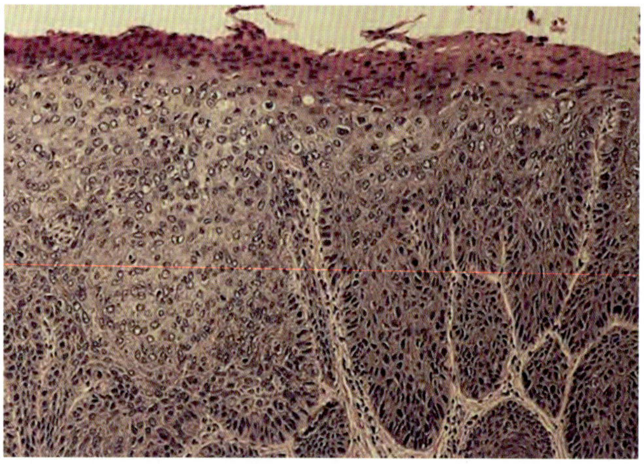

图10.4

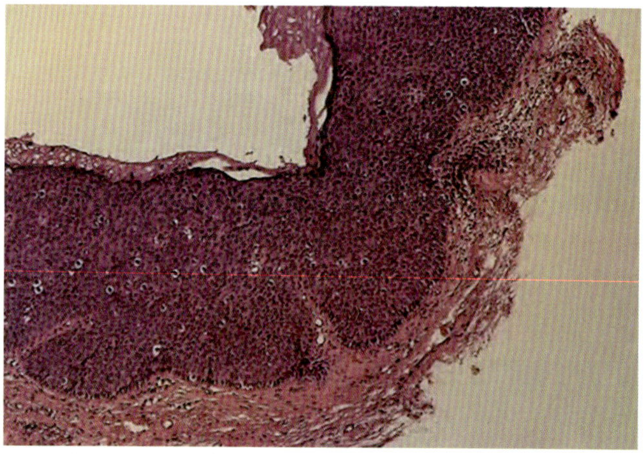

图10.6

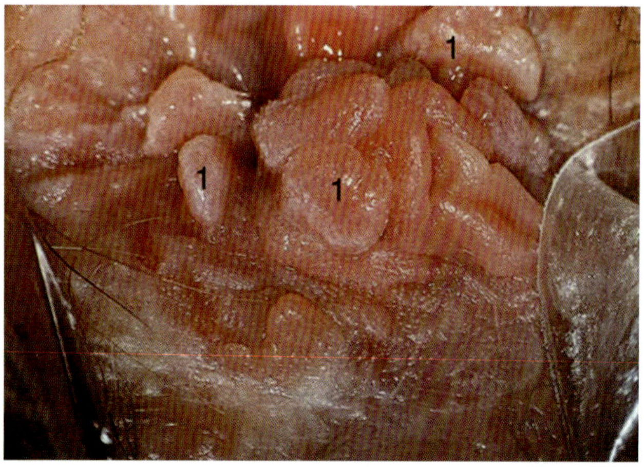

图10.5

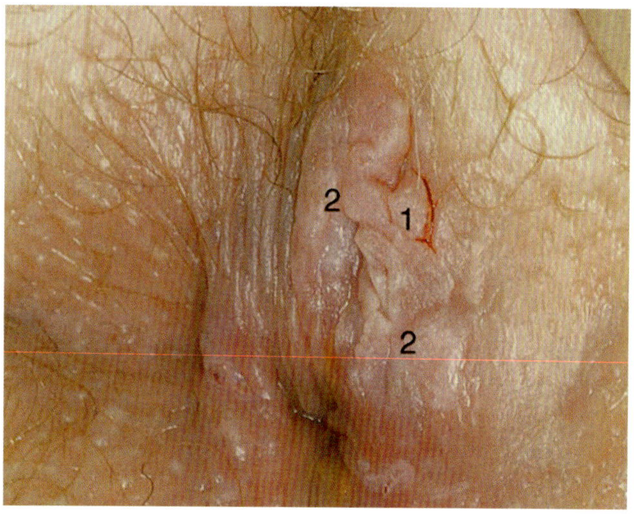

图10.7

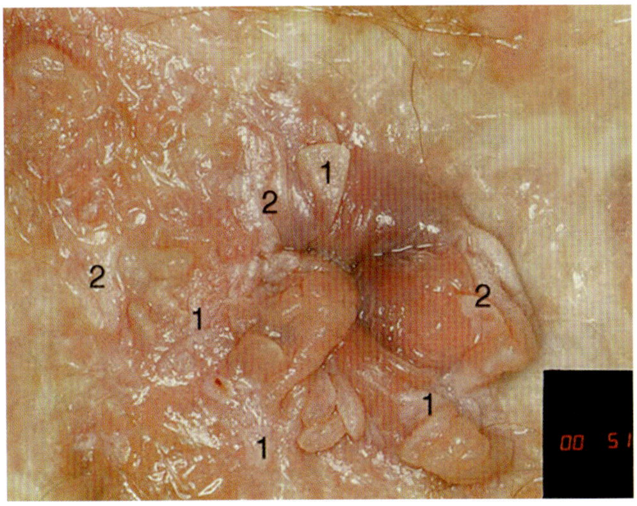

图10.8

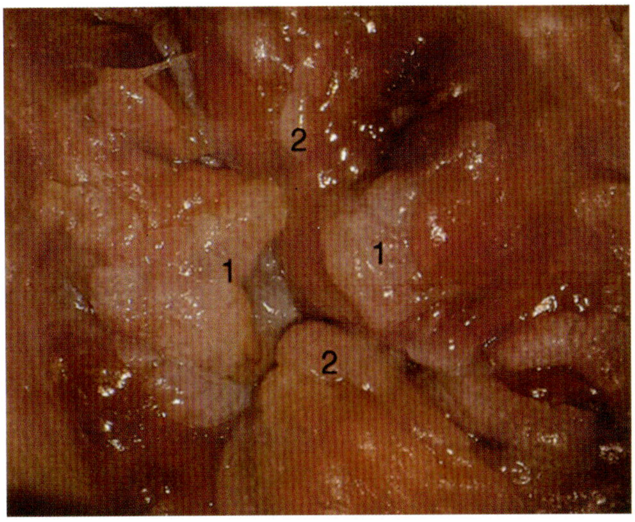

图10.9

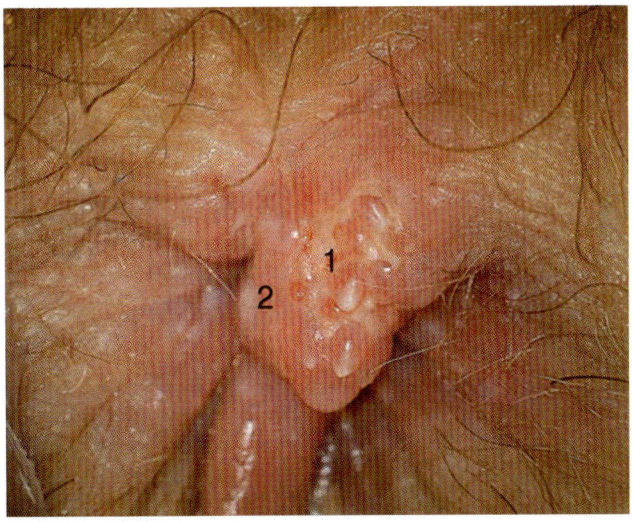

图10.10

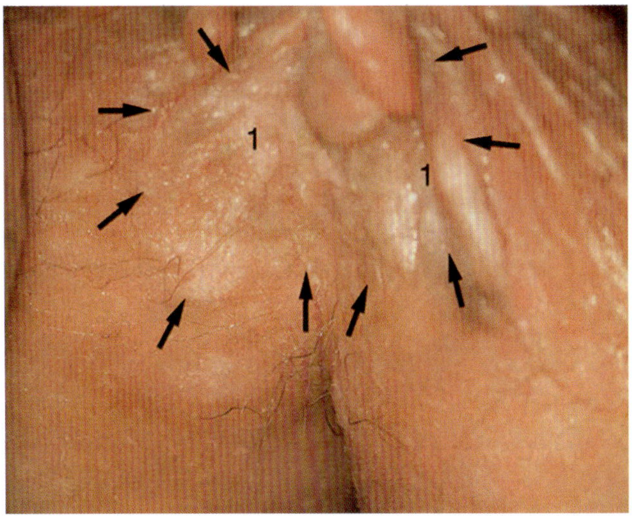

图10.11

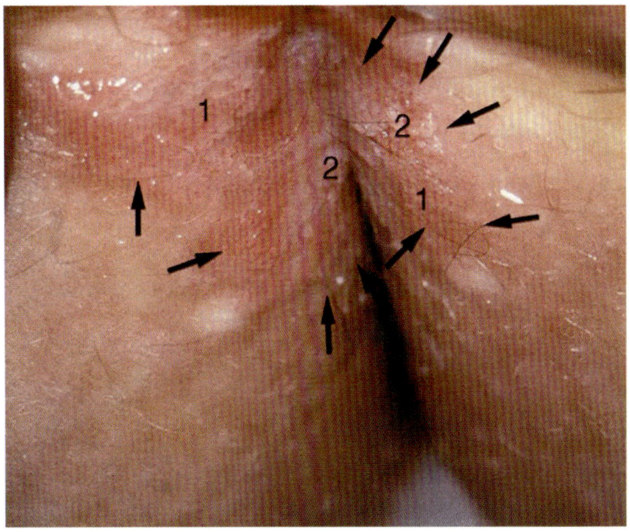

图10.12

梳状线（也称为齿状线）。第二种方式，与外阴或肛周病变无明显连续，在肛管内发生。

任何肛周乳头瘤病毒感染的证据都提示肛管上皮内瘤变的可能性。在图 10.13 至图 10.17 中可见这些类型的病变。在图 10.13 中，肛门镜（1）显示了梳状（齿状）线（3）明显的肛管（2）。齿状线远端是弥漫性醋酸白色上皮区。（4）处经活检显示为 AIN2 伴周围区域乳头瘤病毒感染。

在图 10.14a 中，进一步直肠镜检查发现凸起的丘疹性病变(1)，与周围淡红色肛管黏膜对比明显。(1)处经活检显示为典型尖锐湿疣组织。在图 10.14b 中，典型尖锐湿疣(1)可见，但其上方的醋酸白色区域较前者更加明显，活检显示为 AIN1 / 2。(3)为正常黏膜。

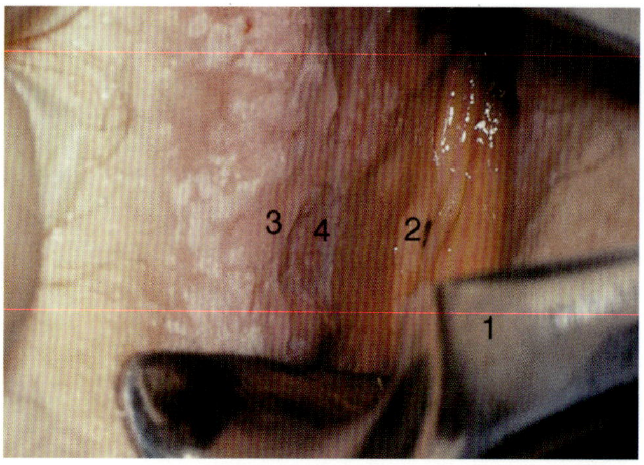

图10.13

在图 10.15 中，使用棉签将醋酸涂抹于正常肛管。鳞状化生上皮位于转化区（2）。（1）为梳状（齿状）线，（3）为大肠黏膜。

可见图 10.16 显示了舌状的醋酸白色上皮，向上延伸至肛管（1）；可见一个明显的湿疣性病变（2），并已被活检证实。但（1）处经活检显示其由 AIN1/2 组成。（3）为正常的大肠上皮。

图 10.17 显示了位于肛管内的厚醋酸白色上皮伴有点状血管、镶嵌和螺旋状血管（1）。在（2）处，上皮细胞已开始分离并形成溃疡性病变。（1）处经活检结果显示存在 AIN3，（2）处为早期浸润性病变。

关于这些病变表现的一篇综述显示，通过肛门镜和直肠镜进行诊断是困难的。建议在任何醋酸白色病变，或者有异常血管表现处均进行点活检。取活检后，用棉签按压至少 3 分钟，大部分均可止血。

10.8 处理和治疗

如何做出诊断？

做出 AIN 诊断有两条原则。第一条是有上述症状的高危女性具有高可疑指数。第二条是确诊依赖于对可疑区域的活检。

治疗法则

治疗和处理 AIN 的主要目的是减轻症状，在了解现有的不同治疗策略的基础上，防止肛门癌的发生。代表英国和爱尔兰肛肠协会的 Scholefield 等人（2011）近期提出了一套治疗策略。

治疗 / 处理法则分为三个阶段，如下所示。

- 阶段1：活检显示为AIN1 或 AIN2。
  —6 个月后复查，然后出院。
- 阶段2：活检显示为AIN3。
  — 多中心会诊复核病理。
  — 确诊 AIN3。
- 阶段3A：确诊AIN3。
  — HIV 阴性，或非男男性行为者。
  — 如果病灶局限且小于肛周皮肤 / 肛管的 30%：局部切除并标记范围。
  — 如果为多灶性且超过 30%（周长）：标记范围并切除最严重的区域。
- 阶段3B：确诊AIN3。
  — 如果是男男性行为者，行 HIV 测试。
  — HIV 阳性。
  — 如果病灶局限且有症状：切除并随访 6 个月。
  — 如果为多灶性且超过 30%：考虑使用咪喹莫特；随访 6 个月。

处理/治疗方法选择

对于经活检证实为 AIN3 的患者，目前有多种处理 / 治疗方法可供选择。

仅观察

证据表明，在免疫力正常的男性和女性中，AIN 转变为癌症的概率很低。众所周知，对 AIN 过度积极的手术治疗会导致高复发率。鉴于上述两个事实，当活检证实为低级别病变（AIN2/3），为期 6 个月的随访观察看来是谨慎的。

治疗选项

消融术

治疗 AIN 有四种消融方法，分别是：CO_2 激光汽化治疗、冷冻治疗、电灼法与红外凝固。

CO_2 激光汽化治疗　对于一些小的局限性病灶可行激光汽化治疗。由于没有腺体成分受累，破坏的深度可达第二手术平面，类似治疗外阴病变。治疗肛门病变时，建议最好在激光区域之间留下上皮桥，以便皮肤再生。在图 10.18 中，尖锐湿疣和活检证实为 AIN1/2 的混合病灶位于肛管入口处。患者进行了激光汽化治疗。（1）为小上皮桥。（2）为上皮内瘤样病变。可见一些碳化变黑的组织。在区域（3）内有尖锐湿疣，仅对第一手术平面进行汽化，可清楚看到有光亮表面的真皮乳头。

结果似乎表明不同程度的成功。一些研究中的复发最有可能源于 HPV 的持续感染，由于肛周皮肤和

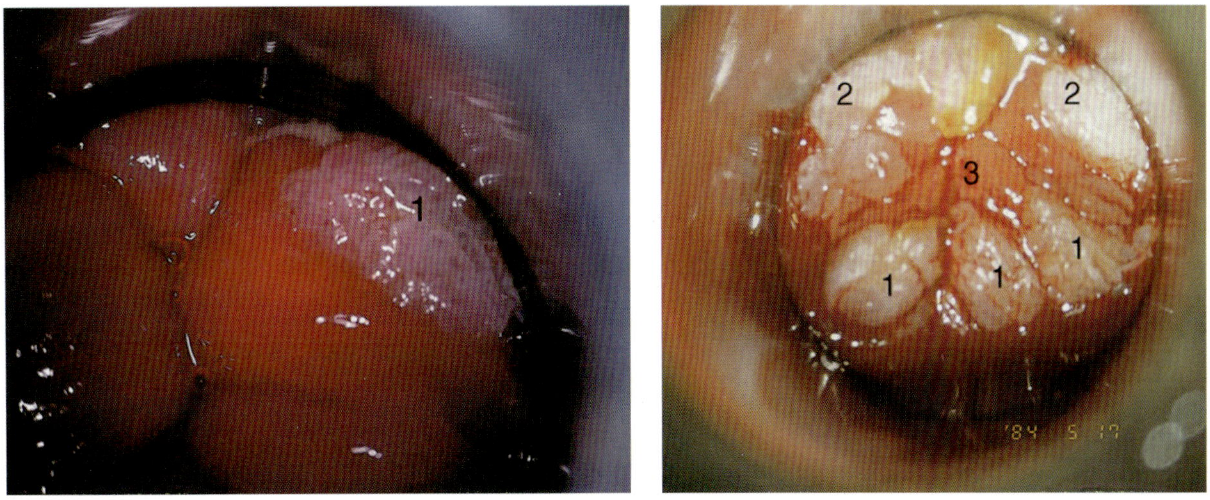

（a） （b）

图10.14

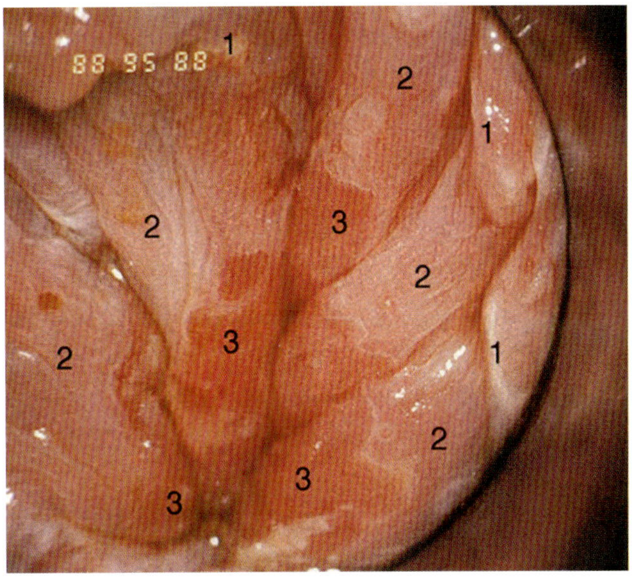

图10.15

附属物被AIN深度累及，消融术无法清除。重要的是，如果行消融术之前不做活检，就不能排除浸润性癌的存在。因此，这是一种有效的清除局限病灶和小病灶的方法。

冷冻和电灼治疗　许多研究显示，这两种方法有较高的复发率和发病率。一项关于对HIV阳性男性行电灼治疗的研究显示，治疗后12个月的复发率为79%，所有患者一年均复发。失败原因与CO_2激光汽化治疗失败原因相同。

红外凝固治疗　IRC200红外凝固器（IRC）（Redfield Corp., Rochelle Park, NJ）自20世纪90年代开始使用。不幸的是，这种技术与疾病高持续率和显著术后疼痛相关。利用IRC治疗后，大约2/3的患者在一年之内新发或持续AIN3病变。为达到最佳治

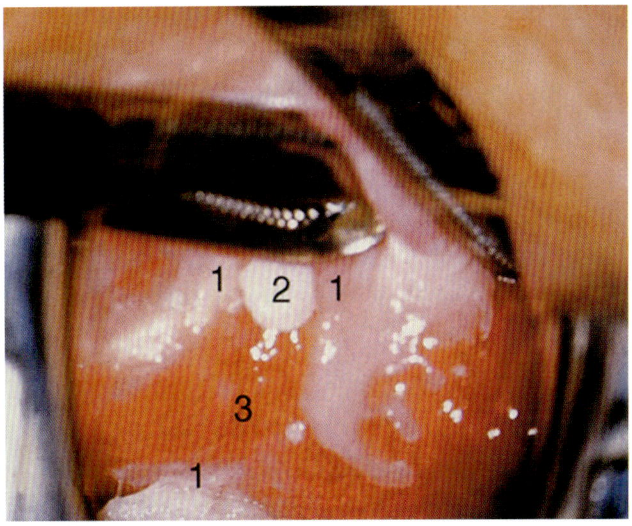

图10.16

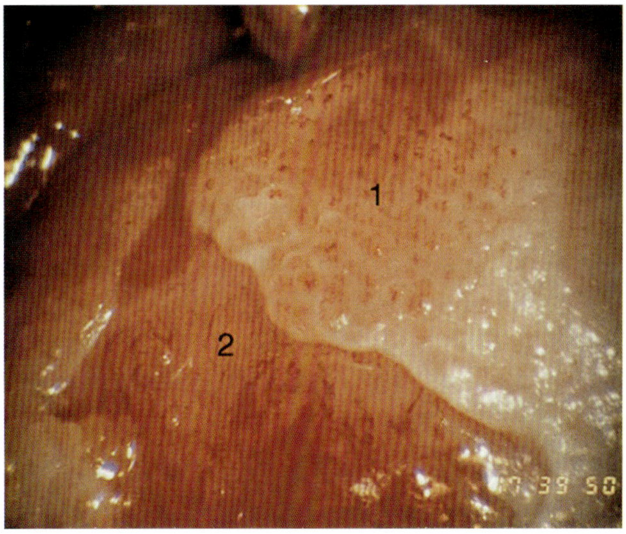

图10.17

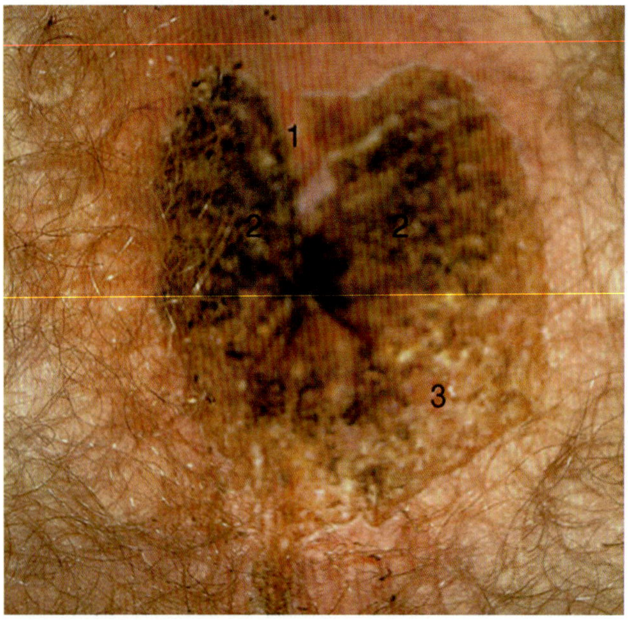

图10.18

愈，需要多次治疗。重复治疗病变的治愈可能性达 70% ~ 75%。虽然作为门诊治疗方法，其是有吸引力的，但是有必要进行进一步长期试验以确定其在 AIN 消融治疗中的地位。

放化疗

虽然该方法已用于肛门癌的治疗，但其在治疗 AIN3 较大病变中的地位尚不明确，也没有文献支持。当运用该方法时，那些毗邻浸润性癌的 AIN3 可消退。

免疫调节治疗

5% 咪喹莫特　这是一种咪唑喹啉家族的核苷类似物，有强大的抗肿瘤和抗病毒活性，通过大量的亚细胞通路促进炎症反应。在一项双盲随机试验中，利用 5% 咪喹莫特软膏治疗 AIN3 病变的 3 年转复率达 60%。在这项研究中，复发率为 34%。大多数研究均针对 HIV 阴性个体进行，但其对于 HIV 患者似乎也是安全且有效的局部治疗方法，但 HIV 患者的复发率很高。

HPV 疫苗　针对 HPV 的疫苗，以一种病毒样颗粒的形式，可有效地对抗宫颈、阴道和外阴癌前病变以及肛门生殖器疣。针对 HPV6、11、16 和 18 亚型的四价疫苗未来将显著降低接种人群中 AIN3 的发生概率。一级预防的效果已在最近的一项四价疫苗的研究中有所显示，在接种了疫苗的有男男性行为的非 HIV 感染男性中，与安慰剂组比较，高级别 AIN 的发生率降低了 77%，肛门持续感染率降低了 90% 以上。

光动力疗法

光敏剂在光动力疗法之前就已被应用。它是一种有痛性、需要多次治疗的方法。尚无较大规模且长期随访的临床证据证明其有效性。

手术

从前述治疗法则可以看出，局部切除术可用于累及小于 30% 的肛周皮肤或肛管的 AIN3 病变。任何缺损都可以通过一期缝合关闭或留待二期愈合。建议在术前标记手术范围，虽然这并不能避免复发。标记手术范围需要沿肛门和肛管获得 8 ~ 12 个活检点。对于活检部位，需要书面或图像的记录。

对于大范围的 AIN3 病变也可行广泛局部切除，因为如果切除了最严重区域，病灶体积有所减少，邻近区域更容易观察。联合皮瓣和重建术的广泛局部切除术有较高的并发症发生率，由于 AIN3 的自然病程尚未明确，尚不确定其是否是一种过度医疗。然而，由于一些 AIN3 病变与广泛的外阴癌前病变（作为多灶性的上皮内瘤变进程中的一部分）相关，需要更大范围的手术。

局部手术切除

对于从外阴和会阴部扩展至肛周和肛门区域的病灶，可行局部手术切除。在图 10.19 和图 10.20 中可见一个连续的病变，累及后联合和会阴，延伸到肛门边缘。多点活检显示为 AIN3。患者症状极为明显。在这里将用到在前面章节中提到的广泛切除、阴道底切和前徙技术。图 10.19 显示了异常区域的轮廓（箭头），图 10.20 显示了最终的手术效果。阴道已推进至点（1），即原始后联合的远端。一个纵向切口（2）将椭圆形切除区域的边缘融合起来。切口达肛门的边缘（3）。肛管和痔疮使用 Allis 钳夹持，并向下收合。（4）为阴唇伤口。

图 10.21 至图 10.23 显示了一个非常广泛的病变，累及小阴唇和大阴唇的内侧；向其下延展，累及阴唇后联合以及会阴，尾端进一步延伸至肛门边缘。大范围切除及阴道前徙技术也可用于该病例。在图 10.21 中，可见明显缺损，（1）和（2）分别为阴蒂和尿道。后会阴切除很明显，切口已达肛门边缘（4）。在图 10.22 中，阴蒂周围和阴唇区域已经被手术融合，这一步须分两个层面进行。在这个阶段，阴道已被削除，推进至会阴处，然后向下收合。在图 10.23 中可见最终结果，阴道附着于点（1）；纵形切口（2）融合了会阴区域的切除缘。（3）为肛门边缘。肛管内存在小范围的 AIN3，可以采用局部切除术和激光汽化联合治疗。

当这例年仅 26 岁的患者在 6 个月之后复诊时，

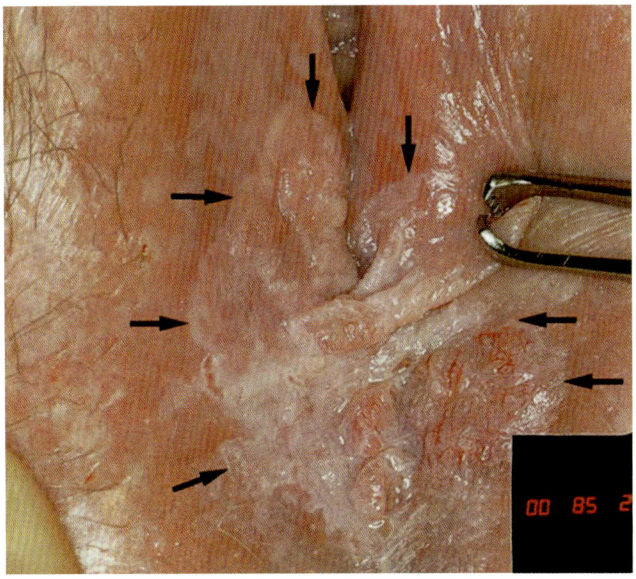

图10.19

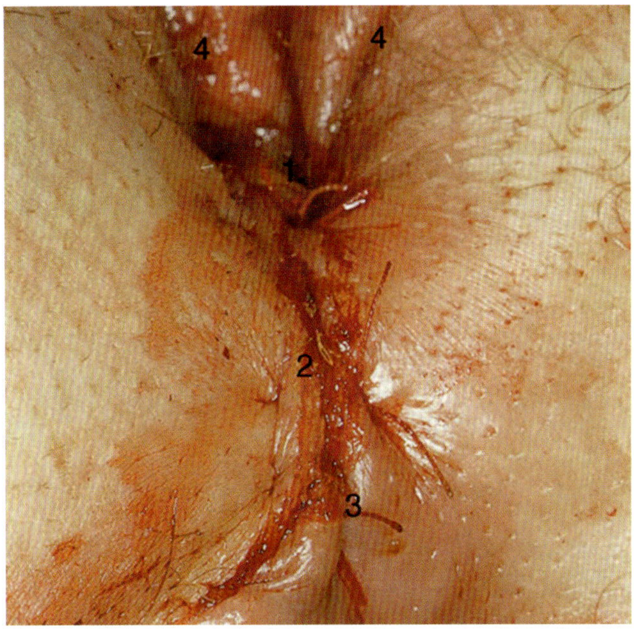

图10.20

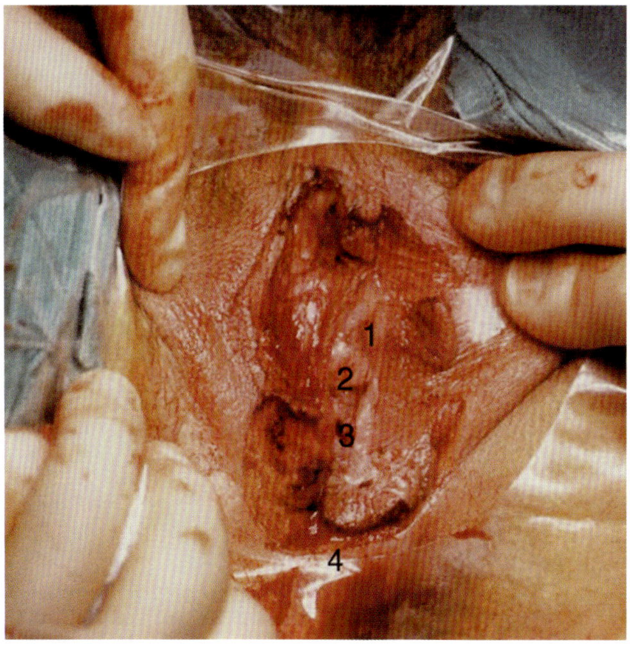

图10.21

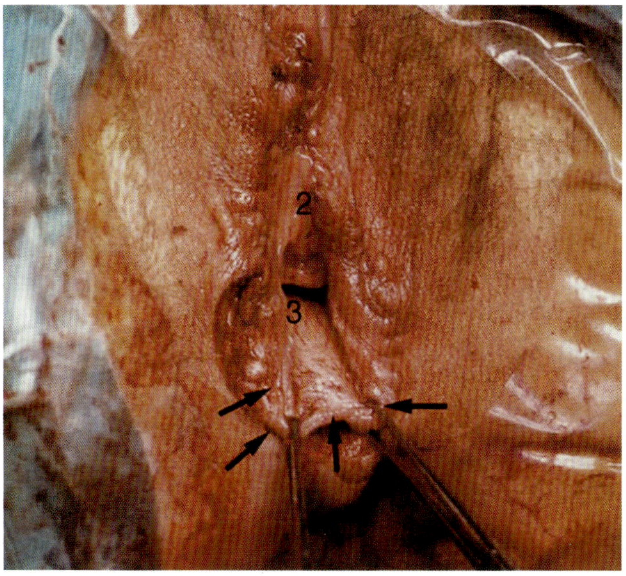

图10.22

已无生殖道的上皮内瘤变，且性功能未受影响。切除部分的病理显示外阴、会阴及肛周区域大面积 AIN3。

广泛但局限于会阴处的病变可利用手术刀、精细的透热针或 CO_2 激光进行广泛切除。在图 10.24 中，这种病变已被 CO_2 激光彻底清除。伤口的边缘可以被削减待其初期愈合。然而，如果不能愈合，双边的菱形皮瓣或局部皮瓣可以用于覆盖缺损。任何肛门或肛管内的局部病变切除都不需要二期缝合来修补上皮的缺损。术后应将薄纱敷料或止血明胶海绵（肛门可吸收明胶海绵）置入肛管。

肛管内病灶（图 10.14 和图 10.16）在活检确诊后可以采用 CO_2 激光治疗。必须记住，在很多病例中，需置入金属器具以曝光视野。对于肛管下部的病变，可以在肛门活跃收缩时利用金属工具充分地暴露视野；显然患者应该被麻醉。理论上，激光束有点燃较低肠道内气体的风险，尽管有传闻报道，但尚无确凿病例。然而，作者（A.S.）经自身实践提出将浸泡生理盐水的拭子放置于将被激光照射的区域上。

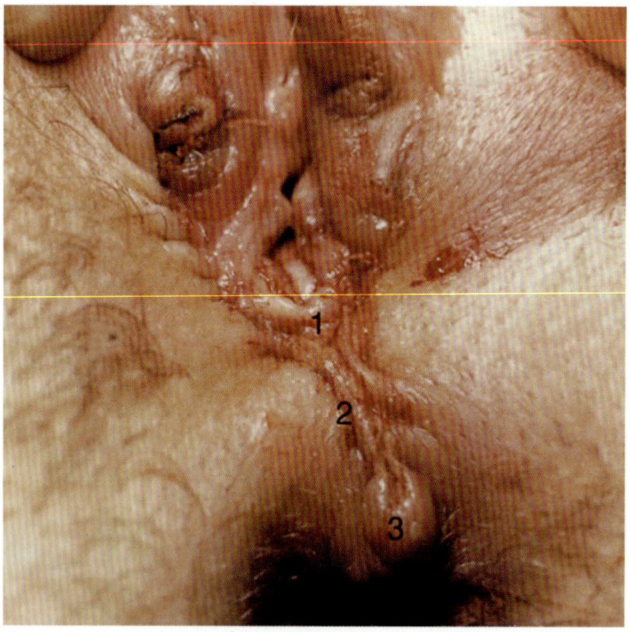

图10.23

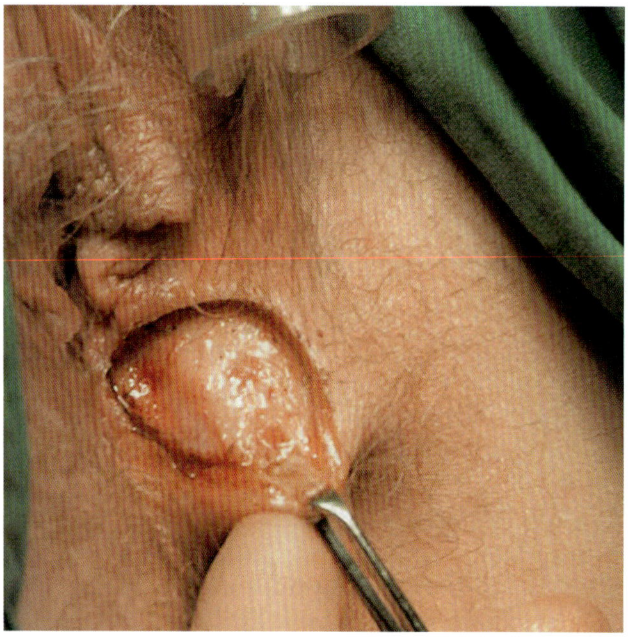

图10.24

由于激光束接触金属器具时会反射，因此建议仅使用粗糙表面的器具，手术室的所有人员均需要佩戴防护眼镜。

痔疮上的上皮内病变可以行痔切除术治疗。同样，对于产后裂伤内的病变最好行切除术，而非 CO_2 激光汽化。后续的随访是强制性的，因为 AIN 的自然病程尚不明确。

广泛手术切除

对于一些有多灶性上皮内瘤样病变且病灶累及会阴和肛门的女性患者，很难利用局部切除手术去除病灶。这时需要进行更加广泛的手术，在外阴会阴切除的同时，联合使用网状植皮或联合皮肤移植和局部皮瓣重建进行外阴重建。需进行初始的结肠造口术，只有等待疾病达到局部控制时才能闭合切口。许多外科医生认为，这种分阶段的方法可达到消除疾病和减轻症状的目标，同时可以保持功能并且尝试重建正常解剖，并不违背肿瘤外科的治疗原则。

该术式见图 10.25 至图 10.28。在图 10.25 中，可见大面积的多灶性上皮内瘤样病变，不仅累及外阴和会阴，还累及肛周和肛门区域。实施结肠造口术时，用蓝色墨水标记彻底切除病灶的区域轮廓。在图 10.26 中，覆盖的区域均被暴露，并已完全止血。(1）和（2）为沿虚线切口向上和向外延伸的形成的两个皮瓣：A 点为最终两个皮瓣联合后形成的组织中心带的上部，B 点为低点。切开将会形成两个皮瓣，两者将汇聚联合形成肛门的前部(3)。图 10.27 显示两个皮瓣(1)和(2)在 B1 和 B2 点融合。皮瓣(1)与(2)重叠形成肛门的前缘(3)。(4)和（5）为皮肤移植覆盖区域。10 周后结肠造口关闭。图 10.28 显示 10 周后的外阴和会阴部 / 肛周区域，（5）为后期的皮肤移植覆盖区域。

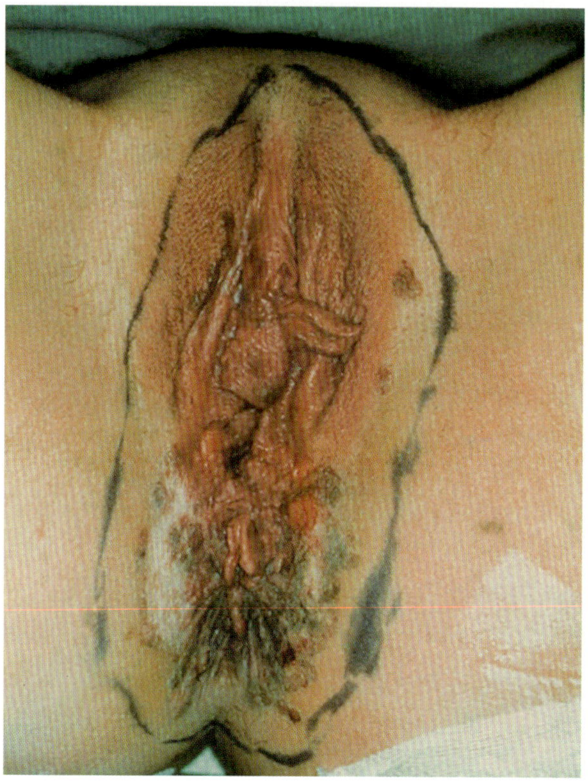

图10.25

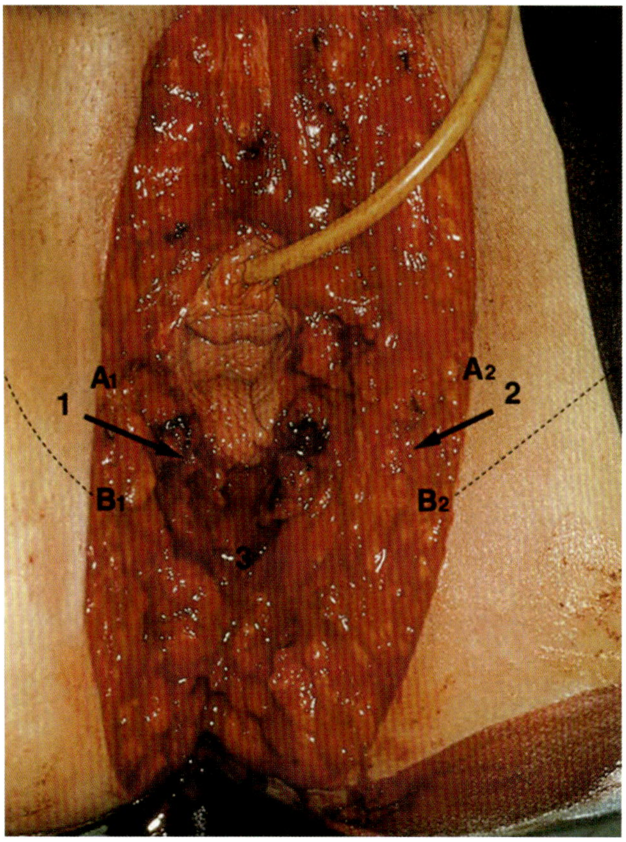

图10.26

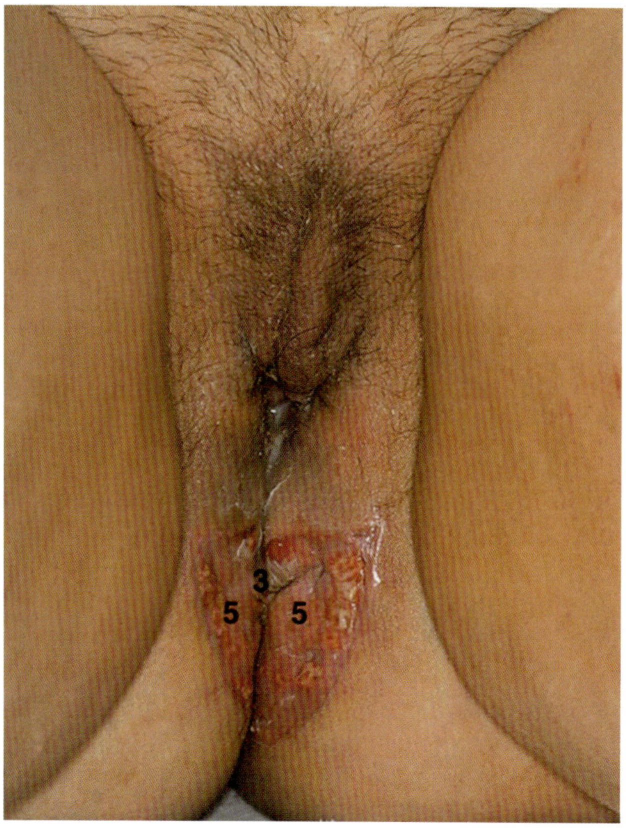

图10.28

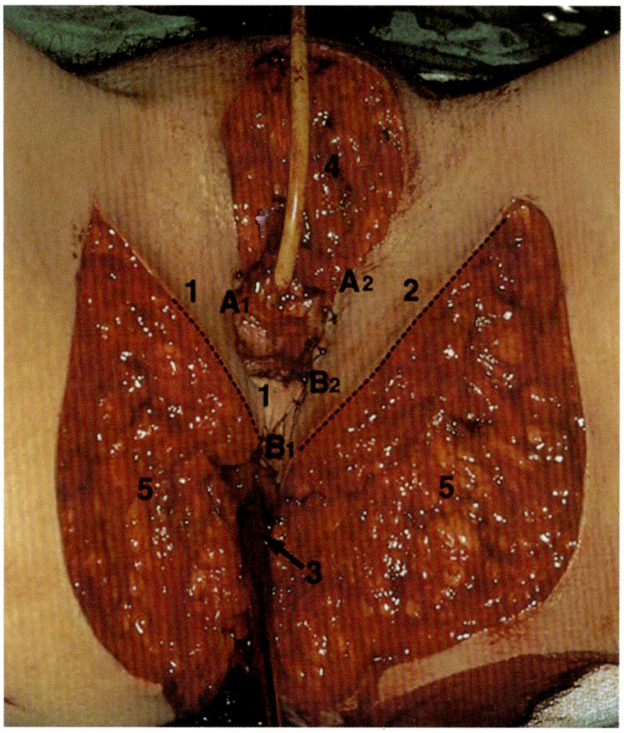

图10.27

总结

- AIN 的诊断依赖于对有症状的高危女性的高度怀疑指数，如瘙痒，确诊依赖于可疑区域的活检。
- 治疗 AIN 的主要目标是减少症状，预防进展为肛门癌。
- 活检证实 AIN2/3 的处理 / 治疗法则分为 3 个阶段。
- 建议在术前标记手术范围，虽然这并不能排除复发。
- 局部破坏（消融术）可以用于治疗 AIN2/3。
- AIN2/3 手术治疗包括对累及 30% 以下肛周皮肤或肛管的病灶的局部切除术。
- 针对较大的 AIN3 病灶行大范围局部切除术，使残余病灶便于观察。
- 累及会阴及肛门的多灶性上皮内瘤样病变可能需要行广泛性手术，包括确切的外阴会阴切除术联合皮肤移植和局部皮瓣。

（丛青 李燕云 译　隋龙 审校）

10.9 扩展阅读

Darragh TM, Colgan TJ, Cox JT, *et al.* The Lower Anogenital Squamous Terminology Standardization Project for HPV-Associated Lesions: background and consensus recommendations from the College of American Pathologists and the American Society for Colposcopy and Cervical Pathology. *J Low Genital Tract* 2012;16:205–42.

Palefsky JM, Giuliano AR, Goldstone S, *et al.* HPV vaccine against anal HPV infection and anal intraepithelial neoplasia. *N Engl J Med* 2011;365:1576–85.

Scholefield JH, Harris D, Radcliffe A. Guidelines for management of anal intraepithelial neoplasia. *Colorectal Dis* 2011;13(Suppl. 1):3–10.

Wong AK, Chan RC, Aggarwal N, *et al.* Human papillomavirus genotypes in anal intraepithelial neoplasia and anal carcinoma as detected in tissue biopsies. *Mod Pathol* 2010;23:144–50.

第 11 章

生殖道腺病

11.1 引言

在 20 世纪 40 年代，己烯雌酚（DES）被用于治疗妊娠期并发症，如流产，但是到 20 世纪 70 年代，人们就发现该设想是错误的，对于子宫暴露于 DES 的年轻女性，DES 的使用与生殖道腺病和罕见的阴道及宫颈腺癌相关。至今近 40 年过去了，尽管 DES 所带来的生殖道并发症已经消失，但是另一些更加严重的生殖及其他系统的疾病却逐渐出现在当年那些不幸的患者身上——我们将在下文中进行详尽讨论。

己烯雌酚（DES）

- 20 世纪 40 年代，DES 被用于治疗妊娠期并发症。
- 20 世纪 70 年代，人们发现该做法是错误的。
- DES 与年轻女性罕见的阴道 / 宫颈腺癌相关。
- 母体摄入 DES 会导致胎儿大范围宫颈阴道腺病的发生。
- 对于子宫暴露于DES的患者，癌症的发生风险增高。

11.2 发育解剖学

女性胎儿在宫内发育期间，成对的苗勒管由泌尿生殖嵴向胚胎尾部延伸，并最终在泌尿生殖窦融合。随后苗勒管的柱状细胞被起源于阴道板的鳞状上皮细胞取代，从泌尿生殖窦开始，沿着成对的苗勒管向前延伸，成为阴道和宫颈的主要组成部分。在女性新生儿中，由泌尿生殖窦衍生而来的柱状上皮和鳞状上皮交界处靠近于新生的宫颈外口处。不同个体的鳞柱交界处位置差异很大。

在正常幼女中，阴道组织内不应含有任何腺体成分，偶然残存于组织深部的腺体可能会在日后发展为一种囊性结构（Gartner 导管囊肿）。

阴道及宫颈的发育过程中可以出现多种先天异常，未退化的柱状上皮可以残留在宫颈处甚至直达阴道上端，形成前后分界线。在一小部分个体中，该异常区域内随后会出现鳞状上皮化生，即形成所谓的先天性醋酸白色改变（或先天性转化区）。约 2.5% 的女性的鳞柱交界处会从宫颈移至阴道。本该存在于宫颈内的腺上皮组织在发育时期未能正常退化，持续残留在阴道内，进一步发展成为阴道腺病；这种上皮为宫颈内膜型。这些腺上皮组织在阴道表面直接取代该位置的正常鳞状上皮，或在真皮层内形成有分泌功能的囊腺或囊肿。1971 年，人们首次发现孕妇暴露于 DES 将导致其女性后代出现大范围的宫颈阴道腺病，但很少进一步发展为阴道腺肉瘤。DES 于 1938 年首次研制问世，并于 20 世纪 40 年代中期投入到临床使用中。自 1971 年开始，人们发现阴道腺病主要与胎儿时期暴露于 DES 相关，但是也会出现在没有此类接触史的人群中。DES 使用前与暴露后所患的腺病类型相同。

阴道镜的广泛使用使位于阴道表面的微小腺病病灶更容易被发现，即便没有 DES 暴露史的无症状女性患者也是这样。阴道腺病的症状包括阴道内的大量黏液性分泌物、疼痛和（或）由于阴道异常腺上皮的脆性而导致的性交后出血。这些症状经常给患者带来很大痛苦，并常会使患者联想到是否与一些恶性疾病相关。尽管肿瘤并不常见，但是作者发现肿瘤的发生率还是有所增加，其中的两个病例［包括由我们的研究小组（A.S.）所发现的一例］均与产后出血放置阴道内球囊相关。这两例女性患者均在 6 个月内发展为阴道腺病，其中一例还同时患有外阴阴道糜烂型扁平苔藓。扁平苔藓合并阴道腺病者并不少见。在 20 世纪 70 ~ 80 年代，女性摄入 DES 及该药对其女性后代的影响给妇产科学带来了深远的影响，特别是在美国。在接下来的章节中，我们将会讨论由该药物所导致的发育异常过程及相关的临床干预措施。

11.3 DES导致的发育异常

在生物试验中，DES 的致畸作用已经得到证实。该药会作用在胚胎间质上，使暴露于 DES 的女性出现形态结构畸形及结缔组织上皮细胞的异常改变。这些女性的后代发生透明细胞腺癌的概率增高，特别是在孕早期就接触到 DES 的患者中，如前文所述，这可能是由于在胚胎时期该药物导致大面积柱状上皮异位到阴道内所致。

流行病学

自 1938 年 DES 被合成后，其就开始被应用于临床，特别是在 20 世纪 40 年代末应用更多。那时，人们认为母体及胎盘组织如果不能产生足够的雌激素支持妊娠，将会导致流产的发生，基于这个假设，DES 开始被广泛用于预防习惯性流产。据估计，有 200 万 ~400 万的美国女性因担心相关的妊娠问题而使用过 DES 治疗。1970 年，人们注意到阴道透明细胞癌好发于年龄为 14 ~ 22 岁的女孩。由此，由 A.L. Herbst 博士开展的一项相关的特殊研究在马萨诸塞州波士顿展开。这项研究收集了全世界范围内近 400 例阴道及宫颈透明细胞腺癌患者的数据。这些病例大多来自于美国本土，但是也包含了来自欧洲、美洲中部、非洲和亚洲等其他区域的患者。

宫颈及阴道的透明细胞腺癌原本是一种很罕见的癌症，但是近年来，不论是否存在 DES 接触史，该病的发生率都出现了显著性升高。该肿瘤在 14 岁以下的女性中非常罕见，在这之后，年龄 – 发病率相关曲线出现快速上升阶段，到 22 岁时达到发病高峰，随后该曲线便快速下降，随着年龄的增长，发病率迅速降低。即使在明确暴露过 DES 的女性中，这种肿瘤也并不常见。据统计，在所有 34 岁以下的暴露人群中，透明细胞腺癌的发病风险只有 1/1000。因患病总数过少，很难统计出 20 岁中期的患者和更大年龄的患病比例。尽管如此，这却是一种有终身发病风险的疾病，在 DES 相关问题出现之前，阴道和宫颈的透明细胞腺癌本是一种老年女性疾病，即使在青年时期未出现恶性肿瘤的女性，也可能会在成年后发展为透明细胞腺癌。

临床发现

母亲接触 DES 后，女性胎儿的生殖道发育过程被改变，苗勒管的柱状上皮将持续存在于阴道、穹隆及宫颈。胎儿在妊娠 20 周前暴露于 DES 是这些异常发育的必要条件。如果母亲的 DES 治疗发生在 20 周以后，DES 对女性后代的疾病风险将被降到最小。图 11.1 显示了丰富的阴道上皮及宫颈阴道部的大面积柱状上皮(1)。图 11.2 和图 11.3 显示了已完全被柱状上皮覆盖的宫颈周围出现的特征性头罩样增生。在图 11.4 中，鳞状化生上皮(1)取代了柱状上皮；一些过度增长的宫颈内柱状上皮(2)出现。图 11.5 显示了延伸到宫颈前唇的柱状上皮细胞(2)呈现出特征性的鸡冠样改变。在这张图中，鳞状化生上皮(1)出现。尽管大部分患者会出现宫颈与上阴道处的红斑，但在一些少见病例中，也可以发现位于宫颈及阴道其他部位的片状柱状上皮。这些片状区域需要更加谨慎地监测。

一旦对这些部位的病变性质存在怀疑，就需要立即对该病变部位进行广泛局部切除术，并对留取的病理组织进行细致的组织病理学评价。孕早期（63 天之前）暴露于 DES 的胎儿患阴道或宫颈透明细胞癌的风险显著上升；而 63 天后暴露的患病风险为 0。如前所述，并不是所有暴露后的胎儿日后都会出现红斑样表现。

透明细胞癌的特征性表现包括宫颈前唇过度增生样改变（头罩样）（图 11.6）及出现在阴道或宫颈的侵蚀性溃疡（图 11.7）。阴道后穹隆是最常见的发病部位，多在宫颈检查时偶然发现。

胚胎时期母体摄入 DES 对胚胎发育的影响

- 孕 20 周前母体暴露于 DES 与胚胎发育异常相关。
- 阴道 / 宫颈腺癌的特征性表现为过度增生的阴道上皮。
- 延伸到宫颈阴道部的柱状上皮可以呈现出特征性的鸡冠样改变。
- 孕早期（孕 63 天之前）暴露于 DES 的胎儿患阴道或宫颈透明细胞癌的风险上升。
- 透明细胞癌临床表现多为过度增生或侵蚀性溃疡。
- 肿瘤好发于阴道后穹隆或宫颈。

病理学

透明细胞癌的病理学特征非常明显。图 11.8 和图 11.9 显示了典型的透明细胞癌中有含有大量胞质的鞋钉样细胞。肿瘤细胞可分为 3 种病理分型。

1. 囊性管型（图 11.8），相关的高倍镜下形态如图 11.9 所示。

2. 第二种最常见的类型为在实性肿瘤中含有大量透明胞间质的片状或团块状肿瘤细胞，这些胞间质为肿瘤快速增长中大量糖原溶解所致。

3. 乳头型为最不常见的类型，其镜下表现为囊样或管样细胞团内乳头样突起。

治疗

透明细胞腺癌的治疗与宫颈癌及阴道癌的方法相似，其分期方法也非常相似。不论手术治疗还是放疗，根治治疗后的患者预后最好。因患者经局部治疗后复发率极高，人们尝试使用保守治疗的方法并不成功。与宫颈癌类似，Ⅰ期的透明细胞腺癌的 5 年生存率接近 90%，生存率随肿瘤分期逐渐下降，Ⅳ期的 5 年生存率为 0。一小部分患者于妊娠期发病，但是并不会影响肿瘤的特征和预后。同样，并没有发现口服避孕药与该疾病发生或预后相关。

人们对柱状上皮化生后宫颈阴道腺病患者发生 CIN 的风险进行了讨论。在美国，一项在全国范围内的有关己烯雌酚腺病（DESAD）的临床试验项目已启动，1983 年，Noller 等人报道了一项包括 1580 例

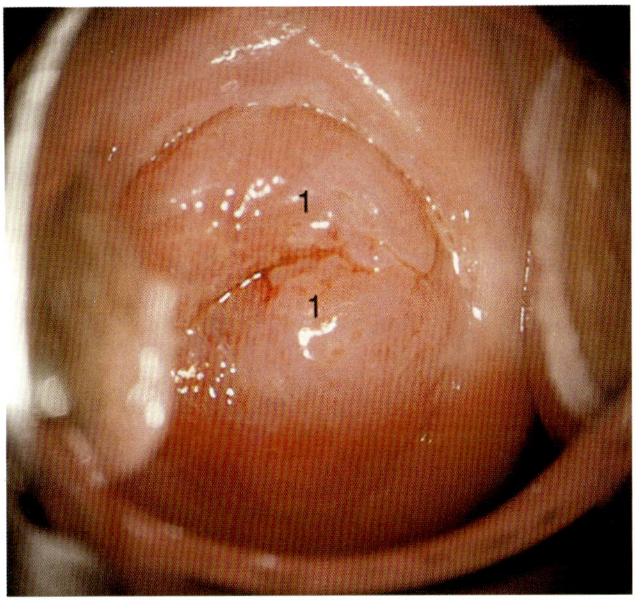

图11.1

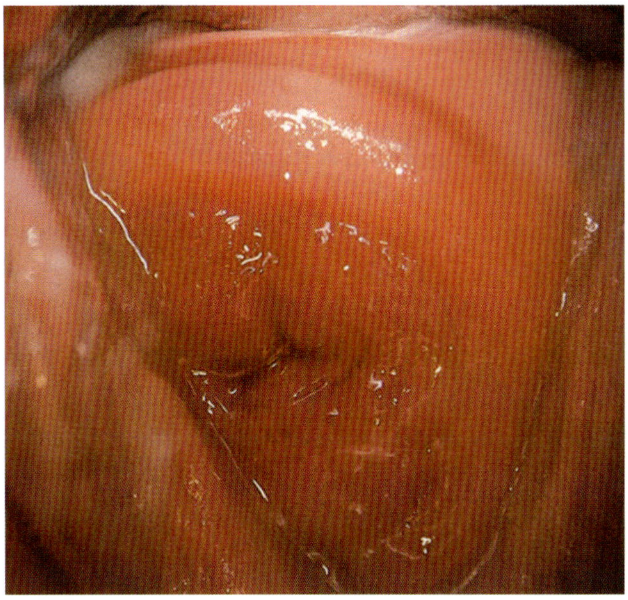

图11.3

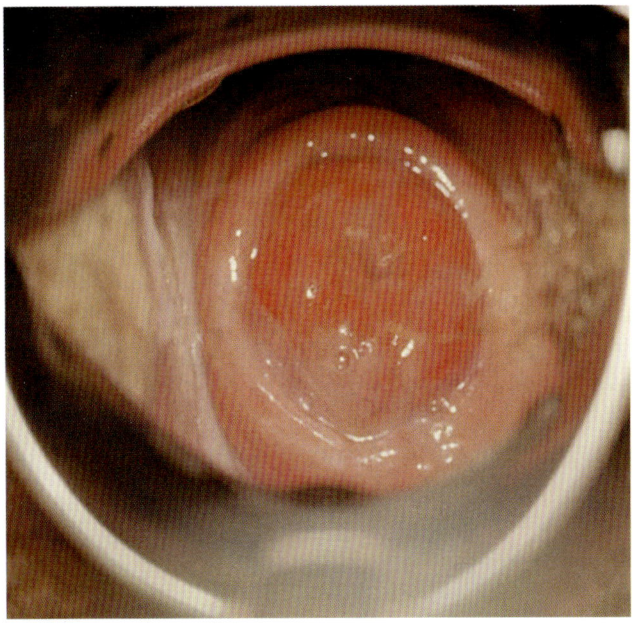

图11.2

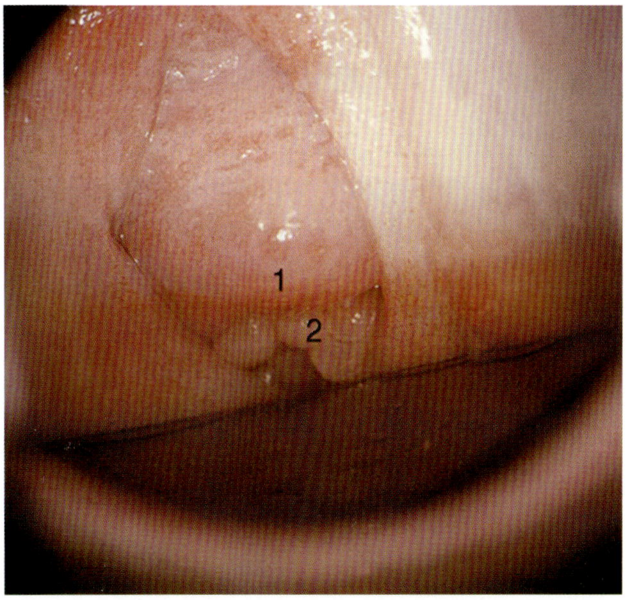

图11.4

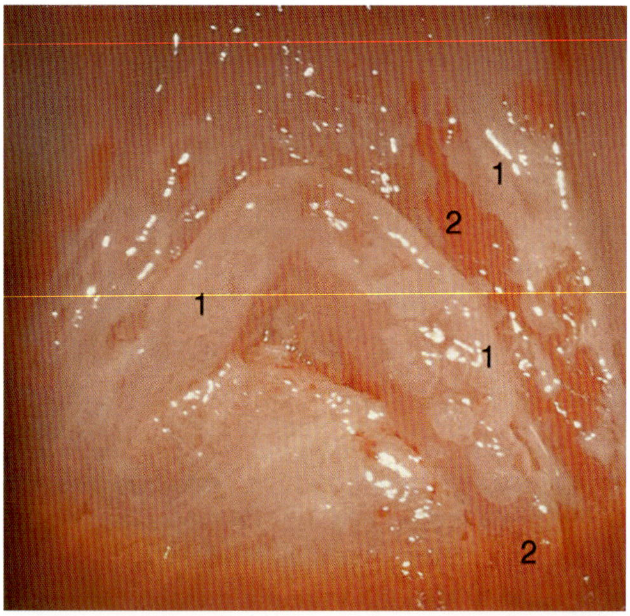

图11.5

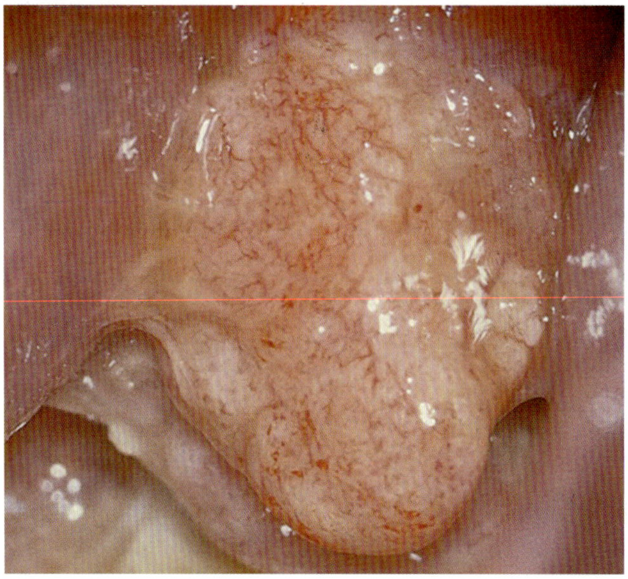
图11.6

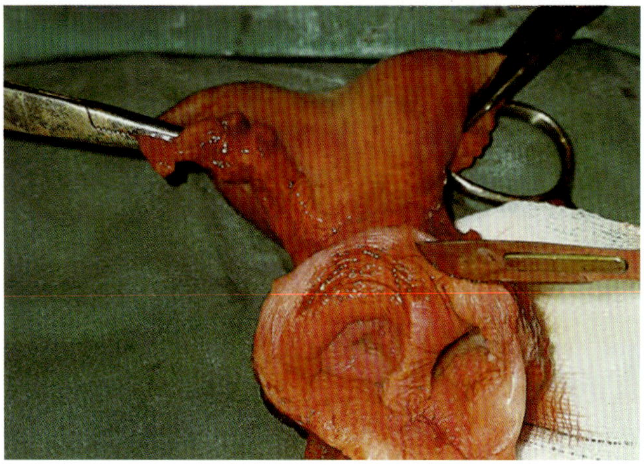
图11.7

女性患者的研究结果，发现与对照组的非暴露女性相比，其 CIN 的发病风险并没有显著增加。近期，Hoover 等人（2011）进行的一项关于 DES 暴露女性的长期随访研究中发现，暴露组的高级别 CIN 的发病率为 6.9%，对照组只有 3.4%。

对胚胎时期母体摄入 DES 患者的治疗

- 透明细胞腺癌的治疗与宫颈癌、阴道癌的治疗方法相同。
- 不论手术治疗还是放疗，行根治治疗后的患者预后最好。
- Ⅰ期透明细胞腺癌的 5 年生存率接近 90%。
- 一旦对肿瘤好发部位的病变性质存在怀疑，需要立即对该病变部位进行广泛局部切除手术。
- 在该人群中，宫颈上皮内瘤变的发生风险并没有增高。

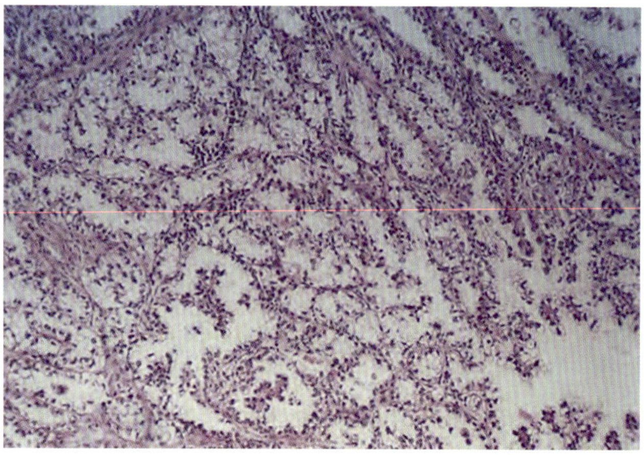
图11.8

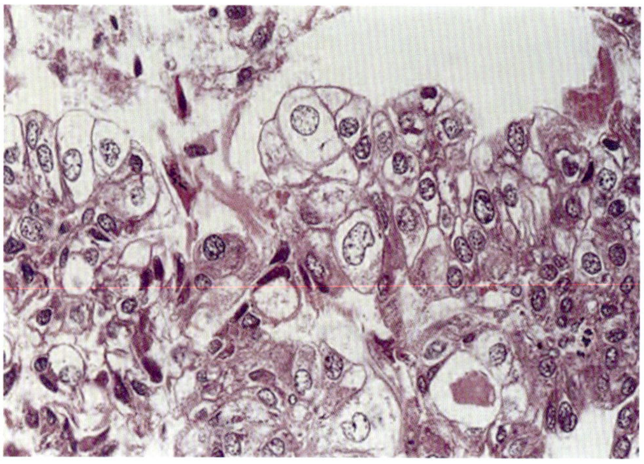
图11.9

11.4 研究现状

直到最近，人们才发现，对于宫内暴露于 DES 的女性，不仅生殖系统恶性肿瘤的风险增加，并且随着年龄的增长，其他一些与生殖系统的相关问题也会出现。Hoover 等人（2011）对 4653 例女性进行长期的追踪研究，调查这些女性在 45 岁之前出现的生殖系统问题及 55 岁前出现的其他健康问题。相比 1927 例对照组女性而言，他们发现与试验组阴道上皮改变程度相关的 12 种健康问题，该发现给宫内 DES 暴露问题增加了半定量的参考。暴露组发生不孕的风险比率为 33%，对照组为 15%；自然流产的发生率为 50% 比 38%；早产的发生率为 53% 比 17%；中孕期晚期流产的发生率为 16% 比 2%；异位妊娠的发生率为 15% 比 3%；子痫前期的发生率为 26% 比 14%；死产的发生率为 9% 比 3%；卵巢早衰的发生率为 5% 比 2%；40 岁及以上人群中乳腺癌的发生率为 3.9% 比 2.2%。这些风险比较严重，且与阴道上皮改变程度相关。因此，对试验组中 DES 暴露的女性进行长期随访是非常必要的。

母体摄入 DES 后的长期影响

- 随着年龄的增加，生殖器官和生殖健康的风险也增加。
- 影响程度与阴道上皮的改变程度相关。
- 宫内暴露 DES 的影响可以半定量。
- 不孕、自然流产和早产的风险增加。
- 孕中期自然流产率、异位妊娠、子痫前期率增加。
- 死产率、卵巢早衰率、40 岁及以上女性乳腺癌发生率升高。
- 这些女性必须长期随访。

总结

- DES 曾被错误地用于避免妊娠并发症。
- 宫内暴露于 DES 的人群会发生多种癌症。
- 对于母体暴露于 DES 的女性胎儿，其阴道发育会出现先天性异常改变。
- 孕 20 周前暴露于 DES 与胚胎发育异常相关。
- DES 暴露与年轻女性的罕见的阴道 / 宫颈腺癌相关。
- 随着年龄的增加，暴露组出现生殖系统健康问题的风险随之上升。
- 阴道腺病症状包括：阴道大量黏液性分泌物、疼痛和（或）性交后出血。

（黄振宇 译　廖秦平 审校）

11.5 拓展阅读

Herbst AL, Cole P, Colton T, *et al.* Age incidence and risk of diethylstilbestrol-related clear cell adenocarcinomas of the vagina and cervix. *Am J Obstet Gynecol* 1977;128:43–50.

Hoover RN, Hyer M, Pfeiffer RM, *et al.* Adverse health outcomes in women exposed in utero to diethylstilbestrol. *N Engl J Med* 2011;365:1304–14.

Kaufman RH, Adam E, Hatch EE, *et al.* Continued follow-up of pregnancy outcomes in diethylstilbestrol-exposed offspring. *Obstet Gynecol* 2000;96:483–9.

Noller K, Townsend M, Kaufman R, *et al.* Maturation of vaginal and cervical epithelium in women exposed to diethylstilbestrol (DESAD project). *Am J Obstet Gynecol* 1983;146:279–85.

Sandberg E. Incidence and distribution of occult vaginal adenosis. *Am J Obstet Gynecol* 1968;101:333.

第 12 章

导致不能明确诊断下生殖道癌前病变的感染和其他疾病

12.1 引言

在很多情况下不能明确诊断生殖道癌前病变或者癌症，如存在感染或者其他疾病。感染可能是由原虫、真菌或者细菌引起的广泛的生殖道炎症。病毒感染，尤其是前文详细讨论过的 HPV，它可以同其他病原体一起引发感染，给诊断带来困难。息肉样病变的发展和孕妇的宫颈阴道腺病同样会给诊断带来困难，我们将对上述问题进行分析。

12.2 阴道滴虫病

由单细胞鞭毛虫引起的男性和女性的下生殖道感染是最常见的性传播疾病。非性传播的途径较少见，因为需要大量的病原体才会产生症状。宫颈涂片很少发现感染，其典型外观如图 12.1 所示，胞体较小，呈蓝灰色，胞核细长且胞体界限不是很清楚（箭头）。

黏膜中的滴虫与分泌物中的细胞碎片的鉴别对我们来说很重要。虽然滴虫在巴氏染色玻片上很容易发现，但是最好能在湿片中寻找到活的滴虫。尽管这种方法的灵敏度为 60%～70%，但却是最可靠的诊断方法。应用最新的流式免疫层析和核酸探针的方法可以提高诊断率。据报道，流式免疫层析法的敏感性可以达到 83%，特异性可达到 97%，而且 10 分钟获得结果，而核酸探针则需要 45 分钟才能得出结果。这些方法对临床医生来说是很有帮助的，尤其是对宫颈状态有所怀疑的时候。癌症和感染往往同时出现。

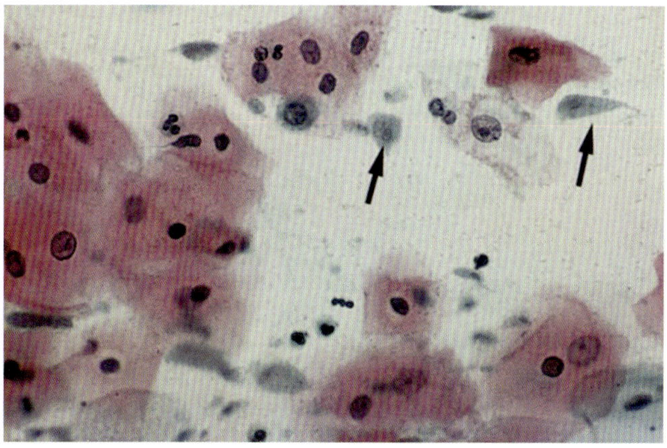

图12.1

有些女性可能没有明显的感染，但却可以检测到病原体。临床阴道镜下宫颈的表现见图 12.2，可看到典型的草莓状斑（1）。这些宫颈炎或阴道炎的特征性草莓状斑的特点是出现大量的红色小斑点，这些红点是上皮下毛细血管快要达到表面所形成的。最严重的情况下，即使是最小的创伤也会造成流血，例如取样等。因此，如果确诊感染了阴道滴虫病，那么即便发现 CIN，也要等感染控制后再采取其他治疗措施，因为这个时候往往会发生严重的出血。该病的最有效治疗药物是甲硝唑或替硝唑。目前的共识是性伴侣双方要同时进行治疗，期间建议避免性生活或全程使用避孕套直至治疗结束。

图 12.3 显示了肉眼观察宫颈时发现严重滴虫性宫颈炎时出现的一个难题。通过肉眼检查，宫颈出血可能会被误认为早期的浸润性癌。但是通过阴道镜检查可以发现多处小的围绕宫颈阴道部的上皮下毛细血管引起的广泛出血。没有证据证实是浸润性癌。

阴道滴虫病

- 宫颈、阴道炎症，外观为草莓状斑。
- 极少情况下会与肿瘤混淆。
- 分泌物呈泡沫状，绿色 / 恶臭味，pH 值 >5.0。
- 湿片能看见活动的鞭毛虫。
- 使用甲硝唑易治愈。

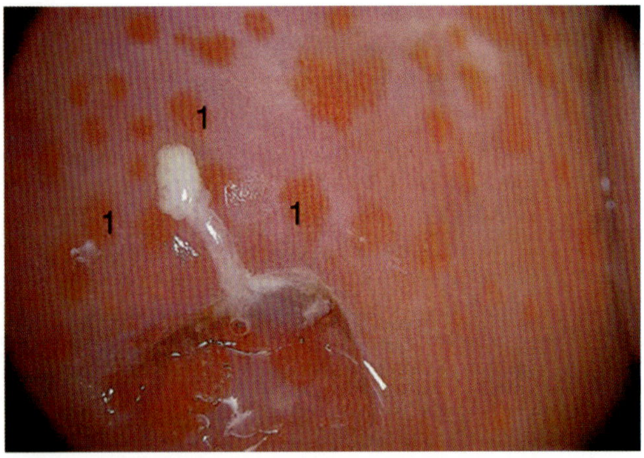

图12.2

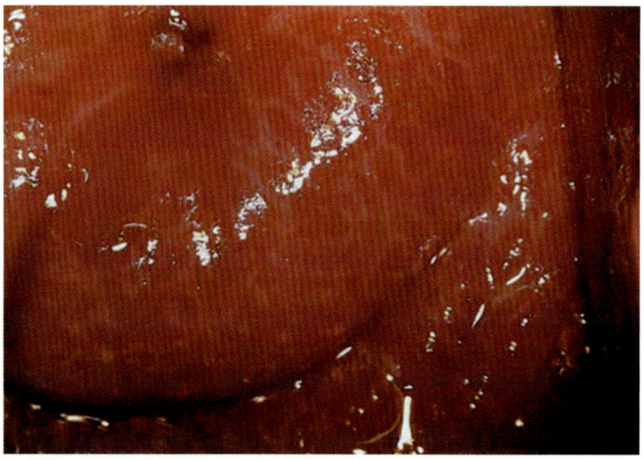

图12.3

12.3 细菌性阴道病

细菌性阴道病曾被称为加德纳阴道病、流感嗜血杆菌阴道病或者非特异性阴道病，常见于育龄期女性，它对宫颈的影响与滴虫性阴道炎相似，都存在草莓状斑和广泛的炎症样变（图 12.3）。由于肉眼检查容易引起医生怀疑，因此须排除恶性肿瘤。该病伴随正常阴道菌群发生变化，产生过氧化氢的乳酸杆菌浓度降低，从而导致了厌氧、革兰阴性杆菌、加德纳菌和动杆菌的过度增长。这将导致产生均质稀薄的阴道分泌物，伴有典型的鱼腥味，pH 值 >4.5。当加入氢氧化钾溶解液后，阴道分泌物会释放出鱼腥味。显微镜下观察有超过20%上皮细胞的线索细胞存在，伴随乳酸杆菌的减少和小的革兰阴性杆菌的出现。

细菌性阴道病

- 宫颈呈现滴虫性阴道炎外观。
- 均质的阴道分泌物。
- 添加氢氧化钾溶解液后，会出现鱼腥味。
- 镜下观察发现线索细胞（pH 值 >4.5）。
- 90% 的病例可以使用甲硝唑或者其他抗生素有效治疗。

12.4 念珠菌病

念珠菌病是由正常存在的白念珠菌过度繁殖引起的，白念珠菌可以存在于人的口腔、喉、大肠和阴道。当正常的阴道环境改变的时候会易引发此病。该病常见于孕妇、糖尿病患者、HIV 患者和肥胖患者，以及接受药物治疗，包括口服避孕药、皮质类固醇激素，或者服用抗生素杀灭维持阴道上皮酸度的正常菌的患者。在宫颈涂片中可以很容易看到白念珠菌的孢子或者染成红色的薄线状的假菌丝细丝（图 12.4）。在生理盐水或混合氢氧化钾（10%）的溶液中，通过显微镜检查发现白色豆腐渣样分泌物可以明确诊断。分泌物可以培养。菌丝有时无色或呈灰蓝色，常见橙色或红色。念珠菌会产生很严重的炎症反应，宫颈上皮和阴道上皮变厚，表面覆盖一层豆腐渣样白带（图 12.5）。使用棉签拭去表面的分泌物可以鉴别白斑与早期的宫颈和阴道恶性肿瘤。如果还有怀疑，可以用生理盐水清洗表面，在阴道镜下可以看到正常的上皮表面。

治疗包括使用局部药物如制霉菌素、克霉唑、特康唑和咪康唑，包括栓剂、乳膏，或使用全身药物如氟康唑和伊曲康唑。这些药物可以治愈白念珠菌。若男性伴侣存在症状性包皮龟头炎，应进行治疗。

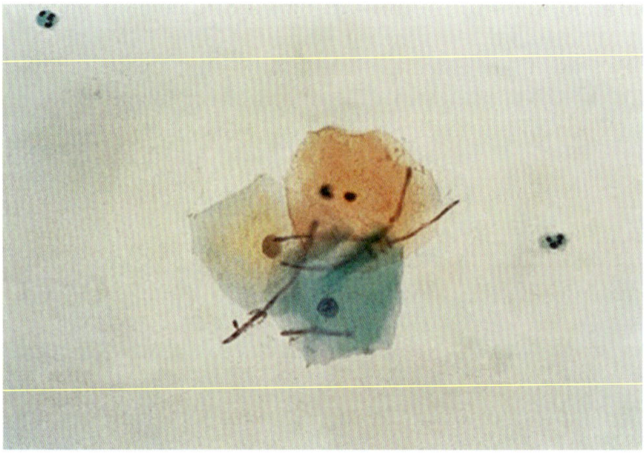

图12.4

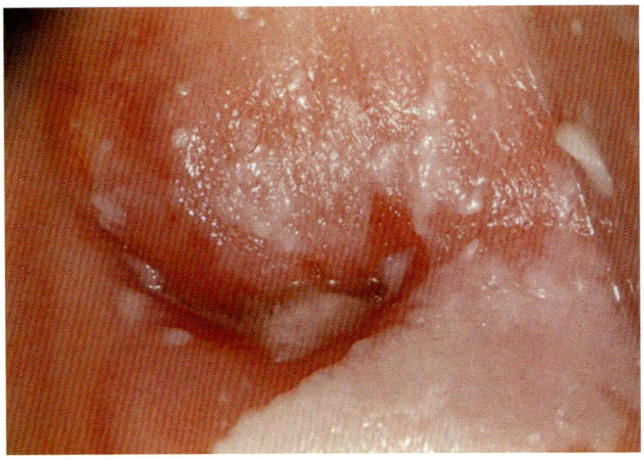

图12.5

> **念珠菌病**
> - 产生厚白色阴道分泌物。
> - 与致密的宫颈/阴道炎性反应相关。
> - 阴道分泌物在生理盐水/氢氧化钾溶液中可以看到孢子/菌丝。
> - 诊断的金标准是培养。

12.5 生殖器疱疹感染

临床表现

生殖器疱疹是由2型单纯疱疹病毒（HSV2）引起的，该病的典型特征是外阴及阴道下部的疼痛溃疡，但是，当病变累及宫颈时常常是无痛的，仅在做检查时或者在阴道镜下发现。当患者有外阴及阴道下部生殖器疱疹时仔细评估宫颈的情况很重要，并且应告知患者该病有很高风险传染给性伴侣。妊娠患者则有很高风险会通过阴道生产传染给婴儿，并且如果患者为初次感染，则传染的危险显著高于已感染患者。极端情况下，病变在阴道上部或者宫颈有活跃感染的，建议采用剖宫产。

单纯疱疹病毒的细胞学检查

HSV的细胞学外观很容易辨认。图12.6a显示了其细胞学改变，细胞的特点为大型多核，细胞核挤压在一起（箭头），染色质边集且常常出现空核。核内通常可见大的包涵体。重要的是鉴别这些细胞与HPV感染相关的双核细胞，以及可能与浸润性癌相关且通常在宫颈放疗后产生的异常表现。

早期感染的细胞学典型变化为核内包涵体，随着疾病的进展，会出现非特异性的急性坏死性宫颈炎，这时呈现的是变性坏死的细胞，能隐约看到胞核。这些坏死的细胞临床上有时需要与浸润性鳞状细胞癌或者上皮内瘤变相鉴别。

感染的阴道镜检查和组织学表现

单纯疱疹病毒感染后上皮细胞的改变可以通过阴道镜来观察；事实上，早期对该病最佳的研究手段就是观察阴道镜下的放大视野。感染开始于鳞状上皮基底层细胞；而后出现核变大，继而发展为多核细胞。在大概36小时内，水泡形成，然后出现溃疡，这时对水泡行组织学检查（图12.6b）发现，在边缘和底部出现巨细胞（1），多形核白细胞（2）在周围上皮细胞中出现。周围上皮细胞中基底部细胞有增生现象。图12.6（c，d）显示了阴道镜下该病的早期变化，水泡（箭头）和上皮的“拥挤现象”（1）由在溃疡出现前发生的细胞浸润所致。溃疡（图12.6e）通常提示二次感染并导致非特异性急性坏死性宫颈炎（图12.7）。大量急慢性炎症细胞渗透到溃疡底部肉芽组织中。溃疡周围的急性炎症改变使血供显著增加，溃疡上的微小创伤都会造成大量出血。在感染初期出现小的水泡，在宫颈的持续时间短于外阴（图12.8）且很快凝聚，产生单纯疱疹病毒溃疡外观。

与浸润性癌加以鉴别非常重要，虽然一般不提倡，但是在必要的情况下可以取活检来排除或者确认是否为浸润性癌。一般来说，观察10～14天会出现好转、治愈的迹象。一般不主张过于积极的治疗，尽管临床上使用阿昔洛韦，但是应用于宫颈不像应用到外阴或者其他的病变那么容易，并且疗效尚不确切。溃疡会自愈，但宫颈会留下小损伤，如图12.8所示，（1）为自愈的溃疡。

除了HSV，另一种引起坏死溃疡的是异物残留，如阴道中残留的消毒棉球或者其他异物。一般情况下，在局部清洁后溃疡很快愈合，但是，需要再次强调，一定要与浸润性溃疡型肿瘤相鉴别。创伤性溃疡与宫颈治疗和活检后的愈合也可能会有类似的外观，但通常可以根据病史排除。

外阴病变

由疱疹引起的外阴病变会伴随强烈的疼痛和不适（图12.9）。多个浅的小溃疡聚集（12.9b）和不适，演变为红色边界和灰黄色中心的病变，这是典型的疱疹外阴炎表现。继发性阴唇水肿和轻度腹股沟淋巴结

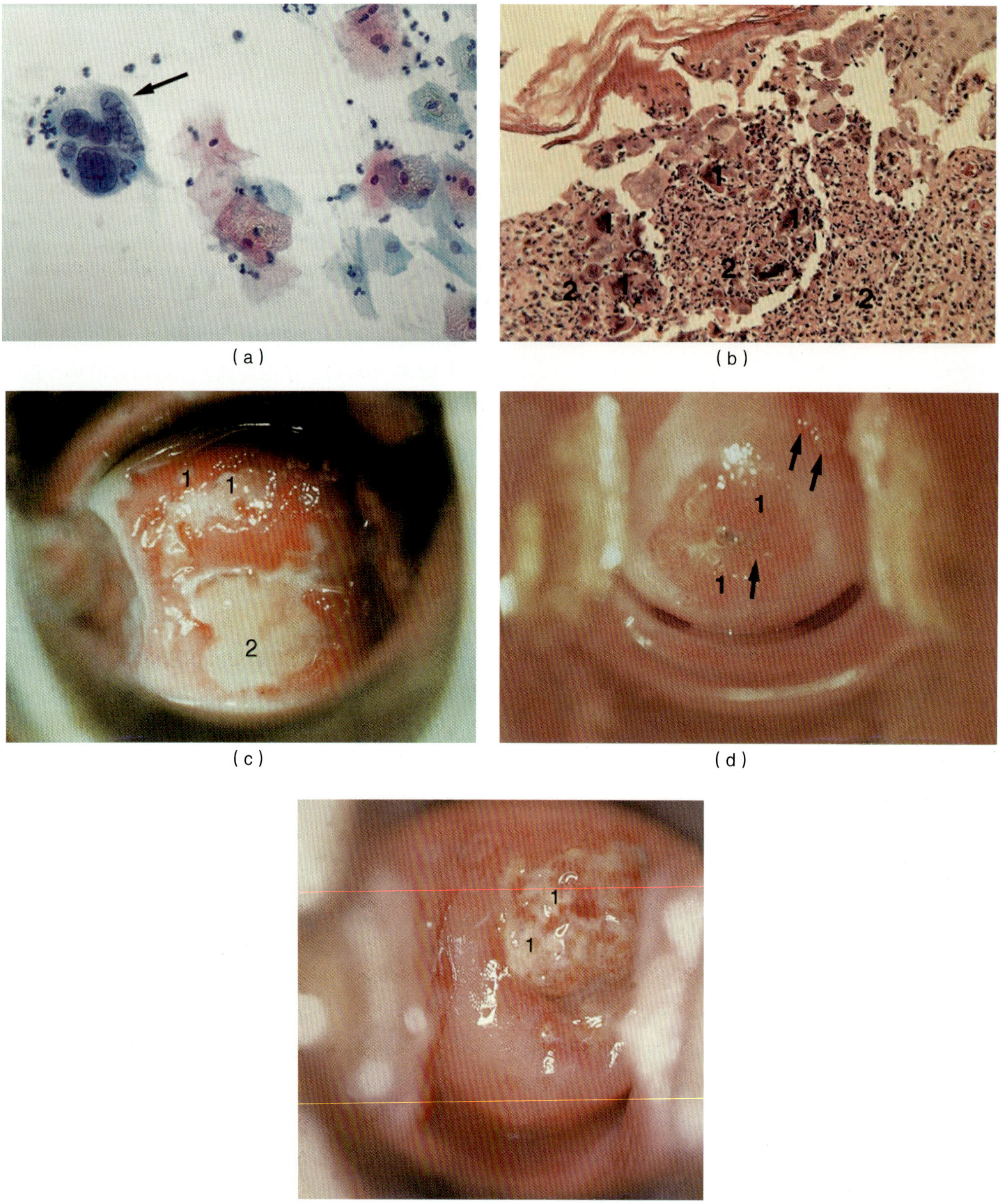

(a) (b) (c) (d) (e)

图12.6

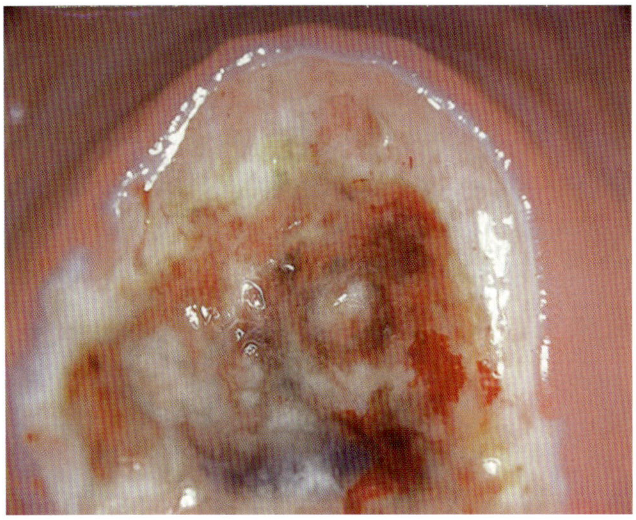

图12.7

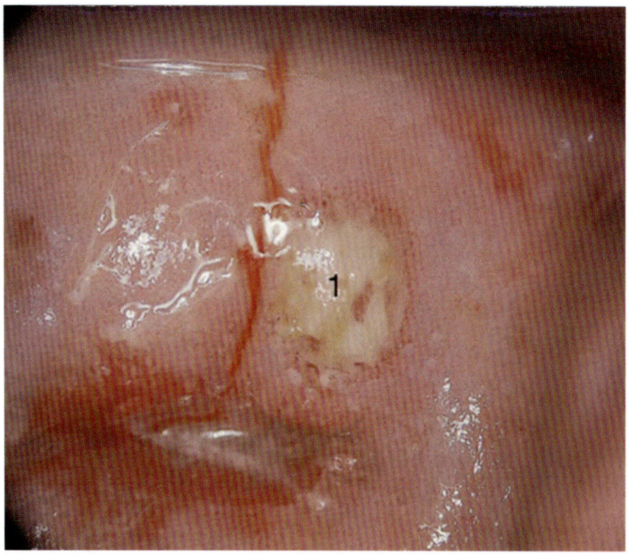

图12.8

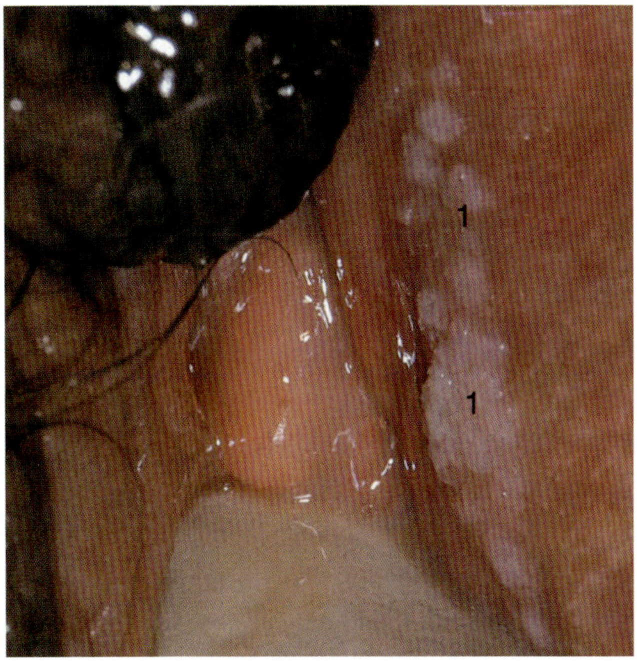

（a）

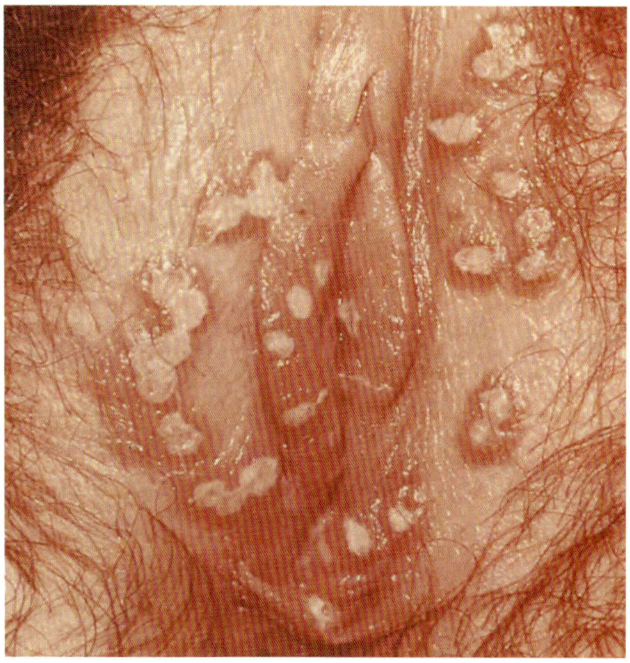

（b）

图12.9

肿大与原发性病灶有关。有时候症状没有这么明显，似乎更局限（图 12.10），且常见于复发病例。

初始阶段的典型前驱症状包括不适感、发热和腹股沟淋巴结肿胀。外阴的典型表现为小的水泡（1）（图 12.9a），这些水泡很快变大，周围被红斑性皮肤反应环绕（图 12.11）。水泡继而破裂，形成浅溃疡性病变，且多发、疼痛，这些是下一阶段的典型表现。一些溃疡位于尿道或者阴道前庭，会引起更严重的不适，甚至会发生尿潴留。这时行耻骨上膀胱造瘘并置管就非常必要。50% 以上的病例累及宫颈或阴道，由于这些区域没有自主神经末梢，所以常常无明显症状。

有时候很难与外阴恶性疾病相鉴别。一个单纯的较大的不典型病变与早期鳞状细胞癌类似。其他情况，如二期梅毒和白塞病都应该考虑（图 9.49 和图 9.50a）。

从溃疡处取样可以帮助诊断，巴氏染色可以看到典型的较大的多核细胞，有些会呈现染色质边集和空核。成纤维细胞的病毒培养是重要的诊断实验。坏死部位的囊液或碎屑或者急性期溃疡都是很好的

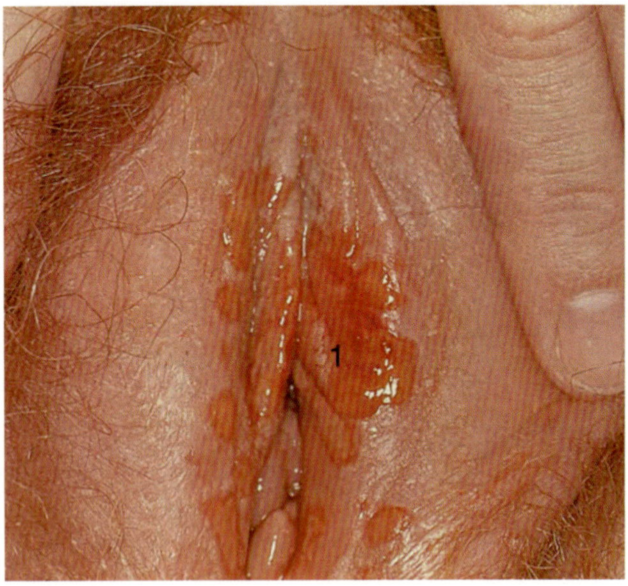

图12.10

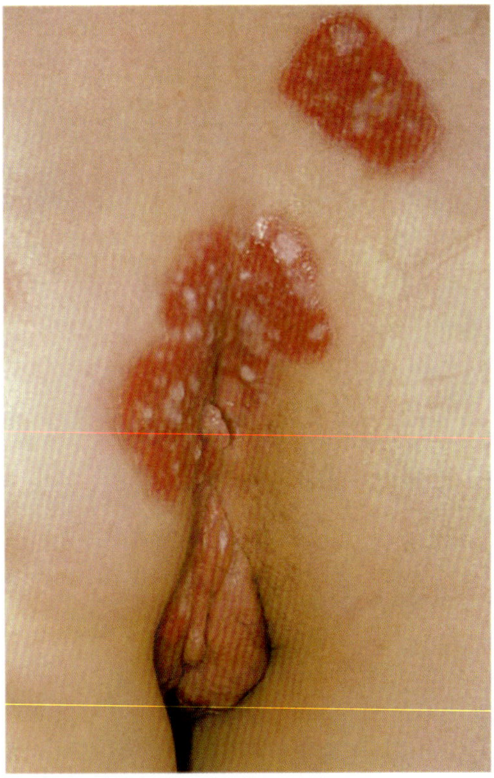

图12.11

取样部位。原发性病变在治愈后不能再进行病毒培养，这个过程通常在大概2周内发生，但是血清学检查还是有益的。血清学检查基于受感染个体在暴露21天之内抗HSV2免疫球蛋白抗体IgM的建立情况。约85%的受感染个体在此时有抗体存在。HSV1型和2型有80%的抗原是相同的，需依靠IgG和IgM抗体特殊类型糖蛋白G的测定。约60%的原发性生殖器感染是HSV1型，其余均为2型。事实上，在最初3天分离培养病毒并制作涂片是最准确的。当病情发展至溃疡出现，阴性结果也不能排除疱疹感染，还需要等待一些时间来最终确认。这个时候行血清学检查是有效的。由于疱疹病毒感染是一种常见的性传播疾病，所以需要排除其他性传播疾病，如梅毒和淋病。

单纯疱疹病毒

- 细胞学检查很容易辨认。
- 宫颈病变很容易与恶性肿瘤相混淆。
- 水泡会形成宫颈溃疡。
- 病变持续2～6周，然后残留小的瘢痕。
- 病毒培养是诊断的金标准。
- 其他检查包括：糖蛋白G检查、特殊血清学检查和PCR。

12.6 HPV感染

宫颈HPV感染已在前文中有所讨论。该病毒在宫颈会引起两种病变，一种是尖锐湿疣，被描述为疣，另一种是非湿疣样感染或者乳头瘤病毒亚临床感染，后者只能通过醋白试验或者在阴道镜下才可以看到。

外生型的尖锐湿疣通过肉眼观察很容易看到，通常呈淡粉色或白色，富含血管，表面有指样突起。该病累及生殖道的大部分，若在外阴看到疣状物，那么10%的病例会合并宫颈尖锐湿疣。此时，患者存在患宫颈上皮内病变的风险。尖锐湿疣的典型外形如图12.12所示，有多个珊瑚样改变，宫颈上还有多个小的尖锐湿疣。每个突起都是一个尖锐湿疣，伴有一条中心血管。巴氏染色法可发现细胞学改变，即典型的挖空细胞［图12.13（1）］。核变大、深染、双核，细胞中央“空化”。这些细胞核的改变需要与轻度核异质相鉴别。

图12.13b显示了涂片中区域角化不全，这些角化细胞构象各异，常见于病毒疣和低级别病变。其他特点包括多核、角化不全（个别细胞角化），有的细胞正在角化，这些细胞在涂片上可以看到无核鳞状细胞。

图12.14显示了极度角化的病变，这些病变常常被误认为是早期恶性肿瘤。这些组织没有异常血管和相关炎症，经多点活检后可以确诊。该病变还应

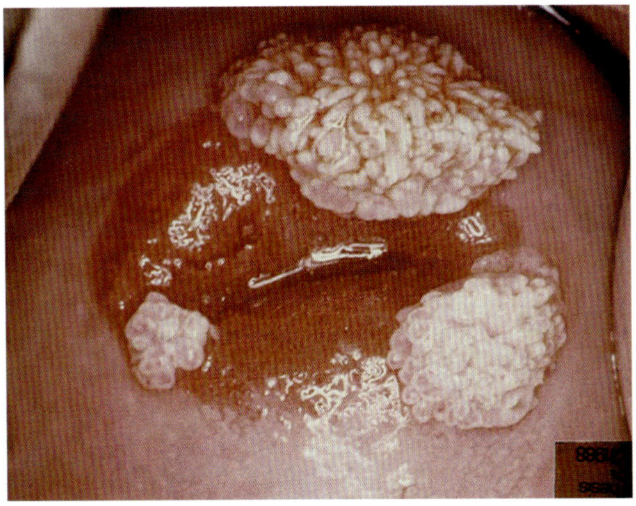

图12.12

该与疣状癌相鉴别，后者是鳞状细胞癌与尖锐湿疣的整合体。类似情况还可能出现在免疫抑制患者的外阴，常为多病灶。

阴道的亚临床湿疣病变有时需要与该区域的上皮内疾病相鉴别。明显的湿疣病变（图 12.15）不仅存在于宫颈还可能位于阴道上部。这时需要使用阴道镜来排除宫颈和阴道的上皮内疾病。图 12.16 显示了早期亚临床病变；可见于宫颈阴道部（1），阴道壁上存在混合性临床和亚临床尖锐湿疣（2）（图 2.10）。

图 12.17 和图 12.18a 显示了两种类型的湿疣；对于这种大范围的病变，不仅要检查肛管，还要检查阴道尤其是宫颈。图 12.18b 显示了尖锐湿疣典型的组织学表现，上皮细胞中有多个挖空细胞，核稍大且不规则，有一些细胞显示出活跃的有丝分裂，其他显示为角化不全和个别细胞角化。组织学结果有必要与 CIN 相鉴别。

12.7 妊娠期宫颈蜕膜病

在妊娠期，阴道镜检查有时可发现宫颈明显的异常改变，很可能与早期浸润性癌相混淆。它们是由宫颈腺体组织肥大和增生引起的。

宫颈蜕膜病在少数情况下易与恶性肿瘤混淆，图 12.19 至图 12.21 显示了宫颈上皮水肿突出。此时高倍镜视野下可以看到显著异常变化。这些病变与第 6 章描述的早期腺癌极其相似，如果临床医生不能明确诊断，建议行活检。需要小心操作以预防孕妇宫颈出血。

图 12.22 显示了妊娠期内该病典型的细胞学改变；一般表现如浅表的水肿鳞屑是正常的，但是还存在大量的积液。典型的组织学改变可见图 12.23 中的低倍镜视野和图 12.24 中的高倍镜视野，大量膨胀的细胞位于表面的单层立方上皮细胞之下，这些细胞位于突起的上表面。这些病变均为良性，不需要治疗。

宫颈蜕膜病

- 宫颈腺体组织肥大增生。
- 易与早期浸润性癌相混淆。
- 需要行活检来鉴别是否为癌症。
- 有水肿的表层鳞状细胞变化。
- 大量膨胀的细胞位于单层立方上皮细胞之下。
- 这些病变均为良性，不需要治疗。

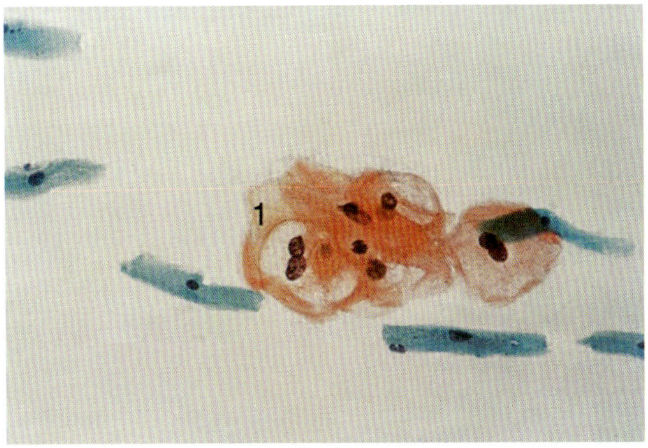

（a）

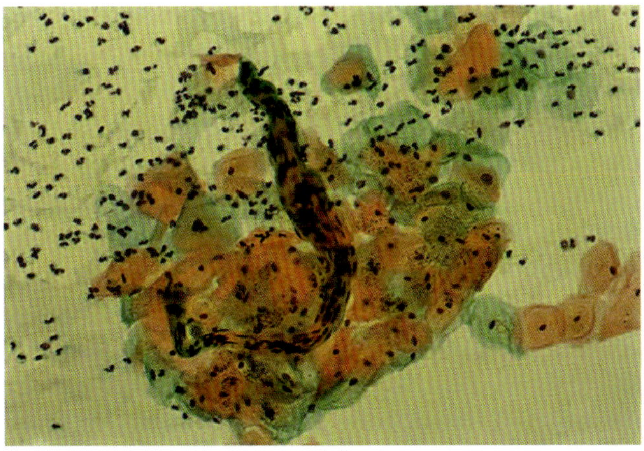

（b）

图12.13

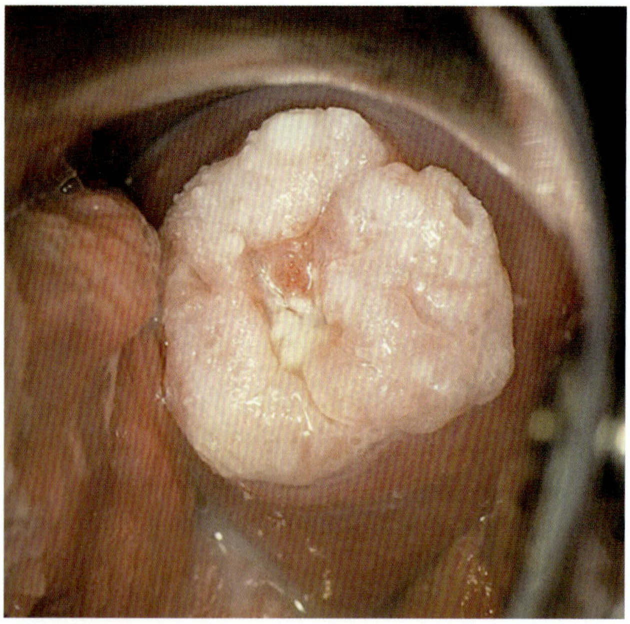

图12.14

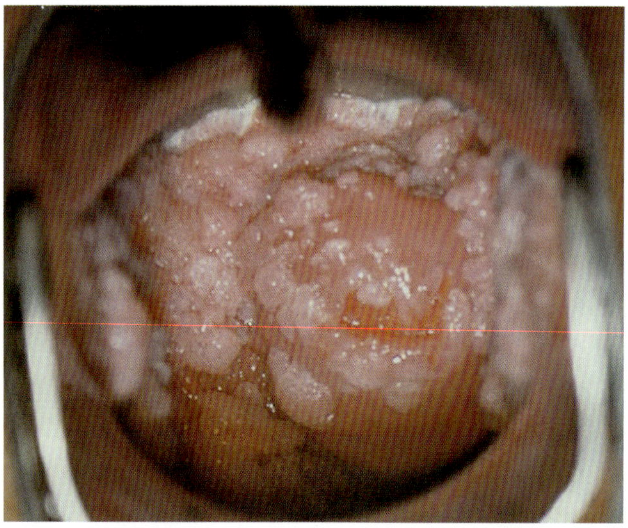

图12.15

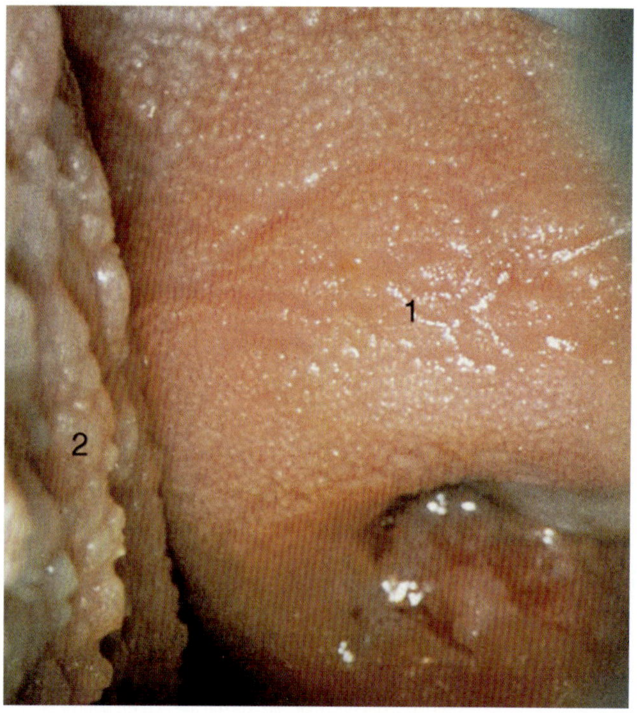

图12.16

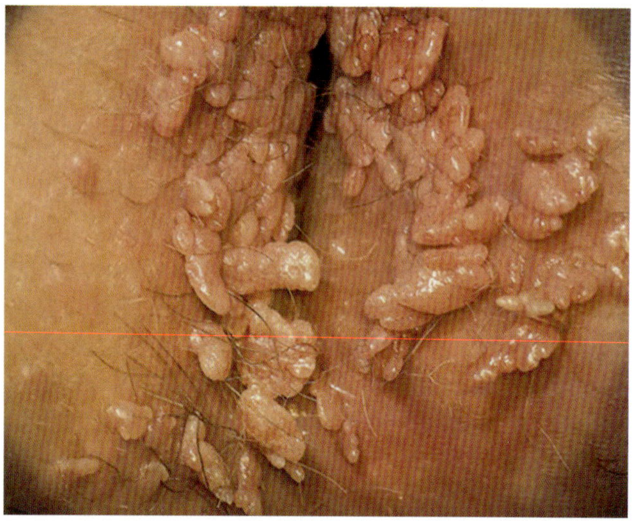

图12.17

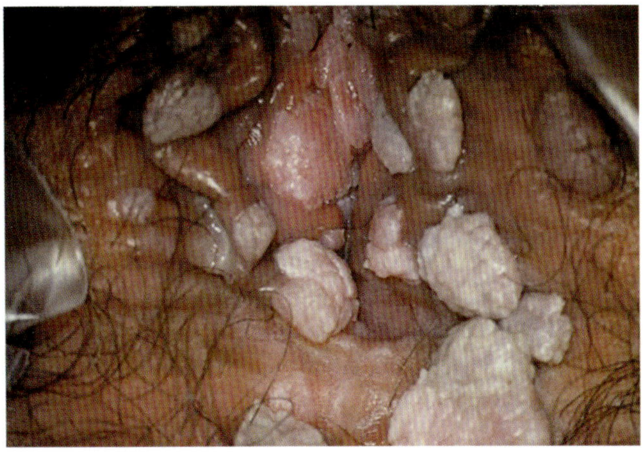

（a）

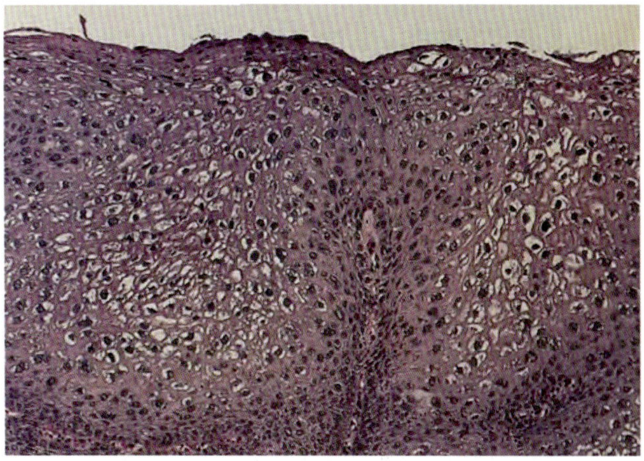

（b）

图12.18

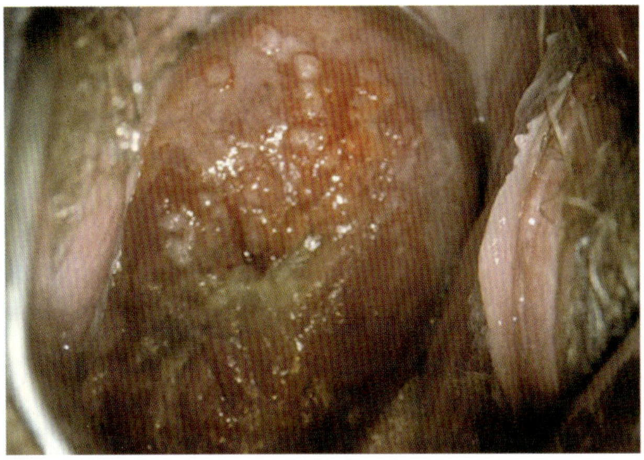

（a）

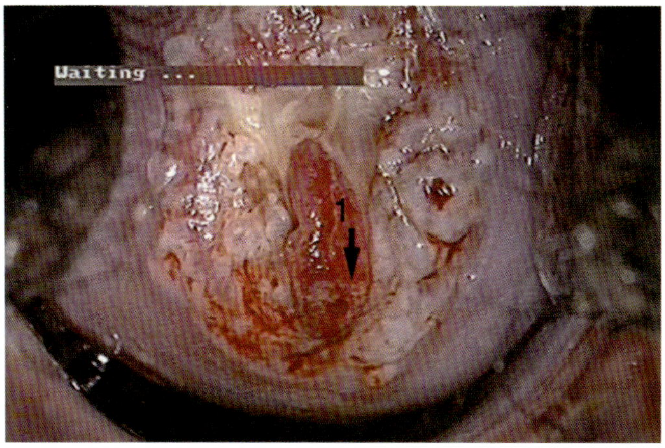

（b）

图12.19 （a）妊娠20周时发生蜕膜病。大量水肿的柱状上皮混杂着鳞状化生上皮。（b）显著凸出且异常的由妊娠引起的蜕膜病。偶然还发现存在宫颈息肉（1），尖部伴有明显的化生（箭头所示）。这是由于息肉最远端在妊娠前已经暴露于阴道的酸性环境中，随着妊娠期进展，宫颈外翻，息肉的其他部分也已经暴露。表面的柱状上皮组织最终会发生化生。

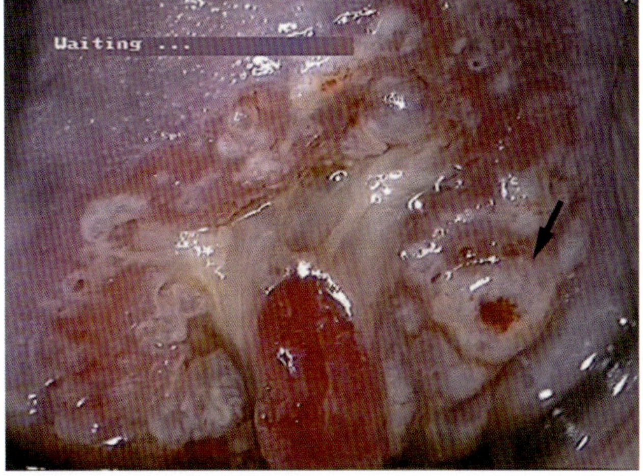

图12.20 图12.19b中的高倍镜视野。腺体开口大且突出，造成了具有中央凹陷的凸起外观（箭头所示），这是蜕膜病的典型特征。

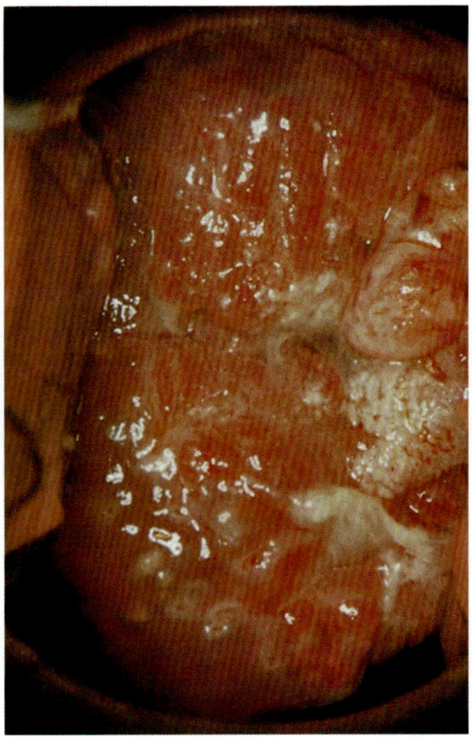

（a）

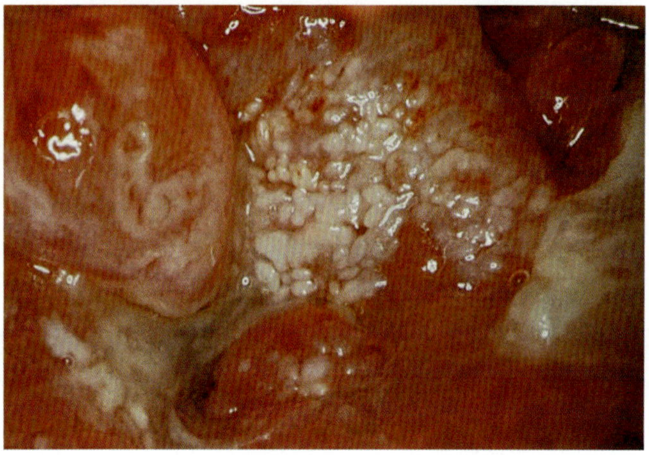

（a）

图12.21　妊娠14周时典型的蜕膜病。水肿的上皮（包括鳞状上皮和柱状上皮）可见。

12.8 宫颈息肉样病变

如同所有的腺上皮一样，宫颈管也有可能会发生息肉样病变。这些都是由于宫颈腺体膨胀引起的，而其表面是闭锁的，上皮膨胀以覆盖表皮下膨大的部分。这些膨大的组织刚开始只是宫颈局部的小斑点（腺体囊泡），但在特定的环境下，特别是宫颈管，这些小黏液囊肿形成息肉，伸长，进展为宫颈黏液性息肉。如图 12.25 至图 12.27 所示，一些息肉很长，且有长长的蒂（图 12.26），有些息肉没有蒂（图 12.27），与表皮下黏液腺体明显相关。随着时间延长，息肉的间质会增加，而黏液会显著减少。

临床表现和治疗

大多数息肉是偶然在行宫颈涂片检查的时候发现的。如果息肉很小而且没有症状，可以不用采取措施。但是一些患者因为知道宫颈存在异常而感到不适，此时，简单地去除息肉并行组织学检查即可。其他息肉样病变必须去除并行组织学分析。因为很多病变与恶性肿瘤相似，必须加以排除。

息肉的产生与宫颈的激光治疗和环形电切术有关，在治疗部位的基底部的柱状上皮可演变成息肉。图 12.28 和图 12.29 显示了女性接受激光（图 12.28）或者环形电切术治疗（图 12.29）后 2 年内的情况。

也许随着时间延长，息肉会变成多个，也会变大，如图 12.30 和图 12.31 所示。这些病例需要在全麻的情况下，行切除活检来排除宫颈腺癌。需要使用宫腔镜检查子宫。图 12.30 显示了广泛的宫颈息肉和较大的子宫内膜息肉。图 12.31 显示了经阴道切除的宫颈处大的子宫内膜纤维性息肉。

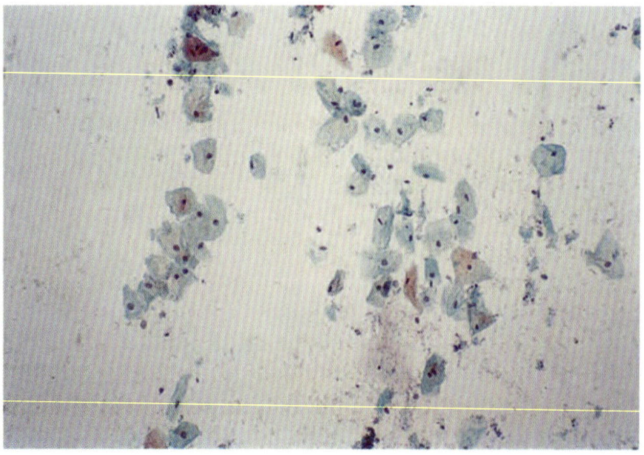

图12.22

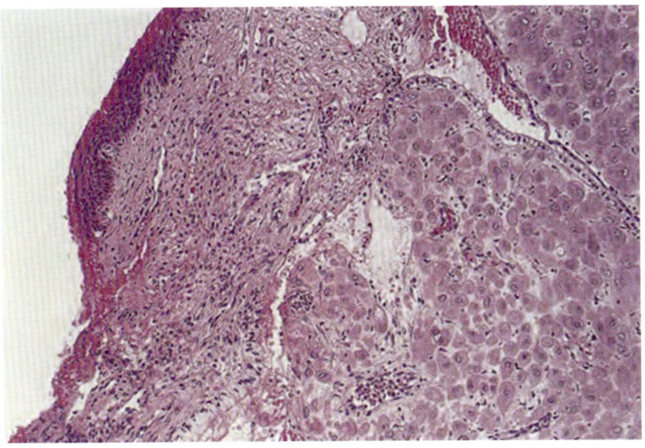
图12.23

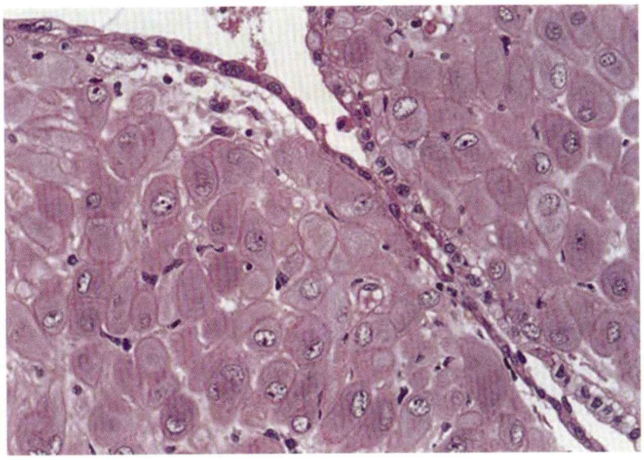
图12.24

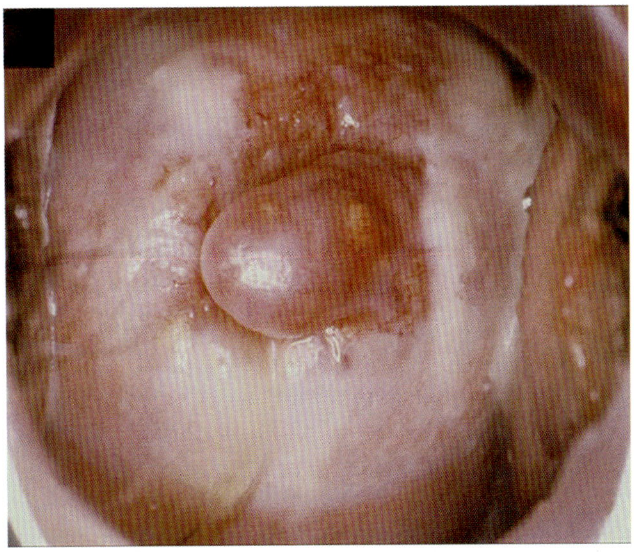
图12.25

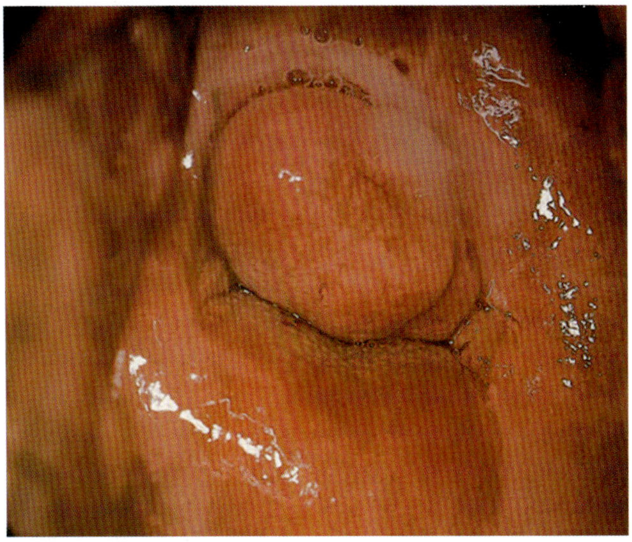
图12.26

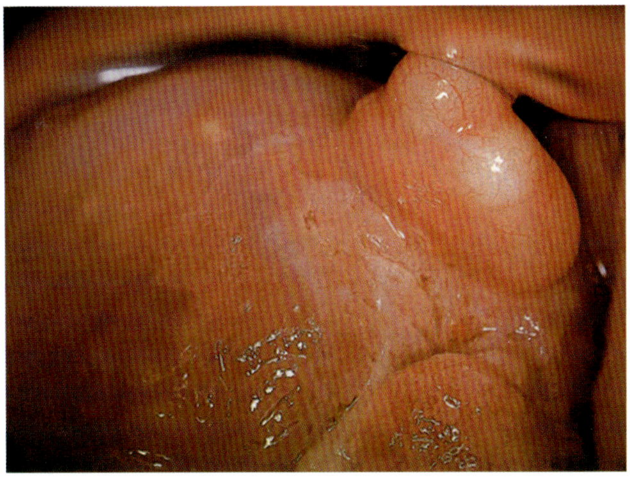
图12.27

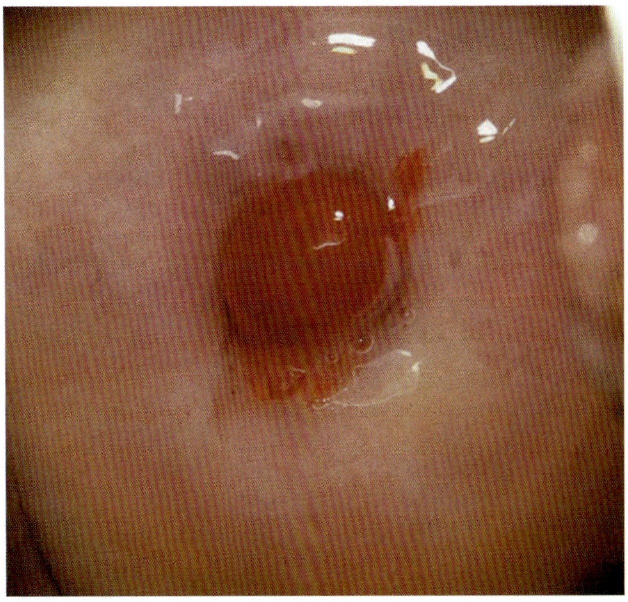
图12.28

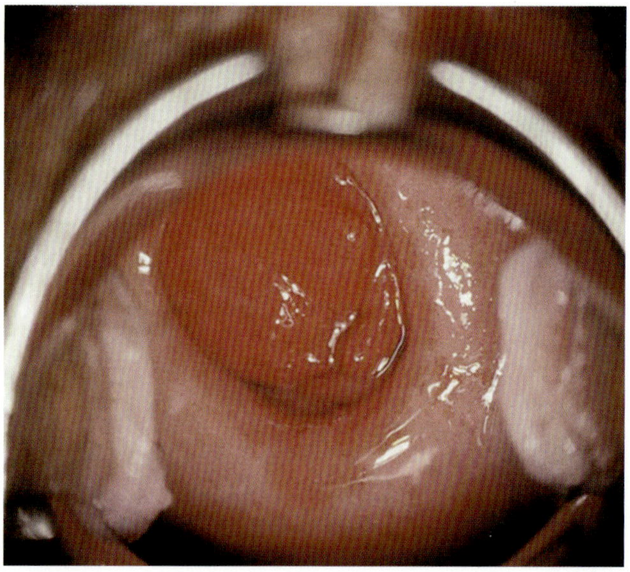

图12.29

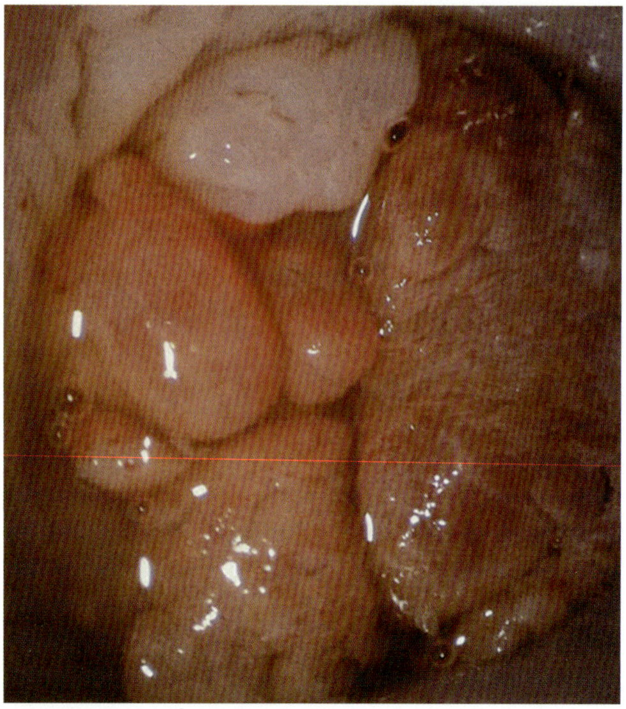

图12.30

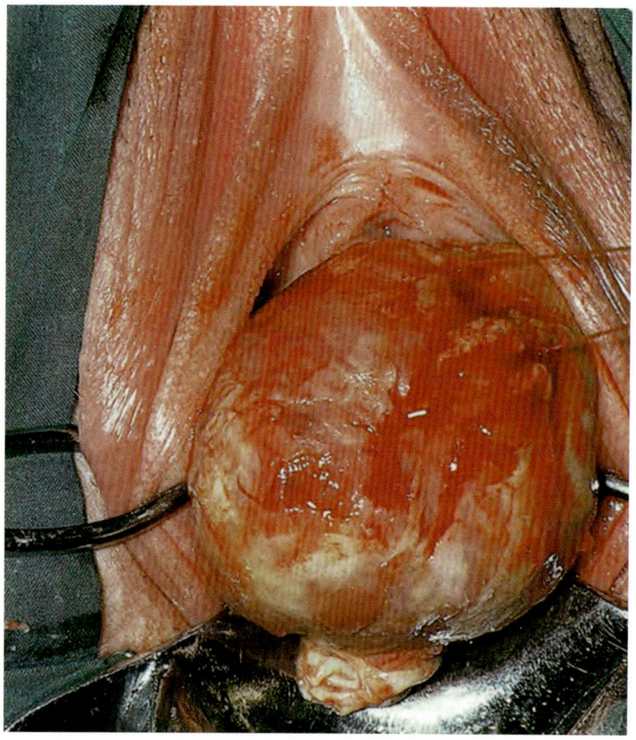

图12.31

总结

- 很多感染性疾病可能与恶性肿瘤相混淆。
- 为了明确诊断，有时候需要行活检和（或）培养/PCR。
- 滴虫或者念珠菌病的炎症反应与宫颈肿瘤很相似。
- 感染相关的阴道分泌物有时会妨碍观察和诊断。
- 单纯疱疹病毒的变化，特别是溃疡，易与恶性肿瘤相混淆。
- 宫颈蜕膜病为良性病变，但与早期腺癌极其相似。

（霍丽丽 译　刘朝晖 审校）

12.9 拓展阅读

Ahmed AM, Madkan V, Tyring SK. Human papillomaviruses and genital disease. *Dermatol Clin* 2006;24:157–65.

Geva A, Bornstein J, Dan M, *et al*. The VI-Sense vaginal discharge self-test to facilitate management of vaginal symptoms. *Am J Obstet Gynecol* 2006;195:1351–6.

Greer L, Wendel GD. Rapid diagnostic methods in sexually transmitted infections. *Infect Dis Clin North Am* 2008;22:601–17.

Nyirjesy P. Vulvovaginal candidiasis and bacterial vaginosis. *Infect Dis Clin North Am* 2008;22:637–52.

索　引

H

J

K

L

M

N

P

Q

R

S

T